国家卫生健康委员会"十三五"规划教材

全国高等学历继续教育（专科）规划教材

供护理学类专业用

健康评估

第 3 版

主　编　桂庆军

副主编　王丽敏　刘　蕾　李玉翠

人民卫生出版社

图书在版编目（CIP）数据

健康评估 / 桂庆军主编 . —3 版 . —北京：人民
卫生出版社，2018

全国高等学历继续教育"十三五"（护理专科）规划
教材

ISBN 978-7-117-26125-8

Ⅰ.①健… Ⅱ.①桂… Ⅲ.①健康 – 评估 – 成人高等
教育 – 教材 Ⅳ.①R471

中国版本图书馆 CIP 数据核字（2018）第 135105 号

人卫智网　www.ipmph.com	医学教育、学术、考试、健康， 购书智慧智能综合服务平台
人卫官网　www.pmph.com	人卫官方资讯发布平台

健 康 评 估
第 3 版

主　　编：桂庆军

出版发行：人民卫生出版社（中继线 010-59780011）

地　　址：北京市朝阳区潘家园南里 19 号

邮　　编：100021

E - mail：pmph @ pmph.com

购书热线：010-59787592　010-59787584　010-65264830

印　　刷：河北新华第一印刷有限责任公司

经　　销：新华书店

开　　本：850×1168　1/16　印张：24

字　　数：599 千字

版　　次：2007 年 9 月第 1 版　　2019 年 1 月第 3 版
　　　　　2019 年 1 月第 3 版第 1 次印刷（总第 14 次印刷）

标准书号：ISBN 978-7-117-26125-8

定　　价：56.00 元

打击盗版举报电话：010-59787491　E-mail：WQ @ pmph.com
（凡属印装质量问题请与本社市场营销中心联系退换）

数字负责人　李　熠

编　　　者（以姓氏笔画为序）

王丽敏 / 哈尔滨医科大学公共卫生学院

王　瑞 / 广东药科大学护理学院

申华平 / 山西医科大学汾阳学院

刘　航 / 川北医学院

刘　蕾 / 沈阳医学院护理学院

李玉翠 / 长治医学院附属和平医院

李　琛 / 济宁医学院护理学院

李　静 / 山东大学护理学院

李　熠 / 南华大学医学院

佟玉荣 / 首都医科大学燕京医学院

林　英 / 牡丹江医学院护理学院

周艳丽 / 大连医科大学附属第一医院

战同霞 / 潍坊医学院护理学院

桂庆军 / 南华大学医学院

编写秘书 **李　熠** / 南华大学医学院

数字秘书 **林　英** / 牡丹江医学院护理学院

第四轮修订说明

随着我国医疗卫生体制改革和医学教育改革的深入推进,我国高等学历继续教育迎来了前所未有的发展和机遇。为了全面贯彻党的十九大报告中提到的"健康中国战略""人才强国战略"和中共中央、国务院发布的《"健康中国 2030"规划纲要》,深入实施《国家中长期教育改革和发展规划纲要(2010-2020 年)》《中共中央国务院关于深化医药卫生体制改革的意见》,贯彻教育部等六部门联合印发《关于医教协同深化临床医学人才培养改革的意见》等相关文件精神,推进高等学历继续教育的专业课程体系及教材体系的改革和创新,探索高等学历继续教育教材建设新模式,经全国高等学历继续教育规划教材评审委员会、人民卫生出版社共同决定,于 2017 年 3 月正式启动本套教材护理学专业(专科)第四轮修订工作,确定修订原则和要求。

为了深入解读《国家教育事业发展"十三五"规划》中"大力发展继续教育"的精神,创新教学课程、教材编写方法,并贯彻教育部印发《高等学历继续教育专业设置管理办法》文件,经评审委员会讨论决定,将"成人学历教育"的名称更替为"高等学历继续教育",并且就相关联盟的更新和定位、多渠道教学模式、融合教材的具体制作和实施等重要问题进行了探讨并达成共识。

本次修订和编写的特点如下:

1. 坚持国家级规划教材顶层设计、全程规划、全程质控和"三基、五性、三特定"的编写原则。

2. 教材体现了高等学历继续教育的专业培养目标和专业特点。坚持了高等学历继续教育的非零起点性、学历需求性、职业需求性、模式多样性的特点,教材的编写贴近了高等学历继续教育的教学实际,适应了高等学历继续教育的社会需要,满足了高等学历继续教育的岗位胜任力需求,达到了教师好教、学生好学、实践好用的"三好"教材目标。

3. 本轮教材从内容和形式上进行了创新。内容上增加案例及解析,突出临床思维及技能的培养。形式上采用纸数一体的融合编写模式,在传统纸质版教材的基础上配数字化内容,以一书一码的形式展现,包括PPT、同步练习、图片等。

4. 整体优化。不仅优化教材品种,还注意不同教材内容的联系与衔接,避免遗漏、矛盾和不必要的重复。

本次修订全国高等学历继续教育"十三五"规划教材护理学专业专科教材13种,于2018年出版。

第四轮教材目录

序号	教材品种	主编	副主编
1	护理学导论(第3版)	张金华	夏立平　张涌静　沈海文
2	护理管理学(第4版)	郑翠红　张俊娥	韩 琳　马秀梅
3	护理心理学(第4版)	曹枫林	曹卫洁　张殿君
4	健康评估(第3版)	桂庆军	王丽敏　刘 蕾　李玉翠
5	内科护理学(第4版)	魏秀红　任华蓉	杨雪梅　李红梅　罗 玲
6	外科护理学(第4版)	芦桂芝　韩斌如	崔丽君　郑思琳　于亚平
7	妇产科护理学(第4版)	柳韦华　郭洪花	刘立新　吴筱婷
8	儿科护理学(第4版)	仰曙芬	高 凤　薛松梅
9	急危重症护理学(第3版)	刘雪松	王欣然　谭玲玲
10	临床营养学(第3版)	史琳娜	李永华　谭荣韶　葛 声　张片红
11*	基础护理学(第2版)	杨立群　高国贞	崔慧霞　龙 霖
12*	社区护理学(第3版)	涂 英　沈翠珍	张小燕　刘国莲
13*	临床护理技能实训	李 丹	李保刚　朱雪梅　谢培豪

注:1. * 为护理学专业专科、专科起点升本科共用教材

　　2. * 为配有在线课程,激活教材增值服务,通过内附的人卫慕课平台课程链接或二维码免费观看学习

评审委员会名单

前　言

　　健康评估是系统地收集和分析护理对象的健康资料,以明确其健康状况、所存在的健康问题及其可能的原因,确定其护理需要,进而作出护理诊断的过程。健康评估课程是护理学专业学生必修的核心课程。为适应健康中国建设、医疗卫生体制改革及护理专业高等学历继续教育的发展需要,全面提高护理专业高等学历继续教育的教学质量,第四届全国高等学历继续教育教材评审委员会决定对护理学专科《健康评估》(第2版)教材进行修订。

　　本版修订是在保持上版教材主要框架和基本结构的基础上对各章内容进行的修订,主要体现在:第三章常见症状评估修订了排尿异常、眩晕与晕厥等症状;第四章身体评估增加了新图,且以实拍照片为主,并补充了各章节相应的护理诊断;第六章临床实验室检测的内容作了较大删减,节的划分也有相应调整,使内容更加简洁明了;第七章心电图检查更新了部分图形;第十二章常用穿刺技术删除了专科性较强的穿刺技术。本版教材突出理论联系实际,力求内容实用、容易理解,注重培养学生分析问题、解决问题和临床思维能力。同时,更新了全书的"问题与思考""理论与实践""相关链接"和"复习参考题"等内容。

　　本教材包括十二章六十九节,尽量采用图片、图像和表格的形式,代替冗长的文字叙述,做到简化教材内容,精炼教材内涵,使之简明扼要,重点突出,以符合高等学历继续教育的特点。既可为护理专业专科师生使用,也可作为从事临床护理人员的学习参考用书。为了启发读者阅读和提高临床分析思维能力,特将PPT、习题、案例解析放置于融合部分,扫描二维码即可查看。

　　在编写过程中,参考了同类有关教材,引用了同仁公开发表的研究成果,得到了人民卫生出版社及兄弟院校的大力支持,在此致以衷心的感谢。

　　尽管我们在编写过程中力求做到极致,但由于水平有限,难免有增删不当和疏漏不足之处。敬请广大师生和读者不吝赐教,惠于指正,以便下一轮修订时进一步完善。

桂庆军

2018 年 10 月

目　录

第四章 身体评估 069

第六章　临床实验室检测　　　　　　　　　　　　　　　　■ 171

第七章　心电图检查 ———— • 226

第一章　绪　论

1

健康评估是研究诊断个体、家庭及社区对现存的或潜在的健康问题或生命过程的反应的基本理论、基本知识、基本技能和临床思维方法的学科。它论述了疾病的临床表现，心理、社会因素与疾病间的相互作用和相互影响；阐述了健康评估的方法和技能以及如何运用科学的临床思维方法去识别和分析健康问题，为作出正确的护理诊断和制订相应的护理措施提供依据。

健康评估是一门联系护理学基础课程和临床课程的桥梁课程，既涉及大量的医学基础知识和人文社科知识，也是学习护理学各临床课程的前提和基础。其任务是通过教学使学生能够根据医学基础知识及护理程序的要求，运用健康评估的理论知识和实践技能，收集、综合和分析临床资料，确定患者的健康问题，为进一步确立护理目标，制定护理措施奠定基础。

一、健康评估在护理实践中的应用

早在19世纪，护理学的创始人 Florence Nightingale 就已经意识到评估在护理中的重要性。Nightingale 视评估为"对疾病的观察"，她强调护理观察的重要性，是因为护士较医生更多地在患者床边。Nightingale 认为护士需要发展收集资料的技能，如观察和记录生命体征的能力，同时她强调与患者交谈以获取有关健康和疾病相关信息的重要性，她还认为应评估患者的生活环境。在她的著作中，还提及评估需要收集、分析和解释资料。

随着护理学科的发展，护理工作范围不断扩展，尤其是在家庭和社区从事独立工作的护士的出现，对护士评估技能有了更高的要求，护士要在收集患者资料的基础上提供护理。

美国自1970年以来，开始重视在教学计划中培养护士收集资料的方法和技巧，包括全面的体格检查。大部分学士学位课程使用医疗的模式培养学生健康评估的能力，这一模式的重点在于评估机体系统状况、疾病对身体的影响、并发症以及治疗的效果。尽管医学的评估模式使护士能够辨认和监测疾病的过程，在当今的护理教育和护理实践中仍占一定地位，但并不能为评估个体的护理需要提供系统的工具。

20世纪50年代，Lydia Hall 第一次提出了护理程序的概念。1967年，Yara 和 Walsh 将护理程序划分为评估、计划、实施和评价4个部分。此后，护理程序在护理学作为拥有自己知识体系的独立学科的背景下被广为讨论并迅速发展起来。

1967年，Black 在有关护理程序的国际会议上提出，护理评估的重点在于评估患者的需要。会议最终确立了护理评估的如下原则：①评估是护理程序的第一步；②评估是一个系统的、有目的的护患互动过程；③护理评估的重点在于个体的功能能力和日常生活能力；④评估过程包括收集资料和临床判断。

20世纪70年代早期北美护理学会开始采用另一种方法以将护理所特有的内涵定义为一个专业，这种方法的重点在于对护理实践中护士能独立进行的、无需医生等其他专业人员监督和指导的临床判断进行定义和分类，以确定护理的独立性。此即护理史中的"护理诊断运动"，其目的是对"患者的护理需要"、"护理问题"或"患者问题"进行正式分类和命名，连同护理诊断命名及诊断依据在内的护理诊断分类系统的发展为护士提供了一种用于临床护理实践的语言，使护理在历史上第一次系统、全面地确定了护士在健康评估过程中收集资料的性质和内容应包括与护理诊断相关的指标与信息，从而有助于建立护理诊断。

健康评估在美国和澳大利亚已被作为独立的护理课程纳入学位教育和继续教育大纲中。美国护士协会和澳大利亚护理联合会分别于 1980 年和 1983 年宣称护士必须具有整体护理评估的能力。1993 年国际护士协会也认为护士拥有护理评估技能是高质量护理的标准之一。我国在护理评估知识和技能的教学方面长期沿用临床医学专业的诊断学课程和教材,虽然诊断学课程教授给学生的医学评估模式的知识和技能使学生能够辨认和监测疾病的过程,但作为医学诊断学的替代课程,健康评估教授给学生的护理评估模式的知识和技能更有利于培养学生基于护理的以人为中心的整体评估观念以及增强学生的专业意识,从而使学生将护士在护理实践中,通过评估确认患者对健康问题的反应及在此基础上作出护理诊断的行为,视为护理专业自主的、独特的、有别于医疗诊断的职责和临床护理工作的有机组成部分,同时对健康评估在提高护理质量上的作用及其在护理实践中的重要性给予充分的肯定。

二、健康评估的内容

(一) 健康史采集

是通过护士与患者或知情人之间的交谈获取健康史资料的评估方法,其内容包括基本资料、主诉、现病史、既往史、系统回顾以及日常生活史和心理社会史等。

(二) 常见症状评估

患者患病后对机体生理功能异常的自身体验和主观感受,称为症状,如头痛、咳嗽、呕吐等。症状是健康史的重要组成部分,是患者提供的主观资料。症状在疾病的早期就可出现,一般需医务人员通过交谈从患者的陈述中获得。分析症状的发生、发展和演变,以及由此导致的患者的身心反应,对作出护理诊断、实施护理程序起着重要的作用。

(三) 身体评估

身体评估是评估者通过自己的感觉器官或借助简单的辅助工具(听诊器、叩诊锤、血压计、体温表等)对患者进行细致的观察和系统的检查,以了解其身体状况的一种最基本的检查方法。通过身体评估所发现的异常征象称为体征,如肺部啰音、心脏杂音、肝脾肿大等。身体评估的基本方法包括:视诊、触诊、叩诊、听诊和嗅诊。身体评估以解剖、生理和病理学等知识为基础,具有很强的技术性,准确、规范和娴熟的操作可获得正确的评估结果,反之则难以发现患者的体征,甚至增加患者的痛苦。身体评估方法和技巧必须通过系统、严格的训练并反复实践才能熟练掌握。

(四) 心理与社会评估

心理与社会评估是指运用多种评估技术和手段收集信息,对心理社会现象进行全面、系统和客观描述,对心理社会因素做出定性或定量判断的一种评估方法。心理社会评估是健康评估的一个重要组成部分,它可以帮助护士更好地理解患者对周围环境及事物的反应,以及患者的反应对其行为能力的影响。根据临床实际需要,着重于患者的日常行为、习惯和日常功能的有效水平,个体的心理过程,特别是疾病发展中的心理活动,患者的压力源、压力反应及其应对方式,患者的角色和角色适应反应、家庭作用,心理、社会因素对疾病的发生、发展、康复、治疗、护理的影响等评估。

（五）实验室检查

是通过实验方法，对患者的血液、体液、排泄物、分泌物、脱落细胞等标本进行检测，以获得反映机体功能状态、病理变化及病因等资料的检查方法。实验室检查的结果是作出护理诊断的重要依据，与护理工作密切相关。但由于标本采集、保存运送、仪器设备、操作技术等的影响，实验结果常产生差异。护士应了解实验室检查的目的，指导、协助患者完成实验室检查的准备，正确采集、保存、运送实验室检查的标本，以减少实验结果的误差。

（六）心电图检查

心电图是指用心电图机将心脏的电生理活动在体表描记下来的曲线。心电图检查是临床上应用最广泛的心脏检查方法之一。护士应掌握心电图的操作技能，熟悉正常心电图和常见异常心电图的图形特征及临床意义，为患者的及时诊断、治疗和护理提供依据。

（七）影像学检查

影像学检查包括放射学检查、核医学检查、超声检查等。影像检查的结果可为护理诊断提供有用的线索。护士应了解和熟悉人体正常影像、常见异常影像及临床意义，着重掌握影像检查前的准备、检查后护理。

（八）护理诊断和思维

评估的最后阶段是诊断性推理。诊断性推理牵涉到对评估过程、观察结果和临床判断的评判性思维能力。初学者在学习诊断性推理的基础上，如能注意理论与实践相结合，将有助于提高临床护理诊断的水平。

（九）护理病历书写

护理病历是护士对所收集到的患者资料，经过整理、分析和归纳，按照规范化格式书写的记录。它既是护理活动的重要文件，也是患者病情的法律文件，其格式和内容有严格而具体的要求，学生应按要求认真学习和实践。

三、学习健康评估的方法和要求

健康评估是实践性很强的课程，教学方法与基础课程有较大不同，除课堂教学、实验室训练外，还需要与临床见习、实习等实践相结合。学生应注重将学到的理论知识转化为从事临床护理实践的能力。学习健康评估的基本要求如下：

1. 掌握健康评估的基本理论、基本知识、基本技能和护理诊断的临床思维程序。
2. 能独立熟练地通过护理问诊收集健康史资料并了解其临床意义。
3. 能独立规范地进行身体评估，达到熟练、准确的程度。
4. 熟悉心理社会评估的方法和内容，了解其在健康评估中的重要作用。
5. 掌握常用实验室检查项目的标本采集要求、方法及检验结果的临床意义。

6. 掌握心电图操作,能识别正常心电图及常见异常心电图;熟悉影像学检查的患者准备、护理及检查结果的临床意义。

7. 能应用健康评估的临床思维方法,根据所收集的资料作出初步护理诊断,按格式和要求书写护理记录。

(桂庆军)

第二章 健康史评估

2

学习目标	
掌握	健康史的采集方法、技巧、健康史评估的内容。
熟悉	健康史评估的注意事项。
了解	健康史评估的临床意义及目的。

第一节　健康史评估方法与技巧

健康史评估是护士通过与患者或知情人进行明确而有序的交谈,详细了解病史资料,经过分析综合,提出初步临床判断的一种方法,是健康评估的重要组成部分,一般由护理问诊获取。护理问诊是采集病史的主要手段,通过问诊,了解疾病的发生、发展、现状、既往健康状况、曾患疾病、有关生活经历等情况以及由此产生的生理、心理和社会等方面的反应,同时也为身体评估的重点提供线索。在健康史评估过程中也会帮助护士建立良好的护患关系,从而让患者共同参与问题的确定和预期目标的制定。其资料的主要来源是患者、其他知情人、其他专业人员和患者的病历。

一、健康史评估人员的基本素质及要求

健康史采集是护士对患者评估的开始,通过护理问诊了解患者生理、心理及社会等方面情况。在进行健康史采集时,护士要具有以下基本素质及要求:

1. **仪表和礼节**　护理人员在接触患者时要做到衣冠整洁,文明礼貌,态度和蔼,给患者留下亲切感、友善感,使患者感到亲切温暖,轻松自如,易于交流。粗鲁傲慢,不仅会失去患者对护士的信任感,而且还会使患者心生担忧或恐惧。

2. **态度严谨、主题明确、内容集中**　保持严谨的工作态度,围绕患者健康、医疗和护理展开话题,不应涉及与此无关的问题。

3. **保护隐私**　出于对医务人员的信任和医疗护理的需要,患者将自己内心的隐私和躯体的秘密告知医务人员。医务人员应尊重患者的隐私,自觉为患者保守秘密。

4. **交流沟通能力**　良好的交流沟通能力,是护士完成护理问诊的重要手段。护理问诊本身就是一个护患沟通的过程,有效的护患沟通利于护士获得患者全面的信息,制定个体化的护理计划,也利于良好护患关系的建立。

5. **丰富的知识**　护理问诊的内容非常广泛,涉及生理、心理和社会等多方面的问题。护士不仅要具备扎实的医学护理专业知识及丰富的临床经验,还要具备客观的科学态度和人文社科知识。

二、健康史评估的方法与技巧

健康史评估的方法与技巧直接关系到获取病史资料的数量及质量,因而直接影响护理问诊效果。

(一)准备阶段

1. **明确问诊目的及内容**　事先考虑好问诊目的及重点内容,如收集患者对疾病的认识及心理反应、对医疗及护理的需求、双方共同关心的问题等。主要资料及顺序可写成提纲,集中话题,避免遗漏。

2. **安排合适时间**　健康史采集的时间应注意避开医生施行诊疗及患者就餐、亲人探视的

时间,使护患交流能有充足的时间进行,这样患者能放松情绪,安心交谈,有助于获取完整的患者资料。危重患者一般在病情稳定后进行。

3. 参阅资料 查阅患者的门诊、急诊和既往病史,了解其基本情况和相关医学知识,预测评估过程中可能遇到的问题及需采取的相应措施。

4. 安排良好环境 问诊环境须安静、舒适和具有私密性。问诊开始时,患者由于对医疗环境的生疏和对疾病的恐惧等,常有紧张情绪。护士应主动创造一种宽松和谐的环境以解除患者的不安心情,必要时可以关上房门、拉上病室内的帷幕、屏风遮挡或请访客暂时回避等方法,保证评估环境的私密性。

5. 注意患者是否舒适 注意患者的姿势、体位是否合适,能否坚持较长时间的交谈,必要时协助其取舒适体位;有无要给予满足的需要(如喝水、排便等),如有可先行解决,以保证评估顺利有效地进行。

(二) 引入阶段

1. 礼貌问候 根据患者的年龄、性别、职业和文化背景等选择不同的称谓,有礼貌地称呼,避免用床号数字、代码等称呼患者。

2. 自我介绍 评估者自我介绍,包括姓名、职称、基本职责等。

3. 有关说明 说明评估目的及大概所需时间,会谈目的是采集有关患者健康的信息以便提供全面的护理,解释除收集有关患者身体、心理的健康资料外,还需要获得有关个人和社会背景资料,使患者的护理计划个体化。应向患者作出病史内容保密的承诺。这些举措对顺利进行问诊是十分重要的。

(三) 收集阶段

在护患双方相对熟悉的情况下,按照入院评估的顺序逐步进行交谈。一般应多听少问,让患者按自己的方式说出自己的情况。常用的问诊技巧有:

1. 循序渐进 由简单问题开始,逐步深入有目的、有层次、有顺序的询问。如首先询问患者,“您哪儿不舒服?”“您感觉不舒服有多久了?”或“您为什么来看病?”待患者对环境适应和心情平静后,再深入询问,让患者对病史进行详细叙述。也可直接向患者说明交谈目的,如“为使您在住院期间得到更好医疗和护理,我想了解一下您的病情和生活习惯,可以吗?”然后逐步深入到本次发病的原因、经过、有关症状的特点等。整个过程以收集资料为中心,评估专业范围内的内容。患者诉说病情较为零乱时,护士应注意分析归纳。

2. 过渡语言 是指护理问诊时用于两个项目(内容)之间转换的语言,是向患者说明即将讨论的新项目及理由,使患者不会困惑你为什么要改变话题,以及为什么要询问这些情况。过渡性语言对促进交流也很重要,不用或使用不当,都会妨碍医患之间和谐关系的发展,甚至使患者产生敌意或不合作。如过渡到家族史:“现在我想和你谈谈你的家族史;你也知道,有些疾病在有血缘关系的亲属中有遗传倾向,为了获得尽可能完整的家谱,预测和治疗未来的疾病,我们需要了解这些情况。让我们先从你的父母开始吧,他们都健在吗?”

3. 适当提问 提问不仅是收集资料和核实信息的手段,而且可引导交谈围绕主题展开。有效的提问将决定收集资料的有效性,根据具体情况采取适当的提问方式。

(1)开放式提问:提问没有可供选择的答案,可使患者对有关问题进行更详尽的描述。如

"您看起来不太高兴,有什么事情吗?""刚才医生告诉了您关于这次手术治疗的方案,您对手术有什么想法?""您这次在家摔疼后,做了什么处理?"这种提问方式的优点是有利于患者敞开心扉、表达自己的心迹和发泄被抑制的情感。患者自己选择讲话的内容和方式,有较多的自主权。评估者可获得较多有关患者的信息,以更全面、深入地了解患者的想法、情感和行为。缺点是患者可能抓不住重点,甚至离题而占用大量时间。当患者谈话离开主题太远时,应灵活地加以引导,让其回到与本次评估有关的问题上来,不能粗暴打断患者陈述,采用"我问什么你就说什么"的审问式提问。

(2) 封闭式提问:将患者的应答限制在特定范围之内的提问,回答问题的选择性较少,甚至有时只回答"是"或"不是"。封闭式提问较多地用于互通信息会谈,可用于患者存在焦虑、语言障碍、不愿说话或身体不适等情况,特别适用于采集病史和获取针对性信息等。收集特定的有关细节,可采用直接提问,如"疼痛是阵发性的还是持续性的?""您抽烟吗?""小朋友,你今年几岁了?""您哪只手弯不过来?"这种方式的优点是患者能直接坦率地作答,评估者能迅速获得所需和有价值的信息,节省时间。缺点是回答问题较机械死板,患者得不到充分解释自己想法和情感的机会,缺乏自主性。

(3) 控制主题:围绕主诉,逐步深入地进行有目的、有层次的询问,包括发病时间、性质、部位、严重程度、诱发或缓解因素等。如患者主诉胸痛,应问"什么时候开始胸痛?""胸痛的部位在什么地方?""疼痛时间有多久?""说说疼痛的特点和性质?""什么情况可引起疼痛发生?能自行缓解吗?""除疼痛之外还有什么不舒服?""以前用什么药物治疗?效果怎样?"等。注意不要遗漏问诊的项目。一般应多听少问,先让患者按照自己的方式和程序把情况说出来。在评估过程中,经常遇到患者抓不住重点、离题或试图避免谈及某项问题等情况,可插些与评估内容相关的问题,使话题重回主题。如"我很愿意稍后与您讨论这些问题,现在请您先谈谈这次咳嗽的情况,好吗?"避免破坏交谈气氛。

(4) 避免套问和暗示性提问:暗示性提问是一种能为患者提供带倾向性的特定答案的提问方式,问题的措辞已暗示了期望的答案。患者易受暗示,在不解其意的情况下随声附和,随口称是,影响评估资料的真实性。如"上腹痛时右肩也疼痛,是吧?""用这种药病情好多了吧?""您是不是下午发烧?"或"您失眠吗?"正确的提问方式应当是"腹痛时对别的地方有影响吗?""用这种药病情有没有好转呢?""您发烧一般在什么时间?""您睡眠情况怎么样?"暗示性提问错误在于"先入为主",即护士一开始就有一个假定判断,提问只是为了证实其正确性。

4. 避免使用医学术语　语言要通俗易懂,使患者能够理解询问者的话,避免使用医学术语,如对心脏病患者问诊时,可问:"你在夜间睡眠时,有无突然憋醒的情况?"而不能问:"你有夜间阵发性呼吸困难吗?"不应使用具有特定含义的医学术语,如"谵妄"、"隐血"、"里急后重"、"间歇性跛行"等。不恰当的使用医学术语,可能引起患者误解。

5. 核实准确　为确保健康史资料的准确性,问诊过程中必须对患者含糊不清、存有疑问或矛盾的陈述内容进行核实。常用的核实方法有:

(1) 澄清:要求患者对模棱两可或模糊不清的内容做进一步的解释和说明,如"你说你觉得很压抑,能告诉我你所说的意思吗?"

(2) 复述:以不同的表达方式重复患者所说的内容,如"你的意思是每次咳嗽时都会少量的尿液流出无法控制,是这样吗?"

（3）反问：以询问的口气重复患者所说的话，但不加入自己的观点，并鼓励患者提供更多的信息，如患者说："我昨天夜里没有睡好"，护士可以说："你说你昨天夜里没有睡好？"

（4）质疑：用于患者所陈述的情况与护士所见不一致，或患者前后所说的情况不一致时，如"你告诉我你的头很痛，但你却一直在微笑，能告诉我这是为什么吗？"

（5）解析：对患者所提供的信息进行分析和推论，并与其交流。

6. 非语言性沟通技巧

（1）目光接触：评估时，适当的目光接触可显示对患者的尊重，体现交谈双方平等的关系，评估者的目光不要一直注视着患者。

（2）身体语言：适时的点头或微笑，示意听懂对方所说的话，鼓励继续交谈。

（3）距离：一般以彼此能清楚观察对方的反应，听到对方适中音量的交谈，而不受对方体位干扰为宜。理想的交谈距离约为 50~120cm，这也是比较亲近的交谈距离。过近，易使人感到不舒服；过远，感觉缺乏信任。

（4）触摸：适当的触摸能拉近二者关系，表示关系密切，但文化背景不同，其接受程度不同，应注意适时使用。

（5）沉默：适当的沉默可提供思考和调适的机会。

（四）总结和结束阶段

此阶段需要对健康史收集阶段所获得的信息进行总结。问诊大致结束时，尽可向患者复述一下评估中的重要内容，看患者有无补充或纠正之处，以提供机会核实患者所述的病情或澄清所获的信息。

三、健康史评估的注意事项

为使护理问诊顺利进行以达到预期的结果，获得真实可靠的健康资料，必须注意以下问题：

（一）建立融洽的护患关系

融洽的护患关系是确保护理问诊效果的重要条件。因此，护士在积极运用专业知识了解患者病情的同时，还要注意自己对患者的亲和力，视情况进行一些问诊前的交流，使用拉家常的语气，语言口语化，避免审问式的询问；交谈中，评估者对被评估者保持关心的态度，在患者讲述的时候注意倾听，关注患者的感受和心理状态变化，把握好问诊的方向，以免离题太远；帮助患者提高战胜疾病、克服困难的信心，避免给患者带来不良刺激。

（二）时间合理

交谈的时间不应太长，以免增加患者的疲劳程度。可将交谈过程分成几个阶段，分次收集资料，也可与患者共同协商来决定会谈时间。如"我想花些时间与您谈谈有关您的健康状况，不知现在是否合适？"以征得同意，会谈时减少不必要的社交性谈话，确保会谈成功有效进行。

（三）注意差异

1. 文化背景 不同文化背景的人在人际交流方式及对疾病的反应方面存在着文化差异。

护士要学会理解其他文化的信仰和价值观,熟悉自己与其他文化的差异,使自己在评估过程中,语言和行为能充分体现对他人文化的理解和尊重。

2. 年龄阶段 不同年龄阶段的患者,所处的生理和心理发展阶段不同,交谈的能力也不同。成年人,患者主要是本人;儿童或婴幼儿,信息的主要提供者可能是其父母或家庭其他成员,可通过观察或与家长交谈获取信息;具备交谈能力的儿童,注意让其本人参与交谈;老年人可能存在视力、听力和记忆力等功能减退,交谈时应注意减慢语速、提高音量,以及采取面对面的交流,使双方能看清对方的表情和口型,注意吐词清楚、简单。

3. 认知与情绪 有些患者因为疾病、药物毒副作用或严重失眠等原因导致认知障碍,不能与人正常交流,护士应通过询问患者的目击者、亲属或其他医务人员等获取评估信息。有些患者因身体健康受损和家庭社会等因素影响产生愤怒、焦虑或抑郁等情绪变化,护士应观察患者情绪,选择时机适当地谨慎或分次评估,提问尽可能简单、明确而有条理,以直接提问为宜,避免给患者不实、空洞的感觉,如"你明天会好些",而应以中性的"我理解你现在的感受",否则使患者感觉不真诚。与临终患者交流前,首先了解其是否知晓自己的病情与预后,力求中肯地根据具体情况回答患者的问题,同时给予患者情感支持,必要时建议其向主管医生咨询。

第二节　健康史的内容

问题与思考　　　　患者林先生,男,68 岁。22 年来反复出现咳嗽、咳痰。2 年前,患者咳嗽、咳痰加重并伴有气急、气喘、心悸、双下肢水肿。曾在本市三甲医院住院三次,诊断均为慢性支气管炎、肺气肿、肺心病。半月前患者受凉后,上述症状又发作,咳黄色脓性痰,不易咳出,心悸、气急加重,双下肢水肿,尿量减少,口唇发绀。进食少许即觉上腹部饱胀不适,并有轻度恶心。经青霉素、氨茶碱、消咳喘、氢氯噻嗪等药治疗未见好转,于今日送我院求诊。检验白细胞计数 11×10^9/L,中性 80%,X 线片示"两肺透亮度增加,肺纹理紊乱、增多,右肺下动脉干横径 18mm"。当天下午入院。

问题:
该患者的主诉是什么? 该病例健康史的内容包括哪些?

健康史是关于患者目前、过去健康状况及其影响因素的资料,是评估者明确护理诊断,制定护理计划,进行有效护理措施的重要依据。与医疗病史不同,护理健康史的重点集中于患者对其健康状态以及因之而带来的生活方式等改变所做出的反应,提供的信息有助于护士确认哪些属患者个人需要而有待护理介入帮助解决的健康问题。健康史包括以下内容:

一、一般资料

一般资料(general data)是护理病历首要记录的内容。包括患者的姓名、性别、年龄、职业、民族、籍贯、婚姻状况、受教育程度、宗教信仰、家庭地址及联系方式(如电话号码)、入院时间、入院方式、资料来源的可靠性及收集资料的时间、入院医疗诊断等。性别、年龄、职业、民族、籍贯和婚姻状况等。可为某些与此相关的疾病提供有用的信息,职业、受教育程度和宗教信仰等有助于了解患者对健康的态度及价值观。

二、主诉

主诉(chief complaint)是患者感受到最痛苦、最明显的症状、体征及其持续时间,也是本次就诊的最主要原因。主诉的描述与记录要求,简明扼要,一般不超过 20 个字,或不超过 3 个主要症状。症状在前,持续时间在后,若主诉包括前后不同时间出现的几个症状,应按其发生的先后顺序记录。如"发热 1 天。""活动后心慌气短 2 年,下肢水肿 1 个月。"记录主诉应尽可能使用患者自己的语言,而不是诊断用语,如患"糖尿病 1 年。"应记述为"多尿、多饮、多食 1 年。"

有时患者诉说的主要症状可能不是患者所患疾病的主要表现,此时需要结合病史分析,选择出更贴切的主诉。对当前无症状表现,诊断资料和入院目的又十分明确的患者,也可用以下方式记录主诉。如"血糖升高 2 个月,入院进一步检查。""发现胆囊结石 2 个月,入院接受手术治疗。"

三、现病史

现病史(history of present illness)是患者自患病以来疾病的发生、发展和诊疗、护理的全过程,是健康史的主体部分。内容如下:

1. 发病情况 本次起病情况,包括发病时间、原因、诱因、起病缓急、有无前驱症状等。每种疾病的起病和发作都有各自的特点,详细记述起病的情况,可为寻找病因提供重要线索。患病时间指从起病到就诊或入院的时间。

2. 主要症状 要点为症状出现的部位、性质、起病情况、持续时间和发作频率、严重程度及有无使其加重或缓解的因素等。症状出现的部位、性质等常为寻找病变部位及性质提供重要依据,同时为确定护理诊断及采取相应护理措施的重要依据。

(1) 部位:准确部位有助于确定病变的部位。一般来说,腹痛开始部位或疼痛最显著部位,往往与病变部位一致。如上腹部疼痛多为胃、十二指肠或胰腺的疾病;右下腹急性发作的疼痛多为急性阑尾炎,若为妇女还应考虑卵巢或输卵管疾病;剧烈疼痛开始于上腹部,然后波及全腹多为胃、十二指肠穿孔。全腹痛则提示病变广泛或全腹膜受累。

(2) 性质:同一症状可有不同性质,如腹痛有灼痛、刺痛、绞痛、隐痛、胀痛、刀割样疼痛等,咳嗽有干性咳嗽、湿性咳嗽、呛咳、犬吠样咳嗽等。症状性质不同,临床意义亦不同。如上腹的隐痛、灼痛可能是消化性溃疡,右上腹的绞痛则可能是胆道疾病;急性咽喉炎、胸膜炎时为干性咳嗽,而慢性支气管炎、支气管扩张、肺脓肿时则为湿性咳嗽,会厌、喉头疾患或气管受压则可出现犬吠样咳嗽。

（3）持续时间：如持续性腹痛，可能为炎性渗出物、空腔脏器内容物和血液刺激腹膜所致；阵发性腹痛，可能为空腔脏器平滑肌痉挛，如脐周疼痛可能为肠蛔虫病；持续性腹痛伴阵发性加剧，多为空腔脏器炎症与梗阻并存，如肠梗阻发生绞窄时。偏头痛的疼痛时间可能只有数小时，而消化性溃疡的上腹痛可反复发作，长达数年、数十年。有的疾病有发作期和间歇期，如疟疾；有的疾病有发作期和缓解期，如消化性溃疡。

（4）程度：即症状的严重程度。如只发生在早上和晚间短时间的咳嗽，则病情轻，而持续不断的咳嗽则病情重。

（5）缓解和加剧的因素：如心绞痛因增加心肌耗氧量的因素而诱发，休息或含硝酸甘油后缓解；吸烟可使支气管炎病情加重，而停止吸烟可使其减轻；仰卧位可使肺淤血患者的呼吸困难加重，而端坐位则可使其减轻。

3. 病因和诱因 问诊时应尽可能地了解与本次发病的有关原因（如外伤、感染、中毒、过敏等）和诱因（如气候变化、环境改变、情绪激动、抑郁、饮食起居失调等），有助于明确诊断、预防和治疗。如细菌性痢疾、肠炎多有不洁饮食史；支气管哮喘可能与季节和接触过敏原有关；紧张、劳累、情绪激动可能是心绞痛、心肌梗死、急性脑血管疾病的诱因；气候寒冷则可能是慢性支气管炎急性发作的诱因。患者对直接的或近期的病因和诱因容易提供，对远期的或病情复杂的病因和诱因往往说不清楚，甚至提供一些似是而非的或自以为是的原因，应当仔细分析后记录到病史中。

4. 病情发展演变 包括患病过程中主要症状的变化及有无新症状出现，都可视为病情的发展与演变。按照症状发生的先后描述。如慢性支气管炎患者，咳嗽、咳痰、喘息中任何一项加剧都提示患者处于急性发作期；如果有进行性加重的呼吸困难提示有慢性阻塞性肺气肿；咳大量脓稠痰（原有症状的变化）、大咯血（新症状出现）时，则提示患者有支气管扩张；当出现下肢水肿时则提示患者已进入肺心病右心衰竭阶段。原有心绞痛患者，如果心前区疼痛加重，休息或含服硝酸甘油不缓解，持续时间超过 30 分钟时，则应考虑急性心肌梗死可能；肝硬化患者出现性格改变、情绪和行为的异常，则可能是发生了肝性脑病。

5. 伴随症状 与主要症状同时或随后出现的其他症状，应问清其与主要症状之间的关系及其后来的演变。

6. 诊疗和护理经过 发病后曾于何时、何地接受过哪些检查，或药物、饮食、精神、心理等治疗、护理及其结果。

7. 病后一般情况 患病后的精神状况、自理能力、体重变化、睡眠、食欲与食量、大小便等情况有无改变。

四、既往健康史

既往健康史（past health history）简称既往史，是关于患者过去健康状况的资料。既往的健康状况与现在疾病有密切关系，应详细询问。既往健康史包括如下内容：

1. 既往的健康状况及患病史 既往的健康状况是患者对自己既往健康状况的评价；曾患的疾病如急慢性传染病、高血压、糖尿病等。特别要询问是否与现病有密切相关的疾病，曾患过疾病者，应询问所患疾病的时间、诊断、治疗、护理经过及转归等。

2. 外伤、手术史 应注意询问其发生的原因、时间、部位、严重程度、处理经过及转归等。

3. 预防接种史 包括预防接种类型、时间及次数。

4. 过敏史 对食物、药物、环境因素中何种物质发生过敏、过敏的时间、机体的反应及脱敏的方法。

五、系统回顾

系统回顾（review of system）是通过回顾患者有无各系统或与各功能性健康型态相关的症状及其特点，全面系统地评估以往发生的健康问题及其与本次健康问题的关系。通过系统回顾可避免遗漏重要的信息。系统回顾的组织和安排可根据需要采用不同的系统模式，如身体、心理、社会模式或 Gordon 的功能性健康型态模式，评估时要根据实际情况选用相应的模式。

（一）身体、心理、社会模式的系统回顾

1. 身体方面

(1) 头颅五官：视力障碍、耳聋、耳鸣、眩晕、鼻出血、牙痛、牙龈出血、咽喉痛、声嘶等。

(2) 呼吸系统：咽痛、慢性咳嗽、咳痰、咯血、哮喘、呼吸困难、胸痛等。

(3) 循环系统：心悸、胸闷、活动后气促、咯血、下肢水肿、心前区痛、血压增高、晕厥等。

(4) 消化系统：食欲减退、吞咽困难、恶心、呕吐、反酸、嗳气、腹胀、腹痛、腹泻、便秘、呕血、便血、黄疸等。

(5) 泌尿生殖系统：腰痛、尿频、尿急、尿痛、排尿困难、尿失禁、血尿、尿量异常、颜面水肿、尿道或阴道异常分泌物等。

(6) 血液系统：面色苍白、乏力、头晕、眼花、皮肤黏膜出血、骨痛、淋巴结肿大、肝脾肿大、骨骼痛等。

(7) 内分泌系统及代谢：食欲亢进或减退、怕热、畏寒、多汗、多饮、多尿、双手震颤、性格改变、显著肥胖、明显消瘦、毛发增多、毛发脱落、色素沉着、性功能改变、闭经等。

(8) 肌肉骨骼系统：骨折、关节肿痛、畸形、关节强直或变形、肌肉疼痛、萎缩、运动障碍等。

(9) 神经系统：头痛、眩晕、晕厥、记忆力减退、语言障碍、意识障碍、颤动、抽搐、瘫痪、感觉异常、运动异常、定向障碍等。

(10) 精神状态：错觉、幻觉、思维障碍、情绪异常、睡眠障碍等。

2. 心理社会状况 心理社会状况询问的内容包括感知功能、情绪状态、自我概念、对疾病和健康的理解与反应、应激反应及应对方式、价值观与信仰、受教育情况、生活与居住环境、职业及工作环境、家庭、社交状况等，具体的内容见心理社会评估。

（二）Gordon 的功能性健康型态模式的系统回顾

由 Gordon 于 1987 年提出的功能性健康型态模式涉及人类健康和生命过程的 11 个方面：

1. 健康感知与健康管理型态 描述个体的健康观念与如何维护和促进自己的健康，主要包括个体对健康的理解和对自己健康状况的感受，以及健康维护行为和遵医行为。

2. 营养与代谢型态 描述个体食物与液体的摄入与利用。包括：营养、体液、组织完整性

和体温调节 4 个方面。

3. 排泄型态 描述排泄功能型态。包括个体的排泄型态、排泄异常的类型及其严重程度、引起排泄异常的危险因素。

4. 活动与运动型态 描述运动活动休闲以及娱乐型态。包括生活自理能力、活动能力及耐力、疾病对活动的限制、行走是否用辅助工具如轮椅、拐杖、锻炼情况。

5. 睡眠与休息型态 描述睡眠、休息松弛的型态。包括日常睡眠情况,睡眠后精力是否充沛,有无睡眠异常及原因,是否借助药物辅助入睡。

6. 认知与感知型态 认知与感知型态涉及机体神经系统的感知功能与脑的认知功能。神经系统的感知功能主要包括视觉、听觉、味觉、嗅觉、触觉和痛觉。脑的认知功能主要包括思维能力、语言能力、定向力与意识状态等。

7. 自我感知与自我概念型态 描述个体对自己身体特征、社会角色和个性特征的认识与评价,并与价值观、信念、人际关系、文化和他人评价因素的影响。

8. 角色与关系型态 描述个体在生活中的角色及与他人关系性质,包括就业情况、社会交往情况;角色适应及有无角色问题等。

9. 性与生殖型态 性与生殖型态主要涉及个体的性别认同、性角色行为、性功能和生育能力。

10. 压力与压力应对型态 描述一般的应对及耐受压力型态(包括个体对改变的适应,处理危机的态度,找寻协助的方法等)。

11. 价值与信念型态 描述个体的文化和精神世界,主要包括价值观、健康信念、人生观和宗教信仰等。

六、个人史、月经史及婚育史

(一) 个人史

指患者出生以来的社会经历与生活习惯,包括:①经历:出生地、居住地区和居留时间(尤其是传染病疫源地和地方病流行区)、受教育程度、经济生活和业余爱好;②职业和工作条件:工种、劳动环境、对工业毒物的接触情况及时间;③习惯与嗜好:起居、睡眠(包括睡眠质和量,是否有入睡困难、早醒和失眠等)、排泄与卫生习惯,饮食的规律与质量、食欲(通常以正常、增加、亢进、缺乏或下降,以及畏食等表述);烟酒嗜好与摄入量,以及异嗜癖和麻醉毒品等;④冶游史:有无不洁性交,是否患过淋病性尿道炎、尖锐湿疣、下疳等。

(二) 月经史

包括月经初潮年龄、月经周期和经期天数,经血的量和颜色,经期症状,有无痛经与白带,末次月经日期,闭经日期,绝经年龄。记录格式如下(请注意下面的格式):

$$初潮年龄\frac{行经期(天)}{月经周期(天)}末次月经时间或闭经年龄$$

例:

$$13\frac{4\sim5\,天}{28\sim30\,天}2017\,年\,6\,月\,8\,日(或\,50\,岁)$$

（三）婚育史

1. 婚姻史 包括未婚和已婚，结婚年龄，配偶健康状况，性生活情况，夫妻关系等。

2. 生育史 包括妊娠与生育次数和年龄，人工或自然流产的次数，有无死产、手术产、产褥热及计划生育状况等。对男性患者也应询问有无生殖系统疾病。

七、家族健康史

家族健康史主要是了解患者的双亲、兄弟姐妹及子女的健康状况、曾患疾病情况及死亡原因。某些遗传性疾病还涉及父母双方亲属(如血友病)，也需问明。

（刘　航）

学习小结

健康史评估是健康评估的重要组成部分，一般由护理问诊获取。主要包括一般资料、主诉、现病史、既往史、系统回顾、个人史、月经史及婚育史、家族健康史等内容。

健康史评估的方法与技巧直接关系到获取病史资料的数量及质量。因此，在评估过程中，要注意各评估阶段方法、技巧、影响因素及注意事项。

健康史评估是一个持续动态的过程，对已住院患者，还需评估病情变化情况。评估内容主要包括：一般情况有无改变；主要症状是否好转或恶化；药物的疗效、副作用及护理效果等。

复习参考题

1. 健康史评估包括哪些内容？

2. 健康史评估时采用开放式提问和封闭式提问各有何优缺点？

3. 健康史评估过程中，对于患者含糊不清的资料，常用的核实方法有哪些？

第三章　常见症状评估

3

学习目标	
掌握	常见症状的临床表现、护理评估要点及相关护理诊断。
熟悉	常见症状的病因。
了解	常见症状的发病机制。

第一节 发 热

当机体在致热源作用下或各种原因引起体温调节中枢的功能障碍时,使产热增加,散热减少,体温升高超出正常范围,称为发热(fever)。一般来说,发热是人体防御疾病的一种反应。

一、正常体温与生理变异

正常人体温相对恒定,一般为 36~37℃。正常体温在不同的个体间稍有差异,并受昼夜、性别、年龄、情绪、活动程度、药物、环境等内外因素的影响而略有波动,波动范围一般不超过 1℃。

二、病因

(一)感染性发热

感染性发热占发热病因的多数,各种病原体如病毒、朊毒体、细菌、支原体、立克次体、螺旋体、真菌、寄生虫等引起的急性或慢性、局部性或全身性感染,均可导致发热。

相关链接　　　　　　朊毒体

朊毒体是一类不含核酸而仅由蛋白质构成的可自我复制并具感染性的因子,它与普通蛋白质不同,120~130℃加热 4 小时、紫外线、离子照射、甲醛消毒等并不能把这种传染性因子杀灭,对蛋白酶有抗性,但不能抵抗蛋白质强变性剂,如苯酚等。

朊毒体的复制并非以核酸为模板,而是以蛋白质为模板。它与常规病毒一样,有可滤过性、传染性、致病性、对宿主范围的特异性,但它不呈现免疫效应,不诱发干扰素产生。朊毒体使得人类和家畜的中枢神经系统发生退行性病变,最终不治而亡。因此,世界卫生组织将朊毒体和艾滋病并列为危害人体健康的顽疾。

(二)非感染性发热

1. **无菌性坏死物质吸收**　是指由于组织细胞损伤及坏死物质吸收引起的发热,亦称吸收热(absorption fever)。常见于:

(1) 物理、化学或机械性组织损伤:如大面积烧伤、内出血或大手术等。

(2) 血管栓塞或血栓形成:如心、肺、脾等内脏梗死或肢体坏死。

(3) 组织坏死与细胞破坏:如恶性肿瘤、溶血反应等。

2. **抗原 - 抗体反应**　如风湿热、药物热、血清病、结缔组织病等。

3. **内分泌、代谢障碍**　如甲状腺功能亢进、重度脱水等。

4. **皮肤散热障碍**　常为低热。如广泛性皮炎、鱼鳞病、慢性心力衰竭等。

5. **体温调节中枢功能障碍**　体温调节中枢直接受损所引起的发热,称为中枢性热(central fever),其临床特点为高热无汗。常见于:

(1) 物理性:如中暑。

(2) 化学性:如安眠药中毒。

(3) 机械性:如脑出血或颅脑外伤等。

6. 自主神经功能紊乱 属于功能性发热(functional fever),多为低热。

(1) 原发性:自主神经功能紊乱所致。

(2) 感染后:体温调节功能仍未恢复正常所致。

(3) 夏季低热:多见于幼儿,因体温调节中枢功能发育不完善所致,数年后可自愈。

(4) 生理性:如月经前、妊娠初期、精神紧张、剧烈运动后发热。

三、发生机制

(一) 致热源性发热

致热源分为外源性和内源性两种类型。外源性致热源(exogenous pyrogen)包括:微生物病原体及其产物、炎性渗出物及无菌性坏死组织、抗原抗体复合物、某些类固醇物质等。此类致热源分子质量相对较大,不能直接作用于体温调节中枢引起发热,但可通过激活血液中的中性粒细胞、嗜酸性粒细胞和单核-吞噬细胞系统,使之形成并释放白介素(interleukin-1,IL-1)、肿瘤坏死因子(tumor necrosis factor,TNF)和干扰素(interferin,IFN)等内源性致热源(endogenous pyrogen)。内源性致热源亦称为白细胞致热源(leukocyte pyrogen),分子质量较小,可通过血脑屏障直接作用于中枢的体温调定点(setpoint),温阈上升,体温被重新调节。其作用机制为一方面通过垂体内分泌因素使代谢增加或通过运动神经使骨骼肌阵缩,产热增多;另一方面,通过交感神经使皮肤血管及竖毛肌收缩,血流量减少,排汗停止,散热减少,这一调节作用使产热大于散热,体温升高从而引起发热(图3-1)。

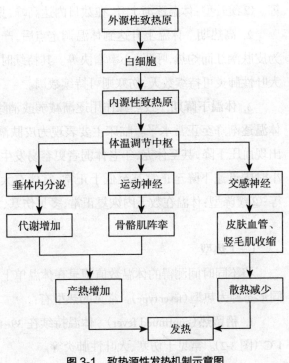

图 3-1 致热源性发热机制示意图

问题与思考 赵某,女,19岁,4天前打篮球淋雨后出现咽痒、鼻塞,轻微咳嗽,在校医院就诊,按"感冒"给予"抗病毒冲剂"等治疗,未见好转。3天前出现寒战、高热,体温于39.1~39.9℃之间波动,咳嗽,咳少量白色黏痰。发病以来自觉乏力、食欲缺乏,全身肌肉酸痛。无腹痛、腹泻,大小便正常。

思考:该患者打篮球淋雨后出现咳嗽、寒战,高热等症状,可能的致病原因是什么?发生的机制是什么?

（二）非致热源发热

由于机体产热和散热不平衡所致。常见于：引起产热过多的疾病如甲状腺功能亢进症；引起散热减少的疾病如广泛性皮肤炎；体温调节中枢直接损伤如颅脑外伤、出血、炎症等疾病。

四、临床表现

（一）发热分度

按发热后体温的高低可分为（口测法）：①低热：37.3℃~38℃；②中度热：38.1℃~39℃；③高热：39.1℃~41℃；④超高热：41℃以上。

（二）发热过程

发热过程可分为体温上升期、高热期和体温下降期3个阶段。

1. 体温上升期 各种原因引起的体温调节中枢功能障碍，产热大于散热，从而体温升高。临床主要表现为疲乏无力、肌肉酸痛、皮肤苍白、无汗、畏寒或寒战等现象。体温上升有两种形式：①骤升型：体温在几小时内达39~40℃或以上，常伴寒战，见于疟疾、大叶性肺炎、输液反应等。②缓升型：体温逐渐上升，在数日内达高峰，见于伤寒、布鲁菌病等。

2. 高热期 体温上升达到体温调定点后，产热和散热在较高水平上保持平衡。临床表现为皮肤潮红而灼热，呼吸、心率增快等。其持续时间的长短因病因而异，如疟疾可持续数小时，大叶性肺炎可持续数天，伤寒则可持续数周。

3. 体温下降期 致热源作用逐渐减弱或消除，体温调定点水平恢复正常，散热大于产热，体温逐渐降至正常水平。临床主要表现为皮肤潮湿，多汗，有时因大量出汗，体液丢失过多而出现血压下降，甚至休克，年老体弱者更容易发生。体温下降有两种形式：①骤降型：体温于数小时内迅速下降至正常甚至低于正常，常伴有大汗淋漓，多见于疟疾、大叶性肺炎、输液反应等；②缓降型：体温在数天内恢复正常，多见伤寒、风湿热等。

（三）热型

将不同时间测得的体温数值记录在体温单上，将各数值点连接形成体温曲线，该曲线的不同形态称为热型（fever type）。常见的热型有：

1. 稽留热（continued fever） 体温持续在39~40℃以上达数日或数周，24h波动范围不超过1℃（图3-2）。常见于伤寒、大叶性肺炎等。

2. 弛张热（remittent fever） 体温常在39℃以上，24h体温波动范围越过2℃，体温最低时仍高于正常体温（图3-3）。常见于败血症、化脓性感染等。

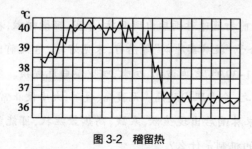

图3-2 稽留热

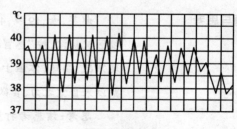

图3-3 弛张热

3. **间歇热**（intermittent fever） 体温骤升达高峰后持续数小时，又迅速降至正常水平，无热期持续1天至数天，高热期与无热期反复交替出现（图3-4）。常见于疟疾、急性肾盂肾炎等。

4. **回归热**（recurrent fever） 体温骤升达39℃或以上，持续数天后又骤降至正常水平，数天后体温又骤升，如此规律性交替出现（图3-5）。常见于回归热、霍奇金（Hodgkin）病等。

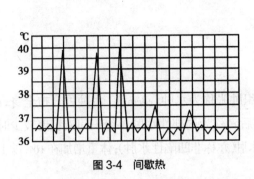

图3-4 间歇热

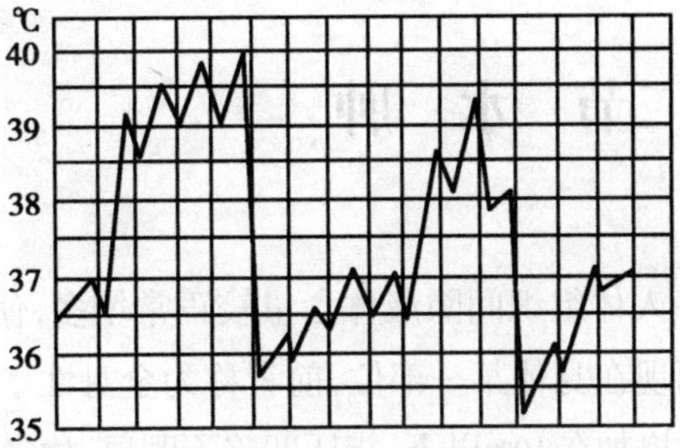

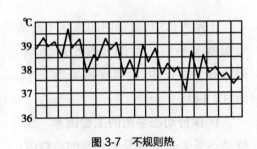

图3-5 回归热

5. **波状热**（undulant fever） 体温渐升达39℃或以上，持续数天后又渐降至正常水平，数天后又渐升，如此反复多次（图3-6）。常见于布鲁菌病。

6. **不规则热**（irregular fever） 体温曲线无一定规律（图3-7）。见于结核病、支气管肺炎等。

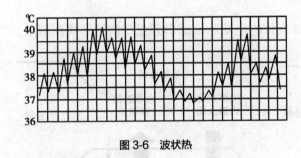

图3-6 波状热

图3-7 不规则热

五、护理评估要点

1. **病因与诱发因素** 有无引起发热的病因，如受寒、过度劳累、饮食不洁，有无传染病接触史、手术史、分娩史、服药史等。

2. **发热特点** 发病的时间、季节、程度、热型等。

3. **伴随症状** 有无咳嗽、咳痰、胸痛；恶心、呕吐、腹痛、腹泻；尿频、尿急、尿痛等。

4. **身体反应** 有无食欲下降、口渴、皮肤干燥、体重下降等脱水症状。

5. **心理社会反应** 有无精神紧张、焦虑、沮丧等心理反应。

6. **诊断、治疗及护理经过** 是否用药、药物种类、剂量及疗效，有无采取物理降温措施，降温方法及效果。

六、相关护理诊断

1. **体温过高** 与病原体感染有关；与体温调节中枢功能障碍有关。

2. **体液不足** 与体温下降期出汗过多有关和(或)与液体量摄入不足有关。

3. **营养失调:低于机体需要量** 与长期发热代谢率增高有关及营养物质摄入不足有关。

4. **潜在并发症:意识障碍和(或)惊厥。**

第二节 水 肿

人体组织间隙液体含量较正常增多,使组织肿胀称为水肿(edema)。水肿可分布全身,也可出现在身体某一部位,前者称为全身性水肿,后者称为局部性水肿。组织间液积聚较少时,体重增加在10%以下,指压凹陷不明显,称隐性水肿(亦称非凹陷性水肿);体重增加在10%以上,指压凹陷明显,称显性水肿,亦称凹陷性水肿。

过多液体积聚在体腔内称积液,如胸腔积液、腹腔积液、心包积液等。一般情况下,水肿不包括内脏器官的局部水肿,如脑水肿、肺水肿等。

一、发生机制

正常人体中,血管内的液体不断从毛细血管的小动脉端滤出到组织间隙形成组织液,组织液又不断从毛细血管小静脉端回吸收入血管中,两者保持着动态平衡(图3-8)。

1. 保持动态平衡的主要因素 保持动态平衡的主要因素有毛细血管内静水压、血浆胶体渗透压、组织间隙的机械压力(组织压)、组织液胶体渗透压。当这些压力因素发生障碍导致组织间液的生成大于回吸收时,则可产生水肿。

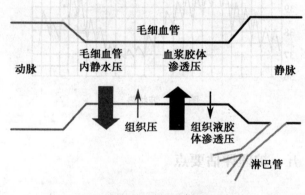

图 3-8 正常血管内外液体交换

2. 产生水肿的主要因素 ①水钠潴留,如继发性醛固酮增多症;②毛细血管滤过压升高,如右心功能不全;③毛细血管通透性增高,如急性肾炎;④血浆胶体渗透压降低,如血清蛋白减少;⑤淋巴回流受阻,如丝虫病。

二、病因及临床表现

(一) 全身性水肿

1. 心源性水肿(cardiac edema) 主要见于右心功能不全。水肿特点:首先出现在身体下垂部位,能起床活动者,最早出现于踝内侧,活动后水肿明显,休息后减轻或消失;经常卧床者以腰骶部水肿最为明显。水肿为对称性、凹陷性。重者可伴有颈静脉怒张、肝大等,甚至出现胸腔积液、腹水。

2. 肾源性水肿（renal edema） 主要见于肾炎与肾病。水肿特点:早期为晨起时眼睑、面部等疏松组织发生水肿,逐渐发展为全身水肿,其分布与体位关系不大。肾病综合征水肿比较明显,常出现胸腔积液、腹水,且伴有其他表现,如高血压、血尿、蛋白尿、肾功能不全等。

肾源性水肿与心源性水肿的区别要点见表 3-1。

表 3-1　心源性水肿与肾源性水肿的区别

区别点	心源性水肿	肾源性水肿
发生机制	有效循环血量减少,静脉淤血	水钠潴留
开始部位	从足开始向上延及全身	从眼睑、颜面开始延及全身
发生时间	活动后加重,休息后减轻或消失	晨起眼睑与颜面水肿
发展快慢	发展较缓	发展迅速
水肿性质	较坚实,移动性较小	软而移动性大
伴随症状	常伴心功能不全症状,如心脏增大、心杂音、肝大、静脉压升高等	常伴其他肾脏病症状,如蛋白尿、血尿、管型尿、高血压、眼底改变等

3. 肝源性水肿（hepatic edema） 主要见于肝功能失代偿期。水肿特点:主要表现为腹水,也可出现下肢水肿,向上逐渐蔓延,但头面部及上肢常无水肿。

4. 营养不良性水肿（nutritional edema） 主要见于慢性消耗性疾病、低蛋白血症、维生素 B_1 缺乏等。水肿特点:水肿从足部开始,逐渐向上蔓延至全身。水肿发生前常有消瘦、体重减轻等。

问题与思考　　　　　　　患者李某,女,35 岁,患有血吸虫病 15 年,近半个月来,体重增加了 3kg,腹部膨大,颈静脉怒张。

思考:该患者的水肿属于哪种类型的水肿? 该患者水肿形成的主要机制是什么?

5. 其他

(1) 黏液性水肿（mucous edema）:见于甲状腺功能减退症。水肿特点:非凹陷性水肿,以眼睑、口唇、下肢胫前较明显。

(2) 经前期紧张综合征:见于部分女性。水肿特点:月经前 1~2 周眼睑、踝部、手部轻度水肿,行经后逐渐消退。

(3) 药物性水肿（pharmaco edema）:见于肾上腺糖皮质激素、雄激素、雌激素、胰岛素等应用过程中。水肿特点:停药后逐渐消退。

(4) 特发性水肿（idiopathic edema）:原因不明,女性多见。水肿特点:水肿与体位有明显关系,主要发生在身体下垂部分,于直立或劳累后出现,休息后减轻或消失。

(二) 局部性水肿

常见有静脉阻塞性水肿、炎症性水肿、淋巴性水肿、血管神经性水肿。与局部静脉、淋巴回流受阻或毛细血管通透性增高有关。见于血栓性静脉炎、丝虫病所致象皮腿、局部炎症、创伤或过敏等。

三、护理评估要点

1. **病史与诱发因素** 询问有无心脏病、肾脏病、肝脏病、内分泌疾病、慢性消耗性疾病等病史；有无蛋白摄入不足、钠盐摄入过多；有无长期大量应用糖皮质激素、雌激素等药物史。

2. **水肿特点** 水肿出现的时间、部位、性质、程度（表 3-2）、进展、范围等。

表 3-2 水肿的程度

水肿程度	部位	特点
轻度	仅见于眼睑、眶下软组织，胫骨前及踝部皮下组织	指压后组织出现轻度凹陷，平复较快
中度	全身疏松组织均可见	指压后出现较深组织凹陷，平复缓慢
重度	全身组织严重水肿	身体低垂部位皮肤紧张发亮，甚至有液体渗出，伴有胸腹及鞘膜腔积液，甚至外阴部水肿

3. **伴随症状** 有无呼吸困难、血尿，有无消瘦、体重减轻，水肿是否与月经周期有关等。

4. **身体反应** 有无饮食、饮水的变化，有无胸围、腹围的改变，有无水肿所致皮肤溃疡或感染等。

5. **心理社会反应** 有无烦躁、焦虑等情绪反应。

6. **诊断、治疗及护理经过** 有无使用利尿剂等药物及剂量、疗效、不良反应；有无饮食、饮水的限制等。

四、相关护理诊断

1. **体液过多：水肿** 与右心功能不全有关；与肝功能失代偿有关。

2. **皮肤完整性受损／有皮肤完整性受损的危险** 与水肿所致组织、细胞营养不良有关。

第三节 脱 水

脱水是指机体体液丢失过多或摄入水分不足导致细胞外液明显减少，引起代谢紊乱的现象。水是构成人体的重要成分，也是维持生命活动的重要物质，水参与营养物质的消化、吸收、代谢、运输、排泄、酸碱平衡调节、体温调节等生理活动。水丢失的同时常伴有电解质的丢失，从而引起水和电解质平衡紊乱，产生一系列的临床症状和体征。

一、病因与发生机制

正常人水的摄入与排出能够保持动态平衡。水的来源有饮入水、食物水和代谢内生水。成人一般日需水量为 2000~2500ml，水分的排出有肾脏、胃肠道、皮肤和肺四条途径。正常情况下，机体通过渗透压依赖性和容量 - 压力依赖性两种调节机制，改变肾脏排水和口渴中枢的兴奋性而维持水平衡。任何原因引起机体摄水量不足、水排出超过机体调节能力或水钠调节机制失调，即可出现体液容量不足。体液容量减少时，常常伴有血钠浓度的变化，血钠浓度是决定细胞外液渗透压的重要因素。临床上按水钠丢失比例的不同将脱水分为三种类型：高渗性（高血钠性）脱水、低渗性（低血钠性）脱水和等渗性（正常血钠性）脱水。

1. 高渗性脱水 失水多于失钠，血清钠浓度 >150mmol/L，细胞外液呈高渗状态。因失水多于失钠，细胞外液减少，渗透压升高，促使抗利尿激素分泌增多，作用于肾脏远曲小管和集合管，增强其对水的重吸收增强，引起少尿和尿比重增高（除尿崩症外），并刺激下丘脑口渴中枢引起口渴感。高渗性脱水的常见原因如下：

（1）水摄入不足：如危重患者输入液体不足、各种口腔、咽喉及食管等部位疾病引起吞咽障碍或脑部病变损害口渴中枢致渴感障碍。

（2）水丢失过多：①呼吸道和皮肤失水过多，如高温环境或高热等导致大量出汗，呼吸急促、气管插管或气管切开丢失水分；②经肾脏失水过多，如尿崩症、糖尿病酮症酸中毒、脱水治疗及大量渗透性利尿，鼻饲高蛋白饮食等，排出大量尿液而未及时补充液体等情况。

2. 低渗性脱水 失钠多于失水，血清钠浓度 <130mmol/L，血浆渗透压 <280mmol/L。因失钠多于失水，细胞外液渗透压降低，抗利尿激素分泌减少，肾小管对水分重吸收减少致尿量增加，同时细胞外液向细胞内转移，致使细胞外液量明显减少，易发生周围循环衰竭。常见原因如下：

（1）高渗或等渗失水的治疗过程中只补充水分：如反复呕吐、慢性腹泻、胃肠减压等在较长时间内丧失大量消化液或大面积烧伤后而只补充水分。

（2）肾失水失钠过多：急性肾功能不全多尿期，过度使用排钠利尿剂。

（3）经皮肤失水：如在高温环境下作业时大量出汗，仅补充水而不补充 Na^+，导致 Na^+ 不足，也可以引起低渗性脱水。

3. 等渗性脱水 水与钠成比例丧失，细胞外液呈等渗状态，血清钠浓度保持在135~145mmol/L。等渗性脱水丧失的液体为等渗液，因丢失的主要是细胞外液，当细胞外液量迅速减少时，可致有效循环血容量不足。常见原因如下：

（1）胃肠道失液过多：如急性腹泻、剧烈或大量呕吐、胃肠引流术和肠瘘等在短时间内丧失大量消化液。

（2）大面积烧伤：早期有大量液体渗出。

（3）反复大量放胸腔积液或腹水。

二、临床表现

不同程度脱水的临床表现见表 3-3，不同性质脱水鉴别要点见表 3-4。

表 3-3　不同程度脱水的临床表现

失水占体重比例	<5%	5%~10%	>10%
精神状态	稍差	萎靡或烦躁不安	昏睡或昏迷
皮肤弹性	稍差	差	极差或消失
口腔黏膜	稍干燥	干燥	极干燥或开裂
眼窝	稍凹陷	明显凹陷	深凹陷
眼泪	有	少	无
尿量	稍少	明显减少	极少或无尿
休克症状	无	无	有

表 3-4　不同性质脱水的鉴别

	等渗性	低渗性	高渗性
水电丢失比例	水电解质成比例丢失	电解质丢失多于水	水丢失多于电解质
血钠(mmol/l)	130~150	<130	>150
渗透压(mmol/l)	280~320	<280	>320
主要丧失液区	细胞外液	细胞外液	细胞内脱水
临床表现	一般脱水征	脱水征 + 循环衰竭	口渴、烦躁、高热、惊厥

三、护理评估要点

1. **既往疾病史**　有无引起水分摄入不足的疾病：如意识障碍或口腔、咽喉及食管等疾病引起的吞咽障碍，其他如呕吐、腹泻、胃肠减压、糖尿病、肾脏病、长期使用利尿剂、大面积烧伤等。

2. **每日一般情况**　每日进食、饮水量，每日排尿次数、量、颜色，体重减轻情况，询问呕吐及腹泻次数，呕吐物及大便的量、性状、颜色等。

3. **治疗与护理经过**　血浆渗透压、血清电解质的检测结果，补充液体的方式、量、成分、速度及其效果等，治疗后效果。

4. **脱水的临床表现特点及其严重程度**　观察生命体征、营养状况、有无眼窝凹陷、静脉充盈、神经反射等情况。有无体重下降、皮肤黏膜干燥、皮肤弹性降低等；有无意识状态的改变，如谵妄、嗜睡、昏迷等；有无脉搏增快、血压下降。

5. **实验室及其他检查**　血常规、红细胞计数、红细胞压积、尿常规、尿比重、尿酮体、尿钠、尿氯、血清电解质、尿素氮、血气分析等。根据引起脱水的原发疾病进行其他必要的辅助检查。

四、相关护理诊断

1. **体液不足**　与液体摄入不足或丢失过多有关。
2. **潜在并发症：意识障碍**

第四节　疼　痛

疼痛（pain）是一种与组织损伤或潜在损伤相关的不愉快的主观感觉和情感体验。换言之，疼痛既是一种生理感觉，又是对这一感觉的情感反应。

一、病因与发生机制

痛觉感受器位于皮肤和其他组织内的游离神经末梢。各种物理、化学刺激作用于机体，当达到一定程度时，受损部位的组织释放出乙酰胆碱、5- 羟色胺、组胺、缓激肽、钾离子、氢离子及酸性代谢产物等致痛物质，痛觉感受器受到致痛物质的刺激后发出冲动，冲动经脊髓后根沿脊髓丘脑侧束进入内囊，上传至大脑皮质痛觉感觉区，引起疼痛。临床常见疼痛的病因主要有：

1. **神经系统疾病**　如颅内病变、颈椎病变及其他颈部疾病、颅内占位性病变、血管病变、颅脑损伤、偏头痛等。

2. **呼吸系统疾病**　如胸膜炎、气胸、肺炎、肺癌、肺梗死等。

3. **循环系统疾病**　如心绞痛、心肌梗死、心包炎等。

4. **消化系统疾病**　如腹腔脏器的急性炎症、腹腔内脏器急性穿孔破裂或扭转等。

5. **泌尿系统疾病**　如急性肾炎、输尿管结石、肾结石等。

6. **全身性疾病**　如急性感染、中毒、低血糖、中暑等。

7. **神经官能症**　如癔症性头痛等。

二、分类

（一）按疼痛起始部位及传导途径分类

1. **皮肤痛**　疼痛刺激来自体表，多因皮肤黏膜受损而引起。皮肤痛的特点为"双重痛觉"，即受到刺激后立即出现定位明确的尖锐刺痛（快痛）和 1~2 秒之后出现的定位不明确的烧灼样痛（慢痛）。

2. **躯体痛**　指肌肉、肌腱、筋膜和关节等深部组织的疼痛。由于神经分布的差异性，这些组织对疼痛刺激的敏感性不同，其中以骨膜的痛觉最敏感。机械和化学性刺激均可引起躯体痛，肌肉缺血是引起躯体痛的主要原因。

3. **内脏痛**　主要因内脏器官受到机械性牵拉、扩张、痉挛、炎症、化学性刺激等引起。内脏痛的发生缓慢而持久，有钝痛、烧灼痛或绞痛，定位常不明确。

4. **牵涉痛**　内脏痛常伴有牵涉痛（referred pain），即内脏器官疾病引起疼痛的同时在体表某部位亦发生痛感。其发生是由于内脏病变与相应区域体表的传入神经进入脊髓同一节段并在后角发生联系，所以来自内脏的感觉冲动可直接激发脊髓体表感觉神经元，引起相应体表区域的疼痛，如心绞痛可牵涉至左肩和左前臂内侧，胆囊疼痛可牵涉至右肩，胰腺痛可牵涉至左腰背部等。

5. **假性痛**　指去除病变部位后仍感到相应部位疼痛，如截肢患者仍可感到已不存在的肢体疼痛。其发生可能与病变部位去除前的疼痛刺激在大脑皮质形成强兴奋灶的后遗影响有关。

6. **神经痛** 为神经受损所致,表现为剧烈灼痛或酸痛。

(二) 按疼痛的病程分类

1. **急性疼痛** 常突然发生,有明确的开始时间,持续时间较短,以数分钟、数小时或数天之内者居多,用镇痛方法常可以控制。
2. **慢性疼痛** 疼痛持续3个月以上,具有持续性、顽固性和反复发作的特点,临床较难控制。

(三) 按疼痛的程度分类

1. **微痛** 似痛非痛,常与其他感觉复合出现。
2. **轻度疼痛** 范围局限、程度轻微。
3. **中度疼痛** 疼痛较重,合并痛反应如心跳加快、血压升高等。
4. **剧痛** 疼痛程度较剧烈、痛反应强烈。

(四) 按疼痛性质分类

1. **钝痛** 包括酸痛、胀痛、闷痛等。
2. **锐痛** 包括刺痛、切割痛、灼痛、绞痛、撕裂样痛等。
3. **其他** 包括压榨样痛、跳痛、牵拉样痛等。

(五) 按疼痛部位分类

按疼痛部位可分为头痛、胸痛、腹痛、腰背痛和关节肌肉疼痛等。

三、临床表现

不同疾病所致的疼痛,其起病缓急、部位、性质、程度、持续时间等亦不相同。常见疼痛的临床表现如下:

(一) 头痛

1. **部位** 全身性或颅内感染性疾病所致的头痛(headache)多为全头部痛。高血压所致头痛常集中于额部或整个头部。眼源性、鼻源性或牙源性头痛多浅在而局限。
2. **程度与性质** 三叉神经痛、偏头痛及脑膜刺激征的疼痛最为剧烈。脑肿瘤多为中度或轻度疼痛。高血压性、血管性及发热性疾病所致的头痛多为搏动性。神经痛多呈电击样痛或刺痛。紧张性头痛多为重压感、紧箍感或呈钳夹样痛。
3. **出现与持续的时间** 某些头痛可发生在特定时间,如颅内占位性病变所致头痛多于清晨加剧;鼻窦炎所致的头痛亦常发生于清晨或上午;脑肿瘤所致头痛多呈慢性进行性加重。
4. **诱发与缓解因素** 咳嗽、打喷嚏、摇头可使颅内高压性头痛、血管性头痛及脑肿瘤性头痛加剧。紧张性头痛可因活动或按摩颈肌缓解。

(二) 胸痛

1. **部位** 胸壁疾病引起的疼痛,疼痛部位较局限,可有压痛。炎症性病变所致疼痛常伴有局部组织的红、肿、热等表现。自发性气胸所致疼痛表现为一侧胸部尖锐刺痛,向同侧肩部放射。肺梗死所致胸痛位于胸骨后,向颈、肩部放射。

2. 程度与性质 胸痛(chest pain)的性质多样,如带状疱疹呈刀割样或灼热样剧痛;食管炎多为烧灼痛;心绞痛呈压榨样或紧缩样。

3. 持续的时间 平滑肌痉挛致血管狭窄缺血引起的疼痛为阵发性;炎症、肿瘤、栓塞或梗死所致疼痛呈持续性。

4. 诱发与缓解因素 胸壁炎症性病变所致胸痛于呼吸、咳嗽时加重。自发性气胸所致的疼痛常于剧烈咳嗽或过度用力时发生。劳累或精神紧张可诱发心绞痛。

(三) 腹痛

1. 部位 腹痛(abdominal pain)部位一般多为病变所在部位,如胃、十二指肠和胰腺疾病所致疼痛多在中上腹部;胆囊炎、胆石症等所致疼痛多在右上腹部;急性阑尾炎所致疼痛在右下腹 Mc Burney 点。

2. 程度与性质 腹痛的程度和性质与病变性质密切相关。烧灼样痛多与化学性刺激有关;持续钝痛可能为实质脏器牵张或腹膜外刺激所致;剧烈刀割样疼痛多为脏器穿孔或严重炎症所致。

3. 疼痛出现的时间 餐后痛可能由于胆胰疾病、胃部肿瘤或消化不良所致;周期性、节律性疼痛见于胃、十二指肠溃疡。

4. 诱发与缓解因素 胆囊炎或胆石症腹痛发作前常有进食油腻食物史,急性胰腺炎腹痛发作前常有酗酒、暴饮暴食史。

理论与实践　　　　　　　患者女性,45岁。反复中上腹疼痛三年余,疼痛呈烧灼感,常有午夜痛,进食后疼痛能缓解。根据患者疼痛的部位及午夜痛及进食后疼痛缓解的特点,初步诊断为"十二指肠溃疡"。纤维胃镜见十二指肠球部黏膜潮红水肿,球腔变形变小,前壁近大弯处有一椭圆形溃疡,边缘光滑,表面覆盖厚白苔,周围黏膜明显水肿。结合纤维胃镜检查结果进一步确诊患者所换疾病为"十二指肠溃疡"。

四、护理评估要点

(一) 病史与诱发因素

询问有无与疼痛相关的疾病史或诱因,如胆囊炎患者近期是否进油腻食物。

(二) 疼痛的特点

疼痛的部位、起病缓急、发生与持续的时间、性质、程度,有无牵涉痛及其部位,加重或缓解的因素等。也可应用疼痛测评工具来评估疼痛的程度、性质等。常用测评工具有如下几种:

1. 视觉类似评分法(visual analogue scale,VAS) 划一长 10cm 的直线,左端代表无疼痛,右端代表难以忍受的剧烈疼痛。患者根据自己的感受在直线上选择某一点代表当时疼痛的程度,然后用直尺测量从起点到患者确定点的直线距离,用测量到的数字表达疼痛的强度。这一方法可在一段时间内重复使用,以连续动态地反映患者疼痛的变化情况。

2. **数字等级评分法**(numerical rating scale,NRS) 划一长 10cm 的直线,等分为 10 点,左端数字为 0,表示无痛,右端数字为 10,表示难以忍受的疼痛。患者根据自己的感受在直线上选择某一点代表当时疼痛的程度,然后用尺测量自起点至标记点的距离,即为评分值。评分值越高表示疼痛程度越重。该方法是一种直观的数字表达方法,其优点是较 VAS 方法更为直观,不足之处是患者容易受到数字和描述词的干扰,其灵敏性和准确性降低。

3. **语言等级评分法**(verbal rating scales,VRS) 是一种评价疼痛程度和变化的方法,患者从所给的一系列描述疼痛的形容词中选出符合自身疼痛程度的关键词。目前有多种口述评分法,包括 4 级评分法、5 级评分法、6 级评分法、12 级评分法和 15 级评分法,临床上最常用的是 5 级和 6 级评分法,分为无痛、轻度疼痛、中度痛、重度痛和剧烈痛 5 级,或无痛、轻度疼痛、中度痛、重度痛、剧烈痛和难以忍受的痛 6 级。该方法的优点是易于被评估者和评估对象接受,缺点是受评估对象主观因素的影响较大。

4. **Wong-Banker 疼痛面部表情评估法**(Wong-Banker pain faces scale) 该方法用 6 种面部表情从微笑、悲伤至哭泣来表达疼痛程度,其中 0 为无痛,1 为少量疼痛,2 为轻度疼痛,3 为中度疼痛,4 为重度疼痛,5 为极度疼痛(图 3-9)。此法适合任何年龄,没有特定的文化背景或性别要求,特别适用于急性疼痛、老人、小儿和表达能力丧失者。

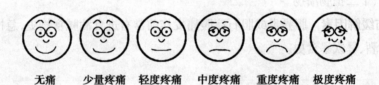

无痛　　少量疼痛　　轻度疼痛　　中度疼痛　　重度疼痛　　极度疼痛

图 3-9　Wong-Banker 疼痛面部表情评估法

5. **麦 - 吉疼痛问卷**(McGill pain questionnaire,MPQ) 为多因素疼痛测评工具,以疼痛的性质、特点、程度和伴随症状为测评重点,而不仅局限于疼痛程度的评估。该方法适用于临床科研工作或较为详细的疼痛调查工作。其缺点是评估程序复杂,评估时间长,且某些词语表达较抽象,因此对评估对象的要求比较高。简化的麦 - 吉疼痛问卷(short-form of McGill pain questionnaire,SF-MPQ)是在 MPQ 的基础上简化而成的。该问卷由以下 3 个部分组成:①疼痛评级指数:由 11 个感觉类和四个情感类的疼痛的描述词组成,患者需对每个描述词进行疼痛程度的评级:0 代表无疼痛,1 代表轻度疼痛,2 代表中度疼痛,3 代表重度疼痛;②视觉类似评分法:以一长为 10cm 的直线代表由无痛到剧烈的疼痛程度,让患者根据疼痛的感受在线段上标明对应的点;③现实疼痛强度评分法:采用 5 级疼痛评分法,根据评估对象的主观感受在相应分值上做记号。最后对 3 个部分的评分进行汇总,分数越高代表疼痛越重。SF-MPQ 是一种敏感、可靠的疼痛评价方法,可用于慢性疼痛、癌症疼痛及各种疼痛治疗效果的评价(表 3-5)。

(三)伴随症状
评估有无呕吐、腹泻、便血、呼吸困难、发热等伴随症状。

表 3-5　简化麦-吉疼痛问卷

Ⅰ. 疼痛评级指数（pain rating index，PRI）				
疼痛的性质	疼痛的程度			
	无疼痛	轻度疼痛	中度疼痛	重度疼痛
1. 感觉项				
跳痛（throbbing）	0	1	2	3
刺痛（shooting）	0	1	2	3
刀割痛（stabbing）	0	1	2	3
锐痛（sharp）	0	1	2	3
热灼痛（hot，burning）	0	1	2	3
持续固定痛（aching）	0	1	2	3
胀痛（heavy）	0	1	2	3
触痛（tender）	0	1	2	3
撕裂痛（splitting）	0	1	2	3
感觉项总分：				
2. 情感项				
软弱无力（tiring-exhausting）	0	1	2	3
厌烦（sickening）	0	1	2	3
害怕（fearful）	0	1	2	3
受罪-惩罚感（punishing-cruel）	0	1	2	3
情感项总分：				
Ⅱ. 视觉类似评分法（visual analogue scale，VAS）				
无痛（0） 剧痛（10）				
Ⅲ. 现时疼痛强度（present pain index，PPI）评分法				
0- 无痛				
1- 轻度痛				
2- 中度痛				
3- 重度痛				
4- 剧烈痛				
5- 难以忍受的痛				

（四）身体反应

颅内压增高引起的头痛可伴有呼吸及脉搏减慢，血压升高；胸痛患者会因不敢深呼吸和咳嗽而出现缺氧、分泌物潴留；腹痛伴剧烈呕吐者可引起水、电解质及酸碱平衡紊乱；慢性腹痛患者常伴有食欲减退、食量减少，从而体重下降。

（五）心理社会反应

了解患者有无紧张、恐惧、焦虑、抑郁等情绪反应。

（六）诊断、治疗与护理经过

重点为止痛措施及其效果的评估，以及慢性疼痛患者用药情况的评估。

五、相关护理诊断

1. **急性/慢性疼痛**　与各种伤害性刺激作用于机体引起的不适有关。
2. **睡眠型态紊乱**　与疼痛有关。
3. **焦虑**　与疼痛频繁发作有关；与长期慢性疼痛有关。
4. **恐惧**　与剧烈疼痛有关。

第五节　咳嗽与咳痰

咳嗽(cough)是呼吸道受到刺激后引发的紧跟在短暂吸气后的一种保护性反射动作。痰是气管、支气管的分泌物或肺泡内的渗出物。借助于支气管黏膜上皮细胞的纤毛运动、支气管平滑肌的收缩及咳嗽时的气流冲动，将呼吸道内的分泌物从口腔排出的动作称为咳痰(expectoration)。

咳嗽是人体的一种自我保护反应，但咳嗽可使呼吸道内的感染扩散，或使胸腔内压力增高，加重心脏负担。长期咳嗽是促进肺气肿形成的一个因素，并可诱发自发性气胸；频繁的咳嗽常常影响患者的睡眠，消耗体力，不利于疾病的康复。

一、病因与发生机制

（一）病因

1. **感染因素**　呼吸道感染如上呼吸道感染、急慢性支气管炎、支气管扩张、肺炎、肺结核、肺肿瘤、胸膜炎以及全身性感染如流感、麻疹、百日咳、肺吸虫病、急性血吸虫病、非典型肺炎等均可引发咳嗽咳痰。

2. **理化因素**　①呼吸道阻塞与受压：如呼吸道异物、支气管狭窄、肺淤血或肺水肿、肺不张、肺气肿、肺肿瘤、胸腔积液、气胸、心脏增大、心包积液等；②气雾刺激：吸入高温或寒冷空气、吸烟及吸入化学性气体如氯、氨、二氧化硫、臭氧等。

3. **过敏因素**　过敏性鼻炎、支气管哮喘、嗜酸性粒细胞肺浸润、血管神经性水肿等。

4. **神经精神因素**　如膈下脓肿、肝脓肿等对膈神经的刺激，外耳道异物或炎症对迷走神经耳支的刺激等。还有神经官能症如癔症、习惯性咳嗽等。

（二）发生机制

1. **咳嗽**　咳嗽是由于延髓咳嗽中枢受到刺激所引起。刺激主要来自呼吸道黏膜、肺泡和胸膜，经迷走神经、舌咽神经和三叉神经的感觉神经纤维传入脑干的咳嗽中枢，再经喉下神经、膈神经及脊神经等传出神经分别将冲动传至咽肌、声门、膈肌及其他呼吸肌,引起咳嗽动作。

2. 咳痰 正常支气管黏液腺和杯状细胞可分泌少量黏液,使呼吸道保持湿润。当咽、喉、气管、支气管和肺受到生物性、物理性、化学性或过敏性因素刺激时,发生组织充血、水肿、毛细血管通透性增高,腺体分泌增加,渗出物与黏液、吸入的尘埃和坏死物等混合形成痰液。

二、临床表现

(一) 咳嗽性质

干咳或刺激性呛咳见于急性上呼吸道感染、急性支气管炎、呼吸道异物、慢性咽喉炎、肺结核和支气管肺癌早期、传染性非典型肺炎等;咳嗽多痰见于慢性支气管炎、支气管扩张、肺脓肿、肺寄生虫病、肺结核有空洞者。

知识链接　　　　　　　　**传染性非典型肺炎**

传染性非典型肺炎是一种由冠状病毒(SARS-CoV)引起的急性呼吸道传染病,世界卫生组织将其命名为严重急性呼吸综合征(Severe Acute Respiratory Syndrome,SARS)。本病为呼吸道传染性疾病,主要传播方式为近距离飞沫传播或接触患者呼吸道分泌物。临床特征为发热、干咳、气促,并迅速发展至呼吸窘迫,外周血白细胞计数正常或降低,胸部 X 线为弥漫性间质性病变表现。

(二) 咳嗽时间

晨间咳嗽多见于上呼吸道慢性炎症、慢性支气管炎、支气管扩张等。夜间咳嗽多见于肺结核、心力衰竭。

(三) 咳嗽音色

短促的轻咳、咳而不爽者多见于干性胸膜炎、胸腹部创伤或手术后,患者在咳嗽时常用手按住患处局部以减轻疼痛。伴金属音的咳嗽,应警惕肿瘤。嘶哑性咳嗽见于声带炎症或为肿瘤肿块压迫喉返神经所致。

(四) 咳嗽与体位

支气管扩张、肺脓肿的咳嗽与体位改变有明显的关系。脓胸伴支气管胸膜瘘时,在一定体位、脓液进入瘘管时可引起剧烈咳嗽。纵隔肿瘤、大量胸腔积液患者,改变体位时也会引起咳嗽。

(五) 痰液特征

白色黏痰见于慢性支气管炎、支气管哮喘;黄色脓性痰提示合并感染;血性痰见于支气管扩张、肺结核、支气管肺癌等。痰量增多反映支气管和肺的炎症在发展,痰量减少提示病情好转;若痰量减少,而全身中毒症状反而加重、体温升高,提示排痰不畅;典型的支气管扩张患者有大量脓性痰。脓痰伴恶臭气味提示厌氧菌感染。

长期或剧烈的咳嗽可致呼吸肌疲劳、酸痛,使患者不敢进行有效咳嗽和咳痰,并可引起头痛、失眠或因食欲减退、机体能量消耗增加引起明显消瘦。剧烈咳嗽可因脏层胸膜破裂发生自发性气胸,或因呼吸道黏膜上皮受损产生咯血,也可使胸腹部伤口裂开,骨质疏松者可因剧烈咳嗽导致肋骨骨折。不能有效咳嗽者,痰液潴留可诱发或加重肺部感染,使肺通气和换气功能受损。

三、护理评估要点

1. **病史与诱发因素** 有无与咳嗽、咳痰相关的疾病史或诱发因素,如有无刺激性气体的吸入等。

2. **咳嗽与咳痰的特点** 能否进行有效咳嗽与咳痰,咳嗽的性质、持续时间、音色及其与体位、睡眠的关系,痰液的性质、颜色、痰量、气味、黏稠度及咳痰与体位的关系等。

3. **伴随症状** 有无高热、胸痛、咯血等伴随症状。

4. **身体反应** 有无食欲减退、明显消瘦、日常生活活动能力受限,有无失眠,近期胸、腹部手术者的伤口情况,剧烈咳嗽者有无自发性气胸或咯血等并发症的表现。

5. **心理社会反应** 了解患者有无精神紧张、焦虑、抑郁等情绪反应。

6. **诊断、治疗与护理经过** 是否服用过止咳、祛痰药,药物的种类、剂量及疗效,以及有无采用促进排痰的护理措施。

四、相关护理诊断

1. **清理呼吸道无效** 与痰液黏稠有关;与无力或无效咳嗽等有关。

2. **睡眠型态紊乱** 与夜间频繁咳嗽影响睡眠有关。

3. **营养不良:低于机体需要量** 与长期频繁咳嗽所致能量消耗增加、营养摄入不足有关。

4. **潜在并发症:自发性气胸**

问题与思考　　　患者女性,60岁。咳嗽、咳痰伴喘息3年,因咳黄色黏痰且难以咳出两天入院。体查:T 38.7℃,P 97次/分,R 22次/分,口唇青紫,呈半坐位呼吸,桶状胸,肺底散在湿啰音。实验室检查:WBC 14.5×10^9/L,PaO_2 45mmHg,$PaCO_2$ 50mmHg。诊断为慢性阻塞性肺疾病(COPD)。

思考:该患者主要的护理诊断是什么?

第六节　咯　血

咯血（hemoptysis）是指喉及喉以下呼吸道任何部位出血并经口排出者，包括大量咯血、血痰或痰中带血。

一、病因与发生机制

（一）呼吸系统疾病

呼吸系统疾病为咯血常见病因。

1. **支气管疾病**　常见有支气管扩张症、支气管肺癌、支气管内膜结核和慢性支气管炎等。其发生系炎症、肿瘤等损伤支气管黏膜或病灶处毛细血管，使其通透性增加或黏膜下血管破裂所致。

2. **肺部疾病**　常见有肺结核、肺炎、肺脓肿等。在我国，肺结核为咯血的首要原因，其发生多因病变处毛细血管通透性增高，血液渗出，致痰中带血丝或小血块；若小血管被病变侵蚀发生破裂，可引起中等量咯血；空洞壁小动脉瘤破裂，或继发的支气管扩张形成的动静脉瘘破裂，则可引起大量咯血。

问题与思考　　患者男性，22岁。因反复咳嗽、咳血丝痰、胸闷伴全身酸痛7个月入院，诊断为大细胞肺癌。

　　思考：痰中带血属于少量咯血吗？该患者咯血的发生机制是什么？

（二）循环系统疾病

较常见的是二尖瓣狭窄，其次为原发性肺动脉高压症、高血压性心脏病、肺梗死等。出血多由肺淤血致肺泡壁或支气管内膜毛细血管破裂所引起，可为少量咯血或血丝痰；支气管黏膜下层静脉曲张破裂，常为大咯血。急性肺水肿或急性左心衰时，咯浆液性粉红色泡沫样血痰。

（三）全身性疾病

1. **血液病**　白血病、血小板减少性紫癜、再生障碍性贫血等。
2. **感染性疾病**　肾综合征出血热、肺出血型钩端螺旋体病等。
3. **风湿性疾病**　系统系红斑狼疮、结节性多动脉炎等。
4. **其他**　气管或支气管子宫内膜异位症，均可引起咯血。

二、临床表现

（一）年龄

年龄40岁以上持续痰中带血且有长期大量吸烟史者，要高度警惕支气管肺癌。青壮年咯血多考虑肺结核、支气管扩张症。

(二) 咯血量

咯血量差异甚大,从痰中带血到大量咯血不等。由于咯血常骤然发生,患者将血液吐在地面,血液吞入胃内等,使咯血量难以正确估计。一般将 24 小时内咯血量 <100ml 的称小量咯血,100~500ml 的称中等量咯血,>500ml 或一次咯血 >100ml 的称大量咯血。大量咯血的患者常伴呛咳、脉搏细速、出冷汗、呼吸急促、面色苍白、紧张不安和恐惧感。咯血量的多少与受损血管的性质及数量有直接关系,与病情的严重程度不完全一致,但临床上可作为判定咯血严重程度和预后的重要依据。大量咯血多见于肺结核、支气管扩张,肺癌多表现为持续痰中带血。

(三) 颜色和性状

咯血为鲜红色常见于肺结核、支气管扩张症、支气管结核、出血性疾病;铁锈色血痰主要见于肺炎球菌性肺炎、卫氏并殖吸虫病和肺泡出血;砖红色胶冻样血痰主要见于典型克雷伯杆菌肺炎。二尖瓣狭窄肺淤血咯血一般为暗红色,左心衰竭肺水肿时咳浆液性粉红色泡沫样血痰,并发肺梗死时常咳黏稠暗红色血痰。

(四) 伴随症状

长期低热、盗汗、消瘦的咯血患者应考虑肺结核;咯血伴慢性咳嗽、大量脓痰者应考虑支气管扩张;咯血伴发热或大量脓臭痰,应考虑肺脓肿或支气管扩张合并感染;咯血伴胸痛见于肺炎、肺癌;原有房颤或静脉炎的患者突然咯血,伴有胸痛或休克,应考虑肺梗死。

(五) 并发症

1. **窒息** 为咯血直接的致死原因。无论咯血量多少均可发生窒息,若患者的情绪高度紧张、年老体弱或肺功能低下,可使窒息的危险性增大。表现为在大咯血过程中,咯血突然减少或终止,继之出现胸闷、气促、烦躁不安或紧张、恐惧、大汗淋漓、颜面青紫,重者出现意识障碍。

2. **肺不张** 咯血后如出现呼吸困难、胸闷、气促、发绀,患侧呼吸音减弱或消失,可能为血块堵塞支气管,引起肺不张。

3. **继发感染** 表现为咯血后发热、体温持续不退,咳嗽加剧,局部有干湿啰音。

4. **失血性休克** 大量咯血后脉搏增快、血压下降、四肢湿冷、烦躁不安、尿量减少等。

三、护理评估要点

(一) 病史与诱发因素

询问有无肺结核、支气管扩张、风湿性心脏瓣膜病等病史;有无长期吸烟等诱发因素。

(二) 咯血特点

1. **咯血量、血色、性状和持续时间**

2. **确认是否咯血** 少量咯血,需与鼻咽部、口腔出血相区别。鼻出血多自鼻孔流出,常在鼻中隔前下方发现出血灶;鼻腔后部出血,患者因血液自后鼻孔沿软腭与咽后壁下流而有咽部异物感。大量咯血需与呕血相鉴别,咯血与呕血的鉴别见表3-6。

表3-6　咯血与呕血的鉴别

鉴别项目	咯血	呕血
病因	肺结核、支气管扩张、肺癌、心脏病等	消化性溃疡、肝硬化食管胃底静脉曲张等
出血前症状	咽部痒感、胸闷、咳嗽等	上腹部不适、恶心呕吐等
出血方式	咯出	呕出,可呈喷射状
血色	鲜红色	棕色或暗红色,偶鲜红色
血中混有物	痰、泡沫	食物残渣、胃液
血液 pH 值	碱性	酸性
黑便	无,如血液咽下较多时可有	有,呕血停止后仍可持续数日
出血后痰性状	常有痰中带血	无痰

(三)伴随症状

是否伴有低热、盗汗、消瘦、胸痛等症状。

(四)身体反应

咯血时是否伴有呛咳、出冷汗、脉搏细数、呼吸急促、颜面苍白等症状;大咯血者有无窒息、肺不张、失血性休克等并发症的表现。

(五)心理社会反应

有无焦虑、恐惧等负性情绪。

(六)诊断、治疗及护理经过

是否用药、药物种类、剂量及疗效,有无采取止血措施,方法及其效果。

四、相关护理诊断

1. **有窒息的危险**　与大量咯血、咳嗽无力、意识障碍有关。

2. **焦虑**　与咯血不止有关。

3. **恐惧**　与大量咯血有关。

4. **潜在并发症:肺不张**

5. **潜在并发症:肺部继发感染**

6. **潜在并发症:失血性休克**

第七节　呼吸困难

呼吸困难（dyspnea）是指患者自觉空气不足、呼吸费力；客观表现为呼吸运动用力，可伴有呼吸频率、深度与节律的异常。重者可出现鼻翼煽动、张口呼吸、端坐呼吸、甚至发绀、辅助呼吸肌也参与呼吸运动。

一、病因与发生机制

（一）病因

1. 呼吸系统疾病

（1）气道阻塞：上呼吸道阻塞主要由气管异物、喉头水肿、白喉等引起；下呼吸道阻塞见于慢性阻塞性肺病（COPD）、支气管哮喘等。

（2）肺部病变：肺炎、肺结核、肺癌、肺淤血、肺水肿、肺梗死等。

（3）胸廓及胸膜病变：严重胸廓畸形、肋骨骨折、气胸、胸腔积液等。

（4）呼吸肌及神经病变：急性感染性多发性神经炎（吉兰 - 巴雷综合征）、重症肌无力、严重低钾血症等。

2. 循环系统疾病　各种心脏疾病引起的左心或右心衰竭、心包积液、缩窄性心包炎等。

3. 中毒性疾病　尿毒症、酮症酸中毒、药物中毒如吗啡和巴比妥类、农药中毒如有机磷、化学毒物如亚硝酸盐中毒及一氧化碳中毒等。

4. 血液系统疾病　严重贫血、白血病、异常血红蛋白血症、输血反应等。

5. 中枢神经系统疾病　脑血管病变、颅脑外伤、脑炎及脑膜炎等。

6. 其他　大量腹水、腹腔内巨大肿瘤、妊娠晚期、钩端螺旋体病、系统性红斑狼疮及情绪激动、癔症等。

（二）发生机制

1. 呼吸道阻力增加　呼吸阻力包括弹性阻力和非弹性阻力。弹性阻力与胸壁和肺的顺应性有关，顺应性小表示弹性阻力大，顺应性大表示弹性阻力小。非弹性阻力以气道摩擦阻力为主，呼吸运动的速度越快，非弹性阻力越大。非弹性阻力消耗的能量约占呼吸总能量的 30% 左右。呼吸系统疾病常使弹性或非弹性阻力增加，加重呼吸肌的工作量，造成呼吸困难。肺顺应性降低时，患者表现为浅而快速的呼吸，以减少弹性阻力。若呼吸道阻力增加，患者表现为深而慢的呼吸，以减少非弹性阻力。

2. 气体交换障碍　气体交换是在肺泡内进行的。肺泡 - 毛细血管间气体交换的效率高低取决于肺泡通气量与肺泡周围毛细血管的血流量之间的相互协调（V/Q 比值），正常情况下 V/Q 比值为 0.8，任何病理情况导致 V/Q 比值失调，均会影响气体交换功能，如肺不张、肺水肿等。此外，肺气肿、肺纤维化、肺水肿等还会使气体通过肺泡 - 毛细血管膜的弥散功能降低，影响气体交换，发生呼吸困难。

3. 呼吸中枢受刺激　肺炎、肺水肿等病变使肺顺应性降低，可通过肺牵张感受器兴奋呼吸中枢，出现浅而快的呼吸；各种原因引起的动脉血氧分压降低、二氧化碳分压增高和

pH 值降低、血液 H⁺ 浓度增加,均可通过化学感受器兴奋呼吸中枢,出现深而快的呼吸。中枢神经系统疾病如颅内压增高、脑炎、脑膜炎等使呼吸中枢兴奋性降低时,会有呼吸节律的改变。

二、临床表现

(一)肺源性呼吸困难

肺源性呼吸困难分为三种类型。

1. 吸气性呼吸困难 由喉或大气管狭窄与阻塞所致。特点为吸气困难,吸气时间明显延长,严重者于吸气时出现胸骨上窝、锁骨上窝及肋间隙明显凹陷,称"三凹征"。

2. 呼气性呼吸困难 因支气管、细支气管狭窄或肺泡弹性减退所致。特点为呼气费力,呼气时间延长,常伴有哮鸣音。

3. 混合性呼吸困难 由于肺部广泛病变使换气面积减少和通气障碍。特点为吸气和呼气均感费力,呼吸频率增快,呼吸变浅。

(二)心源性呼吸困难

心源性呼吸困难主要由左心衰竭引起的肺淤血所致。特点为活动时呼吸困难出现或加重,休息后减轻;平卧时加重,半卧位或坐位时减轻,严重时患者取端坐位。呼吸困难发生在夜间睡眠时,称夜间阵发性呼吸困难,患者常因此而憋醒,轻者起床后不久胸闷、气促缓解;重者气喘明显,面色青紫,大汗,咳大量粉红色或白色泡沫痰,听诊肺部有广泛湿啰音和哮鸣音,又称"心源性哮喘"。

理论与实践
患者男性,58 岁,因反复呼吸困难 2 年,加重 3 个月入院。入院前 2 年,患者上一层楼后即出现呼吸困难,有端坐呼吸,踝部水肿,此后症状逐渐加重,间断服用氢氯噻嗪治疗效果不佳,因阵发性夜间呼吸困难于半年前住院治疗 3 周。近三个月来患者呼吸困难加重,夜间只能端坐入睡。有重度水肿,体重增加 5kg。既往高血压史 10 年。检查颈静脉怒张,两肺可闻及啰音。腹部膨隆,四肢凹陷性水肿。

患者呼吸困难特点:劳力性呼吸困难,端坐呼吸,夜间阵发性呼吸困难。符合左心功能不全所致呼吸困难特点。

伴随症状:水肿(踝水肿、重度水肿、凹陷性水肿、体重增加)、颈静脉怒张、肝大、腹部膨隆。可推断有右心功能不全所致呼吸困难。

患者有高血压史 10 年。从而可推断本例呼吸困难是高血压性心脏病引发全心衰竭所致。

(三)中毒性呼吸困难

代谢性酸中毒时,呼吸深而规则,称为酸中毒大呼吸(Kussmaul respiration)。急性感染时,呼吸加快。吗啡、巴比妥类药物中毒时,呼吸浅慢。

（四）神经精神性呼吸困难

严重颅脑疾病引起的呼吸困难,呼吸深而慢,常有呼吸节律的改变。精神因素引起的呼吸困难,呼吸频速而浅表,常因换气过度而发生呼吸性碱中毒。

（五）血液源性呼吸困难

严重贫血、异常血红蛋白血症、急性大出血或休克时,因缺血缺氧,致呼吸急促、心率加快。

三、护理评估要点

（一）病史与诱发因素

有无引起呼吸困难相关的疾病史及诱因,如心肺疾病、肾脏疾病、颅脑外伤等。

（二）呼吸困难的特点

评估呼吸困难的起病缓急与持续时间,是吸气性、呼气性呼吸困难还是吸气与呼气时都感到困难,与活动与体位的关系等。

（三）伴随症状

有无胸痛、发热、咳嗽咳痰、意识障碍等伴随症状。

（四）身体反应

临床上常以完成日常生活活动情况来评定呼吸困难的程度:

1. **轻度** 可在平地行走,登高及上楼时气急,中度或重度体力活动后出现呼吸困难。

2. **中度** 平地慢步行走需要中途休息,轻体力活动时出现呼吸困难,完成日常生活活动需他人帮助。

3. **重度** 洗脸、穿衣,甚至休息时也感到呼吸困难,日常生活活动完全依赖他人。

（五）心理社会反应

了解患者有无焦虑、恐惧等负性情绪。

（六）诊断、治疗与护理经过

重点为是否使用氧疗,氧疗浓度、流量和疗效等。

四、相关护理诊断

1. **低效性呼吸形态** 与上呼吸道梗阻、肺泡弹性减退、呼吸肌麻痹等因素有关。

2. **活动无耐力** 与呼吸困难所致能量消耗增加及缺氧有关。

3. **气体交换受损** 与肺部广泛病变导致有效呼吸面积减少等有关。

4. **自理能力缺陷** 与呼吸困难有关。

第八节 发 绀

当皮肤或黏膜毛细血管内血液中的还原血红蛋白浓度增高,或出现高铁血红蛋白血、硫化血红蛋白等异常血红蛋白时,皮肤及黏膜呈现弥漫性青紫色,称为发绀(cyanosis)。发绀在皮肤较薄、色素较少和毛细血管丰富的部位如唇、舌、两颊、鼻尖、耳垂、甲床等处较明显,易于观察。皮肤有显著色素沉着、黄疸或水肿时,可能会掩盖发绀的存在。

一、发生机制

发绀是由于血液中还原血红蛋白的绝对量增加,与还原血红蛋白、氧合血红蛋白的比例无关。当毛细血管内血液的还原血红蛋白量超过50g/L时,皮肤、黏膜可出现发绀。因此,严重贫血者(血红蛋白量低于60g/L)即使几乎全部为还原血红蛋白,也不足以引起发绀。相反,真性红细胞增多症与症状性红细胞增多时,血红蛋白量明显增多,只要毛细血管中血液的还原血红蛋白量超过50g/L,即可出现发绀。异常血红蛋白引起的发绀少见。当高铁血红蛋白量超过30g/L或硫化血红蛋白超过5g/L时,即可出现发绀。

二、病因与临床表现

(一)血液中脱氧血红蛋白增多

1. **中心性发绀** 系由于心、肺疾病导致动脉血氧饱和度降低引起的发绀。包括:①肺性发绀:常见于呼吸道阻塞、肺淤血、肺水肿、肺炎、肺气肿、肺纤维化、胸腔大量积液、积气等。由于呼吸系统疾病导致肺通气、换气功能或弥散功能障碍,使氧气不能进入或不能进行交换,血中脱氧血红蛋白增多引起发绀;②心性发绀:见于心力衰竭和发绀型先天性心脏病,如法洛四联症。其发生前者主要是因肺内气体交换障碍;后者主要是因心脏与大血管间有异常通道,部分静脉血未经肺部氧合即经异常通道分流入体循环动脉血中,当分流量超过心排出量的1/3时,即可引起发绀。中心性发绀的特点为全身性发绀,除四肢与颜面外,亦可见于舌、口腔黏膜和躯干皮肤,发绀部位皮肤温暖,常伴有杵状指(趾)及红细胞增多。

2. **周围性发绀** 系周围循环障碍或周围血管收缩、组织缺氧所致。包括:①淤血性周围发绀:见于右心衰竭、缩窄性心包炎等。因体循环淤血、周围血流缓慢,组织内氧被过多摄取,脱氧血红蛋白增多所致;②缺血性周围性发绀:常见于严重休克,因循环血量不足、心排血量减少与周围血管痉挛性收缩,血流缓慢,周围组织缺血、缺氧导致发绀。此外,雷诺病、血栓闭塞性脉管炎等因肢体动脉闭塞或小动脉强烈收缩也可引起局部发绀;③周围毛细血管收缩:最常见于寒冷或接触低温水。周围性发绀的特点为肢体末梢与下垂部位发绀,如肢端、耳垂与鼻尖,发绀部位皮肤温度低,按摩或加温后发绀可消失。

3. **混合性发绀** 为中心性与周围性发绀并存,常见于左心、右心与全心衰竭,或心肺疾病合并周围循环衰竭者。

患者女性,68岁。咳嗽、咳痰伴喘息15年,加重3天入院。体查:T 38℃,P 116次/分,R 32次/分,BP 150/85mmHg,神志恍惚,全身发绀,皮肤温暖,球结膜充血水肿,颈静脉怒张,桶状胸,肺底湿啰音。实验室检查:WBC $14.5 \times 10^9/L$,动脉血 PaO_2 43mmHg,$PaCO_2$ 70mmHg。诊断为慢性阻塞性肺疾病(COPD)。

该患者出现的全身发绀属于中心性发绀中的肺性发绀,其发生机制是由于COPD导致肺通气、换气功能障碍,使氧气不能在肺内进行有效交换,导致血中脱氧血红蛋白增多。

主要护理诊断:低效型呼吸形态　与肺泡通气、换气功能障碍有关。

(二)血液中存在异常血红蛋白衍化物

1. **高铁血红蛋白血症**　以药物或化学物质中毒所致者多见。发绀是由于血液中血红蛋白分子的二价铁被三价铁取代,失去与氧结合的能力,当血中高铁血红蛋白含量达 30g/L 时,即可出现发绀。其原因多与服用伯氨喹啉、亚硝酸盐、氯酸钾、磺胺类等药物,或进食大量含有亚硝酸盐的变质蔬菜有关。高铁血红蛋白症发绀的特点为急骤出现、暂时性、病情危重、经氧疗青紫不减,静脉血呈深棕色,若静脉注射亚甲蓝或大剂量维生素C可使青紫消退。由进食大量含有亚硝酸盐的变质蔬菜引起的发绀,称为肠源性发绀。

2. **硫化血红蛋白血症**　有致高铁血红蛋白血症的化学物质存在,同时有便秘或服用含硫药物者,可在肠内形成大量硫化氢,作用于血红蛋白,产生硫化血红蛋白,当血中硫化血红蛋白含量达 5g/L 时,即可出现发绀。

三、护理评估要点

1. **病史与诱发因素**　有无与发绀相关的疾病病史或药物、变质蔬菜摄入史。
2. **发绀的特点**　发绀出现的急缓、持续时间、分布范围、温热后发绀是否消失等。
3. **伴随症状**　有无意识障碍、呼吸困难、咳嗽咳痰、水肿等伴随症状。
4. **身体反应**　有无意识改变、脉搏增快、呼吸困难等全身症状。
5. **心理社会反应**　了解患者有无因缺氧引起的呼吸困难和焦虑、恐惧等心理反应。
6. **诊断、治疗与护理经过**　是否使用药物及使用剂量,是否使用氧疗及方法,浓度、流量、疗效等。

四、相关护理诊断

1. **活动无耐力**　与心肺功能不全所致低氧血症有关。
2. **气体交换障碍**　与心肺功能不全所致肺淤血有关。
3. **低效性呼吸形态**　与肺泡通气、换气、弥散功能障碍有关。
4. **焦虑/恐惧**　与缺氧所致呼吸费力有关。

第九节 心 悸

心悸（palpitation）是一种自觉心脏跳动的不适感或心慌感。心悸时心脏搏动可增强，心率可快可慢，心律可规则或不规则。

一、病因与发生机制

心悸的发生机制目前尚未完全清楚，一般认为多与心动过速、期前收缩等所致心率与心排血量改变有关，并受心律失常出现及存在时间的长短、精神因素及注意力的影响。突然发生的心律失常，如阵发性心动过速，心悸多较明显。慢性心律失常，如心房颤动，因逐渐适应可无明显心悸。焦虑、紧张及注意力集中时心悸易出现。

二、临床表现

（一）心脏搏动增强

心肌收缩力增强引起的心悸，可为生理性或病理性。生理性心悸常见于剧烈活动或精神过度紧张时；大量吸烟、饮酒、浓茶或咖啡后；应用某些药物，如麻黄碱、氨茶碱、肾上腺素、阿托品、甲状腺素等。由上述因素所诱发的心悸，其临床表现的特点为持续时间较短，可伴有胸闷等其他不适，一般不影响正常活动。

病理性心悸常见于高血压性心脏病、主动脉瓣关闭不全、风湿性二尖瓣关闭不全、先天性心脏病等所致心室增大，以及其他引起心排血量增加的疾病，如甲状腺功能亢进、发热、贫血、低血糖等。病理性心悸的特点为持续时间长或反复发作，常伴有胸闷、气急、心前区疼痛、晕厥等心脏病表现。

（二）心律失常

各种原因引起的心动过速（窦性心动过速、阵发性室上性心动过速或室性心动过速）、心动过缓（高度房室传导阻滞、窦性心动过缓，病态窦房结综合征）以及心律不齐（期前收缩、心房颤动）均可引起心悸。其严重程度与心脏病变程度常不一致。

（三）心脏神经官能症

由自主神经功能紊乱所引起，心脏本身并无器质性病变。多见于青年女性，发病常与焦虑、精神紧张、情绪激动等精神因素有关。其特点为患者除心悸外，常有心率加快、胸闷、心前区刺痛或隐痛、呼吸不畅等症状，可伴有头昏、头痛、失眠、耳鸣、疲乏、注意力不集中、记忆力减退等神经衰弱的表现。

心悸所致不适可影响工作、学习、睡眠和日常生活，但一般无危险性。少数由严重心律失常所致者可发生猝死，此时多有血压降低、大汗、意识障碍，脉搏细速不能触及。

三、护理评估要点

1. **病史与诱发因素**　有无与心悸发作相关的疾病史或吸烟、饮刺激性饮料及精神受刺激等诱发因素。

2. **心悸的特点**　心悸发作频率、持续时间与间隔时间、心悸发作时的主要感受及伴随症状。

3. **伴随症状**　有无呼吸困难、头痛等症状。

4. **身体反应**　有无对日常生活活动的影响，有无失眠。

5. **心理社会反应**　有无紧张不安、焦虑、恐惧等心理反应及其严重程度。尤其是神经官能症患者更应注意评估。

6. **诊断、治疗及护理经过**　包括是否用药，或采用电复律、人工起搏治疗，已采取的护理措施等。

四、相关护理诊断

1. **活动无耐力**　与心悸发作所致疲乏无力有关。
2. **焦虑**　与心悸发作所致不适及担心预后有关。
3. **睡眠型态紊乱**　与心悸发作所致不适有关。

第十节　恶心与呕吐

恶心与呕吐（nausea and vomiting）是临床常见的一组症状。恶心是一种特殊的上腹部不适、紧迫欲吐的感觉，可伴有迷走神经兴奋的症状，如出汗、流涎、皮肤苍白、血压降低及心动过缓等；呕吐是胃或部分小肠的内容物经食管、口腔排出体外的现象。

一、病因与发生机制

（一）病因

引起恶心与呕吐的原因很多，按发生机制可归纳为以下三类：

1. **反射性呕吐（reflex vomiting）**　系指来自内脏末梢神经的冲动，经自主神经传入纤维刺激呕吐中枢引起的呕吐。

（1）消化系统疾病：包括①口咽部刺激：如剧烈咳嗽、鼻咽部炎症等；②胃肠疾病：如急慢性胃炎、消化性溃疡、幽门梗阻、肠梗阻、急性阑尾炎等；③肝、胆、胰疾病：急性肝炎、肝硬化、急性胆囊炎、急性胰腺炎等；④腹膜及肠系膜疾病：如急性腹膜炎、肠系膜上动脉压迫综合征等。

（2）其他系统疾病：如青光眼、屈光不正、尿路结石、急性肾盂肾炎、急性盆腔炎、急性心肌梗死、心力衰竭等。

2. 中枢性呕吐(central vomiting) 系指由来自中枢神经系统或化学感受器的冲动,刺激呕吐中枢引起的呕吐。

(1) 中枢神经系统疾病:包括:①中枢神经系统感染:如脑炎、脑膜炎;②脑血管病:如脑出血、脑栓塞、高血压脑病、偏头痛;③颅脑外伤:如脑挫裂伤、颅内血肿;④颅内占位性病变。

(2) 全身性疾病:如妊娠、尿毒症、糖尿病酮症酸中毒、低钠血症、低钾血症等。

(3) 药物:如洋地黄、抗生素、抗肿瘤药物等的不良反应。

(4) 中毒:如一氧化碳、有机磷农药、鼠药等中毒。

(5) 精神性因素:如胃肠神经官能症、神经性厌食、癔症等。

3. 前庭障碍性呕吐 呕吐伴有听力障碍、眩晕等耳科症状者,需考虑前庭障碍性呕吐。常见疾病有迷路炎、梅尼埃病、晕动病等。

(二)发生机制

呕吐为一个复杂的反射动作,由机体的呕吐中枢支配。目前认为,中枢神经系统有两个区域与呕吐反射密切相关。一是呕吐中枢,接受来自消化道、大脑皮质、内耳前庭、冠状动脉及化学感受器触发带的传入冲动,直接支配呕吐动作;二是化学感受器触发带,接受各种外来的化学物质、药物或内生代谢产物的刺激,并由此发出神经冲动,传至神经反射中枢引发呕吐。

二、临床表现

恶心主要表现为上腹部特殊不适,有紧迫欲吐的感觉,常伴有迷走神经兴奋症状,如面色苍白、出汗、流涎、血压降低及心动过缓等。

呕吐是胃内容物或一部分小肠内容物,由于胃逆蠕动增加,进入食管,通过口腔而排出体外。恶心和呕吐两者可单独发生,但多数患者先有恶心,继而呕吐。呕吐的临床特点因病因不同而异:由于颅内压升高引起的呕吐,常为胃内容物突然喷出体外而无恶心先兆,吐后不感觉轻松,称为喷射性呕吐,且胃排空后仍干呕不止,中枢性呕吐多无恶心先兆,呕吐剧烈呈喷射状,可伴剧烈头痛和不同程度的意识障碍;由前庭功能障碍引起的呕吐与头部位置改变有关,常有恶心先兆,并伴有眩晕、眼球震颤等;由精神性因素引起的呕吐,表现为进食过程中或餐后即刻发生少量多次呕吐,恶心较少;由消化道梗阻引起的呕吐,呕吐物的性状与梗阻部位有关,低位肠梗阻的呕吐物常有粪臭味,十二指肠乳头以下梗阻的呕吐物常含较多胆汁,幽门梗阻的呕吐物多为宿食,有酸臭味,且常于夜间发生,妊娠及尿毒症的呕吐常在早晨发生。

从某种意义上讲,呕吐是机体的一种保护性反射,它可将胃内有害物质排出体外,但剧烈频繁的呕吐可导致脱水、代谢性碱中毒、低氯血症、低钾血症等水、电解质及酸碱平衡紊乱。长期严重呕吐还可引起营养不良。婴幼儿、老人、病情危重和意识障碍者,呕吐时易发生误吸而致肺部感染或窒息。

三、护理评估要点

1. 相关病史与诱因 有无与恶心、呕吐相关的疾病史或诱因等。

2. **恶心与呕吐的特点**　呕吐发生与持续的时间、频率,与进食、药物、运动、情绪的关系及呕吐物的量、性状及气味等。

3. **伴随症状**　伴剧烈头痛的喷射状呕吐,常见于颅内高压;伴眩晕和眼球震颤的呕吐提示前庭功能障碍;伴腹痛、腹泻的呕吐常见于急性胃肠炎、食物中毒;育龄妇女停经后呕吐提示为妊娠呕吐。评估有无腹部压痛、反跳痛、叩击痛、腹部包块等。

4. **诊断、治疗及护理经过**　包括是否做过相关检查及其结果,已采取的措施及效果等。

四、相关护理诊断

1. **体液不足 / 有体液不足的危险**　与呕吐引起体液丢失过多和(或)摄入量减少有关。
2. **营养失调:低于机体需要量**　与长期频繁呕吐和食物摄入量不足有关。
3. **潜在并发症:窒息**
4. **有误吸的危险**　与呕吐物误吸入肺内有关。

第十一节　呕血与黑便

呕血与黑便(hematemesis and melena)是上消化道出血的主要表现。上消化出血是指屈氏韧带以上的消化器官,包括食管、胃、十二指肠、肝、胆和胰腺疾病和全身性疾病所致的急性上消化道出血。血液经胃从口腔呕出称为呕血。呕血的同时,部分血液进入消化道,血液中的血红蛋白在肠道内与硫化物结合成硫化亚铁经肠道排出,称为黑便。由于黑便附有黏液而发亮,类似柏油,又称柏油样便。呕血常伴有黑便,而黑便不一定伴有呕血。

一、病因与发生机制

(一) 消化系统疾病

1. **食管疾病**　如食管炎、食管癌、食管异物、食管贲门损伤、食管损伤等。
2. **胃及十二指肠疾病**　如消化性溃疡,服用非甾体类抗炎药和应激所致的急性胃黏膜病变及慢性胃炎。胃癌由于癌组织缺血性坏死、糜烂或溃疡侵蚀血管等引起出血。
3. **肝胆疾病**　肝硬化门脉高压时,食管下端与胃底静脉曲张破裂可引起出血。肝癌、肝动脉瘤破裂、胆囊或胆道结石、胆道寄生虫、胆囊癌、胆管癌等均可引起出血,大量血液进入十二指肠,造成呕血或黑便。
4. **胰腺疾病**　急性胰腺炎合并脓肿或囊肿、胰腺癌破裂出血通过胰管进入十二指肠等。

(二) 血液及造血系统疾病

血小板减少性紫癜、白血病、再生障碍性贫血、血友病、遗传性毛细血管扩张症、弥散性血管内凝血及其他凝血机制障碍性疾病等。

（三）其他

流行性出血热、钩端螺旋体病、急性重型肝炎、系统性红斑狼疮、败血症、尿毒症、肝功能衰竭等。

上述病因中，以消化性溃疡引起最为常见，其次是肝硬化引起的食管或胃底静脉曲张破裂，再次为急性胃黏膜病变。

二、临床表现

1. **呕血**　呕血前常有上腹部不适及恶心感，随之呕出血性胃内容物。呕吐物的颜色取决于出血量及血液在胃内停留的时间。出血量大且在胃内停留时间短者血液为鲜红色或混有凝血块；若出血量少或在胃内停留时间长，则因血红蛋白与胃酸作用形成酸化正铁血红蛋白，呕吐物呈棕褐色咖啡渣样。

2. **黑便**　一般呕血均伴有黑便，而黑便不一定有呕血。通常幽门以上部位出血以呕血为主并伴有黑便，幽门以下部位出血多以黑便为主。黑便的颜色与性状取决于出血量及肠蠕动的速度。黑便者出血量至少在 50ml 以上。出血量较小时粪便外观可无异常，需通过大便潜血试验加以鉴别。每日出血量达 5ml 时，大便潜血试验阳性。此外，出血量大且肠蠕动快时，血液在肠道内停留时间短，形成鲜红色稀便，反之，血液在肠道内停留时间长，可形成较稠厚的黑便。

3. **周围循环障碍**　大量的呕血和黑便可引发失血性周围循环衰竭，其程度与出血量有关。出血量为血容量的 10%~15% 时，出现头晕、畏寒，但血压、脉搏无明显变化；出血量达血容量的 20% 以上时，可有冷汗、四肢湿冷、心悸、脉搏增快等急性失血症状；出血量达血容量的 30% 以上时，可出现脉搏细弱、血压下降、呼吸急促、休克等急性周围循环衰竭表现。

4. **血液学改变**　早期血液检查可无明显改变。随着组织液渗出及输液，血液被稀释，血红蛋白和红细胞可降低，出现乏力、头晕、面色苍白、活动后心悸气促等贫血的表现。

5. **其他**　长期反复黑便可引起贫血。大量呕血者常有恐惧感，长期黑便者可出现焦虑。

三、护理评估要点

1. **是否为呕血与黑便**　口腔、鼻腔、咽喉等部位的出血及咯血，血液亦从口腔吐出或吞咽后再呕出或经胃肠道后以黑便排出，均不属于上消化道出血。此外，食用动物血、猪肝，服用铋剂、铁剂、炭粉及中药等也可使粪便变黑，但是粪便黑而无光泽，大便潜血试验阴性。

2. **病因与诱因**　询问有无消化系统、血液系统以及其他导致消化道出血的疾病史。如有慢性、周期性、节律性中上腹疼痛，应考虑消化性溃疡出血；有慢性肝炎、黄疸、血吸虫病或慢性酒精中毒史，多为食管及胃底静脉曲张破裂出血；服用非甾体类消炎药或饮酒后出现上消化道出血应考虑为急性胃黏膜病变；大面积烧伤、脑血管意外、大手术、严重外伤后的上消化道出血多为应激性溃疡引起；剧烈呕吐后继而呕血，应考虑食管贲门黏膜损伤可能；若同时伴有其他器官出血，则提示可能为血小板减少性紫癜、白血病、再生障碍性贫血、流行性出血热等全身性疾病。

3. **出血量**　记录呕血持续时间、次数、量、颜色及性状变化，可作为估计出血量的参考。粪便潜血试验阳性提示每日出血量大于 5ml;出现黑便提示出血量在 50~70ml 以上;呕血提示胃内积血达 250~300ml。因常混有呕吐物与粪便,失血量难以估计,临床常根据全身反应估计失血量(表 3-7)。

表 3-7 出血量估计

项目	轻度	中度	重度
占全身总血量(%)	10~15	20	30
症状	皮肤苍白、头晕、发冷	眩晕、口干、尿少	烦躁不安、出冷汗、四肢厥冷、意识模糊、呼吸深快
血压	正常	下降	显著下降
脉搏(次 /min)	正常或稍快	100~110	>120
尿量	减少	明显减少	尿少或尿闭
出血量(ml)	<500	800~1000	>1500

4. **出血是否停止** 注意排便次数、颜色的变化。由于肠道内积血需经数日(一般约 3 日)才能排尽,故不能以黑便作为继续出血的指标。临床出现下列情况考虑继续出血或再出血:①反复呕血,或黑便次数增多,粪质稀薄,伴有肠鸣音亢进;②有周围循环衰竭的表现,经充分补液输血而未见明显改善,或虽暂时好转而又恶化;③血红蛋白浓度、红细胞计数与血细胞比容继续下降,网织红细胞持续增高;④补液与尿量足够的情况下,血尿素氮持续或再次增高。

5. **伴随症状** 有无头晕、乏力、面色苍白、活动后心悸等生理方面的伴随症状,有无焦虑、恐惧、紧张等心理压力的伴随症状。

6. **诊断、治疗及护理经过** 包括是否做过相关检查及其结果,已采取的措施及效果等。

四、相关护理诊断

1. **组织灌注量改变** 与上消化道出血所致血容量减少有关。
2. **活动无耐力** 与呕血与黑便所致贫血有关。
3. **恐惧** 与大量呕血与黑便有关。
4. **潜在并发症:休克**
5. **知识缺乏:缺乏有关出血病因及防治知识**

第十二节 腹 泻

腹泻(diarrhea)是指排便次数增多,粪质稀薄,水分增加,或带有黏液、脓血和未消化的食物。根据病程可将腹泻分为急性和慢性两种。急性腹泻起病急骤,病程不超过 2 个月。慢性腹泻起病缓慢,病程在 2 个月以上,且反复发作。

一、病因与发生机制

(一) 病因

1. 急性腹泻

(1) 肠道疾病：包括由病毒、细菌、真菌、原虫、蠕虫等感染引起的肠炎及急性出血性坏死性肠炎、克罗恩病、溃疡性结肠炎急性发作。感染性疾病：如细菌性痢疾、血吸虫病、肠结核、伤寒、副伤寒等；非感染性疾病：如慢性肠炎、非特异性溃疡性结肠炎、肿瘤、单纯肠功能紊乱等。

(2) 急性中毒：进食毒蕈、河豚、鱼胆或砷、磷、铅、汞等化学物质所致的腹泻。

(3) 全身性感染：败血症、伤寒或副伤寒等。

(4) 其他：过敏性紫癜、变态反应性肠炎等。

2. 慢性腹泻

(1) 消化系统疾病：包括慢性萎缩性胃炎、胃大部切除后胃酸缺乏、胃溃疡、十二指肠溃疡、慢性肝炎、肝硬化、慢性胆囊炎与胆石症、慢性胰腺炎、胰腺癌、肠结核、慢性细菌性痢疾、血吸虫病、钩虫病、结肠恶性肿瘤、克罗恩病、溃疡性结肠炎、吸收不良综合征、肠易激综合征、神经功能性腹泻等。

(2) 全身性疾病：甲状腺功能亢进、肾上腺皮质功能减退、尿毒症。

(3) 药物副作用：服用利血平、甲状腺素、洋地黄类药物、抗肿瘤药物和抗生素等药物。

(二) 发生机制

正常人排便次数为每日 1~2 次，粪便成形，色黄，每日自粪便排出的水分约 100~200ml。当某些原因引起胃肠分泌增加、吸收障碍、异常渗出或肠蠕动过快时，即可导致腹泻。腹泻发生机制较复杂，常见的有：

1. 分泌性腹泻 因胃肠道可分泌大量的水分和电解质，当霍乱、沙门菌属感染，细菌毒素刺激肠黏膜细胞内的腺苷酸环化酶，促使细胞内环磷酸腺苷含量增加，引起大量水与电解质分泌至肠腔，导致腹泻。某些胃肠道内分泌肿瘤，如促胃液素瘤所致的腹泻也属分泌性腹泻。心力衰竭、肝硬化、门静脉高压等由于肠道静脉压升高，细胞外液容量增大，使水分吸收减少、排泄增多而发生腹泻。许多泻药如酚酞、番泻叶等均可引起分泌性腹泻。

2. 渗透性腹泻 当摄入浓缩、高渗且不易吸收的食物或药物时，可使肠腔内渗透压增高，血浆中的水分很快通过肠壁进入肠腔，肠内容积迅速增大，肠管扩张，刺激肠蠕动引起腹泻，如口服硫酸镁、甘露醇后所致的腹泻。

3. 渗出性腹泻 因肠黏膜炎症、溃疡或浸润性病变，使病变处血管通透性增高致血浆、黏液、脓血渗出而引起。见于各种肠道炎症。

4. 动力性腹泻 当肠蠕动过快，肠内食糜停留时间过短，与黏膜接触时间过短，从而影响消化与吸收所致的腹泻。见于肠炎、胃肠功能紊乱、甲状腺功能亢进、糖尿病、精神性腹泻。

5. 吸收不良性腹泻 由于肠黏膜面积减少或吸收障碍引起。见于小肠大部切除、吸收不良综合征、胃大部切除、胃空肠吻合术、胃酶分泌减少或胰腺切除术后。胰腺分泌减少，使食物中的蛋白质、脂肪、淀粉的消化吸收障碍，影响食物的消化吸收而产生腹泻。

二、临床表现

急性腹泻起病急,病程短,排便次数每日可达 10~15 次或更多。粪便量多而稀薄,粪便常混有黏液、红细胞、脓细胞等。排便时常伴肠鸣、肠绞痛或里急后重。急性严重腹泻时因肠液为弱碱性,可引起脱水、电解质紊乱及代谢性酸中毒。患者可有口渴、尿量减少、呼吸深快,并有恶心,腹胀,皮肤黏膜干燥、弹性及张力减低,眼窝凹陷等表现。严重体液丧失者,可出现低血容量性休克表现如面色苍白、四肢湿冷、脉搏细速、血压下降等。

慢性腹泻起病缓慢,或由急性迁延而致。涉及的疾病不同则其表现各异。常见症状有:①腹痛:腹泻之前常有阵发性下腹痛、肠鸣,表示腹腔内器官有炎症,如肠结核、溃疡性结肠炎;②里急后重:如细菌性痢疾、直肠癌;③发热:高热为急性感染的表现,慢性感染者多为低热如肠结核;④粪便带有黏液或脓血:如溃疡性结肠炎、结肠癌;⑤腹部包块:如胃肠道恶性肿瘤、肠结核、血吸虫性肉芽肿。长期腹泻可出现维生素缺乏、体重减轻,营养不良或营养不良性水肿。

三、护理评估要点

1. **粪便的性状、腹泻的次数** 粪便中是否混有黏液、脓、血,有无臭味,有无发热、腹痛、里急后重等不适。

2. **腹泻原因、诱因** 有无甲状腺功能亢进、肝硬化、血吸虫病、尿毒症等病史及胃肠道疾病史;有无进食不洁食物或易过敏的食物,有无暴饮、暴食或服刺激性药物等,如服酚酞、番泻叶可引起分泌性腹泻。

3. **伴随症状** ①有无失水、消瘦、肛周皮肤破损等改变;②有无睡眠与休息的改变。

4. **诊断、治疗及护理经过** 做过哪些检查,血生化指标有无改变;补液的成分、量及速度;用药的种类、剂量及疗效;采用的护理措施及效果。

四、相关护理诊断

1. **体液不足 / 有体液不足的危险** 与腹泻所致体液丢失过多有关。

2. **营养失调:低于机体的需要量** 与长期慢性腹泻有关。

3. **有皮肤完整性受损的危险** 与排便次数增多及排泄物对肛周皮肤的刺激有关。

4. **焦虑** 与慢性腹泻迁延不愈有关。

5. **腹泻** 与肠道感染、炎症或胃大部切除有关。

第十三节 便 秘

便秘(constipation)指排便次数减少,每 2~3 天或更长时间排便一次(每周少于 3 次),粪质干硬,常伴有排便困难感。

一、病因与发生机制

（一）病因

1. 功能性便秘 ①长期卧床：肠蠕动减少易引起排便困难；②腹部手术创伤：手术时麻醉及手术创伤可使肠蠕动功能暂时抑制发生便秘；③精神性便秘：精神抑郁、焦虑或过度紧张，使正常排便反射抑制，产生便秘；④习惯性便秘：因饮食不均衡使摄入的粗纤维、果胶与脂肪太少、饮水量过少或忽视定时排便习惯等因素而引起便秘；⑤因生活无规律、工作时间变化、环境变化或精神紧张等忽视或抑制便意；⑥年老体弱或活动过少致结肠运动功能减退；⑦腹肌及盆肌张力不足致排便动力不足，如多次妊娠；⑧肠易激综合征致肠道运动功能紊乱；⑨长期滥用泻药造成对药物的依赖，应用镇静止痛药、麻醉剂、抗抑郁药、抗胆碱能药、钙通道阻滞剂、神经阻滞剂等使肠肌松弛引起便秘。

2. 器质性便秘 ①结肠良性或恶性肿瘤、各种原因所致的肠梗阻、肠粘连、克罗恩病等致结肠梗阻或痉挛；②腹腔或盆腔内肿瘤压迫，如子宫肌瘤；③直肠或肛门病变致排便疼痛而惧怕排便，或引起肛门括约肌痉挛导致便秘，如肛裂、溃疡、痔疮或肛周脓肿；④全身性疾病致肠肌松弛，排便无力，如甲状腺功能低下、糖尿病、尿毒症等。此外，铅中毒引起肠肌痉挛，也可造成便秘。

（二）发生机制

食物经过消化与吸收后，剩余的食糜残渣自小肠运输至结肠，在结肠内大部分水分和电解质被吸收后形成粪便，然后通过结肠的集团运动送至乙状结肠和直肠。粪便从乙状结肠进入直肠后，刺激直肠壁内的感受器引发排便反射性冲动，经盆神经和腹下神经传至脊髓腰骶段的初级排便中枢，同时上传至大脑皮质，产生便意和排便反射。通过盆神经所传出的冲动，使降结肠、乙状结肠和直肠收缩，肛门括约肌松弛，同时阴部神经的冲动减少，肛门外括约肌舒张，使粪便排出体外。

正常排便需具备以下条件：①有足够能引起正常肠蠕动的肠内容物，即足够的食物量且食物中含有适量的水分和纤维素；②肠道内肌肉张力及蠕动功能正常；③有正常的排便反射；④参与排便的肌肉功能正常。其中任何一项条件不能满足，即可发生便秘。

二、临床表现

便秘主要表现为排便障碍：自然排便次数减少，粪便量少，并可逐渐加重；粪便干硬，难以排出，或粪便并不干硬，也有难以排出感。

便秘还可导致局部或全身的表现：可出现上腹饱胀、恶心、嗳气，粪块长时间停留在肠道内可引起腹胀及下腹部疼痛，严重者表现为持续性胀痛伴呕吐。因排便时用力，可发生肛周疼痛，甚至引起肛裂；便秘还可造成直肠、肛门过度充血，久之易致痔疮。便秘严重者因肠道毒素吸收可引起头昏、食欲减退等。用力排便因加重心肌缺血，可导致冠心病患者猝死。长期便秘会产生精神紧张、烦躁不安、恐惧排便，甚至出现抑郁、焦虑异常情绪及产生对药物的依赖性。

三、护理评估要点

1. **与便秘有关的病史、用药史** 有无胃肠道疾病或胃肠道手术史,有无进食量过少、偏食、食物缺乏纤维素或水分摄入量不足,有无活动量少,工作是否过度紧张,排便的环境如何,是否长期卧床,有无滥用轻泻剂或抗胆碱类药物等。

2. **排便特点** 排便频率、性状、量、排便是否费力,并注意与既往排便情况对比。

3. **诊断、治疗及护理经过** 有无使用促进排便的措施及其效果。

4. **便秘对人体功能性健康型态的影响** 主要为紧张、焦虑等压力与压力应对型态的改变。

四、相关护理诊断

1. **便秘** 与饮食中纤维素过少有关;与运动量减少有关;与排便环境改变有关;与长期卧床有关;与精神紧张有关等。

2. **慢性疼痛** 与粪便过于干硬、排便困难有关。

3. **组织完整性受损 / 有组织完整性受损的危险** 与便秘所致肛周组织损伤有关。

4. **知识缺乏:缺乏预防便秘的知识**

第十四节 黄 疸

黄疸(jaundice)是由于血清中胆红素浓度增高,致皮肤、黏膜和巩膜黄染的症状和体征。正常血清胆红素为小于 $17.1\mu mol/L$,血清胆红素升高至 $17.1\sim34.2\mu mol/L$ 时,虽高于正常,但临床不易察觉,称隐性黄疸;超过 $34.2\mu mol/L$ 即出现黄疸。

一、病因与发生机制

体内的胆红素主要来源于血红蛋白。循环血液中衰老的红细胞经单核—吞噬细胞系统破坏和分解,产生游离胆红素或非结合胆红素。非结合胆红素与血清蛋白结合而被输送,因其不溶于水,不能从肾小球滤出,故尿液中不出现非结合胆红素。当非结合胆红素经血循环至肝脏时,被肝细胞摄取,经葡萄糖醛酸转移酶的作用,与葡萄糖醛酸结合,形成结合胆红素。结合胆红素为水溶性,可通过肾小球滤过从尿中排出。结合胆红素随胆汁排入肠道,经肠内细菌的脱氢作用还原为尿胆原。大部分尿胆原在肠道内进一步氧化为尿胆素从粪便中排出,称粪胆素。小部分尿胆原在肠内被重吸收,经门静脉回到肝脏,其中大部分再转变为结合胆红素,又随胆汁排入肠道,形成"胆红素的肠肝循环"。被吸收回肝的小部分尿胆原经体循环由肾脏排出体外(图3-10)。正常情况下,胆红素在血循环中保持动态平衡,故血中胆红素的浓度保持相对恒定。凡胆红素生成过多,肝细胞对胆红素的摄取、结合、排泄障碍,肝内或肝外胆道阻塞等可导致黄疸。

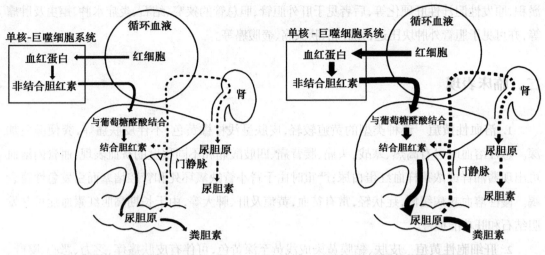

图 3-10　胆红素正常代谢示意图　　　　　图 3-11　溶血性黄疸发生机制示意图

临床上根据黄疸的发生机制将其分为以下 3 种类型：

1. 溶血性黄疸（hematogenous jaundice）　溶血性黄疸是由于红细胞破坏过多，形成大量的非结合胆红素，超过肝细胞摄取、结合和排泄能力，加之大量红细胞破坏所致的贫血、缺氧和红细胞破坏产物的毒性作用，降低了肝细胞对胆红素的代谢能力，使得非结合胆红素在血中滞留，出现黄疸（图 3-11）。见于先天性溶血性贫血，如遗传性球形红细胞增多症、海洋性贫血等。还可见于后天获得性免疫性溶血性贫血，如自身免疫性溶血性贫血、新生儿溶血、不同血型输血后的溶血等。

2. 肝细胞性黄疸（hepatocellular jaundice）　各种引起肝细胞广泛损害的疾病均可发生黄疸，常见于病毒性肝炎、中毒性肝炎、肝硬化、肝癌及钩端螺旋体病等。肝细胞受损后，对胆红素的摄取、结合及排泄功能降低以致血中非结合胆红素增加，而未受损的肝细胞仍能将非结合胆红素转变为结合胆红素，但因肝细胞炎症、坏死、肿胀压迫，使结合胆红素不能正常地排入毛细胆管，而反流入血液循环中，从而使血中结合胆红素也增加，出现黄疸（图 3-12）。

3. 胆汁淤积性黄疸（cholestatic jaundice）　又称阻塞性黄疸，是由于各种原因引起胆道阻塞，使阻塞上方胆管内压力增高、胆管扩张，最终导致小胆管与毛细胆管破裂，胆汁中的胆红素反流入血，使血中结合胆红素升高，也可因肝内原因使胆汁生成和（或）胆汁内成分排出障碍引起黄疸（图 3-13）。可分为肝内和肝外阻塞。前者见于毛细胆管型病毒性肝炎、药物性肝内胆汁

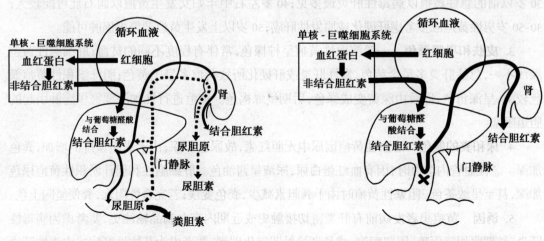

图 3-12　肝细胞性黄疸发生机制示意图　　　　　图 3-13　胆汁淤积性黄疸发生机制示意图

淤积、原发性胆汁性肝硬化等,后者见于肝外胆管、胆总管的狭窄、结石、炎症水肿、蛔虫及肿瘤等,亦可见于胆管外肿块压迫,如肝癌、胰头癌、壶腹癌等。

二、临床表现

1. **溶血性黄疸** 该种类型的黄疸较轻,皮肤呈浅柠檬黄色,不伴皮肤瘙痒,粪便颜色加深。急性溶血时可有高热、寒战、头痛、腰背痛、四肢酸痛和不同程度的贫血表现,血管内溶血可出现酱油样或浓茶样血红蛋白尿;严重时由于肾小管缺氧坏死和管腔堵塞而引发急性肾衰竭。慢性溶血起病缓慢,症状轻,常有贫血,黄疸及肝、脾大等,由于长期高胆红素血症可并发胆结石和肝功能损害。

2. **肝细胞性黄疸** 皮肤、黏膜黄染成浅黄至深黄色,可伴有皮肤瘙痒、乏力、恶心、呕吐、食欲减退、肝区胀痛、腹胀、便秘或腹泻,部分患者可有出血,肝、脾大。临床表现与原发病有关,如急性肝炎患者可有发热;肝癌可有消瘦;慢性肝炎、肝硬化可见肝病面容、皮肤色素沉着、肝掌、蜘蛛痣、毛细血管扩张、腹壁静脉曲张、腹部移动性浊音阳性;急性重型肝炎时肝浊音界缩小,常伴意识障碍。

3. **胆汁淤积性黄疸** 皮肤呈暗黄色,完全阻塞时呈黄绿色或绿褐色,并伴有皮肤瘙痒、心动过缓、尿色深黄、粪便颜色变浅或呈陶土色。尿色加深如浓茶,粪便颜色变浅,完全梗阻者为白陶土便。胰头癌、壶腹周围癌、胆总管癌可触及肿大胆囊、表面光滑,可移动而无压痛,即所谓库瓦济埃征。胆囊癌、胆囊结石,肿大的胆囊坚硬而不规则。

三、护理评估要点

1. **确定有无黄疸** 进食过多胡萝卜、南瓜等引起高胡萝卜素血症,可引起皮肤黄染,以手掌、足底、前额等处明显,但巩膜正常;服用米帕林、呋喃类药物及新生霉素等,可引起皮肤、巩膜黄染,但巩膜黄染以近角膜缘处明显;老年人由于球结膜下脂肪沉积引起巩膜黄染,且分布不均匀,以内眦处最明显。

2. **年龄** 新生儿黄疸可能为生理性黄疸、先天性胆管闭塞、先天性溶血性黄疸或先天性非溶血性黄疸;儿童和青少年要考虑先天性溶血性黄疸和先天性非溶血性黄疸;儿童期至30岁以前的急性黄疸以病毒性肝炎最多见;40岁左右中年妇女发生黄疸以胆石症可能较大;30~50岁男性黄疸应多考虑肝硬化或原发性肝癌;50岁以上发生黄疸要警惕癌肿可能。

3. **皮肤和巩膜颜色** 一般溶血性黄疸呈柠檬色,常伴有程度不同的贫血;肝细胞性黄疸深浅不一,急性肝炎多呈金黄色,慢性肝炎或肝硬化所致黄疸多呈土黄色;胆汁淤积性黄疸颜色较深,呈深黄色,以后由深黄变成绿色,后期呈绿褐色。黄疸进行性加深要警惕癌肿引起的胆道阻塞。

4. **尿和粪的颜色** 溶血性黄疸因尿中无胆红素,故尿色不深;由于粪胆素排泄增加,粪色加深。急性血管内溶血时,因有血红蛋白尿,尿液呈酱油色。肝细胞性和胆汁淤积性黄疸尿色加深,甚至呈浓茶色。阻塞性黄疸时由于粪胆素减少,粪色变浅;若完全性阻塞,粪便呈陶土色。

5. **诱因** 黄疸患者发病前有肝炎密切接触史或近期内有血制品输注史,要考虑为病毒性肝炎;长期服用氯丙嗪、甲睾酮等,或长期接触四氯化碳者,要考虑为药物性肝病或中毒性肝炎引起的黄疸。

6. **既往史**　过去有过胆石症、胆道蛔虫症或有过胆道手术史,黄疸可能与胆道阻塞或胆道狭窄有关。经常大量饮酒者出现黄疸要考虑与酒精性肝病有关。

7. **伴随症状**　阻塞性黄疸常有明显皮肤瘙痒,且持续时间较长。肝细胞性黄疸可有轻度皮肤瘙痒,这是由于胆盐反流入血,刺激皮肤神经末梢引起。溶血性黄疸则无瘙痒。黄疸出现前有发热、明显食欲减退、恶心、呕吐,黄疸出现后症状反而好转,可能为甲型肝炎。黄疸伴发热,见于急性胆管炎、肝脓肿、急性溶血等。上腹部绞痛、发热后出现黄疸见于胆石症、胆道蛔虫症。黄疸伴肝大,质地坚硬,表面有结节,见于原发性或继发性肝癌。黄疸伴无痛性胆囊肿大见于胰头癌、壶腹癌、胆总管癌。黄疸伴消化道出血、腹水者见于重症肝炎、肝硬化失代偿期。

8. **黄疸对人体功能性健康型态的影响**　有无睡眠与休息型态的改变;有无自我概念型态的改变;有无压力与压力应对型态的改变。

四、相关护理诊断

1. **舒适的改变**　皮肤瘙痒　与胆红素排泄障碍,血中胆盐增高有关。
2. **有皮肤完整性受损的危险**　与皮肤瘙痒有关。
3. **自我形象紊乱**　与黄疸所致形象改变有关。
4. **焦虑**　与病因不明、担心预后或创伤性检查有关。

第十五节　排尿异常

一、少尿、无尿与多尿

正常成人 24h 尿量约为 1000~2000ml。如 24h 尿量少于 400ml,或每小时尿量少于 17ml 称为少尿(oliguria);如 24h 尿量少于 100ml,12h 完全无尿称为无尿(anuria);如 24h 尿量超过 2500ml 称为多尿(polyuria)。

(一) 病因与发生机制

1. **少尿、无尿**

(1) 肾前性:①有效血容量减少:多种原因引起的重度失水、休克、大出血和肝肾综合征等,导致血容量减少,肾血流减少;②心脏排血功能下降:心功能不全,严重的心律失常,心肺复苏后体循环功能不稳定导致心脏排血减少,继而血压下降,肾血流减少;③肾血管病变:肾血管狭窄或炎症、狼疮性肾炎、肾动脉栓塞或血栓形成;高血压危象,妊娠期高血压疾病等引起肾动脉持续痉挛,肾缺血导致急性肾衰竭。

(2) 肾性:①肾小球病变:重症急性肾炎,急进性肾炎和慢性肾炎因严重感染,血压持续增高或肾毒性药物作用引起肾功能急剧恶化;②肾小管病变:急性间质性肾炎包括药物性和感染性间质性肾炎;生物毒物或重金属及化学毒物所致的急性肾小管坏死,严重的肾盂肾炎并发肾乳头坏死。

(3) 肾后性:①机械性尿路梗阻:如结石、血凝块、坏死组织阻塞输尿管、膀胱进出口或后尿道;②尿路受压:如肿瘤、腹膜后淋巴瘤、特发性腹膜后纤维化、前列腺肥大等压迫尿路;③其他:输尿管手术后,结核或溃疡愈合后瘢痕挛缩,肾严重下垂或游走肾所致的肾扭转等。

2. 多尿

(1) 暂时性多尿:短时内摄入大量水分、饮料和含水分过多的食物;使用利尿剂后,可出现短时间内多尿。

(2) 持续性多尿

1) 内分泌代谢障碍:①垂体性尿崩症:因下丘脑-垂体病变,抗利尿激素分泌减少或缺乏,肾远曲小管重吸收水分减少,排出大量低比重尿液,尿量可达到 5000ml/d 以上;②糖尿病:尿内含糖多引起溶质性利尿,尿量增多;③原发性甲状旁腺功能亢进:血液中过多的钙和尿中高浓度磷需要大量水分将其排出而形成多尿;④原发性醛固酮增多症:引起血中高浓度钠,刺激渗透压感受器,从而使水分摄入增多,尿量增加。

2) 肾脏疾病:①肾性尿崩症:肾远曲小管和集合管存在先天或获得性缺陷,对抗利尿激素反应性降低,水分重吸收减少而出现多尿;②肾小管浓缩功能不全:见于慢性肾炎、慢性肾盂肾炎、肾小球硬化、肾小管酸中毒,药物、化学物品或重金属对肾小管的损害。也可见于急性肾衰多尿期等。

3) 精神因素:精神性多饮患者常自觉烦渴而大量饮水,引起多尿。

(二) 临床表现

少尿除了尿量减少外,常有原发病的表现和伴随症状:①少尿伴肾绞痛常见于肾动脉血栓形成或栓塞、肾结石;②少尿伴心悸气促、胸闷不能平卧常见于心功能不全;③少尿伴大量蛋白尿,水肿,高脂血症和低蛋白血症常见于肾病综合征;④少尿伴有乏力、食欲缺乏、腹水和皮肤黄染常见于肝肾综合征;⑤少尿伴血尿、蛋白尿、高血压和水肿常见于急性肾炎、急进性肾炎;⑥少尿伴有高热、腰痛、尿频、尿急、尿痛常见于急性肾盂肾炎;⑦少尿伴有排尿困难常见于前列腺增生。

多尿除了尿量增多外,还有原发病的表现和伴随症状:①多尿伴有烦渴多饮,尿比重低见于尿崩症;②多尿伴有多饮、多食和消瘦多见于糖尿病;③多尿伴有高血压,低血钾和周期性瘫痪见于原发性醛固酮增多症;④多尿伴有酸中毒,骨痛和肌麻痹见于肾小管性酸中毒;⑤少尿数天后出现多尿可见于急性肾小管坏死恢复期;⑥多尿伴神经症状可能为精神性多饮。

(三) 护理评估要点

1. 确定是否存在少尿、无尿或多尿 测定并记录 24 小时尿量可明确。

2. 相关病史及诱因 有无与少尿、无尿或多尿相关的疾病病史或诱因。

3. 少尿、无尿与多尿对人体健康功能型态的影响 ①有无营养与代谢型态的改变;②有无压力与压力应对型态的改变;③有无睡眠与休息型态的改变等。

二、血尿

血尿（hematuria）分为镜下血尿和肉眼血尿。镜下血尿是指尿液经过离心沉淀后，每高倍视野红细胞数≥3个。肉眼血是指尿呈洗肉水色或血色，肉眼即可见的血尿。

（一）病因与发生机制

1. **泌尿系统疾病** 急性和慢性肾小球肾炎、IgA肾病、遗传性肾炎和薄基底膜肾病；各种间质性肾炎、尿路感染、泌尿系统结石、肿瘤、结核、多囊肾、血管异常、息肉和先天性畸形等。

2. **全身性疾病** ①血液病：白血病、再生障碍性贫血、血小板减少性紫癜、过敏性紫癜和血友病；②免疫和自身免疫性疾病：系统性红斑狼疮、结节性多动脉炎、皮肌炎、类风湿性关节炎等；③心血管疾病：亚急性细菌性心内膜炎、急进性高血压、慢性心力衰竭、肾动脉栓塞和肾静脉血栓形成等；④感染性疾病：败血症、丝虫病、流行性出血热等。

3. **尿路邻近器官疾病** 急性阑尾炎、急性盆腔炎、前列腺炎、直肠癌、结肠癌、宫颈癌等。

4. **化学物质或药物对尿路的损害** 磺胺类、吲哚美辛、甘露醇、汞剂、抗凝剂、环磷酰胺的副作用。

5. **功能性血尿** 平时运动量小的健康人，运动量突然增大时也会出现运动性血尿。

（二）临床表现

1. **血尿** 肉眼血尿根据出血量多少而呈现不同颜色。尿呈淡红色像洗肉水样，提示每升尿含血量超过1ml。出血严重时尿可呈血液状。肾脏出血时，尿与血混合均匀，尿呈暗红色；膀胱或前列腺出血时，尿色鲜红，有时有血凝块。但红色尿不一定都是血尿，服用某些药物如利福平，进食某些红色蔬菜都出现红色尿液，需仔细辨别。全程尿分段观察颜色：①起始段血尿：病变在尿道；②终末段血尿：提示出血部位在膀胱颈、三角区或后尿道的前列腺和精囊腺；③全程血尿：提示肾脏或输尿管的病变。

2. **全身或局部症状** 血尿伴肾绞痛见于肾或输尿管结石；血尿伴有尿频、尿急和排尿困难，见于膀胱和尿道病变；血尿伴有尿线变细以及进行性排尿困难，见于前列腺炎症、增生或癌症；血尿伴有高血压、水肿和蛋白尿见于肾小球肾炎；血尿伴有皮肤黏膜及其他部位的出血，见于血液病及某些感染性疾病。

（三）护理评估要点

1. **相关病史及诱因** 确定是否为血尿，排除因进食药物、食物及月经血污染等引起的尿中带血。有无与血尿相关的病史，以及泌尿系创伤性操作、外伤以及药物治疗等诱因。

2. **血尿的类型** 血尿是全程血尿、初始血尿还是终末血尿，是间歇性发作还是持续性血尿等。

3. **血尿对人体功能性健康型态的影响** 主要为有无焦虑、恐惧等压力与压力应对型态的改变。

（四）相关护理诊断

1. **焦虑** 与预感自身受到疾病威胁有关。

2. 潜在并发症:与继发感染有关

三、尿频、尿急和尿痛

尿频(frequent micturition)是指单位时间内排尿次数增多。正常成人白天排尿 4~6 次,夜间 0~2 次。尿急(urgent micturition)是指患者一有尿意即迫不及待需要排尿,难以控制。尿痛(odynuria)是指患者排尿时感觉耻骨上区,会阴部和尿道内疼痛或烧灼感。尿频、尿急和尿痛三者统称为膀胱刺激征。

(一)病因

1. 尿频

(1) 生理性尿频:见于饮水过多,精神紧张或气候寒冷时排尿次数增多,属正常现象。特点是每次尿量不少,不伴有尿频尿急等泌尿系统疾病的症状。

(2) 病理性尿频:①多尿性尿频:排尿次数增多而每次尿量不少,全日总尿量增多。见于糖尿病,尿崩症,精神性多饮和急性肾功能衰竭的多尿期;②炎症性尿频:尿频而每次尿量少,多伴有尿急和尿痛,尿液镜检可见炎性细胞。见于膀胱炎、尿道炎、前列腺炎和尿道旁腺炎等;③神经性尿频:尿频而每次尿量少,不伴尿急尿痛,尿液镜检无炎性细胞。见于中枢及周围神经病变如癔症,神经源性膀胱;④膀胱容量减少性尿频:表现为持续性尿频,药物治疗难以缓解,每次尿量少。见于膀胱占位性病变;妊娠子宫增大或卵巢囊肿等压迫膀胱;膀胱结核引起膀胱纤维性缩窄;⑤尿道口周围病变:尿道口息肉等刺激尿道口引起尿频。

2. 尿急

(1) 炎症:急性膀胱炎、尿道炎,特别是膀胱三角区和后尿道炎症,尿急症状非常明显;急性前列腺炎常有尿急,慢性前列腺炎因伴有腺体增生,故有排尿困难,尿线细和尿流中断。

(2) 结石和异物:膀胱和尿道结石或异物刺激黏膜产生尿频。

(3) 肿瘤:膀胱癌和前列腺癌。

(4) 神经源性:精神因素和神经源性膀胱。

(5) 高温环境下尿液高度浓缩,酸性高的尿可刺激膀胱或尿道黏膜产生尿急。

3. 尿痛 引起尿急的病因几乎都可以引起尿痛。疼痛部位多在耻骨上区,会阴部和尿道内,尿痛性质可为灼痛或刺痛。尿道炎多在排尿开始时出现疼痛;后尿道炎,膀胱炎和前列腺炎常出现终末性尿痛。

(二)临床表现

除了尿频、尿急和尿痛外,还有伴随症状。

1. 尿频伴有尿急和尿痛见于膀胱炎和尿道炎,膀胱刺激征存在但不剧烈而伴有双侧腰痛见于肾盂肾炎;伴有会阴部,腹股沟和睾丸胀痛见于急性前列腺炎。

2. 尿频尿急伴有血尿,午后低热,乏力盗汗见于膀胱结核。

3. 尿频不伴尿急和尿痛,但伴有多饮多尿和口渴见于精神性多饮,糖尿病和尿崩症。

4. 尿频尿急伴无痛性血尿见于膀胱癌。

5. 老年男性尿频伴有尿线细,进行性排尿困难见于前列腺增生。

6. 尿频尿急尿痛伴有尿流突然中断,见于膀胱结石堵住出口或后尿道结石嵌顿。

(三)护理评估要点

1. 相关病史和诱因　有无相关病史如结核病、糖尿病、肾炎或尿路结石等,出现尿频尿急尿痛前是否有明显原因,如劳累、受凉或月经期,是否接受过导尿、尿路器械检查或流产术,这些常为尿路感染的诱因。

2. 排尿特点　了解尿频程度,是否伴有尿急和尿痛,三者皆有多为炎症,单纯尿频应逐一排查其病因。尿痛的部位和时间,是否伴有全身症状等。

3. 尿频、尿急和尿痛对人体功能性健康型态的影响　有无焦虑等压力与压力应对型态的改变;有无睡眠与休息型态的改变。

(四)相关护理诊断

1. 发热　与急性膀胱炎、肾结核有关。

2. 疼痛　与尿路结石、尿路感染有关。

3. 活动无耐力　与发热、并发症有关。

4. 睡眠紊乱　与尿频、尿急等排尿规律改变有关。

第十六节　抽搐与惊厥

抽搐(tic)是指全身或局部骨骼肌发生的非自主抽动或强烈收缩,常可引起关节运动和强直。当肌肉收缩表现为强直性和阵挛性时,称为惊厥(convulsion),多呈全身性和对称性,伴有或不伴有意识丧失。两者皆为不随意运动,惊厥与抽搐有相同与不同之处,癫痫大发作与惊厥的概念相同,而癫痫小发作则不属于惊厥。

一、病因与发生机制

(一)常见的病因

1. 脑部疾病　①感染:如脑炎、脑膜炎、脑脓肿;②外伤:产伤、颅脑外伤;③肿瘤:原发性脑肿瘤、脑转移瘤;④血管疾病:脑出血、蛛网膜下腔出血、脑栓塞、脑血栓形成、脑缺氧等;⑤寄生虫病:脑血吸虫病、脑囊虫病等;⑥其他:先天性脑发育障碍、胆红素脑病等。

2. 全身性疾病　①感染:急性胃肠炎、中毒性菌痢、败血症、破伤风、狂犬病等;②心血管疾病:阿-斯综合征、高血压脑病等;③中毒:如尿毒症、肝性脑病等产生的内源性毒素,乙醇、苯、铅、砷、汞、阿托品、樟脑、有机磷杀虫药等外源性毒物中毒;④代谢障碍:低血糖、低钙血症、低镁血症、子痫等;⑤风湿性疾病:系统性红斑狼疮、脑血管炎等;⑥其他:突然停用安眠药、抗癫痫药以及热射病、溺水、触电等。

3. 神经症　如癫痫性抽搐和惊厥。

(二) 发生机制

抽搐与惊厥的发生机制目前尚未完全明了,可能与大脑运动神经元异常放电有关。异常放电可与代谢、营养、脑皮质肿物或瘢痕、遗传、免疫、内分泌、微量元素、精神因素等有关。

二、临床表现

1. **全身性抽搐**   以全身骨骼肌痉挛为主要表现,典型者为癫痫大发作,表现为意识突然丧失,全身肌肉强直,呼吸暂停,继而四肢阵挛性抽搐,呼吸不规则,大小便失禁,皮肤发绀。发作数分钟自行停止,也可反复发作甚至呈持续状态。发作时可有瞳孔散大、对光反射迟钝或消失、病理反射阳性,唾液、呼吸道分泌物增多等表现。发作停止后不久意识恢复,醒后有头痛、全身乏力、肌肉酸痛等症状。短期反复发作可引起高热,发作时呼吸改变可致缺氧,发作后患者因发作失态而感到窘迫。

2. **局限性抽搐**   以身体某一局部肌肉收缩为主要表现,多见于手足、口角、眼睑等部位。低钙血症引起的手足抽搐,表现为腕及手掌指关节屈曲,指间关节伸直,双手拇指内收,呈"助产士手";踝关节伸直,足趾跖屈,足呈弓状,似"芭蕾舞足"。

三、护理评估要点

1. **抽搐与惊厥发作频率、持续和间隔的时间**   抽搐是全身性还是局限性、性质为持续强直性还是间歇阵挛性,发作时意识状态,注意呼吸频率、节律、深度;检查有无跌伤、舌咬伤等发作意外。

2. **有无抽搐与惊厥相关的疾病病史、诱发因素**   有无颅脑外伤、脑炎、脑膜炎及寄生虫病等病史,服药史,狗咬伤史,有无与抽搐和惊厥相关的疾病病史或精神刺激、高热等诱因等;询问发作前有无发作先兆,发作时有无意识丧失,大、小便失禁,发作时姿态,面色,肢体抽搐顺序,抽搐特点,持续时间,对环境刺激的反应及发作后的表现。

3. **伴随症状**   有无血压增高、脑膜刺激征、剧烈头痛。惊厥伴发热,多见于感染性疾病;惊厥伴高血压见于高血压脑病、子痫、肾功能不全;惊厥伴脑膜刺激征,见于颅内感染、蛛网膜下腔出血;惊厥伴意识障碍者多为脑部器质性病变;惊厥伴瞳孔散大和对光反射消失见于各种原因引起的癫痫大发作。

4. **抽搐与惊厥对功能性健康型态的影响**   有无两便失禁等排泄型态的改变;有无个人或家庭应对无效所致型态的改变;有无体温过高等营养与代谢型态的改变。患者发作后有无异常心理变化,如焦虑、自卑等。

四、相关护理诊断

1. **有受伤的危险**   与发作时意识丧失和强直性肌肉收缩有关。

2. **有窒息的危险**   与发作时意识障碍所致误吸有关。

3. **照顾者角色紧张**   与患者不可预知的惊厥及其健康不稳定性有关。

4. **自我形象紊乱**   与发作后困窘有关。

5. **完全性尿失禁和(或)排便失禁**   与抽搐和惊厥发作所致短暂意识丧失有关。

第十七节　眩晕与晕厥

一、眩晕

眩晕(dizziness)是患者感到自身或周围环境物体旋转或摇动的一种主观感觉障碍,常伴有客观的平衡障碍,一般无意识障碍。主要由前庭神经、迷路、脑干及小脑的病变所致,也可由其他系统的疾病引起。晕厥(也称昏厥)是由于一时性广泛性脑供血不足所致的短暂意识丧失状态。

(一)病因与发生机制
眩晕的发生机制可因病因不同而异。

1. 梅尼埃(Meniere)病　由于内耳的淋巴代谢失调、淋巴分泌过多或吸收障碍,引起内耳膜迷路积水所致,也有人认为是变态反应,维生素 B 族缺乏等因素所致。

2. 迷路炎　中耳病变(胆脂瘤、炎症性肉芽组织等)直接破坏迷路的骨壁可引起迷路炎,炎症也可经血行或淋巴扩散。

3. 药物中毒　对药物敏感、内耳前庭或耳蜗受损所致。

4. 晕动病　乘坐车、船或飞机时,内耳迷路受到机械性刺激,引起前庭功能紊乱所致。

5. 椎-基底动脉供血不足　动脉管腔变窄、内膜炎症、椎动脉受压或动脉舒缩功能障碍等因素所致。

(二)临床表现
1. 周围性眩晕(耳源性眩晕)　是指内耳前庭至前庭神经颅外段之间的病变所引起的眩晕。

(1)梅尼埃病:以发作性眩晕伴耳鸣、听力减退及眼球震颤为主要特点,严重时可伴有恶心、呕吐、出汗和面色苍白,短暂性、反复性发作,很少超过 2 周。

(2)迷路炎:多由中耳炎并发,以发作性眩晕伴耳鸣、听力减退及眼球震颤为主要特点。检查发现鼓膜穿孔,有助于诊断。

(3)内耳药物中毒:常由链霉素、庆大霉素及其同类药物中毒性损害所致。多为渐进性眩晕伴耳鸣、听力减退,常先有口周及四肢发麻等。水杨酸制剂、奎宁、某些镇静安眠药(氯丙嗪、哌替啶等)亦可引起眩晕。

(4)前庭神经元炎:多在发热或上呼吸道感染后突然出现眩晕,伴恶心、呕吐,一般无耳鸣及听力减退。持续时间较长,可达 6 周,痊愈后很少复发。

(5)位置性眩晕:患者头部处在一定位置时出现眩晕和眼球震颤,多数不伴耳鸣及听力减退。可见于迷路和中枢病变。

(6)晕动病:见于乘坐车船时,常伴恶心、呕吐、面色苍白、出冷汗等。

2. 中枢性眩晕(脑性眩晕)　指前庭神经颅内段、前庭神经核及其纤维联系、小脑、大脑等的病变引起的眩晕。

(1)颅内血管性疾病:椎-基底动脉供血不足、脑动脉粥样硬化、高血压脑病和小脑出血等。

（2）颅内占位性病变：听神经瘤、小脑肿瘤、第四脑室肿瘤和其他部位肿瘤等。

（3）颅内感染性疾病：颅后凹蛛网膜炎、小脑脓肿。

（4）颅内脱髓鞘疾病及变性疾病：多发性硬化、延髓空洞症。

（5）癫痫。

3. 其他原因的眩晕

（1）心血管疾病：低血压、高血压、阵发性心动过速、房室传导阻滞等。

（2）血液病：各种类型的贫血等。

（3）中毒性：急性发热性疾病、尿毒症、严重肝病等。

（4）眼源性：眼肌麻痹，屈光不正。

（5）头部或颈椎损伤后。

（6）神经症。

以上病症可有不同程度眩晕，但常无真正旋转感，一般不伴听力减退、眼球震颤，少有耳鸣，有原发病的其他表现。

（三）护理评估要点

1. 相关病史与诱因 有无与眩晕相关的病史或急性感染、中耳炎、乘车、乘船等诱因。

2. 眩晕的特点 眩晕发作时间、诱因、病程、有无复发性特点。

3. 伴随症状 有无伴随面色苍白、出汗、耳鸣、听力减退、发热、恶心、呕吐、口周麻木、眼球震颤、共济失调等平衡失调的相关症状。

（四）相关护理诊断

1. 感知改变 与前庭或小脑功能障碍有关。

2. 恶心、呕吐 与前庭功能障碍有关。

二、晕厥

晕厥（syncope）亦称昏厥，是由于一时性广泛性脑供血不足所致的短暂意识丧失状态，发作时患者因肌张力消失不能保持正常姿势而倒地。一般为突然发作，迅速恢复，很少有后遗症。

（一）病因

晕厥病因大致分四类。

1. 血管舒缩障碍 见于单纯性晕厥、直立性低血压、颈动脉窦综合征、排尿性晕厥、咳嗽性晕厥及疼痛性晕厥等。

2. 心源性晕厥 见于严重心律失常、心脏排血受阻及心肌缺血性疾病等，如阵发性心动过速、阵发性心房颤动、病态窦房结综合征、高度房室传导阻滞、主动脉瓣狭窄、先天性心脏病、心绞痛与急性心肌梗死、原发性肥厚型心肌病等，最严重的为阿-斯综合征。

3. 脑源性晕厥 见于脑动脉粥样硬化、短暂性脑缺血发作、偏头痛、慢性铅中毒性脑病等。

4. 血液成分异常 见于低血糖、通气过度综合征、重症贫血及高原晕厥等。

(二) 发生机制与临床表现

1. 血管舒缩障碍

(1) 单纯性晕厥(血管抑制性晕厥):多见于年轻体弱女性,发作常有明显诱因(如疼痛、情绪紧张、恐惧、轻微出血、各种穿刺及小手术等),在天气闷热、空气污浊、疲劳、空腹、失眠及妊娠等情况下更易发生。晕厥前期有头晕、眩晕、恶心、上腹不适、面色苍白、肢体发软、坐立不安和焦虑等,持续数分钟继而突然意识丧失,常伴有血压下降、脉搏微弱,持续数秒或数分钟后可自然苏醒,无后遗症。发生机制是由于各种刺激通过迷走神经反射,引起短暂的血管床扩张,回心血量减少、心输出血量减少、血压下降导致脑供血不足所致。

(2) 直立性低血压(体位性低血压):晕厥发生于体位骤然改变之后,主要由卧位或蹲位改为立位时。可见于:①长期站立于固定位置及长期卧床者;②服用某些药物,如氯丙嗪、胍乙啶、亚硝酸盐类等或交感神经切除术后的患者;③全身性疾病,如脊髓空洞症、多发性神经根炎、糖尿病性神经病变、脑动脉粥样硬化、急性传染病恢复期、慢性营养不良等。发生机制可能是由于下肢静脉张力低,血液淤积于下肢(体位性)、周围血管扩张淤血(服用亚硝酸盐药物)或血循环反射调节障碍等因素,使回心血量减少、心排血量减少、血压下降导致脑供血不足所致。

(3) 颈动脉窦综合征:表现为发作性晕厥或伴有抽搐。中年以上多见,常见的诱因有用手压迫颈动脉窦、突然转头、衣领过紧等。由颈动脉窦附近病变,如局部动脉硬化、动脉炎、颈动脉窦周围淋巴结炎或淋巴结肿大、肿瘤以及瘢痕压迫或颈动脉窦受刺激,致迷走神经兴奋、心率减慢、心排血量减少、血压下降所致的脑供血不足。

(4) 排尿性晕厥:多见于青年男性,在排尿中或排尿结束发作,患者突然晕倒、意识丧失,大约持续1~2分钟,自行苏醒,无后遗症。有的患者伴有四肢短时间抽搐,可复发。机制可能为综合性的,包括自身自主神经不稳定,体位骤变(夜间起床),排尿时屏气或通过迷走神经反射致心排血量减少、血压下降、脑缺血。

(5) 咳嗽性晕厥:见于患有慢性肺部疾病者剧烈咳嗽后,以40~60岁男性多见,表现为剧烈咳嗽后突然意识丧失,数秒至数分钟自行恢复,过后多无不适。发生机制可能是剧咳时胸腔内压力增加,静脉血回流受阻,心排血量降低、血压下降、脑缺血所致,亦有认为剧烈咳嗽时脑脊液压力迅速升高,对大脑产生震荡作用所致。

(6) 其他因素:如剧烈疼痛、下腔静脉综合征(晚期妊娠和腹腔巨大肿物压迫)、食管、纵隔疾病、胸腔疾病、支气管镜检时由于血管舒缩功能障碍或迷走神经兴奋,引致发作晕厥。

2. 心源性晕厥

由于心脏病心排血量突然减少或心脏停搏,导致脑组织缺氧而发生。最严重的为阿-斯综合征,主要表现是在心搏停止5~10s出现晕厥,停搏15s以上可出现抽搐,偶有两便失禁。晕厥的发生与体位无关。

3. 脑源性晕厥

由于脑部血管或供应脑部血液的重要血管发生循环障碍,导致一时性广泛性脑供血不足所致。如脑动脉硬化引起血管腔变窄,高血压病引起脑动脉痉挛,偏头痛及颈椎病时基底动脉舒缩障碍,各种原因所致的脑动脉微栓塞、动脉炎等病变均可出现晕厥。其中短暂性脑缺血发作可表现为多种神经功能障碍症状。由于损害的血管不同而表现多样化,如偏瘫、肢体麻木、语言障碍等。

4. 血液成分异常

(1) 低血糖综合征:是由于血糖低而影响大脑的能量供应所致,表现为头晕、乏力、饥饿感、恶心、出汗、震颤、神志恍惚、晕厥甚至昏迷。

(2) 通气过度综合征：是由于情绪紧张或癔症发作时，呼吸急促、通气过度，二氧化碳排出增加，导致呼吸性碱中毒、脑部毛细血管收缩、脑缺氧，表现为头晕、乏力、颜面四肢针刺感，并因伴有血钙降低而发生手足搐搦。

(3) 重症贫血：是由于血氧低下而在用力时发生晕厥。

(4) 高原晕厥：是由于短暂缺氧所引起。

（三）护理评估要点

1. 相关病史与诱因 既往有无相同发作史，晕厥发作的诱因、发作与体位关系、与咳嗽及排尿的关系、与用药的关系。有无心、脑血管病史。

2. 晕厥发作时的表现 晕厥发作的速度、发作持续时间，发作时面色、血压及脉搏情况。

3. 伴随症状

(1) 伴有明显的自主神经功能障碍（如面色苍白、出冷汗、恶心、乏力等）者，多见于血管抑制性晕厥或低血糖性晕厥。

(2) 有面色苍白、发绀、呼吸困难，见于急性左心衰竭。

(3) 伴有心率和心律明显改变，见于心源性晕厥。

(4) 伴有抽搐者，见于中枢神经系统疾病、心源性晕厥。

(5) 伴有头痛、呕吐、视听障碍者提示中枢神经系统疾病。

(6) 伴有发热、水肿、杵状指者提示心肺疾病。

(7) 伴有呼吸深而快、手足发麻、抽搐者见于通气过度综合征、癔症等。

（四）相关护理诊断

1. 急性意识改变 与一过性脑供血不足、网状结构抑制有关。

2. 有受伤害的危险 与短暂突发意识障碍跌倒有关。

第十八节　意识障碍

意识障碍（disturbance of consciousness）是指个体对周围环境及自身的识别和察觉能力障碍的一种精神状态。根据意识障碍时中枢神经系统兴奋性的改变可将意识障碍分为两大类：兴奋性增高型，如谵妄；兴奋性降低型，如嗜睡、意识模糊、昏睡和昏迷。

一、病因与发生机制

（一）常见病因

1. 感染性因素

(1) 颅内感染：脑炎、脑膜炎、脑型疟疾、颅内静脉窦感染等。

(2) 全身严重感染：伤寒、败血症、中毒性肺炎、中毒性痢疾等。

2. 非感染性因素

（1）颅脑疾患：脑血管疾病：如脑出血、脑血栓形成、脑栓塞、蛛网膜下腔出血、高血压脑病、脑肿瘤；颅脑外伤：如脑震荡、脑挫裂伤、颅骨骨折等；癫痫。

（2）内分泌与代谢障碍：甲状腺危象、甲状腺功能减退、糖尿病酮症酸中毒、低血糖昏迷、垂体危象、肝性脑病、肺性脑病、尿毒症。

（3）心血管疾病：房室传导阻滞、病态窦房结综合征所致阿 - 斯综合征、严重休克、阵发性室性心动过速等。

（4）中毒：包括安眠药、有机磷、吗啡、酒精、一氧化碳、氰化物等中毒。

（5）其他：如触电、溺水、高温中暑、日射病、稀释性低钠血症、低氯性碱中毒、高氯性碱中毒等。

（二）发生机制

正常意识的维持依赖于大脑皮质及皮质下网状结构功能的完整性，是通过脑桥中部以上的脑干上行性网状激活系统及其投射至双侧丘脑的纤维，以及双侧大脑半球的正常功能实现的。任何原因引起的大脑皮质弥漫性损害或脑干网状结构损害，均可引发意识障碍。如感染、肿瘤、外伤、中毒或脑部病变致氧气供应不足时，可使其发生病理性损害，引起脑细胞代谢紊乱、功能低下，从而产生意识障碍，累及网状激活系统或双侧大脑半球的病变均可导致昏迷。

二、临床表现

根据意识障碍程度，临床上表现嗜睡、昏睡和昏迷。

（一）嗜睡（somnolence）

患者处于持续睡眠状态，但可被轻度刺激或言语所唤醒，醒后能正确、简单而缓慢地回答问题，反应迟钝，停止刺激后又入睡，是最轻的一种意识障碍。

（二）意识模糊（confusion）

意识障碍程度较嗜睡深，表现为对时间、地点、人物的定向力障碍，思维和语言不连贯，可有错觉、幻觉、躁动不安、谵语或精神错乱，程度深于嗜睡。

（三）昏睡（stupor）

患者处于沉睡状态，不易唤醒，压迫眶上神经、摇动身体等强烈刺激可唤醒，但停止刺激后很快又入睡，醒后答话含糊或答非所问。

（四）昏迷（coma）

为最严重的意识障碍。按程度不同又可分为三个阶段：

1. 浅度昏迷　患者意识大部分丧失，无自主运动，对声、光刺激无反应，对疼痛刺激尚可出现痛苦表情或肢体退缩等防御反应。角膜反射、瞳孔对光反射、眼球运动和吞咽反射可存在。生命体征无明显变化，可有大、小便潴留或失禁。

2. 中度昏迷　对周围事物及各种刺激均无反应，对剧烈刺激可有防御反应。角膜反射减弱、瞳孔对光反射迟钝、无眼球运动,生命体征轻度异常。

3. 深度昏迷 意识完全丧失,全身肌肉松弛,对各种刺激全无反应,深、浅反射均消失、大小便失禁,生命体征明显异常。

(五)谵妄(delirium)

是一种以兴奋性增高为主的高级神经中枢急性功能失调状态。表现为意识模糊、定向力丧失、幻觉、错觉、躁动不安、言语杂乱。见于急性感染高热期、某些药物中毒、代谢障碍、循环障碍或中枢神经系统疾患等。慢性谵妄状态见于慢性酒精中毒。部分患者可康复,部分可发展至昏迷。

意识障碍者感知能力、对环境的识别能力及日常生活活动能力均发生改变。昏迷者由于意识部分或完全丧失,导致无自主运动、不能经口进食、咳嗽与吞咽反射减弱或消失、排便与排尿失禁等,除血压、脉搏、呼吸等生命体征可有改变外,易发生结膜炎、角膜炎、角膜溃疡、肺部感染、尿路感染、口腔炎、压疮、营养不良及肢体挛缩畸形等。

三、护理评估要点

1. 相关病史与诱因 有无与意识障碍相关的病史或诱因。

2. 确定意识障碍及其程度 根据患者的语言反应、对答是否切题、对疼痛刺激的反应、身体活动、瞳孔大小及对光反应、角膜反射等可判断患者有无意识障碍及其程度。也可使用格拉斯哥(Glasgow)昏迷评分表对意识障碍的程度进行测评。评分项目包括三个方面:睁眼反应、运动反应和语言反应,再将各项目分值相加求其总分,即可得到意识障碍程度的客观评分(表3-8)。GCS总分范围为3~15分,14~15分为正常,8~13分表示患者已有意识障碍,7分及7分以

表 3-8　Glasgow 昏迷评分量表

评分项目	反应	得分
睁眼反应	自发性睁眼	4
	对声音刺激有睁眼反应	3
	对疼痛刺激有睁眼反应	2
	对任何刺激均无睁眼反应	1
运动反应	可按指令动作	6
	能确定疼痛部位	5
	对疼痛刺激有肢体退缩反应	4
	疼痛刺激时肢体过屈(去皮质强直)	3
	疼痛刺激时肢体过伸(去大脑强直)	2
	疼痛刺激时无反应	1
语言反应	对人物、时间、地点等定向问题清楚	5
	对话混淆不清,不能准确回答有关人物、时间、地点等定向问题	4
	言语不当,但字意可辨	3
	言语模糊不清,字意难辨	2
	任何刺激均无语言反应	1

下为浅度昏迷,3分以下为深度昏迷。评估中应注意运动反应的刺激部位应以上肢为主,并以其最佳反应计分。

3. 伴随症状 意识障碍伴持续高热,先发热后意识障碍者见于重症感染疾病;先有意识障碍后有发热见于脑出血、蛛网膜下腔出血等。意识障碍伴抽搐见于癫痫持续状态、尿毒症、脑炎。意识障碍伴高血压见于高血压脑病、脑出血。意识障碍伴心动过缓见于房室传导阻滞、颅内高压等。意识障碍伴呼吸缓慢见于吗啡、巴比妥类药物、有机磷农药中毒。意识障碍伴瞳孔缩小见于吗啡类、巴比妥类、有机磷农药中毒。意识障碍伴瞳孔散大见于癫痫类、酒精、氰化物中毒及低血糖状态等。

4. 意识障碍进程 通过动态观察或 GCS 动态评分可了解意识障碍演变的进程。GCS 动态评分是将每日 GCS 三项记录值分别绘制成横向的三条曲线,曲线下降提示意识障碍程度加重,病情趋于恶化;反之,曲线上升,提示意识障碍的程度减轻,病情趋于好转。

5. 对功能性健康型态的影响 ①有无口腔炎、角膜炎、结膜炎、角膜溃疡、压疮等营养与代谢型态的改变;②有无肌肉萎缩、关节僵硬、肢体畸形所致活动与运动型态的改变;③有无排便、排尿失禁等排泄型态的改变;④有无亲属无能力照顾患者等角色与关系型态的改变。

相关链接

改进的昏迷恢复量表(coma recovery scale,CRS)

美国圣克拉拉山谷医学中心的 Stephanie 教授对 CRS-R 量表进行了介绍。该量表主要用于区分神经行为功能方面的细微差别,并监测意识的恢复情况。CRS-R 由 6 个子量表构成,涉及听觉、语言、视觉、交流、运动和觉醒水平,包括 23 项分层有序的评分标准,具有良好的效度、信度和诊断实用性,是严重脑损伤后意识评定的有效方法,既可以作为预后判断的预测指标、临床研究中得劲结果测量指标,也可以作为神经影像诊断学和电生理学有效性研究的参考。

四、相关护理诊断

1. **急性意识障碍** 与脑出血有关;与肝性脑病有关等。
2. **清理呼吸道无效** 与意识障碍所致咳嗽、吞咽减弱或消失有关。
3. **有外伤的危险** 与意识障碍所致躁动不安有关。
4. **有皮肤完整性受损的危险** 与意识障碍导致的自主运动消失有关;与意识障碍所致排便、排尿失禁有关。
5. **有感染的危险** 与意识障碍所致咳嗽、吞咽反射减弱或消失有关。
6. **有误吸的危险** 与意识障碍所致咳嗽、吞咽反射减弱或消失有关。
7. **完全性尿失禁** 与意识障碍所致排尿失控有关。
8. **排便失禁** 与意识障碍所致排便失控有关。

(李玉翠 刘蕾)

学习小结

本章从各种常见症状的临床表现、护理评估要点和护理诊断进行了详细阐述,学生通过本部分的学习,能够通过症状评估来收集临床健康资料,学会根据临床症状作出初步判断,并提出可能的护理诊断。

复习参考题

1. 某发热患者,体温最高时在 39℃ 以上,最低时为 37.7℃,每日体温波动为 2.0~2.5℃,评估该患者的热型?

2. 患者因咳嗽,痰中带血并伴低热、盗汗、胸闷、乏力,诊断为肺结核。该疾病的咳嗽、咳痰会有什么特点?

3. 肺源性呼吸困难分为哪几型? 特点是什么?

4. 不同程度脱水的临床表现?

5. 发绀的发生机制是什么?

6. 如何根据全身反应来估计出血量大小?

7. 便秘的常见原因有哪些?

8. 黄疸分为哪几种类型? 不同类型黄疸的临床表现的异同点?

9. 多尿、少尿和无尿的判断标准及原因?

10. 直立性低血压的发生原因?

11. 意识障碍的程度及临床表现。

第四章　身体评估

4

学习目标	
掌握	身体评估的基本方法；身体评估规范化操作方法及其注意事项；身体评估的内容。
熟悉	身体评估的正常值及其临床意义；体征及其临床意义。
了解	不同系统疾病身体评估的临床表现及其意义；结合患者的病史、临床表现初步推测病因，并根据相关实验室及辅助检查结果拟定护理方案，从而指导护理计划的制定与实施。

身体评估（physical assessment）是健康评估的重要组成部分，是评估者通过自身感觉器官或借助简单的辅助工具（如叩诊锤、听诊器、体温表等）对患者进行细致的观察和系统的检查，以了解其机体健康状况的一组最基本的检查方法。身体评估的基本方法包括：视诊、触诊、叩诊、听诊、嗅诊。要想全面、有序、重点、规范和正确地进行身体评估，既需要扎实的医学理论知识，也需要实践练习和丰富的临床经验。

身体评估时应注意：

1. 以患者为中心，关心、体贴患者，并注意患者隐私的保护。

2. 评估者应仪表端庄，举止大方，态度诚恳和蔼。

3. 评估患者时光线要适当，环境温暖、安静；动作轻柔规范，按照正确的操作程序，避免重复和遗漏，尽量减少患者的不舒适感。

4. 操作从生命体征和一般状态评估开始，身体评估按照头、颈、胸、腹、脊柱、四肢和神经系统的顺序进行，必要时对生殖器、肛门和直肠进行检查。

第一节　基本方法

一、视诊

视诊（inspection）是评估者通过视觉来观察患者全身或局部表现的评估方法。视诊能观察到全身一般状态和全身或局部的体征，如年龄、发育、营养、意识状态、面容、表情、体位、步态、瞳孔大小、胸廓和腹部外形等。多数情况下，视诊可通过评估者的眼睛直接进行观察，特殊部位（如鼓膜、眼底、胃肠黏膜等）则需用某些仪器（如耳镜、检眼镜、内镜等）来协助检查。

视诊适用范围很广，能提供重要的身体评估资料，有时仅通过视诊就可明确一些疾病的诊断。但视诊要求评估者要有丰富的医学知识和临床经验作基础，否则会出现视而不见的情况。疾病的临床征象复杂多变，只有通过深入、敏锐的观察，才能发现对确定诊断具有重要意义的临床征象。

二、触诊

触诊（palpation）是评估者通过手的感觉进行判断的一种评估方法。触诊的适用范围很广，可用于全身各部的检查，尤其是腹部检查。触诊还可以进一步发现视诊所不能确定的体征。

（一）触诊的方法

触诊分浅部触诊法和深部触诊法。

1. **浅部触诊法**　将一手轻轻放在被检查的部位，利用掌指关节和腕关节的协同动作，轻柔地进行滑动触摸。浅部触诊适用于体表浅在病变、关节、软组织、浅部的动脉、静脉、神经、阴囊和精索等的检查。浅部触诊一般不会引起患者疼痛，也不会引起肌肉紧张，因此更适用于被检者的腹部检查，如腹部有无压痛、抵抗感、搏动、包块和某些脏器肿大等。检查时，评估者五指并拢，以一手的手掌或指腹，系统有序地对整个腹部进行滑动触诊（图 4-1）。

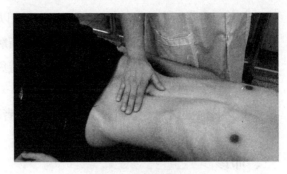

图 4-1　浅部触诊法

2. **深部触诊法**　深部触诊主要用于检查腹部脏器大小和腹部异常包块等病变。患者平卧，屈膝以松弛腹肌，并张口平静呼吸。评估者的手必须温暖，以一手或两手重叠，由浅入深，逐渐加压至腹部深部。检查肝脾脏时被检者亦可采取侧卧位，检查肾脏时可取坐位，检查腹部肿块时还可取肘膝位。根据触诊手法，可分为深部滑行触诊法、双手触诊法和深压触诊法等。

（1）深部滑行触诊法：以并拢的二、三、四指端逐渐压向腹腔的脏器或包块，并在表面做上下左右的滑动触摸（图 4-2A）。

（2）双手触诊法：左手置于被触脏器或包块的后部，将被触部位或脏器推向右手方向，右手进行滑动触摸。此法除可发挥固定作用外，同时又使被检查脏器或包块更接近体表（图 4-2B）。

（3）深压触诊法：以拇指或并拢的示指、中指逐渐深压，用以探测腹腔深在病变或确定腹腔压痛点，再检查反跳痛，即在深压的基础上迅速将手抬起，并询问是否感觉疼痛瞬间加剧或观察是否有痛苦表情（图 4-2C）。

（4）冲击触诊法：以三四个并拢的手指，取 70~90° 角，置于腹壁上相应的部位，作数次急速而较有力的冲击动作，在冲击时会出现腹腔内脏器在指端浮沉的感觉，检查时应避免用力过猛。此法一般仅用于大量腹水时肝脾的触诊。

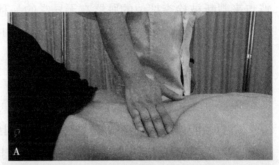
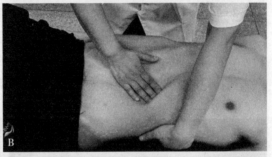
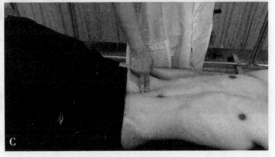

图 4-2　深部触诊法
A. 深部滑行触诊法　B. 双手触诊法　C. 深压触诊法

（二）触诊的注意事项

1. 触诊时手要温暖，动作应轻柔，检查前应向患者讲明检查目的和配合动作。评估者一般位于患者的右侧，面向患者，检查时随时观察患者的表情。而检查甲状腺和颈部淋巴结时，可位于患者的背面和对面。

2. 检查时，根据不同的检查目的，患者采取不同的体位。如腹部触诊时，患者一般采取仰卧位，低枕，双腿屈曲并略分开，尽量使腹壁肌肉松弛。检查脾、肾时还可采取侧卧位。对有呼吸困难的患者进行触诊时,可让患者取半卧位,以免平卧位使呼吸困难加重。

3. 触诊动作由浅入深,先从健侧开始,逐渐触及疑有病变处。

4. 检查下腹部时,嘱患者先排尿排便,以避免评估者将充盈的膀胱或肠腔内粪块误认作腹内肿块。

5. 触诊时要结合专业知识、临床经验及患者现有病史,为患者做出合理判断。

三、叩诊

叩诊(percussion)是通过手指叩击身体某部表面,使之震动而产生音响,根据震动和声响的特点来判断被检查部位的脏器有无异常的一种诊断方法。叩诊在胸、腹部检查中尤为重要。依据不同的叩诊部位,患者采取不同体位。如叩诊胸部时取坐位或卧位,叩诊腹部时取仰卧位。

(一) 叩诊的方法

根据叩诊手法的不同,分为直接叩诊法和间接叩诊法。

1. **直接叩诊法** 用右手并拢三至四指的指端或掌面直接拍击被检查的部位,借拍击或叩击所产生的声响和震动感来判断病变情况称直接叩诊法。

2. **间接叩诊法** 叩诊时左手中指第二指节紧贴于叩诊部位,其他手指稍微抬起,勿与体表接触。右手指自然弯曲,以中指指端叩击左手中指第二指骨的前端,叩击方向应与叩诊部位的体表垂直。叩诊时应以腕关节与掌指关节的活动为主,避免肘关节及肩关节参加运动。根据病情和评估需要,患者可取坐位(图 4-3A)或卧位(图 4-3B)。

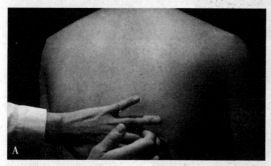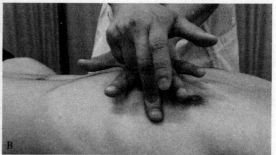

图 4-3　叩诊方法
A. 坐位叩诊　B. 卧位叩诊

(二) 叩诊音

被叩诊的组织或脏器因其密度、弹性、含气量以及体表距离的不同,叩击时所产生的反响即叩诊音亦不同。根据音响的频率、振幅及振动持续时间的不同,临床上将叩诊音分为清音、浊音、鼓音、实音、过清音 5 种。

1. **清音** 是一种频率约为 100~128 次 / 秒,振动持续时间较长的音响,是正常肺部的叩诊音。

2. **浊音** 是一种音调较高、音响较弱、振动持续时间较短的叩诊音。正常见于心肺、肝肺重叠处。病理情况下见于肺炎等。

3. **鼓音** 是一种和谐的乐音,如同击鼓声,与清音相比音响更强,振动持续时间也较长。

在叩击含有大量气体的空腔器官时出现。正常见于左前下胸的胃泡区及腹部。病理情况下见于肺内大空洞、气胸、气腹等。

4. 实音 音调较浊音更高、音响更弱、振动持续时间更短的叩诊音。正常见于无肺组织覆盖的心、肝所在处。病理情况下见于大量胸腔积液、肺实变等。

5. 过清音 介于鼓音与清音之间的音响。见于肺气肿等。

（三）叩诊的注意事项

1. 保持环境安静和适宜的温度,以防止噪音和低温引起的肌肉收缩干扰检查。

2. 叩诊时根据叩诊部位的不同,选择适当的叩诊方法和体位。嘱患者放松肌肉,充分暴露被检部位。叩诊时与对称的相应部位作对比,即使单侧有轻微异常,也易于发现。

3. 叩击动作要灵活、短促、富有弹性。每个部位叩诊时,每次只需连续叩击 2~3 下,不间断的连续叩击反而不利于对叩诊音的分辨。除注意辨别叩诊音外,还要注意指下震动感的差异。

4. 叩击力量应视具体情况而定。病灶小、位置表浅者宜取轻度叩诊法;被检部位范围较大或位置较深时,宜取中度叩诊法;当病灶范围大或位置深时,则需使用重度叩诊法。

四、听诊

听诊(auscultation)是用听诊器听取体内或有关部位所发出的声音,并判断其正常与否的一种诊断方法。它是临床诊断疾病的一项基本技能和重要手段,通常用于心、肺疾病的诊断。

（一）听诊的方法

1. 直接听诊法 将耳廓贴附于患者的体表进行听诊。目前此法已较少使用。

2. 间接听诊法 使用听诊器能阻隔环境中的噪声,并对身体器官运动所发出的声音,能起到放大作用。此法应用范围很广,除心、肺、腹外,还可听取血管音和皮下气肿音等。听诊器由耳件、体件及软硬管三部分组成。体件有两种类型:一种是钟型,适于听取低调声音;另一种是膜型,适于听取高调声音。

（二）听诊的注意事项

1. 听诊的环境要安静,室温要适宜。寒冷可引起肌束震颤,产生附加音,影响听诊效果。

2. 指导患者采取适当体位,充分暴露被检查部位,作好配合动作,如深呼吸等。

3. 听诊前应检查听诊器耳件方向是否正确,管腔是否通畅。

4. 放置听诊器体件时,以能与皮肤紧密接触为度,避免太紧或太松或与皮肤摩擦产生附加音。

5. 听诊时注意力要集中,听诊肺部时要摒除心音干扰,听诊心脏时要摒除呼吸音的干扰。

相关链接　　　　　早在古希腊的《希波克拉底文集》中,就记载了医生用耳贴近病人胸廓诊查心肺声音的诊断方法,这一方法称之为听诊。1816 年,法国医生雷奈克发明了听诊器以后,听诊器就被逐渐运用到临床疾病的

诊疗中。目前,听诊器已成为医生不可缺少的诊断器械,尤其在心肺疾病的诊治过程中,准确细致的听诊可为多种心肺疾病的诊断提供第一手的信息和重要的诊断依据。随着科技的发展,电子听诊器的出现为听诊器的发展带来了新的变革,它不但能够听诊患者,而且能够将听诊的声音通过蓝牙设备传送到医师的电脑中,并利用分析软件利用其综合数据和实现其他功能如体音录制、视频波纹监控、波纹分析对比等,以协助对体音数据进行管理、分析并用于诊断与共享。

五、嗅诊

嗅诊(olfactory examination)是以嗅觉判断发自患者的异常气味与疾病之间关系的方法。这些异常气味多来自皮肤、黏膜、呼吸道、胃肠道的呕吐物、排泄物、分泌物、脓液与血液等。嗅诊时用手将患者散发的气味扇向自己的鼻部,然后仔细判断气味的特点和性质。

常见的异常气味及其临床意义有:

1. **汗液味** 正常人的汗液无强烈刺激性气味。酸性汗味,常见于发热性疾病如风湿热患者;特殊的狐臭味见于腋臭患者;脚臭味见于脚癣合并感染患者。

2. **呼气味** 浓烈的酒味见于酒后;刺激性大蒜味见于有机磷中毒患者;烂苹果味见于糖尿病酮症酸中毒患者;氨味见于尿毒症者;腥臭味见于肝性脑病。

3. **呕吐物** 呕吐物呈酸臭味提示食物在胃内滞留时间过长,见于幽门梗阻患者,呕吐物出现粪臭味,见于下消化道梗阻患者。

4. **痰液味** 正常痰液无特殊气味。血腥味见于大量咯血患者,恶臭味提示厌氧菌感染。

5. **脓液味** 脓液恶臭提示有气性坏疽或厌氧菌感染的可能。

6. **粪便味** 腐败性粪臭味多因消化不良而引起;腥臭味见于痢疾患者。

7. **尿液味** 尿液出现浓烈的氨味见于膀胱炎,系尿液在膀胱内被细菌发酵所致。

第二节　一般状态评估

一般状态评估是对患者全身状况的概括性观察和判断,以评价病情的发生、发展和严重程度,对提出护理诊断具有重要的意义。一般状态评估的内容包括年龄、性别、生命体征(体温、脉搏、呼吸、血压)、发育和体型、意识状态、面容和表情、体位和步态、营养状态等。

一、年龄

年龄与疾病的发生和预后判断密切相关。年龄可通过交谈得知,但在意识障碍、死亡等特殊情况下可通过观察患者皮肤的弹性与光泽、毛发的颜色与分布、肌肉的紧张度、面部皮肤的皱纹及牙齿的状态等进行估计。评估中应注意:①某些疾病发生与年龄的关系,如佝偻病、麻疹多见于幼儿与儿童,结核病多见于青少年,冠心病、高血压多发生于中老年人,但要注意老年病年轻化的趋势;②某些疾病的预后与年龄的关系,青年患病后易康复,老年人则相对较慢;③药物的用量与种类的选择也与年龄有关,如小儿用药量通常是用千克体重计算,影响生长发育的药物不可用于青少年;④某些诊疗方法的选择,也需考虑年龄因素,如未婚女性不要选择阴道妇科检查;⑤疾病对机体的状态有一定的影响,也会影响评估者对患者年龄的判断。不同年龄阶段观察的侧重点不同,在儿童期主要观察其生长发育状况,青少年期主要观察其性征发育情况,成年后主要观察其老化现象的出现。

二、性别

性别也是个人特征性信息之一。男女以性征来区别,正常成年人性别特征很明显,不难判断。观察性别的顺序为服饰、装束、声音、毛发、脂肪分布、身材、第二性征及第一性征。

正常性征的发育与性激素有关。受雄激素作用,男性的睾丸与阴茎发育,腋毛多,阴毛呈菱形分布,声音低沉而洪亮,皮脂腺分泌多,易有痤疮;女性性征发育则受体内雌激素和雄激素影响,雌激素促使乳房、女阴、子宫与卵巢的发育,雄激素促使大阴唇、阴蒂的发育及腋毛与阴毛的生长。

有些疾病可影响性征,如库欣综合征可使女性患者男性化,肾上腺皮质肿瘤可使男性乳房女性化并出现第二性征的改变。性染色体异常可影响性征,如性染色体数目和结构异常所致的两性畸形。

三、生命体征

生命体征(vital signs)是标志生命活动存在与否及其质量的重要征象,是身体评估必查项目之一,其内容包括体温、脉搏、呼吸和血压。

(一)体温

用温度计测量人体温度,常用方法有口测法、腋测法和肛测法。

1. **口测法** 常用于神志清楚的成年人。儿童及神志不清者不宜测口温。优点为温度较可靠,缺点为存在交叉感染风险等(图 4-4A)。正常范围为 36.3~37.2℃。

2. **腋测法** 常用于神志清楚且配合的成年人或部分儿童。优点为方便、安全,不易发生交叉感染,但比体内温度稍低(图 4-4B)。正常范围为 36~37℃。

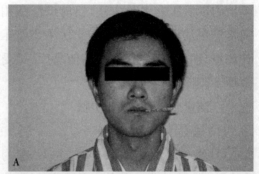
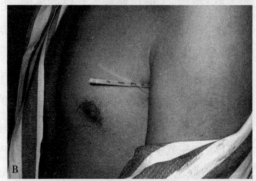
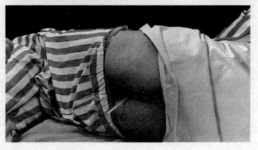

图 4-4 体温测量方法
A. 口测法　B. 腋测法　C. 肛测法

3. 肛测法 常用于婴幼儿及神志不清患者(图 4-4C)。正常范围为 36.5~37.7℃。

(二)脉搏

测量脉率时应选择表浅动脉,一般为桡动脉(图 4-5),也可选择颞浅动脉、颈动脉、肱动脉、股动脉、足背动脉。正常成人脉率为 60~100 次 / 分。

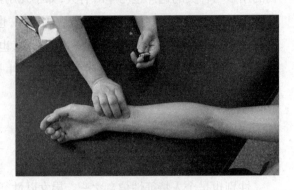

图 4-5 脉搏测量

(三)呼吸

患者取能反映自然呼吸频率的体位(如舒适的坐位等),评估者计时同时计数胸部起伏次数,至少计数 30 秒或 1 分钟。呼吸细弱不易察觉时,可用少许棉花纤维置于患者鼻孔前方,观察棉花纤维摆动次数。正常为 12~20 次 / 分。

(四)血压

测量血压有多种方法,目前广泛使用间接测量法即袖带加压法,此法采用血压计测量(图 4-6)。其优点是简便易行,但受多种因素影响。

1. 测量血压的方法和步骤

(1) 患者休息 5~10 分钟。

(2) 取仰卧位或坐位,被测上肢(一般为右上肢)裸露,上臂自然伸直并轻度外展,使肱动脉、血压计 0 点、右心房(坐位平第 4 肋软骨,平卧位平腋中线)在同一水平。

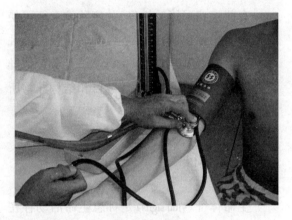

图 4-6 血压测量

(3) 打开血压计水银柱开关,使水银与"0"刻度平行。

(4) 袖带气囊部分对准肱动脉,袖带上的两条胶管置于肘窝肱动脉两侧,袖带贴于皮肤缚于上臂,松紧度合适(可插入一指),袖带下缘应距肘弯横纹上约 2~3cm。

(5) 医生先于肘窝处触到肱动脉搏动,再将听诊器体件置于肘窝处肱动脉上,轻压听诊器体件与皮肤密接,不可压得太重,更不可塞入袖带内。

(6) 向袖带内充气,边充气边听诊,待肱动脉搏动音消失,再将汞柱升高 20~30mmHg 后,开始缓慢放气,汞柱缓慢下降(约 2~3mm/s),两眼平视,根据听诊结果读出血压值。根据 Korotkoff 5 期法,首先听到的响亮拍击声(第 1 期)代表收缩压,随后为拍击声减弱和带有柔和吹风样杂音出现的第 2 期,在第 3 期,压力进一步降低,动脉血流量增加后,拍击声增强,杂音消失,然后音调突然变得沉闷为第 4 期,最终声音消失即达第 5 期。第 5 期的血压值即舒张压。对于妊娠妇女、严重贫血、甲状腺功能亢进、主动脉瓣关闭不全及 Korotkoff 音不消失者,可以第 4 期作为舒张压读数,或舒张压也可以同时记录两个数值,如血压 150/84~56mmHg。血压应至少测量 2 次,间隔 1~2 分钟;若两次的收缩压或舒张压读数相差 5mmHg 以上,应重新测量,以 3 次读数的平均值作为测量结果。解下袖带,向右侧倾斜血压计约45°,使水银进入血压计水银槽内后关闭开关,整理好气囊及袖带后放入血压计盒内,将气囊挂在盒内特制的钩卡上或右侧角处,不可随便放于盒内,以避免气囊上的铁器压碎水银柱的玻管,损坏血压计。

(7) 必要时测量下肢血压。测下肢血压的方法与测上肢血压基本相同,患者应采取俯卧位,选用较宽的袖带,束于腘窝上部3~4cm处,测量腘动脉的压力。

2. 血压标准 正常成人血压为90~139/60~89mmHg;双侧上肢血压正常相差 <10mmHg;下肢血压较上肢高约20~40mmHg。①高血压:至少3次非同日血压值达到或超过140/90mmHg,或仅舒张压或仅收缩压超过标准值,即可认为有高血压。如果仅收缩压超过标准值则称为单纯收缩期高血压。高血压绝大多数是原发性高血压,约5% 为继发性或症状性高血压;②低血压:血压低于90/60mmHg 称低血压,见于休克、心肌梗死、急性心脏压塞等;③双侧上肢血压差别显著:双上肢血压差别超过 10mmHg,多见于多发性大动脉炎或先天性动脉畸形等;④上、下肢血压差异常:如下肢血压低于上肢,见于主动脉瓣缩窄,胸、腹主动脉型大动脉炎等;⑤脉压改变:当脉压 >40mmHg,为脉压增大,见于甲状腺功能亢进,主动脉瓣关闭不全等;若脉压 <30mmHg,则为脉压减小,见于主动脉瓣狭窄,心包积液及严重心力衰竭患者。

四、发育与体型

(一) 发育

发育是机体从其生命开始到成熟的变化过程。发育是否正常通常以年龄、智力、体格成长状态(包括身高、体重及第二性征)之间的关系综合判断。发育正常者,年龄、体格状态、智力等方面均衡发展,第二性征与年龄相称。发育是否正常与遗传、种族、生活条件、体育锻炼和营养代谢等密切相关。

成人发育正常的判断标准为:①头部的长度为身高的 1/7~1/8 ;②胸围约等于身高一半;③双上肢水平展开,左右指尖距离基本与身高相等;④坐高约等于下肢长度。

临床上的异常发育与内分泌的改变密切相关。如生长激素分泌过多,可致体格异常高大,称为巨人症;反之,生长激素分泌过少,体格发育异常矮小,称垂体性侏儒症。甲状腺激素对生长发育也有重要影响,如小儿患甲状腺功能亢进症则使其体格发育超过正常同龄人;胎儿或新生儿患甲状腺功能减退症,则体格矮小,智力低下,称呆小病。肾上腺皮质功能亢进可导致向心性肥胖体型,称库欣综合征。营养不良、慢性消耗性疾病也可导致体格发育迟缓或停滞。

(二) 体型

体型指人躯体的形态,是身体各部发育的外观表现,包括肌肉、骨骼的生长和脂肪的分布状态等。成年人的体型有以下 3 种:

1. 正力型(匀称型) 身体各部分结构和比例适中,四肢、躯干匀称,腹上角接近90°。一般正常成人多为此型。

2. 超力型(矮胖型) 体格粗壮,颈、四肢短粗,肩宽平,胸围大,腹上角 >90°。见于矮胖的人。

3. 无力型(瘦长型) 身长肌瘦,颈、四肢、躯干细长,肩窄下垂,胸廓扁平,腹上角 <90°。见于瘦长者及慢性消耗性疾病的患者。

五、意识状态

意识状态是指人对周围环境和自身状态的认知与觉察能力,是大脑高级神经中枢功能活动的综合表现。意识活动主要包括认知、思维、情感、记忆和定向力5个方面。正常人意识清晰,反应敏捷,思维活动正常,语言表达准确、流畅,定向力正常,与周围环境能保持密切联系。凡影响大脑功能活动的疾病皆能引起不同程度的意识障碍。临床多通过与患者交谈来了解其思维、反应、情感以及对时间、地点、人物的定向与分析能力,并通过简单的计算、痛觉试验、对光反射、腱反射等判断其意识障碍的程度。根据意识障碍的程度可分为嗜睡、意识模糊、昏睡、昏迷和谵妄。

六、面容与表情

面容与表情可反映机体的状态。健康人表情自然,神态安怡。患病后由于病痛困扰,常常出现病态面容,可协助判断病情的严重程度。某些疾病会出现特征性面容与表情,对疾病的诊断有重要价值,常见典型面容与表情有:

1. **急性病容** 面色潮红、呼吸急促、表情痛苦、躁动不安、口唇疱疹等。常见于急性发热性疾病,如肺炎球菌性肺炎、疟疾、流行性脑脊髓膜炎等。

2. **慢性病容** 面色晦暗或苍白无华,表情忧郁,面容憔悴,目光黯淡。见于慢性疾病,如恶性肿瘤、结核病、肝硬化等。

3. **甲状腺功能亢进面容** 眼裂增宽、眼球突出、目光闪烁、兴奋不安、面容惊愕、烦躁易怒(图4-7A)。见于甲状腺功能亢进症。

4. **黏液性水肿面容** 颜面水肿苍白,睑厚面宽,目光呆滞,反应迟钝,眉毛、头发稀疏枯

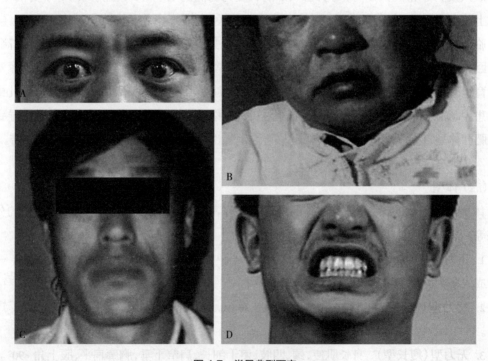

图4-7 常见典型面容

A. 甲状腺功能亢进面容　B. 二尖瓣面容　C. 肢端肥大症面容　D. 苦笑面容

黄。见于甲状腺功能减退症。

5. 二尖瓣面容 面色晦暗、双颊紫红、口唇发绀(图 4-7B)。见于风湿性心脏病二尖瓣狭窄。

6. 肢端肥大症面容 头颅增大,面部变长,下颌增大并向前突出,眉弓和颧骨过高,唇舌肥厚,耳、鼻增宽(图 4-7C)。见于肢端肥大症。

7. 满月面容 面圆如满月,皮肤发红,有痤疮和胡须生长,眉毛粗浓。见于库欣综合征及长期服用糖皮质激素的患者。

8. 苦笑面容 张口困难、牙关紧闭、面部表情收缩、蹙眉、口角缩向外下方(图 4-7D)。常见于破伤风患者。

9. 贫血面容 面色苍白,毛发枯黄,唇舌淡白,精神倦怠。见于各种原因所致贫血。

10. 肝病面容 面色晦暗、无光泽、面颊瘦削,额部、鼻背、双颊有褐色色素沉着。见于慢性肝病患者。

11. 伤寒面容 表情淡漠,反应迟钝,呈无欲貌。见于伤寒、脑炎等高热衰弱患者。

12. 病危面容 面肌瘦削,面色苍白或铅灰,表情淡漠,目光晦暗,眼球凹陷,鼻骨峭耸。见于严重休克、脱水、大出血、急性腹膜炎等患者。

七、体位与步态

(一) 体位

体位是指患者身体所处的状态。某些疾病导致患者出现特殊体位,对疾病的诊断具有一定的意义。常见体位如下:

1. 自主体位 身体活动自如,不受限制。见于正常人、轻症和疾病早期患者。

2. 被动体位 自己不能调整或变换身体的位置。见于极度衰弱、瘫痪或意识丧失患者。

3. 强迫体位 患者为减轻疾病所致痛苦而被迫采取的某种特殊的体位,临床常见的强迫体位可分为:

(1) 强迫仰卧位:为了减轻腹部肌肉的紧张,患者仰卧、双腿屈曲。见于急性腹膜炎、胸腹部手术、介入手术等患者。

(2) 强迫侧卧位:有胸膜疾病的患者多取患侧卧位,例如胸腔积液的患者采取患侧卧位以利于健侧肺组织代偿呼吸,从而缓解呼吸困难。

(3) 强迫俯卧位:可减轻脊背肌肉的紧张程度。见于脊柱疾病、腰背部手术等。

(4) 强迫坐位(端坐呼吸):患者端坐,以两手撑住膝部或扶持床边。该体位有利于膈肌下降,便于胸廓扩张及辅助呼吸肌参与呼吸运动,增加肺通气量,同时减少回心血量和减轻心脏负荷。见于心、肺功能不全患者。

(5) 强迫蹲位:患者在行走或活动过程中,因呼吸困难或心悸而停止活动并采用蹲踞位或胸膝位以缓解症状。见于先天性心脏病患儿。

(6) 辗转体位:患者腹痛发作,坐卧不安,辗转反侧。常见于胆石症、肾绞痛和胆道蛔虫症等。

(7) 角弓反张位:由于患者颈及背部肌肉强直,出现头向后仰、胸腹前凸、背过伸、躯干呈弓形。主要见于破伤风、脑炎及小儿脑膜炎等。

(二) 步态

步态是指走路时所表现的姿态。健康人的步态因年龄、健康状况和所受训练的影响而所不同，如小儿喜急行或小跑，青壮年常矫健灵敏，老年人因肌肉乏力则为小步慢行，以上均为正常步态。当患某些疾病时可导致步态发生改变，并具有一定的特征，对一些疾病的诊断有重要价值。常见的典型异常步态有：

1. **蹒跚步态**　走路时身体左右摇摆形似鸭步。见于佝偻病、大骨节病、进行性肌营养不良症、先天性双侧髋关节脱位等患者。

2. **醉酒步态**　行走时躯干重心不稳，步态紊乱不准确，不能直线走路，步态如醉酒状。见于小脑病变、酒精中毒或巴比妥中毒等患者。

3. **共济失调步态**　患者走路不稳，双目向下注视，两脚间距很宽，以防身体倾斜，起步时一脚高抬，骤然垂落，闭目时则不能保持平衡。见于小脑及脊髓病变等的患者。

4. **慌张步态**　起步后碎步急速行走，身体前倾，有难以止步之势，双上肢缺乏摆动动作（图 4-8A）。见于帕金森患者。

5. **剪刀步态**　由于双下肢肌张力增高，尤以伸肌和内收肌张力增高明显，移步时下肢内收过度，两腿交叉呈剪刀状（图 4-8B）。见于脑性瘫痪与截瘫患者。

6. **跨阈步态**　由于踝部肌腱、肌肉松弛，患足下垂，行走时必须抬高下肢才能起步（图 4-8C）。见于腓总神经麻痹患者。

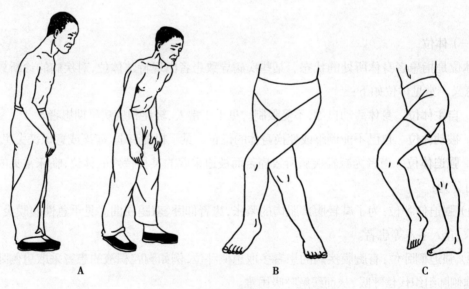

图 4-8　异常步态
A. 慌张步态　B. 剪刀步态　C. 跨阈步态

7. **间歇性跛行**　行走过程中，因下肢突发性酸痛软弱无力，患者被迫停止行走，需休息片刻后才能继续行进。见于血栓闭塞性脉管炎患者。

八、营养状态

营养状态是指与营养摄取相关的健康状况。是评估个体健康和疾病程度的指标之一。营养状态与食物的摄入、消化吸收及代谢等因素有关。

(一) 营养状态的评估

评估营养状态除了根据皮肤弹性,黏膜颜色,指甲、毛发的光泽,皮下脂肪及肌肉发育状况以及肋间隙和锁骨上窝凹陷程度等进行判断外,还需要对某些体格指标进行测量。常用的测量指标有以下 3 个:

1. 身高和体重 是评估营养状态最常用的指标。标准体重(kg)=[身高(cm)−100]×0.9(男性)或 [身高(cm)−100]×0.85(女性)。一般认为体重在标准体重 ±10% 的范围内为正常。

2. 体质指数(body mass index,BMI) 由于体重受身高的影响较大,目前常用体重指数(BMI)来衡量体重是否正常。计算方法为 BMI= 体重(kg)/ 身高(m²)。我国正常的 BMI 范围为18.5~23.9,BMI≥24~27.9 为超重,BMI≥28 为肥胖。

3. 皮褶厚度测量 皮下脂肪厚度直接反映体内脂肪量,与营养状况关系密切,是评估营养状况的重要指标之一。临床上常用重量压力为 $10g/mm^2$ 的皮褶厚度计测量皮下脂肪厚度来估计脂肪贮积情况。以肱三头肌皮褶厚度的测量最常用。具体方法是:患者直立,手臂自然放松下垂,掌心对着大腿侧面;评估者站在患者背后,以拇指和示指在肩峰与鹰嘴连线中点上方2cm 处将皮肤连同皮下脂肪捏起呈皮褶,捏起时两指尖距离为3cm,捏起处两边的皮肤需对称,应避免捏起肌肉、肌腱,然后用皮褶厚度计进行测量,在夹住后 3 秒内读数,重复 3 次取其平均值。正常参考值为男性(13.1±6.6)mm,女性(21.5±6.9)mm。

(二) 营养状况的分度

1. 良好 皮肤黏膜红润,肌肉发达结实,皮下脂肪丰满有弹性,毛发指甲有光泽,肋间隙、锁骨上窝深浅适中,肩胛部、股部肌肉丰满。体重指数在正常范围内或略高于正常。

2. 不良 皮肤黏膜干燥,皮下脂肪菲薄,肌肉松弛无力,毛发稀疏无光泽,指甲粗糙,肋间隙、锁骨上窝凹陷,肩胛骨和髂骨嵴崤突出,体重指数明显低于正常范围。

3. 中等 介于上述两者之间。

(三) 异常营养状态

1. 营养不良 主要由于食物摄入不足、吸收不良或消耗过多等因素引起。可分为原发性和继发性。前者由食物摄入不足引起;后者由各种疾病引起。BMI<18.5 或体重低于标准体重10% 称消瘦,极度消瘦称恶病质。引起营养不良的原因有:①进食障碍或不足:口腔或食管疾病可引起进食、吞咽困难,神经性厌食症或精神障碍可致进食不足;②消化吸收障碍:见于各种胃肠疾病,如慢性腹泻、小肠吸收不良综合征、慢性胰腺炎、胃肠手术后等;③消耗加速:甲状腺功能亢进症、糖尿病、恶性肿瘤、感染等疾病引起脂肪、蛋白质、糖消耗过多。

2. 肥胖 实际体重超过标准体重20%,BMI≥24 为肥胖。肥胖的原因主要是由于摄食过多,摄入量超过消耗量。此外,内分泌、遗传、生活方式与运动、精神因素等皆有影响。肥胖可分为单纯性肥胖和继发性肥胖。单纯性肥胖,全身脂肪分布较均匀,并以腹壁、臀部、胸部较为明显,无异常感觉,常有一定遗传倾向,无内分泌、代谢系统功能或器质性异常,一般无病理意义;继发性肥胖,为某些内分泌疾病引起,如肾上腺皮质功能亢进症患者的向心性肥胖。另外甲状腺功能减退、胰岛素瘤等均可引起特征性肥胖。

九、相关护理诊断

护理诊断 (nursing diagnosis)，是关于个人、家庭或社区对现存的或潜在的健康问题以及生命过程的反应的一种临床判断，是护士为达到预期结果选择护理措施的基础。

1. **体温过高：T 39℃**　与肺内感染有关。
2. **体温过低：T 35℃**　与使用麻醉剂有关。
3. **急性意识障碍：昏迷**　与肝性脑病有关。
4. **慢性意识障碍：昏迷**　与脑血管疾病有关。
5. **有急性意识障碍的危险**　与血氨升高有关。
6. **活动无耐力：贫血面容 / 慢性病面容**　与慢性消耗性疾病有关。
7. **有活动无耐力的危险**　与慢性消耗性疾病有关。
8. **移动能力障碍：被动体位**　与偏瘫所致躯体活动受限有关。
9. **行走障碍：偏瘫步态**　与脑血管疾病所致下肢肌力减退有关。
10. **营养失调：①低于机体需要量**　体重下降低于标准体重 10% 以上或 BMI<18.5，与机体消耗增加、摄入减少有关；**②高于机体需要量**　体重增加高于标准体重 20% 以上或 BMI≥28，与机体进食增多、运动减少有关。
11. **有营养失调的危险：高于机体需要量**　与遗传有关；与不良生活习惯有关。

第三节　皮肤、浅表淋巴结评估

一、皮肤

皮肤指身体表面包在肌肉外面的组织，是人体最大的器官，主要承担着保护身体、排汗、感觉冷热和压力的功能。通常采用视诊的方法来评估皮肤状态，必要时运用触诊的方法。检查内容包括：皮肤的颜色、湿度、弹性、有无皮疹、皮下出血、蜘蛛痣、肝掌、水肿、瘢痕、毛发等。

（一）颜色

皮肤颜色与种族、毛细血管分布、血液的充盈度、色素含量、皮下脂肪厚薄等有关。皮肤颜色改变包括苍白、发红、发绀、黄疸、色素沉着、色素脱失等。颜色宜在自然光线下观察。

（二）湿度

湿度与汗腺分泌汗液多少有关，分正常、湿润、干燥。

（三）弹性

皮肤弹性与年龄、营养状态、皮下脂肪及组织间隙所含液体量有关。检查弹性时常选手背或上臂内侧部位,用示指和拇指将皮肤捏起(图4-9),正常人松手后皱褶迅速平复,弹性减退时皱褶平复缓慢。现经过研究和比较,认为应以上臂内侧皮肤为准,检查方法是:评估者以左手握住患者右腕,将其上臂轻度外展,右手拇指与示指捏起患者上臂内侧肘上3~4cm处皮肤,片刻后松手,观察皮肤皱褶平复的情况。

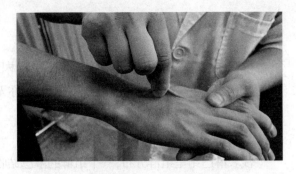

图4-9 皮肤弹性检查

(四)皮疹

正常人通常无皮疹。若出现皮疹,应详细观察并记录其出现与消失的时间、发展顺序、分布部位、形态大小、颜色、压之是否褪色、平坦或隆起、有无瘙痒及脱屑等。常见皮疹有斑疹、玫瑰疹、丘疹、斑丘疹、荨麻疹等。

(五)皮下出血

根据直径大小及伴随情况可将皮下出血分为:小于2mm称为瘀点,压之不褪色,不突出皮肤,而小红痣突出皮肤,皮疹压之褪色;3~5mm称为紫癜;大于5mm称为瘀斑;片状出血伴皮肤显著隆起为血肿。

(六)蜘蛛痣与肝掌

蜘蛛痣是皮肤小动脉末端分支性扩张所形成的血管痣,形似蜘蛛,多出现在面、颈、手背、上臂、前臂、前胸和肩部等上腔静脉分布的区域内。以针尖或以火柴杆压迫蜘蛛痣中心,其辐射状小血管网即褪色,去除压力后又复出现。肝掌是手掌大、小鱼际处发红,加压后褪色。

(七)水肿

通常以视诊和触诊结合的方法来检查机体有无水肿,检查部位常为眼睑、眶下、踝部或胫骨前等。以手指加压组织后,受压组织发生凹陷,称凹陷性水肿。黏液性水肿及象皮肿组织明显肿胀,但指压后并无组织凹陷,称非凹陷性水肿。水肿分轻、中、重三度。

轻度:水肿仅见于眼睑、眶下软组织,胫骨前及踝部皮下组织,指压后组织轻度凹陷,平复较快。

中度:全身疏松组织均可见明显水肿,指压后组织凹陷较深,平复缓慢。

重度:全身组织严重水肿,身体低垂部位皮肤紧张发亮,甚至有液体渗出,可伴有各类浆膜腔积液,外阴部亦可见明显水肿。

(八)瘢痕

观察外伤、感染、手术后在皮肤所遗留的皮肤瘢痕,并记录其部位及大小。

(九)皮下结节

无论结节大小均应触诊检查,注意其大小、硬度、部位、活动度及有无压痛等。

二、浅表淋巴结

淋巴结分布全身,一般只能检查各部浅表淋巴结。正常情况下,淋巴结直径多在 0.2~0.5cm 之间,质地柔软,表面光滑,无粘连,不易触及,亦无压痛。

(一) 浅表淋巴结的分布

浅表淋巴结呈组群分布,一个组群的淋巴结收集一定区域的淋巴液(图 4-10)。

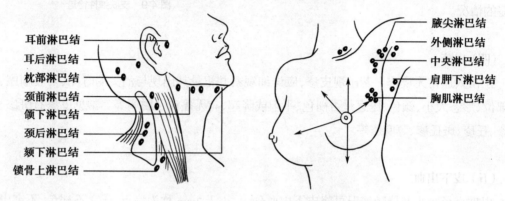

图 4-10　浅表淋巴结分布示意图

1. **耳前淋巴结**　位于耳屏前方。
2. **耳后淋巴结**　位于耳后乳突表面、胸锁乳突肌止点处,亦称为乳突淋巴结。
3. **枕部淋巴结**　位于枕部皮下,斜方肌起点与胸锁乳突肌止点之间。
4. **颌下淋巴结**　位于颌下腺附近,在下颌角与颏部之中间部位。
5. **颏下淋巴结**　位于颏下三角内,下颌舌骨肌表面,两侧下颌骨前端中点后方。
6. **颈前淋巴结**　位于胸锁乳突肌表面及下颌角处。
7. **颈后淋巴结**　位于斜方肌前缘。
8. **锁骨上淋巴结**　位于锁骨与胸锁乳突肌形成的夹角处。
9. **腋窝淋巴结**　是上肢最大的淋巴结组群,可分为五群:①腋尖淋巴结群:位于腋窝顶部;②中央淋巴结群:位于腋窝内侧壁近肋骨及前锯肌处;③胸肌淋巴结群:位于胸大肌下缘深部;④肩胛下淋巴结群:位于腋窝后皱襞深部;⑤外侧淋巴结群:位于腋窝外侧壁。
10. **滑车上淋巴结**　位于上臂内侧,内上髁上方 3-4cm 处,肱二头肌与肱三头肌之间的间沟内。
11. **腹股沟淋巴结**　位于腹股沟韧带下方股三角内。
12. **腘窝淋巴结**　位于小隐静脉和腘静脉的汇合处。

(二) 检查顺序

应按一定的顺序检查淋巴结,以免遗漏。顺序为:耳前、耳后、枕部、颌下、颏下、颈前、颈后、锁骨上、腋窝(尖群、中央群、胸肌群、肩胛下群、外侧群)、滑车上、腹股沟(上群、下群)、腘窝。

(三) 检查内容

发现淋巴结肿大时,应注意其部位、大小、数目、硬度、压痛、活动度、有无粘连、局部皮肤有无红肿、瘢痕、瘘管等。

(四) 检查方法

患者取坐位或仰卧位,评估者面向患者,取坐位或立位(患者仰卧位时评估者站其右侧)。使用手指滑动触诊的方法由浅入深触摸感觉皮下淋巴结是否肿大,这里所说的滑动是指腹按压的皮肤与皮下组织之间的滑动,滑动的方式应取相互垂直的多个方向或转动式滑动(图4-11)。检查时要使被检查部位的皮肤及皮下组织松弛。

检查耳前、耳后淋巴结时,站在患者前面或背后,双手同时滑动触诊。

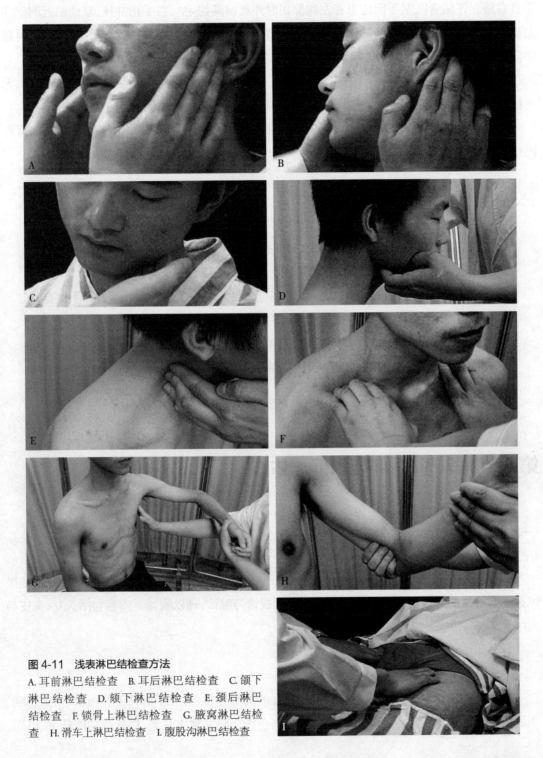

图4-11 浅表淋巴结检查方法
A.耳前淋巴结检查 B.耳后淋巴结检查 C.颌下淋巴结检查 D.颏下淋巴结检查 E.颈后淋巴结检查 F.锁骨上淋巴结检查 G.腋窝淋巴结检查 H.滑车上淋巴结检查 I.腹股沟淋巴结检查

检查颌下及颏下淋巴结时，患者头部稍前倾或偏向被检查侧，评估者站在患者前面，以一手固定头部，另一手指(四指并拢)伸入颌下进行滑动触诊，将淋巴结压向下颌骨的内侧面。

检查颈部淋巴结时，可站在患者前面或背后，嘱患者头稍低或稍偏向检查侧，使皮肤或肌肉松弛，便于触诊。可双手同时触诊，也可单手触诊。手指紧贴检查部位，由浅入深进行滑动触诊。

检查锁骨上淋巴结时，患者头部稍向前屈，用双手进行触诊，左手触右侧，右手触左侧，由浅部逐渐触摸至锁骨后深部。

检查腋窝淋巴结时，评估者面对患者，一般先检查左侧，后检查右侧，以右手查左腋，以左手查右腋。评估者以左手握住患者左腕部屈肘外展抬高约45°，右手指并拢，掌面贴近胸壁向上逐渐达腋窝顶部进行滑动触诊，依次触诊腋窝淋巴结尖群、中尖群、胸肌群、肩胛下群，再翻掌向外，并将外展的上臂下垂，触诊腋窝淋巴结外侧群。同法检查右侧。

检查滑车上淋巴结时，一手扶托患者腕部，屈肘90°，另一手小指抵肱骨小突，以示、中、无名指并拢在肱二头肌与肱三头肌肌间沟纵行横行触摸，右手检查左侧，左手检查右侧。

检查腹股沟和腘窝淋巴结时，患者仰卧位，下肢屈曲，触摸腹股沟上群、下群和腘窝淋巴结。

三、相关护理诊断

1. **皮肤完整性受损:压疮** 与长期卧床有关。
2. **有皮肤完整性受损的危险** 与心功能不全导致下肢水肿有关。
3. **体液不足:皮肤弹性减退** 与腹泻有关;与慢性消耗性疾病所致严重营养不良有关。
4. **体液过多:全身水肿** 与右心功能不全所致体循环淤血有关。
5. **有体液不足的危险:皮肤弹性减退** 与高热所致体液丢失过多有关。
6. **有体液失衡的危险:皮肤弹性减退** 与频繁呕吐有关。

第四节 头部、面部与颈部评估

一、头部

头部及器官是人体最重要的外形特征之一，是评估者最先和最容易见到的部分，常能提供很多有价值的评估资料。评估的方法主要为视诊与触诊，辅以嗅诊。内容包括头发、头皮与头颅。

(一) 头发和头皮

头发评估应注意头发的颜色、疏密度、脱发的类型与特点，并了解其卫生习惯、生活态度、生活质量和新陈代谢等。正常人头发干净且有色泽。脱发常由衰老、甲状腺功能低下、斑秃、放射治疗和抗癌药物治疗等引起。头皮的评估需双手分开头发,观察颜色、头皮屑、头癣、疖痈、外伤、血肿、压痛与瘢痕等。

(二)头颅

1. 头颅大小与外形 头颅的大小以头围来衡量,测量时以软尺自眉间绕到颅后通过枕骨粗隆。新生儿头围约 34cm,以后逐渐增加,18 岁后头围平均达 53cm 或以上。

头颅的大小异常或畸形有:①小颅:小儿囟门多在 12~18 个月内闭合,如过早闭合可形成小头畸形,同时伴有智力发育障碍。②巨颅(macrocephalus):头颅增大呈圆形,头皮静脉怒张,对比之下颜面很小。由于颅内压增高,压迫眼球,形成双目下视,巩膜外露的特殊表情,称落日现象,见于脑积水。③方颅(caput quadratum):前额左右突出,头顶平坦呈方形,见于小儿佝偻病或先天性梅毒。④长颅:自颅顶至下颌部的长度明显增大,见于马方综合征及肢端肥大症。

2. 头部的运动异常 头部活动受限,见于颈椎疾患;头部不随意地颤动,见于震颤麻痹;与颈动脉搏动一致的点头运动,称 Musset 征,见于严重主动脉瓣关闭不全。

二、面部

颜面为头部前面不被头发遮盖的部分,评估器官包括眼、耳、鼻、口。

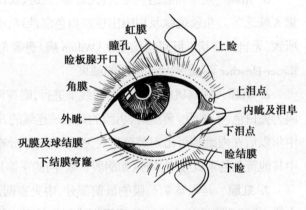

图 4-12 眼的外部结构

(一)眼

眼的外部结构见图 4-12。

1. 眉毛 有无过于稀疏或脱落,尤应注意外 1/3 的变化,如外 1/3 的眉毛过分稀疏或脱落,见于黏液性水肿患者。

2. 眼睑 有无睑内翻、下垂、闭合障碍及水肿,有无包块、倒睫等。双侧睑下垂见于重症肌无力、先天性上睑下垂;单侧上睑下垂见于动眼神经麻痹。双侧眼睑闭合障碍可见于甲状腺功能亢进症;单侧闭合障碍见于面神经麻痹。眼睑水肿常见肾炎、营养不良、血管神经性水肿等。

3. 结膜 检查下睑结膜较简便,嘱患者向上看,评估者用拇指将下眼睑向下一拉,即可暴露下睑结膜(图 4-13A)。检查上睑结膜时须翻转眼睑,右手检查左眼,左手检查右眼。翻转眼睑要领为:嘱患者往下看,用示指和拇指捏住上睑中外 1/3交界处的边缘(不可碰睫毛),轻轻向前下方牵拉,然后示指向下压迫睑板上缘,并

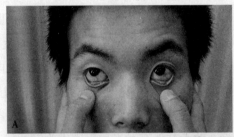

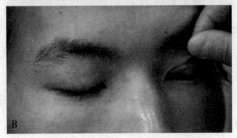

图 4-13 结膜检查
A. 下睑结膜检查 B. 上睑结膜检查

与拇指配合将睑缘向上捻转,即可将眼睑翻开(图 4-13B)。观察有无充血、苍白、出血点、颗粒及滤泡。提起上眼睑皮肤,使眼睑翻转复原。注意动作要轻巧、柔和,以免引起患者的痛苦和流泪。结膜苍白见于贫血;结膜发红见于结膜炎、角膜炎;颗粒与滤泡见于沙眼;结膜散在的出血点,见于感染性心内膜炎,如伴充血、分泌物,见于急性结膜炎。

4. **眼球**　检查眼球运动时,置目标物(棉签或手指)于患者眼前 30~40cm 处,嘱患者固定头部,眼球随目标按左→左上→左下,右→右上→右下 6 个方向的顺序移动(图 4-14)。每个方向的运动,都要从中位开始(即两眼平视前方),不能将各方向连起来画圆圈。观察有无斜视、复视或震颤等。当支配眼球运动的动眼神经、滑车神经、展神经麻痹时,可出现眼球运动障碍伴复视。

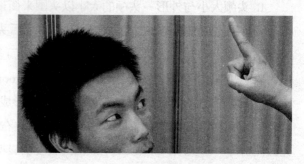

图 4-14　眼球运动检查

检查有无眼球震颤时,嘱患者眼球随评估者手指所示方向(水平或垂直)运动数次,观察是否出现震颤。眼球震颤常见于耳源性眩晕、小脑疾患等。

5. **角膜**　观察角膜透明度,有无云翳、白斑、软化、溃疡及新生血管等。角膜软化见于维生素 A 缺乏等。角膜边缘及周围出现灰白色混浊环,多见于老年人,称为老年环,是类脂质沉着所致,无自觉症状。肝豆状核变性(Wilson 病)患者角膜边缘出现黄色或棕褐色的色素环,称为 Kayser-Fleischer 环,是铜代谢障碍的结果。

6. **巩膜**　观察巩膜应在自然光线下进行,眼球向上、向下看,更利于巩膜的观察。正常巩膜为瓷白色,不透明。黄疸时,巩膜的黄染是连续的,近角膜巩膜交界处较轻,越远离角膜越黄。中年以后在内眦部可出现黄色斑块,呈不均匀性分布,为脂肪沉着所致,应与黄疸鉴别。血液中其他黄色色素成分增多时(如胡萝卜素、阿的平等),也可引起皮肤黄染,但一般巩膜不黄染。

7. **虹膜**　是眼球葡萄膜的最前部分,中央有圆形孔洞即瞳孔,虹膜内有瞳孔括约肌与扩大肌,能调节瞳孔的大小。纹理模糊或消失见于虹膜炎症、水肿和萎缩。形态异常或有裂孔,见于虹膜后粘连、外伤等。

8. **瞳孔**　是虹膜中央小孔,直径 3~4mm,圆形,两侧等大,对光反射灵敏。检查时注意形态、大小、位置、双侧是否等大等圆、对光及集合反射等。

(1) 瞳孔的形状与大小改变:青光眼或眼内肿瘤时可呈椭圆形;虹膜粘连时形状可不规则。病理情况下,瞳孔缩小见于虹膜炎症,有机磷类农药等中毒,毛果芸香碱、吗啡、氯丙嗪等药物反应。瞳孔扩大见于外伤、颈交感神经刺激、青光眼、视神经萎缩、阿托品、可卡因等药物影响。双侧瞳孔散大并伴有对光反射消失为濒死状态的表现。一侧颈交感神经麻痹,产生 Horner 综合征,出现同侧瞳孔缩小,眼睑下垂和眼球下陷,面部无汗。双侧瞳孔大小不等常提示有颅内病变,如脑外伤、脑肿瘤、脑疝等。如双侧瞳孔不等且伴有对光反射减弱或消失以及神志不清,往往是中脑功能损害的表现。

(2) 对光反射(light reflex):直接对光反射,通常用手电筒直接照射瞳孔并观察其动态反应。正常人,当眼受到光线刺激后瞳孔立即缩小,移开光源后瞳孔迅速复原(图 4-15A)。间接对光反射是指光线照射一眼时,另一眼瞳孔立即缩小,移开光线,瞳孔扩大。检查间接对光反射时,应以一手挡住光线,以免该眼因受照射而形成直接对光反射(图 4-15B)。检查结果可记为灵敏、

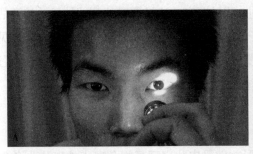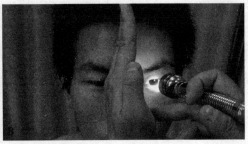

图 4-15 瞳孔对光反射
A.直接对光反射　B.间接对光反射

迟钝、消失。瞳孔对光反射传导通路为视网膜→视神经→视交叉→视束→中脑顶盖前区→动眼神经副核→动眼神经→睫状神经→瞳孔括约肌。光反射传导通路任何一处损害均可导致光反射减弱或消失。直接与间接对光反射均消失,见于视神经病变(传入障碍);直接反射消失,间接反射存在,见于患侧动眼神经损伤(传出障碍)。两侧瞳孔对光反射迟钝或消失,见于昏迷患者。

(3) 集合反射(convergence reflex):嘱患者注视 1 米以外的目标(通常是评估者用示指竖立),然后将目标逐渐移近眼球(距眼球约 5~10cm),正常时可见双眼内聚,瞳孔缩小,称为集合反射。集合反射消失常见于动眼神经功能损害,睫状肌和双眼内直肌麻痹。

问题与思考　患者女性,56 岁,因头痛、右眼视力下降就诊。身体评估的结果:右眼视力眼前数指,右眼睑下垂,右眼球向内、向上、向下运动受限,手电照射右侧瞳孔,直接和间接对光反射均迟钝,右眼集合反射减弱。头部 CT 和 MRI 显示颅内肿瘤。

试分析患者为何出现上述表现? 肿瘤的位置应该在哪个部位?

该患者的主要护理诊断 / 问题是什么?

(二) 耳

1. **外耳**　注意耳廓的外形,有无畸形、外伤瘢痕、红肿、瘘口、痛风结节、牵拉痛和触痛、外耳道有无溢液等。如有黄色液体流出并有痒痛者为外耳道炎。外耳道内有局部红肿疼痛,并有耳廓牵拉痛则为疖肿。有脓液流出并有全身症状,应考虑急性中耳炎。有血液或脑脊液流出则应考虑到颅底骨折。对耳鸣患者则应注意是否存在外耳道瘢痕狭窄、耵聍或异物堵塞。

2. **中耳**　观察鼓膜是否穿孔,注意穿孔位置,如有溢脓并有恶臭,可能为胆脂瘤。

3. **乳突**　以拇指按压乳突以检查有无压痛(图 4-16)。乳突炎,可发现耳廓后方皮肤有红肿,乳突有明显压痛。

4. **听力**　粗测听力的方法为:在静室内嘱患者闭目坐于椅子上,用手指堵塞一侧耳道,评估者持手表或以拇指与示指相互摩擦,自 1 米

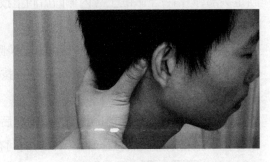

图 4-16 乳突压痛检查

以外逐渐移近患者耳部,直到患者听到声音为止,测量距离。比较两耳的测试结果并与评估者(正常人)的听力进行对照。正常者一般在约1米处即可听到机械表与捻指声。听力减退见于耳道有耵聍或异物、听神经损害、局部或全身血管硬化、中耳炎、耳硬化等。粗测发现听力减退,则应进行精确的听力测试和其他相应的专科检查。

(三) 鼻

1. **鼻的外形** 注意鼻部皮肤颜色和鼻外形。鼻梁皮肤出现黑褐色斑点或斑片为色素沉着,见于黑热病、慢性肝脏疾患等。鼻梁部皮肤出现红色斑块,病损处高起皮面并向两侧面颊部扩展,见于系统性红斑狼疮。鼻尖和鼻翼发红,并有毛细血管扩张和组织肥厚,见于酒渣鼻。鼻腔完全堵塞、外界变形、鼻梁宽平如蛙状,称为蛙状鼻,见于肥大的鼻息肉患者。鞍鼻见于鼻骨骨折、鼻骨发育不良。鼻翼扇动表现为吸气时鼻孔张大,呼气时鼻孔回缩,见于伴有呼吸困难的高热性疾病(如大叶性肺炎)、支气管哮喘和心源性哮喘发作时。

2. **鼻中隔、鼻腔黏膜** 评估者以拇指置于鼻尖,其他手指置于额部,拇指上推鼻尖即可观察鼻中隔、鼻腔及黏膜(图4-17)。如鼻中隔明显偏向一侧,并产生呼吸障碍,称为鼻中隔偏曲。用小型手电筒照射一侧鼻孔,可见对侧有亮光透入为鼻中隔穿孔,多由鼻腔慢性炎症、外伤等引起。急性鼻黏膜肿胀伴有鼻塞和流涕,见于急性鼻炎。慢性鼻黏膜肿胀多为黏膜组织肥厚,见于各种慢性鼻炎。鼻黏膜萎缩、鼻腔分泌物减少、鼻甲缩小、鼻腔宽大、嗅觉减退或丧失,见于慢性萎缩性鼻炎。单侧鼻出血,见于外伤、鼻腔感染、局部血管损伤、鼻咽癌等。双侧出血则多由全身性疾病引起。鼻腔清稀无色的分泌物为卡他性炎症,黏稠发黄或发绿的分泌物为鼻或鼻窦的化脓性炎症所引起。

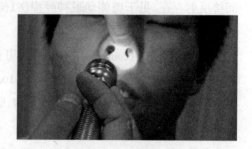

图4-17 鼻腔检查

3. **鼻窦**(paranasal sinus) 鼻窦有四对,主要检查有无压痛。蝶窦因解剖位置较深,无法在体表进行检查。

(1) 额窦:一手扶持患者枕部,用另一手拇指或示指置于眼眶上缘内侧,用力向后向上按压,或双手固定头部,拇指置于眼眶上缘内侧向后向上按压(图4-18A),询问有无压痛,两侧有无区别。

(2) 筛窦:双手固定患者两侧耳后,双侧拇指分别置于鼻根部与眼内眦之间向后内方按压(图4-18B),询问有无压痛。

(3) 上颌窦:双手固定于患者的两侧耳后,将拇指分置于左右颧部向后按压(图4-18C),询问有无压痛,两侧有无区别。

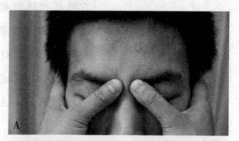
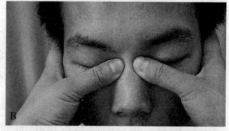
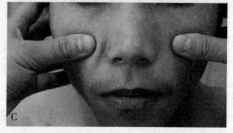

图4-18 鼻窦压痛检查
A. 额窦 B. 筛窦 C. 上颌窦

（四）口

1. 口唇 注意口唇颜色、有无干燥、皲裂、疱疹、糜烂等。健康人口唇红润有光泽。口唇苍白见于贫血、虚脱等；口唇颜色深红见于急性发热性疾病。口唇发绀为血液中还原血红蛋白增加所致，见于心力衰竭和呼吸衰竭等。口唇干燥并有皲裂，见于严重脱水患者。口唇疱疹多为单纯疱疹病毒感染所引起，常伴发于大叶性肺炎、流行性脑脊髓膜炎等。唇裂为先天性发育畸形。口唇突然发生非炎症性、无痛性肿胀，见于血管神经性水肿。口角糜烂见于核黄素缺乏症。口唇肥厚增大见于黏液性水肿、肢端肥大症等。

2. 口腔黏膜 借助自然光和手电照明，观察口腔黏膜颜色，有无色素沉着、出血点、瘀斑、麻疹黏膜斑和溃疡等。正常口腔黏膜为粉红色，有光泽。蓝黑色色素沉着斑片多为肾上腺皮质功能减退症（Addison 病）引起。黏膜下出血点或瘀斑，则可能为各种出血性疾病所引起。若第二磨牙相对应的颊黏膜处出现帽针头大小白色斑点，称为麻疹黏膜斑（Koplik 斑），为麻疹的早期特征。黏膜溃疡可见于慢性复发性口疮。雪口病（鹅口疮）为白色念珠菌感染，多见于衰弱的病儿或老年患者，也可出现于长期使用广谱抗生素之后。

3. 牙齿与牙龈 注意牙齿色泽与形状，有无龋齿、残根、缺牙和义齿等。牙齿呈黄褐色称斑釉牙，为长期饮用含氟量过高的水所引起；中切牙切缘呈月牙形凹陷且牙间隙分离过宽，称为 Hutchinson 齿，为先天性梅毒的重要体征之一。发现牙疾患，应以牙列式标明所在部位。观察牙龈有无出血、肿胀、溢脓、龈缘铅线等。正常牙龈呈粉红色，质韧与牙颈部紧密贴合。牙龈肿胀见于慢性牙周炎，牙龈出血常为口腔内局部因素引起，如牙石等，也可由全身出血性疾病所致。牙龈经挤压后有脓液溢出见于慢性牙周炎、牙龈瘘管等。牙龈游离缘蓝灰色点线称为铅线，是铅中毒的特征。在铋、汞、砷等中毒时可出现类似的黑褐色点线状色素沉着。

4. 舌 注意观察舌质颜色、舌苔厚薄、舌体形态与运动及感觉等。正常人舌质红润、舌苔薄白、舌体形态自如，伸舌居中。干燥舌见于鼻部疾患、阿托品作用和严重脱水等。舌体暂时性增大见于舌炎、脓肿、血管神经性水肿等。舌体长时间的增大见于黏液性水肿、先天愚型（Down 综合征）、舌肿瘤等。地图舌的舌面上出现黄色上皮细胞堆积而成的隆起部分，状如地图，原因不明，也可由核黄素缺乏引起。裂纹舌的舌面上出现横向裂纹，见于 Down 综合征与核黄素缺乏。草莓舌的舌乳头肿胀、发红类似草莓，见于猩红热或长期发热患者。牛肉舌的舌面绛红如生牛肉状，见于糙皮病（烟酸缺乏）。镜面舌亦称光滑舌，舌面光滑呈粉红色或红色，见于缺铁性贫血、恶性贫血及慢性萎缩性胃炎。毛舌也称黑舌，舌面敷有黑色或黄褐色毛，为丝状乳头缠绕了真菌丝及其上皮细胞角化所形成，见于久病衰弱或长期使用广谱抗生素引起真菌生长的患者。舌震颤见于甲状腺功能亢进症；伸舌偏斜见于舌下神经麻痹。

5. 咽部、扁桃体 咽部分为鼻咽、口咽、喉咽三部分。咽部检查一般是指口咽，嘱患者坐于椅上，头略后仰，口张大并发"啊"音，评估者用压舌板将舌的前 2/3 与后 1/3 交界处迅速下压，软腭即上抬，在电筒照明配合下即可见到软腭、悬雍垂、舌腭弓、扁桃体、咽后壁等（图 4-19）。注意咽部有无充血、红肿、分泌物，扁桃体有无肿大及其肿大程度。

咽部黏膜充血、红肿、黏膜腺分泌增多，见于急性咽炎。咽部黏膜充血、表面粗糙，并可见淋巴滤

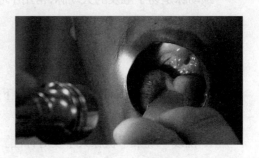

图 4-19　口咽检查

泡呈簇状增殖,见于慢性咽炎。扁桃体炎时,腺体红肿、增大,扁桃体隐窝内有黄白色分泌物,或苔片状假膜,很易剥离。白喉假膜不易剥离,若强行剥离则易引起出血。扁桃体增大一般分为三度:不超过咽腭弓者为Ⅰ度;超过咽腭弓者为Ⅱ度;达到或超过咽后壁中线者为Ⅲ度。

6. 口腔气味 健康人口腔无特殊气味,饮酒、吸烟的人可有烟酒味,如有特殊难闻的气味称为口臭,如牙龈炎、龋齿、牙周炎可产生臭味;牙槽脓肿为腥臭味;牙龈出血为血腥味。糖尿病酮症酸中毒可出现烂苹果味;尿毒症可发出尿味;有机磷农药中毒可闻到大蒜味。

7. 腮腺 位于耳屏、下颌角、颧弓所构成的三角区内,正常触诊时摸不出腺体轮廓。腮腺肿大时可见到以耳垂为中心的隆起,并可触及边缘不明显的包块。腮腺导管开口于上颌第二磨牙对面的颊黏膜上,应注意导管口有无分泌物。

三、颈部

(一) 颈部外形与分区

正常人颈部直立,两侧对称,男性甲状软骨比较突出,喉结明显,女性则平坦,转头时可见胸锁乳突肌突起。颈前三角为胸锁乳突肌内缘、下颌骨下缘与前正中线之间的区域。颈后三角为胸锁乳突肌后缘、锁骨上缘与斜方肌前缘之间区域。

(二) 姿势与运动

正常人坐位时颈部直立,两侧对称,伸、屈、转动自如。如头不能抬起,见于严重消耗性疾病的晚期、重症肌无力、进行性肌萎缩等。头部向一侧偏斜称为斜颈,见于颈肌外伤、瘢痕收缩、先天性颈肌挛缩和斜颈。先天性斜颈者的胸锁乳突肌粗短。颈部运动受限并伴有疼痛,可见于软组织炎症、颈肌扭伤、颈椎结核或肿瘤等。颈强直见于各种脑膜炎、蛛网膜下腔出血等。

(三) 血管

1. 颈静脉 正常人坐、立位时颈外静脉不显露,平卧时可稍充盈,但限于锁骨上缘至下颌角距离的下 2/3 以内。若取 30°~45° 角的半卧位时静脉充盈度超过正常水平称颈静脉怒张,提示静脉压增高,见于右心衰、缩窄性心包炎、心包积液及上腔静脉阻塞综合征,以及胸腔、腹腔压力增加等情况。颈静脉搏动可见于三尖瓣关闭不全等。

2. 颈动脉 正常人颈动脉搏动微弱或看不见,安静状态下颈动脉明显搏动,见于主动脉瓣关闭不全、高血压、甲状腺功能亢进及严重贫血。因颈动脉与颈静脉均可发生搏动,故应鉴别。一般静脉搏动柔和,范围弥散,触诊时无明显搏动感;动脉搏动比较强劲,为膨胀性,搏动感明显。

颈动脉是易于触及的大动脉,常用于心搏骤停的判断。触诊颈动脉搏动消失,为判断心搏骤停的指标之一。

(四) 甲状腺

甲状腺(thyroid gland)位于甲状软骨下方和两侧,表面光滑,柔软不易触及,作吞咽动作时可随吞咽上下移动。

1. 视诊 观察甲状腺大小及对称性。嘱患者做吞咽动作,双手放于枕后,头向后仰,进行观察。正常人甲状腺外观不突出,女性在青春发育期可略增大。

2. 触诊

(1) 甲状腺峡部：甲状腺峡部位于环状软骨下方第二至第四气管环前面。评估者站于患者前面用拇指或站于后面用示指从胸骨上切迹向上触摸（图 4-20A），可触摸到气管前软组织，判断有无增厚，配合吞咽动作，可感到此软组织移动，判断有无肿大和肿块。

(2) 甲状腺侧叶：①前面触诊：一手拇指施压于一侧甲状软骨，将气管推向对侧，另一手示、中指在对侧胸锁乳突肌后缘向前推挤甲状腺侧叶，拇指在胸锁乳突肌前缘触诊（图 4-20B），配合吞咽动作，重复检查。用同样方法检查另一侧甲状腺；②后面触诊：类似前面触诊，一示、中指施压于一侧甲状软骨，将气管推向对侧，另一手拇指在对侧胸锁乳突肌后缘向前推挤甲状腺侧叶，示、中指在其前缘触诊甲状腺（图 4-20C），配合吞咽动作，重复检查。用同样方法检查另一侧甲状腺。

甲状腺肿大时应注意其大小、对称性、质地、表面、有无触痛及是否随吞咽上下移动等。甲状腺肿大可分三度：不能看出肿大但能触及者为Ⅰ度；可看到肿大又能触及，但在胸锁乳突肌以内者为Ⅱ度；肿大超过胸锁乳突肌外缘者为Ⅲ度。

3. 听诊　当触及肿大时，将听诊器直接放于肿大的甲状腺上，听诊有无血管杂音。低调的连续性静脉"嗡鸣"音，对诊断甲状腺功能亢进症很有帮助。弥漫性甲状腺肿伴功能亢进者还可听到收缩期动脉杂音。甲状腺肿大常见于甲状腺功能亢进、单纯性甲状腺肿、甲状腺腺瘤、甲状腺癌、慢性淋巴性甲状腺炎等。

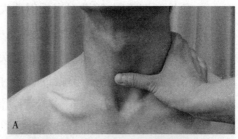
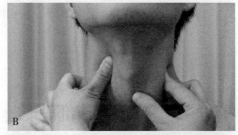
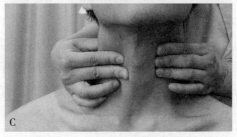

图 4-20　甲状腺触诊

A. 甲状腺峡部触诊　B. 前面触诊甲状腺侧叶　C. 后面触诊甲状腺侧叶

（五）气管

气管（trachea）位于颈前正中部。患者取坐位或仰卧位，评估者以示指与环指分别置于两侧胸锁关节上，然后，将中指置于气管上，观察中指是否在示指与环指中间（图 4-21）。若不在中间则说明气管移位。大量胸腔积液、积气、纵隔肿瘤以及单侧甲状腺肿大可将气管推向健侧，而肺不张、胸膜粘连可将气管拉向患侧。

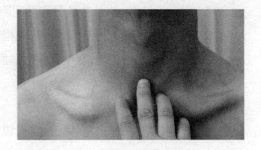

图 4-21　气管检查

四、相关护理诊断

1. 体液不足：双眼球下限 / 口唇干燥皲裂　与腹泻引起消化液丢失有关。

2. **体液不足**：平卧位不能看到颈静脉充盈　与低血容量有关

3. **体液过多**：双侧眼睑水肿　与肾病综合征引起血浆清蛋白减少有关。

4. **体液过多**：颈静脉怒张　与右心功能不全所致体循环淤血有关。

5. **有体液不足的危险**　与高热有关。

6. **有体液失衡的危险**　与肾脏功能调节障碍有关。

7. **急性意识障碍**：瞳孔对光反射消失　与脑血管疾病有关

8. **慢性意识障碍**　与脑血管疾病有关。

9. **体像紊乱**：口角歪斜　与脑血管疾病所致面瘫有关。

10. **体像紊乱**：斜颈　与颈部肌肉受损有关

11. **牙齿受损**：龋齿　与不良生活习惯有关。

12. **口腔黏膜受损**：口腔黏膜溃疡　与口腔炎症有关。

13. **有跌倒的危险**：视力下降　与白内障所致视力受损有关。

第五节　胸部与肺部评估

胸部是指颈部以下和腹部以上的区域。胸部的主要的器官包括胸壁、胸廓、乳房、气管、支气管、肺、心脏、血管、淋巴结、食管、纵隔等。胸部检查应在温暖和光线充足的环境中进行，患者采取坐位或卧位，尽可能暴露全部胸部。然后按视、触、叩、听的顺序进行。先检查前胸和侧胸部，再检查背部。

一、胸部的体表标志

（一）骨骼标志

骨骼标志主要有锁骨、肋骨、胸骨、胸骨角、第七颈椎棘突、肩胛下角。

1. **胸骨角**（sternal angle）　为胸骨柄与胸骨体连接处向前突起所形成的角。其两侧分别与左右第二肋软骨连接，为计数肋骨和肋间隙顺序的主要标志。

2. **第七颈椎棘突**　为背部颈椎与胸椎之间最明显突出的棘突。可作为计数胸椎的标志。

3. **肩胛角**　患者正坐，双手下垂时肩胛角的位置相当于第七或第八肋骨的水平。

（二）窝及区

1. **窝**　主要有胸骨上窝、锁骨上窝、锁骨下窝、腋窝。

2. **区**　主要有肩胛间区：在背部两肩胛骨之间，肩胛角水平以上的区域；肩胛下区：在背部两肩胛下角水平线与平第 12 胸椎水平线之间的区域；肩胛上区：在背部肩胛冈以上的区域。

（三）标志线

1. **前正中线**　通过胸骨中央的垂直线。

2. **锁骨中线** 通过锁骨外侧端(肩峰端)及胸锁关节端中点的垂直线,正常男子此线常通过乳头。

3. **腋前、中、后线** 通过腋窝前皱襞、后皱襞所作的垂直线,为腋前、后线;腋前、后线间等距离的平行线叫腋中线。

4. **后正中线** 通过脊椎棘突的连线。

5. **肩胛线** 通过肩胛下角的垂直线。

二、胸壁、胸廓与乳房

(一) 胸壁

胸壁评估主要通过视诊和触诊,检查内容除应注意营养状态、皮肤、淋巴结和骨骼肌发育等情况外,还应着重检查以下各项:

1. **胸壁静脉** 正常胸壁无明显静脉可见,当上腔或下腔静脉阻塞时,可出现侧支循环,有胸壁静脉曲张,注意血流方向的检查。

2. **皮下气肿**(Subcutaneous emphysema) 肺、气管或胸膜受损或发生病变后气体逸出存积于皮下组织称为皮下气肿。以手按压皮下气肿的皮肤可有捻发感或握雪感。

3. **胸壁和胸骨** 手掌前部分别轻压胸廓左、右两侧部位,拇指按压胸骨柄及胸骨体的中下部(图 4-22),询问患者有无压痛。压痛或叩击痛,可见于骨髓异常增生,如白血病等。

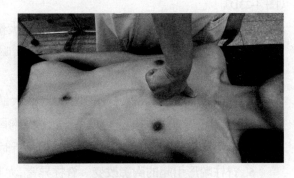

图 4-22 胸骨压痛检查

4. **肋间隙** 注意观察有无回缩或膨隆。吸气时肋间隙凹陷提示呼吸道阻塞,气体不能顺利进入肺内。肋间隙膨隆见于大量胸腔积液、张力性气胸及严重肺气肿患者。

(二) 胸廓

评估胸廓时患者取坐位或立位,暴露全部胸廓,平静呼吸。评估者从前、后、左、右对胸廓形态进行全面、详细的视诊,必要时可配合触诊,两侧对比观察。测量胸廓前后径与左右径之比(正常为 1∶1.5),注意胸廓外形变化,常见胸廓外形改变有以下几种:

1. **扁平胸**(flat chest) 胸廓扁平,前后径短于横径的一半(图 4-23A)。见于瘦长体型者,也可见于慢性消耗性疾病,如肺结核等。

2. **桶状胸**(barrel chest) 胸廓呈圆桶状,前后径增加,可与横径相等或超过横径,肋骨上抬变水平,肋间隙变宽,腹上角增大(图 4-23B)。可见于老年人、小儿、矮胖体型者及严重肺气肿患者。

3. **佝偻病胸**(rachitic chest) 为佝偻病所致的胸廓改变,多见于儿童。胸骨两侧各肋骨与肋软骨交界处隆起,呈串珠状,称为佝偻病串珠。下胸部前面的肋骨外翻,沿膈附着的部位其胸壁向内凹陷形成的沟状,称为肋膈沟。胸骨剑突处内陷,呈漏斗状,称为漏斗胸(图 4-23C)。胸廓前后径稍长于横径,其上下距离较短,胸骨下端前突,胸廓前侧壁肋骨凹陷,称为鸡胸

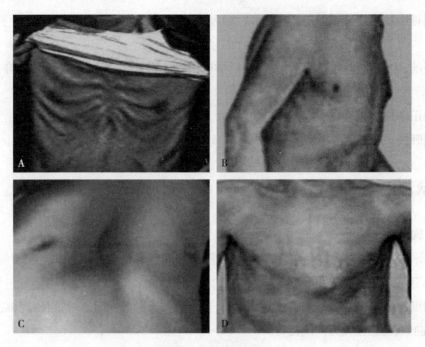

图4-23 胸廓常见畸形
A. 扁平胸　B. 桶状胸　C. 漏斗胸　D. 鸡胸

（图 4-23D）。

4. 胸廓一侧变形　胸廓一侧膨隆多见于大量胸腔积液、气胸或一侧严重代偿性肺气肿。胸廓一侧平坦或凹陷常见于肺不张、肺纤维化、胸膜广泛粘连、增厚等。一侧多根肋骨骨折时也可表现一侧胸廓变形。

5. 胸廓局部隆起　常见于心脏明显扩大、大量心包积液、幼年时期发生的风湿性心脏病、主动脉瘤及胸内或胸壁肿瘤等。也可见于肋骨及胸骨的冷脓肿、皮下气肿。此外，还可见于肋软骨炎和肋骨骨折等，此时局部常有压痛。肋骨骨折时，若前后挤压胸廓，于骨折处可听到骨擦音。

6. 脊柱畸形引起的胸廓改变　脊柱异常，尤其是胸椎畸形可引起胸部变形。如严重的脊柱前凸、后凸等，常见于脊柱结核、发育畸形等。

（三）乳房

正常成年男性及儿童乳房一般不明显，乳头大约位于锁骨中线第4肋间隙。正常女性乳房在青春期逐渐增大，呈半球形，乳头逐渐长大呈圆柱形。

检查乳房时患者取坐位或仰卧位，充分暴露胸部，并有良好的光线。先视诊，再触诊，按正确的顺序全面检查。此外还应注意检查乳房引流部位的淋巴结，如腋窝、锁骨上窝和颈部淋巴结是否肿大。

1. 视诊　注意观察乳房的位置、大小、是否对称、乳头位置与颜色等情况，皮肤有无红肿、破溃、瘢痕等。

2. 触诊　女性常规触诊乳房。患者取仰卧位或坐位并双臂高举超过头部或双手叉腰。评估者手指必须平贴在乳房上(不要捏挤乳房)，手指掌面以旋转或来回滑动进行触摸。先查健侧，后查患侧。检查左侧乳房时，从外上限开始，沿顺时针方向由浅入深触摸全部乳房，再触诊外上方的乳房尾部，最后触乳头，轻捏乳头并注意有无分泌物。用同样方法以逆时针方向检查右侧乳房。检查时应注意有无乳头溢液，有无肿块，肿块的部位、大小、数目、外形、质地、活动度、触痛以及和皮肤的关系等。

三、肺和胸膜

肺和胸膜的评估是胸部评估的重点之一。患者一般取坐位或仰卧位,充分暴露胸部。室内光线充足,安静、温度适宜。评估时应按视诊、触诊、叩诊和听诊的顺序进行。

(一) 视诊

患者可取坐位,病情严重者可取仰卧位。评估者应从不同角度,按一定顺序进行系统、全面的观察,才能发现细微的变化。注意呼吸类型、频率(应在患者不觉察时计数)、节律、深度及两侧呼吸运动是否对称,有无呼吸运动增强、减弱,有无呼吸困难及三凹征等。

1. **呼吸类型** 以胸部运动为主的呼吸称为胸式呼吸;以腹部运动为主的呼吸称为腹式呼吸。这两种呼吸运动多同时进行,以其中一种呼吸运动为主。男性及儿童以腹式呼吸为主,女性以胸式呼吸为主。某些疾病可使这两种呼吸运动发生变化。肺炎、胸膜炎、严重肺结核、肋骨骨折等胸部疾患,可使胸式呼吸减弱,腹式呼吸增强;在腹膜炎、大量腹水、肝脾极度肿大、腹腔内巨大肿瘤及晚期妊娠时,膈肌运动受限,腹式呼吸减弱,胸式呼吸增强。

2. **呼吸的频率、深度及节律**

(1) 频率:正常成人平静状态下的呼吸频率为 12~20 次 / 分。新生儿约为 44 次 / 分,随着年龄的增长呼吸频率变慢。成人呼吸次数超过 24 次 / 分为呼吸过速,见于发热、疼痛、贫血、甲状腺功能亢进及心力衰竭等。一般体温每升高 1℃,呼吸增加 4 次 / 分。

(2) 深度:呼吸浅快见于呼吸肌麻痹、严重鼓肠、腹水和肥胖等,也见于肺部疾病,如肺炎、胸膜炎、胸腔积液和气胸等。呼吸深快见于剧烈运动、情绪激动、过度紧张等。深而慢的呼吸见于严重代谢性酸中毒,如糖尿病酮症酸中毒、尿毒症酸中毒等,此种深长的呼吸称为 Kussmaul 呼吸。表浅而缓慢的呼吸可见于休克、昏迷、脑膜炎等。

(3) 节律:正常成年人在静息状态下,呼吸的节律是均匀、整齐的。在病理状态下,呼吸的节律可有周期性的变化。常见的呼吸节律改变有潮式呼吸、间停呼吸、叹息样呼吸及抑制性呼吸等。①潮式呼吸:又称为陈 - 施呼吸。其特点为呼吸逐渐由浅慢变深快,继之由深快变浅慢,直至呼吸暂停,然后再重复以上变化的周期性呼吸(图 4-24A)。形式似海潮涨退,故称为潮式呼吸;②间停呼吸:又称 Biot's 呼吸。表现为有规律的呼吸几次后突然停止呼吸,间隔一段时间后又开始呼吸,即周而复始的间断呼吸(图 4-24B)。部分间停呼吸可有深浅及节律的不规则改变;③叹息样呼吸:在正常的呼吸基础上间隔一段时间即出现一次深大呼吸,类似叹气样(图 4-24C),其后自觉症状减轻或消失,转移其注意力可使深大呼吸消失,多为功能性改变。见于神经衰弱、忧郁或精神紧张者。

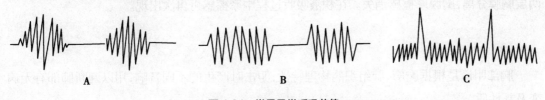

图 4-24 常见异常呼吸节律
A. 潮式呼吸　B. 间停呼吸　C. 叹气样呼吸

（二）触诊

1. 胸廓扩张度（Thoracic expansion） 即呼吸时的胸廓活动度，一般于胸廓前下部呼吸运动幅度最大的部位进行检查。评估者将两手掌及伸展的手指置于胸廓前下部的对称位置，左右拇指分别沿两侧肋缘指向剑突，拇指尖在前正中线两侧对应部位，两拇指间距约2cm（图4-25A）；作后胸廓扩张度检查时，将两手拇指置于背部，约第10肋骨水平的脊柱两侧，拇指与中线平行，并将两侧皮肤向中线轻推，其余手指对称地置于胸廓两侧的肋间（图4-25B）。嘱患者深呼吸，比较两手的动度是否一致。正常两侧对称。异常见于：①一侧胸廓活动度受限，见于一侧胸腔积液、气胸、胸膜增厚和肺不张等；②两侧胸廓扩张度均减弱，见于老年人和肺气肿患者。

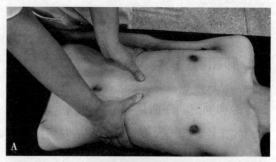
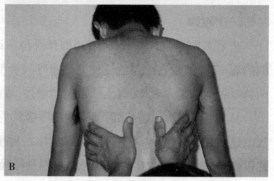

图4-25　胸廓扩张度
A.前胸部　B.后胸部

2. 语音震颤（pectoral fremitus） 发声时产生的声波振动，沿着气管、支气管及肺泡传到胸壁，可用手掌触知，称为触觉语颤（简称语颤）。根据振动增强或减弱，可判断胸内病变的性质。评估者将两手掌面或手掌尺侧缘平贴于胸壁的对称部位，不可用力加压，嘱患者以同等的强度发"yi"长音，比较两侧的震动感（图4-26），并双手作一次交换，排除两手感觉的误差或用一只手在双侧交替测定，比较两侧对称部的震动感。检查时应自上而下，由前到后依次检查，不能遗漏。注意有无增强或减弱，正常人语颤分布：前胸上部较下部强，右上胸较左上胸强，后胸下部较上部强，肩胛间区亦较强。

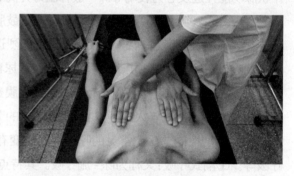

图4-26　语音震颤

3. 胸膜摩擦感（pleural friction sensation） 胸膜炎症时，渗出的纤维蛋白于脏、壁层胸膜沉积，使胸膜表面粗糙，呼吸时两层胸膜相互摩擦，触诊时可感觉到如皮革摩擦的感觉，称为胸膜摩擦感。评估者双手掌置于左、右下前侧胸部（患侧的腋中线、腋下部最为清晰），嘱患者作深呼吸，触知有无摩擦感。可见于结核性胸膜炎、肺炎、肺梗死、尿毒症等。当出现胸腔积液时，两层胸膜分离，胸膜摩擦感消失。在积液吸收过程中摩擦感可再次出现。

（三）叩诊

胸部叩诊是根据胸廓、肺组织的物理特性，叩击时产生的不同音响，用以判断肺部有无病变及其性质。

1. 叩诊方法 胸部叩诊主要有两种方法：间接（指 - 指）叩诊法和直接叩诊法，前者更常用。

具体方法参见本书第四章第一节基本检查法相关内容。

2. 叩诊注意事项

(1) 环境安静、温暖、适当暴露检查部位。

(2) 患者可取坐位或卧位,坐位时头稍向前倾,两手自然下垂或置于膝上,使身体两侧保持对称的体位,胸部肌肉松弛,嘱患者作平静均匀的呼吸。

(3) 可在患者前面及后面叩诊,如患者取卧位,应立于患者的右侧。

(4) 叩诊顺序:左右对称,由上而下,由前胸、侧面(腋部)到背部按顺序进行叩诊。

(5) 叩诊力量不宜过重(胸壁过厚或病变部位较深可适当加重叩诊的力量)。

3. 叩诊内容

(1) 辨别各种叩诊音:清音(肺野)、浊音(肝及心脏相对浊音区)、实音(肝及心脏绝对浊音区)、鼓音(左胸下部半月形区 -Traube 鼓音区,即胃泡鼓音区)(图 4-27)。

(2) 肺野的比较叩诊:由肺尖部开始,自上而下进行叩诊,叩诊前胸、侧胸、然后后胸。每个肋间隙进行叩诊,比较两侧对称部位的叩诊音。叩诊前胸及两侧时,板指应与肋骨或肋间隙平行;叩诊背部时应包括肩胛上部,肩胛间区和肩胛下区,肩胛骨不能叩诊,在肩胛间区板指与脊柱平行,肩胛角以下,板指仍保持与肋骨或肋间隙平行。在自上而下,由外向内两侧对比。叩诊的过程中注意叩诊音的改变及板指的震动感。

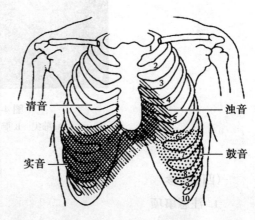

图 4-27　前胸部正常叩诊音

(3) 肺界叩诊

1) 肺尖叩诊:评估者站在患者的后外侧,将板指放在斜方肌前缘中央部开始叩诊,先向外叩诊,再向内叩诊(图 4-28A),由清音变为浊音时翻转板指,在叩诊部位下方用标记笔做标记,测量内外两标记之间的宽度即肺尖的宽度。正常为 4~6cm(平均 5cm),右侧稍窄。

2) 肺下界叩诊:患者平静呼吸,评估者板指贴于肋间隙,沿锁骨中线、腋中线及肩胛线自上而下叩诊,由清音变为浊音或实音翻转板指作标记(图 4-28B),计数肋间隙并作记录。

3) 肺下界移动度:先于患者平静呼吸时,在肩胛线上叩出肺下界,并作记号,然后嘱患者作深吸气后屏住呼吸,迅速向下由清音区叩至浊音区并作标记,恢复平静呼吸,然后深呼气后屏住呼吸,重新由上向下叩出已上移的肺下界并作标记(要求由清音区移向浊音区),测量深吸气至深呼气两个标记之间的距离(图 4-28C),即为肺下界移动度。正常肺下界移动度为 6~8cm。

(4) 胸部异常叩诊音:正常肺的清音区如果出现浊音、实音、过清音或鼓音时,为异常叩诊音。常提示肺、胸膜、膈或胸壁有病变。

1) 浊音及实音:常见的病变包括:肺组织的炎症、实变等含气量减少的病变,如肺炎、肺结核、肺梗死、肺不张等;胸膜腔病变,如胸腔积液、胸膜增厚;胸壁疾患,如胸壁水肿或胸壁肿瘤。

2) 鼓音:见于肺内的大空腔或气胸。如肺结核、肺脓肿、肿瘤或肺囊肿破溃形成的空洞,以及先天性肺大泡等。

3) 过清音:常见于肺气肿,为肺泡弹性减弱,含气量增多所致。

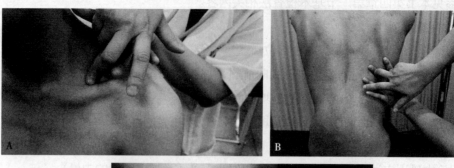

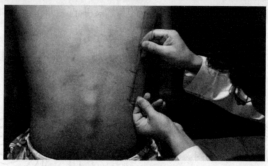

图 4-28 肺界叩诊

A.肺尖　B.肺下界　C.肺下界移动度

（四）听诊

1. 注意事项

（1）诊查室内必须安静,避免嘈杂声音的影响;室内要温暖,听诊器的胸件在使用前应保持温暖,因寒冷引起肌肉震颤会影响听诊效果。

（2）嘱患者解开衣服,将检查部位适当暴露,并采取舒适体位,使其全身肌肉松弛,以便进行听诊。

（3）应采取适宜、方便的位置进行听诊,用手持听诊器的胸件,紧贴于听诊部位,绝不能隔着衣服听诊,避免缝隙或摩擦而产生杂音等,不可用过度的压力以致患者感到痛苦。

（4）集中注意力听取检查器官所发出的声音,辨别外来的杂音。

2. 听诊方法

使用听诊器时,将弯曲金属管的凹面向前,将耳件放在两耳的外耳道。胸件有钟型与膜型的不同:钟型胸件适宜于小区域检查及听取低调杂音,膜型胸件适于听取深部病变及高调杂音。因为大多数呼吸音是高调的,故应用膜型听诊器来进行双肺听诊。

听诊前,先向患者示范作正确的呼吸运动,最好患者微张口,经口作均匀而稍深的呼吸,必要时作深呼吸或咳嗽,易于听到呼吸音及啰音的变化。

听诊的顺序自肺尖开始,自上而下,自前面而侧面(自腋窝向下行),最后检查背部(自肩胛上方、肩胛区及肩胛下方),前胸沿锁骨中线和腋前线,侧胸沿腋中线和腋后线,背部沿肩胛线听诊,逐一肋间进行,并在左右对称部位对比,判断声音改变。

3. 听诊内容

（1）肺野听诊:肺部听诊应由上往下,先前胸后侧胸再背部,沿上、中、下部的左、右对称部位进行对比听诊。注意各种呼吸音的特点及分布,比较两侧的呼吸音有无异常改变,有无干、湿性啰音。

1) 正常呼吸音:①肺泡呼吸音:类似张口向内吸气时所产生的"夫"音,声音柔和,有如微风吹拂的声音。其特点为吸气期的音长、强而调高,呼气期音短、弱而调低。此音在正常两侧肺野均可听到;②支气管呼吸音:类似把舌尖抬高张口呼出空气所发出的"哈"音,其特征为呼气期较吸气期为长、音较强、调较高,正常在喉、胸骨上窝、背后6、7颈椎及1、2胸椎附近可听到;③支气管肺泡呼吸音:其特点为吸气呼气声音的时间、强度及音调几乎相等。此音在胸骨角附近及肩胛间区3、4胸椎附近可听到。

2) 异常呼吸音:①异常肺泡呼吸音:包括肺泡呼吸音减弱或消失、肺泡呼吸音增强、呼气音延长、断续性呼吸音、粗糙性呼吸音等;②异常支气管呼吸音:指在正常肺泡呼吸音部位听到支气管呼吸音,可由肺组织实变、肺内大空腔、压迫性肺不张等因素引起;③异常支气管肺泡呼吸音:指在正常肺泡呼吸音的范围内听到的支气管肺泡呼吸音。常见于支气管炎、肺结核或大叶性肺炎初期等。

3) 啰音

啰音(rale)是呼吸音以外的附加音,该音正常情况下并不存在。根据性质的不同可分为下列两大类:①湿啰音:是由于吸气时气体通过呼吸道内的分泌物如渗出液、血液、黏液等,形成的水泡破裂所产生的声音,故又称水泡音;其特点为:断续而短暂,一次常连续多个出现,于吸气时或吸气终末较为明显,有时也出现于呼气早期,部位较恒定,性质不易变,中、小水泡音可同时存在,咳嗽后可减轻或消失。根据呼吸道腔径大小和腔内渗出物的多少,湿啰音可分为粗、中、细湿啰音和捻发音;②干啰音:是由于气管、支气管或细支气管狭窄或部分阻塞,空气吸入或呼出时发生湍流所产生的声音。炎症引起黏膜充血、水肿和分泌物增加,支气管平滑肌痉挛,管腔内肿瘤或异物阻塞,以及管壁被管外肿大的淋巴结或纵隔肿瘤压迫引起的管腔狭窄均可出现。其特点为:音调较高、带乐性、持续时间较长、吸气及呼气时均可闻及,但呼气时更为明显,强度、性质以及部位易改变。根据音调的高低可分为高调和低调两种(图4-29)。

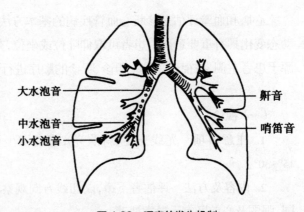

大水泡音

中水泡音

小水泡音

鼾音

哨笛音

图4-29 啰音的发生机制

(2) 语音共振(vocal resonance):嘱患者发"yi"或耳语"1、2、3",评估者用听诊器胸件听诊前胸和后胸肺野,由上往下,由内到外,作两侧比较。注意强度和性质(区别支气管语音、胸语音、羊鸣音和胸耳语音)。语音共振一般在气管和大支气管附近听到的声音最强,在肺底则较弱。

(3) 胸膜摩擦音(pleural friction sound):嘱患者深呼吸,在前下侧胸壁听诊有无胸膜摩擦音。其特征颇似用一手掩耳,以另一手指在其手背上摩擦时所听到的声音。深呼吸及听诊器加压时摩擦音可增强。呼吸两相均可听到,而且十分近耳,一般于吸气末或呼气初较为明显,屏气时即消失。

四、相关护理诊断

1. 气体交换受损:呼吸过速 与肺部感染有关。

2. **气体交换受损:两肺底湿啰音** 与左心功能不全所致肺淤血有关。

3. **低效性呼吸形态:桶状胸 / 呼吸费力 / 呼气时间延长 / 双侧胸廓扩张度降低 / 语音震颤减弱或消失 / 肺部叩诊音呈过清音 / 肺下界下移** 与阻塞性肺气肿所致呼吸困难有关。

4. **自主呼吸障碍:双侧呼吸运动减弱 / 心率增快** 与呼吸衰竭有关。

5. **呼吸机依赖:撤机后出现呼吸困难** 与患者对撤机信心不足有关。

6. **沐浴 / 卫生自理缺陷:呼吸困难** 与呼吸衰竭有关。

7. **穿着 / 修饰自理缺陷:呼吸困难** 与呼吸衰竭有关。

8. **进食自理缺陷:呼吸困难** 与呼吸衰竭有关。

9. **如厕自理缺陷:呼吸困难** 与呼吸衰竭有关。

10. **清理呼吸道无效:肺部干啰音** 与痰液多而黏稠有关。

第六节 心脏与血管评估

一、心脏

心脏和血管评估是诊断心血管疾病的基本方法,熟练掌握其评估方法,对了解心脏疾病的动态变化具有重要意义。患者可取仰卧位或坐位,充分暴露胸部,环境应安静、温暖,光线最好源于患者左侧,按视诊、触诊、叩诊、听诊的顺序进行评估。

(一)视诊

1. **注意事项** 光线充足(斜照光),患者取坐位或仰卧位,平静呼吸,头部和躯干抬高15°~30°。

2. **内容及方法** 评估者下蹲,以切线方向观察心前区是否隆起,观察心尖搏动的位置、范围、强弱及心前区有无异常搏动。

(1) 正常人心尖搏动:位于胸骨左缘第5肋间、锁骨中线内侧0.5~1.0cm处,其搏动范围直径约为2.0~2.5cm。有相当一部分人如过胖或女性有悬垂乳房等,心尖搏动不易看到,常需触诊才能确定。检查时应注意心尖搏动的节律、速度、部位及性质。注意不要把心尖搏动与心脏收缩期出现的胸壁牵缩相混淆,后者的面积较大,多在心尖与胸骨之间。

(2) 心尖搏动的改变:包括位置、强弱及范围的改变。

1) 心尖搏动位置的改变:生理条件下,心尖搏动的位置可因体位和体型不同而有所变化。如:仰卧时心尖搏动略上移;左侧卧位时心尖搏动可左移2~3cm;小儿、矮胖体型、妊娠时心脏横位,心尖搏动向上外移,可达第4肋间;瘦长体型心脏呈垂直位,心尖搏动向下移,可达第6肋间。引起心尖搏动移位的病理因素有:①心脏疾病:左室增大时,心尖搏动向左下移位;右室增大时,心尖搏动向左移位,甚至可稍向上,但不向下移位;左、右室增大时,心尖搏动向左下移位,并可伴有心界向两侧扩大;右位心时,心尖搏动在胸骨右缘第5肋间;②胸部疾病:凡能使纵隔及气管移位的胸部疾病,均可致心尖搏动移位。如:一侧胸腔积液或积气,可将纵隔推向健侧，心尖搏动随之稍向健侧移位。一侧肺不张或胸膜粘连，纵隔向患侧移位，心尖搏动亦随之稍向患侧移动。侧卧位时，心尖搏动如无移位，提示心包纵隔胸膜粘连。胸廓或脊柱畸形时，心脏位置发生改变，心尖搏动亦相应变化；③腹部疾病：大量腹水、腹腔巨大肿瘤等，使腹内压增高，膈位置升高，心脏横位，可使心尖搏动位置上移。

2）心尖搏动强度及范围的变化：生理情况下胸壁增厚（如肥胖、乳房大等）或肋间变窄时，心尖搏动减弱，搏动范围也减小；胸壁薄（如消瘦、儿童等）或肋间增宽时，心尖搏动强，范围也较大；在剧烈运动或情绪激动时，由于心搏有力和心率加快，心尖搏动也可增强。病理情况：①心尖搏动增强：指心尖搏动强而有力，其范围直径大于 2cm。见于各种原因所致的左心室肥大（如高血压性心脏病、贫血性心脏病、风湿性二尖瓣关闭不全、主动脉瓣狭窄或关闭不全等）、甲状腺功能亢进、发热、贫血等；②心尖搏动减弱：指心尖搏动微弱无力、范围小、甚至不能触及者。见于心包积液、肺气肿、左侧胸腔积液或气胸及严重休克时；心肌炎及心肌病等在急性心脏扩张时，心尖搏动减弱且较弥散；③负性心尖搏动：指心脏收缩时心尖区胸壁内陷者。此现象又称 Broadbent 征。见于粘连性心包炎与周围组织有广泛粘连时。在右心室明显肥大时，因心脏顺钟向转位，亦可出现。

3. 心尖区以外的异常搏动　胸骨左缘第 2 肋间搏动见于肺动脉扩张或正常青年人。搏动在胸骨左缘第 3~4 肋间，多提示右室肥大。剑突下搏动见于各种原因引起的右室肥大，亦可见于腹主动脉瘤。

（二）触诊

心脏触诊的目的是进一步确定视诊的心尖搏动和心前区异常搏动，以及发现心脏病特有的震颤及心包摩擦感。

1. 触诊手法

1）中指、示指并拢触诊法：用指腹确定心尖搏动的准确位置、强度和范围。

2）手掌或手掌尺侧触诊法：触诊有无震颤和心包摩擦感、确定位置、判断心脏冲动时期。触诊压力要适当，以免影响检查效果。

2. 注意事项　评估者手部温暖，以全掌、手掌尺侧或指尖触诊，不加压。

3. 内容及方法　触诊方法是评估者先用右手全手掌开始检查，置于心前区，然后逐渐缩小到用手掌尺侧（小鱼际）或示指、中指及环指指腹并拢同时触诊（图 4-30A，图4-30B），必要时也可单指指腹触诊。

（1）心尖搏动：心尖搏动和心前区搏动触诊能更准确的判断心尖搏动和心前区其他搏动的位置、强度和范围，尤其是确定视诊所不能发现的心尖搏动及心前区搏动。另外，触诊还可以判断抬举性心尖搏动，心尖部徐缓、有力的搏动，可将手指指尖抬起

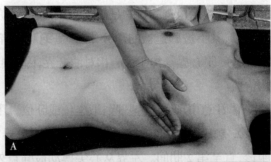
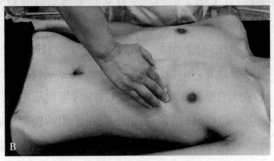

图 4-30　心脏触诊
A. 手掌尺侧触诊　B. 指腹触诊

且持续至第二心音开始,这种较大范围的外向运动称为抬举性心尖搏动,是左心室肥厚的指征;鉴别剑突下搏动:将手指平放在剑突下,指尖指向剑突,向上后方加压,如搏动冲击指尖,且深吸气时增强,则为右心室搏动,提示右心室肥大;如搏动冲击指腹,且深吸气时减弱,则为腹主动脉搏动,提示腹主动脉瘤或见于消瘦者。

(2) 震颤:震颤又称"猫喘"。用手掌分别置于胸骨上窝、主动脉瓣区、肺动脉瓣区、胸骨左缘第 3、4、5 肋间、心尖区及甲状腺等部位,触到一种犹如猫呼吸时在其气管附近触摸到的感觉,即为震颤。震颤的临床意义及发生机制与在相同部位闻及的杂音相同。响亮的心脏杂音都可有震颤,但震颤多见于心脏瓣膜狭窄时,且大多数发生于有低音调舒张期杂音者。有时杂音不响亮或几乎听不到,但触诊时往往仍可触及震颤,因为人的听觉对低音调的声音不敏感,而触觉对低音调声音产生的震动较敏感。这时震颤比杂音的意义更大。

(3) 心包摩擦感(sense of pericardial friction):心包膜发生炎症时,渗出的纤维蛋白使心包膜粗糙,当心脏跳动时,脏层、壁层心包发生摩擦产生的振动经胸壁传导到体表而触到的摩擦感,称为心包摩擦感。在心前区和胸骨左缘第 3、4 肋间触诊有无心包摩擦感,如疑有心包摩擦感,嘱患者取坐位身体稍前倾,于呼气末(使心脏靠近胸壁)触诊更为明显(图 4-31)。心包摩擦感的主要特点是:①在胸骨左缘第 4 肋间最清楚;②收缩期更明显;③前倾坐位和呼气末更明显;④与呼吸无关(屏住呼吸时心包摩擦感仍存在)。与胸膜摩擦感的区别在于心包摩擦感与呼吸无关、摩擦感最清楚的部位不同。

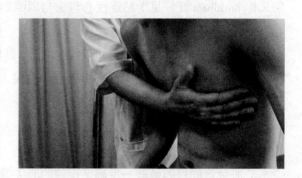

图 4-31　心包摩擦感触诊

(三) 叩诊

心脏叩诊检查的目的是确定心界,判定心脏大小、形状及其在胸腔内的位置。心脏为不含气器官,其不被肺遮盖的部分,叩诊呈绝对浊音(实音);而心左右缘被肺遮盖的部分叩诊呈相对浊音。叩心界是指叩诊心相对浊音界,因为相对浊音界反映心脏的实际大小,具有重要的实用价值。

1. 注意事项　平静呼吸,取坐位或卧位。用间接叩诊法,轻叩。心界应为相对浊音界。

2. 顺序、内容及方法　先叩左界再叩右界,由下而上,自外向胸骨缘进行,逐一肋间向上叩诊,直至第 2 肋间。左界从心尖搏动最强点外 2~3cm 处开始,沿肋间由外向内,叩诊音由清音变浊时,翻转板指,在板指下用标记笔作标记,如此自下而上叩至第二肋间;叩右界则先沿右锁骨中线,自上而下,叩诊由清音变浊音时为肝上界,于其上肋间(一般为第四肋间)由外向内叩出浊音界,如此叩至第二肋间,并分别作标记。然后用直尺测量左右心浊音界各标记点距前正中线的垂直距离以及左锁骨中线与前正中线间的距离。心界叩诊的方法与采取的体位有关。患者坐位时,评估者对面而坐,左手叩诊板指与心脏平行(即与肋间垂直)(图 4-32A)。患者卧位,评估者立于患者右侧,则左手叩诊板指与心脏垂直(即与肋间平行)(图 4-32B)。其他叩诊心界方法,如顺序由上至下,先右后左,或为了叩诊板指与心脏平行,将左手叩诊板指改为从头侧伸向足侧等,均不能作为规范动作。

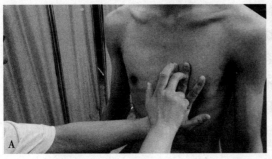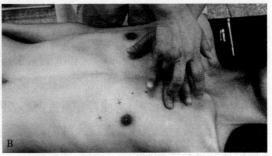

图 4-32　叩诊心脏相对浊音界板指位置

A. 坐位叩诊板指位置　B. 仰卧位叩诊板指位置

3. 正常心脏相对浊音界大小见表 4-1

表 4-1　正常成人心脏相对浊音界

右（cm）	肋间	左（cm）
2~3	II	2~3
2~3	III	3.5~4.5
3~4	IV	5~6
	V	7~9

左锁骨中线距前正中线 8~10cm

4. 心浊音界改变的临床意义　心浊音界大小、形态和位置可受多种因素的影响。

（1）左心室增大：心左界向左下扩大，心腰加深近似直角，心浊音界呈靴形。因最常见于主动脉瓣关闭不全，故又称主动脉型心脏，也可见于高血压性心脏病（图 4-33）。

（2）右心室增大：轻度增大时，只使心绝对浊音界增大，心左界叩诊不增大。显著增大时，相对浊音界向左右扩大，但因心脏长轴发生顺钟向转位，故向左增大较为明显，浊音界不向下扩大。常见于肺心病、单纯二尖瓣狭窄等。

（3）双心室增大：心浊音界向两侧扩大，且左界向下扩大，称普大型心脏。常见于扩张型心肌病、克山病、重症心肌炎、全心衰竭等。

（4）左心房增大：显著增大时，胸骨左缘第 3 肋间心浊音界向外扩大。

（5）左心房及肺动脉扩大：胸骨左缘第 2、3 肋间心浊音界向外扩大，心腰饱满或膨出，心浊音界如梨形，因常见于二尖瓣狭窄，故又称二尖瓣型心脏（图 4-34）。

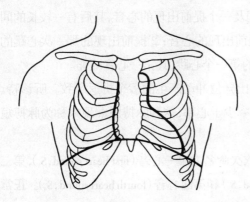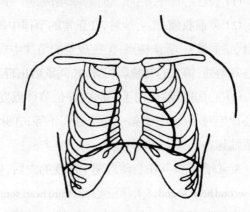

图 4-33　主动脉型心浊音界（靴形心）　　图 4-34　二尖瓣型心浊音界（梨形心）

（6）主动脉扩张及升主动脉瘤：胸骨右缘第1、2肋间浊音区增宽。

（7）心包积液：坐位时心浊音界呈三角形（烧瓶形），仰卧位时心底部浊音区增宽，这种随体位改变而变化的心浊音界是心包积液的典型体征。

（8）大量胸腔积液、积气时，心界在患侧叩不出，健侧心浊音界向外移。肺实变、肺肿瘤或纵隔淋巴结肿大时，如与心浊音界重叠则心界叩不出。肺气肿时，心浊音界变小，甚至叩不出。

（9）大量腹腔积液或腹腔巨大肿瘤，使膈肌升高，心脏横位，叩诊时心界扩大。镜面右位心时，可在胸骨右侧相应位置叩出心浊音界。

（四）听诊

听诊是心脏评估的重要方法，听诊内容主要包括心率、心律、心音、额外心音、杂音和心包摩擦音。心脏听诊时，环境应安静，患者取坐位或卧位，必要时左侧卧位或坐位身体前倾，评估者注意力要集中，按照一定顺序仔细地听诊。常用的听诊区有（图4-35）：二尖瓣听诊区为心尖区（心尖搏动最强点）；主动脉瓣听诊区为胸骨右缘第二肋间处；主动脉瓣第二听诊区为胸骨左缘第三肋间处；肺动脉瓣听诊区为胸骨左缘第二肋间处；三尖瓣听诊区为胸骨下端左缘，即胸骨左缘第4、5肋间。听诊顺序为二尖瓣听诊区→肺动脉瓣听诊区→主动脉瓣听诊区→主动脉瓣第二听诊区→三尖瓣听诊区。必要时听瓣膜听诊区以外的

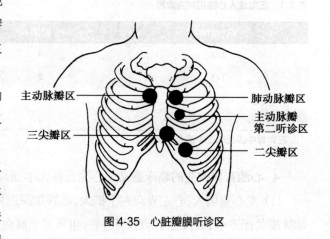

图4-35　心脏瓣膜听诊区

其他部位。听诊内容包括心率、心律、心音、额外心音、杂音及心包摩擦音。

1. **心率**　每分钟心搏次数。正常成人心率范围为60~100次/分。老年人偏慢，女性稍快，儿童较快，<3岁的儿童多在100次/分以上。成人心率超过100次/分，婴幼儿超过150次/分为心动过速。心率低于60次/分为心动过缓。两者提示心肌的自律性、兴奋性或传导性异常，可由生理性、病理性或药物性因素引起。

2. **心律**　是指心脏跳动的节律。正常成人心律规整，青年和儿童稍有不齐，吸气时心率增快、呼气时心率减慢，这种随着呼吸而出现的心律失常称为窦性心律失常。

（1）窦性心律不齐：吸气时心率增快，呼气时减慢，一般无临床意义。

（2）期前收缩：指听诊时，在正常的节律中闻及一个提前出现的心音，其后有一较长的间歇者（代偿间歇）。听诊特点：①在规整的节律中提前出现的心音；②提前出现的那一次心跳的第一心音增强，第二心音减弱；③较长间歇后出现的第一个心跳，其第一心音减弱。

（3）心房颤动：是由于心房内异位节律点发出异位冲动产生的多个折返所致。听诊特点：①心律绝对不规则；②第一心音强弱不等；③脉率少于心率，这种脉搏脱漏现象称为脉搏短绌或短绌脉。

3. **心音**　按其在心动周期中出现的先后，依次命名为第一心音（first heart sound，S_1），第二心音（second heart sound，S_2），第三心音（third heart sound，S_3）和第四心音（fourth heart sound，S_4）。正常情况下只能听到S_1、S_2；在青少年可闻及S_3；闻及S_4多数属病理情况。

（1）心音的产生及特点：①第一心音：主要是由于二尖瓣和三尖瓣关闭，瓣叶突然紧张引起的振动所致。S_1标志着心室收缩（收缩期）的开始；②第二心音：主要是由于主动脉瓣和肺动脉瓣关闭引起的瓣膜振动所致。S_2标志着心室舒张（舒张期）的开始。S_2由主动脉瓣成分（A_2）和肺动脉瓣成分（P_2）组成，A_2在主动脉瓣区最清楚，P_2在肺动脉瓣区最清楚。青少年$P_2>A_2$，成人$P_2=A_2$，老年人$P_2<A_2$；③第三心音：可能是由于心室舒张早期血流快速流入心室，使心室壁、乳头肌和腱索紧张、振动所致。S_3出现在心室舒张期；④第四心音：与心房收缩，使房室瓣及相关组织突然紧张和振动有关。

（2）S_1与S_2的鉴别见表 4-2

表 4-2 S_1与S_2的鉴别

鉴别要点	第一心音	第二心音
音调	较低钝	较高而脆
强度	较响	较S_1弱
时限	历时较长，持续约 0.1 秒	历时较短，约 0.08 秒
最响部位	心尖部	心底部
与心尖搏动的关系	与心尖搏动同时出现	心尖搏动后出现
与心动周期的关系	S_1与S_2之间的间隔（收缩期）较短	S_2到下一心动周期S_1的间隔（舒张期）较长

（3）心音改变及其临床意义：

1）心音强度的改变：除胸壁厚度、肺含气量多少等心外因素，影响心音强度的因素还有心室收缩力、心排血量，瓣膜位置和瓣膜的活动性及其与周围组织的碰击（如人工瓣与瓣环或支架的碰撞）等。①S_1增强：常见于二尖瓣狭窄、高热、贫血、甲状腺功能亢进和完全性房室传导阻滞。②S_1减弱：常见于二尖瓣关闭不全、P-R 间期延长、心肌炎、心肌病、心肌梗死和左心衰竭以及主动脉瓣关闭不全。③S_1强弱不等：常见于心房颤动和完全性房室传导阻滞。④S_2增强：常见于高血压、动脉粥样硬化、肺心病、左向右分流的先心病和左心衰竭。⑤S_2减弱：常见于低血压、主动脉瓣或肺动脉瓣狭窄和关闭不全。

2）心音性质改变：心肌严重病变时，第一心音失去原有的低钝性质且明显减弱，第二心音也弱，S_1与S_2极相似，可形成"单音律"。当心率增快，收缩期与舒张期时限几乎相等，S_1、S_2均减弱时，听诊类似钟摆声，又称"钟摆律"或"胎心律"，提示病情严重，如大面积急性心肌梗死和重症心肌炎等。

3）心音分裂（splitting of heart sound）：S_1或S_2的两个主要成分之间的间距延长，导致听诊时闻及其分裂为两个声音即称心音分裂。①S_1分裂：当左右心室收缩明显不同步时，S_1的两个成分相距 0.03S 以上时，可出现S_1分裂。常见于心室电或机械活动延迟使三尖瓣关闭明显迟于二尖瓣，如完全性右束支传导阻滞，右心衰竭，先天性三尖瓣下移畸形、二尖瓣狭窄或心房黏液瘤。②S_2分裂：临床较常见，可有下列情况：a. 生理性分裂：青少年常见，深吸气末因胸腔负压增加，右心回心血流增加，右室排血时间延长，左右心室舒张不同步，使肺动脉瓣关闭明显延迟，因而出现S_2分裂。b. 通常分裂：是临床上最为常见的S_2分裂，见于肺动脉瓣关闭明显延迟，如完全性右束支传导阻滞，肺动脉瓣狭窄、二尖瓣狭窄等，或主动脉瓣关闭时间提前如二尖瓣关闭不全和室间隔缺损等。c. 固定分裂：指S_2分裂不受吸气、呼气的影响，S_2分裂的两个成分时距较固定,见于先心病房间隔缺损。d. 反常分裂:又称逆分裂,指主动脉瓣关闭迟于肺动脉瓣,吸气时分裂变窄,呼气时变宽,见于完全性左束支传导阻滞、主动脉瓣狭窄或重度高血压。

4. 额外心音 指在正常心音之外听到的附加心音,与心脏杂音不同。多数为病理性,大部分出现在 S_2 之后即舒张期,也可出现在收缩期。

(1) 舒张期额外心音

1) 奔马律(gallop rhythm):是在第二心音之后出现的一个较响亮的额外的附加音,与正常的第一、二心音共同组成三音律,其韵律犹如骏马奔驰时的蹄声,是心肌严重损害的体征。按其出现的时间早晚可分三种:①舒张早期奔马律:最为常见,是病理性的 S_3,又称第三心音奔马律,是由于心室舒张期负荷过重,心肌张力减低与顺应性减退以致心室舒张时,血液充盈引起室壁振动。听诊部位,左室奔马律在心尖区或其内侧,右室奔马律则在剑突下或胸骨右缘第 5 肋间。其出现提示有严重器质性心脏病如心力衰竭、急性心肌梗死、重症心肌炎与心肌病等严重心功能不全。②舒张晚期奔马律:又称收缩期前奔马律或房性奔马律,发生于 S_4 出现的时间,实为增强的 S_4,在心尖部稍内侧听诊最清楚,其发生与心房收缩有关,多数是由于心室舒张末期压力增高或顺应性减退,以致心房为克服心室的充盈阻力而加强收缩所产生的异常心房音。多见于阻力负荷过重引起心室肥厚的心脏病,如高血压心脏病、肥厚型心肌病、主动脉瓣狭窄和冠心病等。③重叠型奔马律:为舒张早期和晚期奔马律重叠出现引起。两音重叠的形成原因可能是 P-R 间期延长及明显心动过速。如两种奔马律同时出现而没有重叠则听诊为 4 个心音,称舒张期四音律,常见于心肌病或心力衰竭。

2) 开瓣音:又称二尖瓣开放拍击声,出现于心尖内侧第二心音后 0.07s,听诊特点为音调高、历时短促而响亮、清脆、呈拍击样。见于二尖瓣狭窄时,舒张早期血液自左房迅速流入左室时,弹性尚好的瓣叶迅速开放后又突然停止所致瓣叶振动引起的拍击样声音。开瓣音的存在可作为二尖瓣瓣叶弹性及活动尚好的间接指标,还可作为二尖瓣分离术适应证的重要参考条件。

3) 心包叩击音:见于缩窄性心包炎者,在 S_2 后约 0.1s 出现的中频、较响而短促的额外心音。为舒张早期心室急速充盈时,由于心包增厚,阻碍心室舒张以致心室在舒张过程中被迫骤然停止导致室壁振动而产生的声音,在心尖部和胸骨下段左缘最易闻及。

4) 肿瘤扑落音:见于心房黏液瘤患者,在心尖或其内侧胸骨左缘第 3、4 肋间,在 S_2 后约 0.08~0.12s,出现时间较开瓣音晚,声音类似,但音调较低,且随体位改变。为黏液瘤在舒张期随血流进入左室,碰撞房、室壁和瓣膜,瘤蒂柄突然紧张产生振动所致。

(2) 收缩期额外心音

1) 收缩早期喷射音:为高频爆裂样声音,高调、短促而清脆,紧接于 S_1 之后约 0.05~0.07s,在心底部听诊最清楚。其产生机制为扩大的肺动脉或主动脉在心室射血时动脉壁振动以及在主、肺动脉阻力增高的情况下,半月瓣瓣叶用力开启或狭窄增厚的瓣叶在开启时突然受限产生振动所致。肺动脉收缩期喷射音在肺动脉瓣区最响,可见于肺动脉高压、原发性肺动脉扩张、轻中度肺动脉瓣狭窄、房间隔缺损和室间隔缺损等。主动脉收缩期喷射音在主动脉瓣区听诊最响,见于高血压、主动脉瘤、主动脉瓣狭窄、主动脉瓣关闭不全与主动脉缩窄等。

2) 收缩中晚期喀喇音:为高调、短促、清脆如关门落锁的 Ka-Ta 样声音。多数由于二尖瓣在收缩中晚期脱入左房,引起"张帆"样声音。因瓣叶突然紧张或其腱索的突然拉紧所致,临床上称为二尖瓣脱垂。出现在 S_1 后 0.08s 者称为收缩中期喀喇音,0.08s 以上者称为收缩晚期喀喇音。收缩中、晚期喀喇音合并收缩晚期杂音称二尖瓣脱垂综合征。

（3）医源性额外音：由于心血管病治疗技术的发展，人工器材置入心脏所导致。主要有人工瓣膜音和人工起搏音两种。

5. 心脏杂音 是指在心音与额外心音之外，在心脏收缩或舒张时血液在心脏或血管内产生湍流所致的室壁、瓣膜或血管壁振动所产生的异常声音。

（1）杂音产生的机制：具体机制有血流加速、瓣膜开放口径或大血管通道狭窄、瓣膜关闭不全、异常血流通道、心腔异物或异常结构和大血管瘤样扩张。

（2）杂音的特性与听诊要点：根据以下要点对杂音进行仔细分辨。

1）最响部位和传导方向：杂音在某瓣膜听诊区最响则提示该瓣膜有病变。杂音的传导方向都有一定规律，如二尖瓣关闭不全的杂音向左腋下传导，主动脉瓣狭窄的杂音向颈部传导。

2）心动周期中的时期：不同时期的杂音反映不同的病变。可分为收缩期杂音、舒张期杂音、连续性杂音、收缩期及舒张期均出现但不连续则称双期杂音。还可根据杂音在收缩期或舒张期出现的早晚而进一步分为早期、中期、晚期或全期杂音。一般认为，舒张期杂音和连续性杂音均为器质性杂音，而收缩期杂音则有器质性和功能性两种可能。

3）性质：由于杂音的不同频率而表现出音色与音调的不同。一般而言，功能性杂音较柔和，器质性杂音较粗糙。临床上可根据杂音的性质，推断不同的病变。临床上常用于描述杂音音调可用柔和、粗糙。杂音的音色可形容为吹风样、隆隆样(雷鸣样)、机器样、喷射样、叹气样(哈气样)、乐音样和鸟鸣样等。

4）强度与形态：即杂音的响度及其在心动周期中的变化。强度一般采用 Levine 6 级分级法，主要指收缩期杂音(表 4-3)，对舒张期杂音的分级也可采用此标准，亦可分为轻、中、重三级。杂音形态是指在心动周期中杂音强度的变化规律，用心音图记录，构成一定的形态。常见的杂音形态有递增型杂音、递减型杂音、递增递减型杂音、连续型杂音和一贯型杂音。

表 4-3　杂音强度分级

级别	响度	听诊特点	震颤
1	最轻	很弱，须在安静环境下仔细听诊才能听到易被忽略	无
2	轻度	较易听到，不太响亮	无
3	中度	明显的杂音，较响亮	无或有
4	响亮	杂音响亮	有
5	很响	杂音很强，且向四周甚至背部传导，但听诊器离开胸壁即听不到	明显
6	最响	杂音震耳，即使听诊器离胸壁一定距离也能听到	强烈

5）体位、呼吸和运动对杂音的影响：采取一些特殊体位、深吸气、深呼气和适当运动，可使杂音增强或减弱，有助于判断病变部位和性质。如左侧卧位时二尖瓣狭窄舒张期的杂音增强，前倾坐位时主动脉关闭不全舒张期的杂音增强。深吸气时三尖瓣、肺动脉瓣关闭不全和狭窄的杂音增强，深呼气二尖瓣、主动脉瓣关闭不全和狭窄的杂音增强。

（3）杂音的临床意义：根据产生杂音的部位有无器质性病变可区分为器质性杂音与功能性杂音。功能性杂音包括无害性杂音、生理性杂音以及有临床病理意义的相对性关闭不全或狭窄引起的杂音；相对性关闭不全或狭窄引起的杂音局部无器质性病变，它与器质性杂音又可合称为病理性杂音。功能性杂音多见于收缩期,生理性与器质性杂音的鉴别见表 4-4。

表 4-4　收缩期生理性与器质性杂音的鉴别要点

鉴别点	生理性	器质性
年龄	儿童,青少年可见	不定
部位	肺动脉瓣区和(或)心尖区	不定
性质	柔和、吹风样	粗糙、吹风样、高调
持续时间	短促	较长,常为全收缩期
强度	一般为≤2/6 级	常在≥3/6 级
震颤	无	3/6 级以上常伴有
传导	局限、传导不远	传导较远而广

1) 收缩期杂音

二尖瓣区:①功能性:见于运动、发热、贫血、妊娠与甲状腺功能亢进等。②相对性:见于左心增大引起的二尖瓣相对性关闭不全,如高血压性心脏病、冠心病、贫血性心脏病和扩张型心肌病等。③器质性:主要见于风湿性二尖瓣关闭不全、二尖瓣脱垂综合征等。

主动脉瓣区:①器质性:见于主动脉瓣狭窄。杂音为喷射性,响亮而粗糙,向颈部传导,常伴有震颤,且 A_2 减弱。②相对性:见于升主动脉扩张,如高血压和主动脉粥样硬化。杂音柔和,常有 A_2 亢进。

肺动脉瓣区:①生理性:多见于青少年及儿童。②相对性:见于肺淤血或肺动脉高压导致肺动脉扩张产生的肺动脉瓣相对狭窄。③器质性:见于肺动脉瓣狭窄。

三尖瓣区:①相对性:多见于右心室扩大的患者如二尖瓣狭窄伴右心衰竭、肺心病心衰。②器质性:极少见。其他部位:常见的有胸骨左缘第 3、4 肋间响亮而粗糙的收缩期杂音伴震颤,提示室间隔缺损或肥厚型梗阻性心肌病。

2) 舒张期杂音

二尖瓣区:①器质性:见于风湿性二尖瓣狭窄。②相对性:主要见于较重度主动脉瓣关闭不全,导致左室舒张容量负荷过高,使二尖瓣基本处于半关闭状态,呈现相对狭窄而产生杂音,称 Austin-Flint 杂音。

主动脉瓣区:可见于各种原因的主动脉瓣关闭不全。杂音呈舒张早期开始的递减型柔和叹气样的特点,常向胸骨左缘及心尖传导,于前倾坐位、主动脉瓣第二听诊区最清楚。

肺动脉瓣区:多见于肺动脉扩张导致相对性关闭不全。杂音呈递减型、吹风样、柔和常合并 P_2 亢进,称 Graham 杂音。常见于二尖瓣狭窄伴明显肺动脉高压。

三尖瓣区:见于三尖瓣狭窄,极少见。

3) 连续性杂音:常见于先心病动脉导管未闭。杂音粗糙、响亮似机器转动样,持续于整个收缩与舒张期,其间不中断。在胸骨左缘第 2 肋间稍外侧,常伴有震颤。

6. 心包摩擦音(Pericardial friction sound)　指脏层与壁层心包由于生物性或理化因素致纤维蛋白沉积而粗糙,以致在心脏搏动时产生摩擦而出现的声音。音质粗糙、音调高、搔抓样、很近耳,与心搏一致。发生在收缩期与舒张期,屏气时仍存在。见于各种感染性心包炎,也可见于风湿性病变、急性心肌梗死、尿毒症、系统性红斑狼疮等。

二、血管

（一）视诊

1. 动脉搏动　胸骨右缘第 2 肋间及附近或胸骨上窝可见隆起及收缩期搏动，见于升主动脉或主动脉弓动脉瘤。胸骨左缘第二、第三肋间可见收缩期搏动，见于肺动脉扩张及部分正常青年人。腹部搏动见于腹壁薄及腹主动脉及分支动脉瘤。

2. 动脉迂曲　浅表动脉（颞浅动脉、肱动脉、桡动脉等）迂曲见于动脉硬化。

3. 静脉充盈　①颈静脉充盈：卧位时充盈度超过锁骨上缘至下颌角距离的下 2/3 处。见于右心衰，心包疾患及上腔静脉阻塞综合征；②肝 - 颈静脉回流征：按压肿大的肝脏，颈静脉充盈更加明显，见于右心衰，心包疾患；③胸腹壁静脉充盈：见于门静脉高压，上腔静脉或下腔静脉阻塞，形成侧支循环。

4. 静脉搏动　颈静脉搏动柔和，范围弥散，触诊时无搏动感，见于三尖瓣关闭不全。

5. 毛细血管搏动征（sign of capillary pulsation）　用手指轻压患者指甲床末端，或以一清洁玻片轻压其唇黏膜，如见到红、白交替的节律性微血管搏动即为毛细血管搏动，见于脉压增大。

（二）触诊

可用于血管触诊的浅表动脉有颞浅动脉、颈动脉、肱动脉、桡动脉、股动脉等，临床上常用桡动脉。

1. 节律　节律不规则是心律不齐在脉律上的表现。

2. 脉率　正常成人 60~100 次 / 分，一般与心率一致，但在某些心律失常时，由于心搏提前，心脏充盈不足，排血量过少，使周围血管不能出现脉搏，如同时计数心率及脉率时发现脉率少于心率称丢失脉或脉搏短绌。

3. 紧张度　用靠动脉近端的手指压迫血管，直到在动脉远端的手指触不到脉搏，其所用的压力大小，即表示脉搏的紧张度，它决定于动脉收缩压的高度。缺乏弹性、僵硬或似结节状，提示动脉硬化。

4. 强度　即脉搏的大小取决于周围血管阻力和动脉的充盈度（心搏出量）与脉压大小有关。凡有动脉受压，管壁变厚，血栓阻塞时，该侧脉搏可减弱。因此，可进行左、右、上、下脉搏对比。

5. 脉波　运用无创性脉搏示波描记，可了解脉波变化，通过仔细地触诊大动脉（如肱动脉或股动脉）可发现各种脉波异常的脉搏。

（1）正常脉波：由升支（叩击波）、波峰（潮波）和降支（重搏波）三部分构成。在降支上有一切迹称重搏波，在明显主动脉硬化者，此波趋于不明显。

（2）水冲脉（corrigan pulse）：脉搏骤起骤落，犹如潮水涨落。评估者握紧患者手腕掌面，将其前臂高举过头部（图 4-36），可明显感知犹如水冲的急促而有力的脉搏冲击，见于脉压增大时。

（3）迟脉：脉波升支上升缓慢，波幅低，波顶平

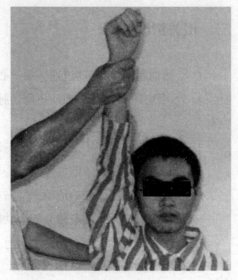

图 4-36　水冲脉检查

宽,降支也慢,系脉压减小所致。

(4) 重搏脉:重搏波在正常情况下一般不能被触知,但在某些病理情况下使正常的重搏波增大,一次心搏引起的脉波似两次,即收缩期与舒张期各触及一次,见于肥厚型梗阻性心肌病、长期发热使外周血管紧张度降低患者、心脏压塞、严重心力衰竭和低血容量性休克等。

(5) 交替脉:节律正常而脉搏交替出现一强一弱,表示心肌严重损害。

(6) 奇脉:吸气时脉搏明显减弱或消失而在呼吸终末时增强,见于心包疾患。

(7) 无脉:即脉搏消失,可见于严重休克及多发性大动脉炎。

6. 动脉壁状态　以近心的手指压迫动脉阻断血流,以远心的手指检查血管壁状态,动脉硬化时触及较硬的索状物或有迂曲。左、右、上、下脉搏对比,凡有动脉受压,管壁变厚,血栓阻塞时该侧脉搏可减弱。

(三) 听诊

1. 血压测量(见本章第二节)

2. 动脉枪击音　将听诊器胸件放于肱动脉或股动脉搏动处可听到与心跳一致的射枪声音的"嗒-嗒-"声。见于脉压增大时。

3. 杜氏(Duroziez)双重杂音　将听诊器胸件置于股动脉处稍加压力所听到的收缩期及舒张期双期血管杂音。见于脉压增大时。

4. 动脉杂音　将听诊器胸件放在杂音可能出现的部位听诊。凡血管丰富的肿物、动脉瘤、动脉狭窄、动静脉瘘可在病变处听到杂音。

5. 静脉杂音　腹壁静脉曲张时可伴有杂音,见于门脉高压。颈静脉营营音可为生理性,亦可常见于贫血患者。

(四) 周围血管征

包括毛细血管搏动征、水冲脉、枪击音、Duroziez双重杂音等,是因脉压增大所引起。见于甲亢、严重贫血、主动脉瓣关闭不全、动脉导管未闭症、动静脉瘘等。

三、相关护理诊断

1. 心排血量减少:心动过速 / 第一心音减弱　与左心功能不全有关。

2. 外周组织灌注无效:血压下降 / 脉搏细速 / 第一、第二心音减弱　与血容量不足所致休克有关。

3. 有心脏组织灌注不足的危险　与冠状动脉狭窄有关。

4. 有脑组织灌注无效的危险　与心功能不全有关。

5. 有胃肠道灌注无效的危险　与右心功能不全有关。

6. 有肾脏灌注无效的危险　与心功能不全有关。

7. 有休克的危险　与心功能不全有关。

第七节　腹部评估

腹部主要由腹壁、腹腔和腹腔内器官组成,其范围是上起横膈,下至骨盆,前面及侧面为腹壁,后面为脊柱及腰肌。腹腔内所含脏器较多,且脏器互相交错重叠,正常脏器与异常肿块极易混淆,因此需要仔细检查及辨认。

为避免叩、触诊对胃肠蠕动的影响,使肠鸣音发生变化,腹部检查评估顺序为视、听、叩、触,但记录时为了格式的统一,仍按视、触、叩、听顺序记录。腹部评估以触诊为主,触诊又以脏器触诊最为重要。

一、腹部体表标志

腹部常用的体表标志(图4-37):①肋弓下缘:由第8~10肋软骨连接形成的肋弓;②剑突:为胸骨下端的软骨,常作为肝脏测量的标志;③腹上角:为两侧肋弓的交角,常用于判断体型及肝脏的测量;④髂前上棘:是髂嵴前方突出点,是腹部九区法的标志和骨髓穿刺的部位;⑤腹直肌外缘:相当于锁骨中线的延续,常为手术切口和胆囊点的定位;⑥肋脊角:是两侧背部第十二肋骨与脊柱的交角,为检查肾叩痛的位置。

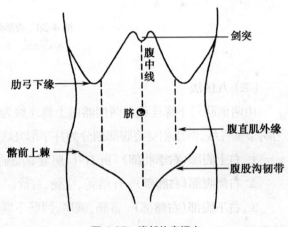

图4-37　腹部体表标志

二、腹部分区

(一) 四区法

通过脐划一水平线与一垂直线,两线相交将腹部分为四区:右上腹部、右下腹部、左上腹部和左下腹部(图4-38A)。脏器分布如下:

1. **右上腹部**　肝、胆囊、幽门、十二指肠、小肠、胰头、右肾上腺、右肾、结肠肝曲、部分横结肠、腹主动脉、大网膜。

2. **右下腹部**　盲肠、阑尾、部分升结肠、小肠、右输尿管、胀大的膀胱、淋巴结、增大的子宫、女性右侧卵巢和输卵管、男性右侧精索。

3. **左上腹部**　肝左叶、脾、胃、小肠、胰体、胰尾、左肾上腺、左肾、结肠脾曲、部分横结肠、腹主动脉、大网膜。

4. **左下腹部**　乙状结肠、部分降结肠、小肠、左输尿管、胀大的膀胱、淋巴结、增大的子宫、女性左侧卵巢和输卵管、男性左侧精索。

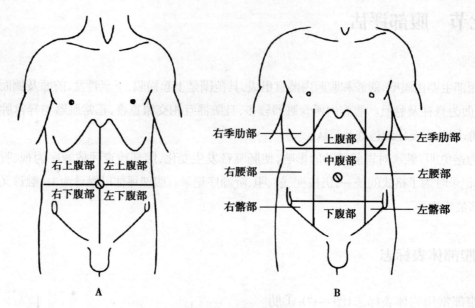

图 4-38 腹部体表分区
A. 四区法   B. 九区法

右季肋部   上腹部   左季肋部
右腰部   中腹部   左腰部
右髂部   下腹部   左髂部

（二）九区法

由两侧肋弓下缘连线和两侧髂前上棘连线为水平线,左右髂前上棘至腹中线连线的中点为两条垂直线,四线相交将腹部划分为井字形九区(图4-38B)。脏器分布如下:

1. 右上腹部(右季肋部) 肝右叶、胆囊、结肠肝曲、右肾、右肾上腺。

2. 右侧腹部(右腰部) 升结肠、空肠、右肾。

3. 右下腹部(右髂部) 盲肠、阑尾、回肠下端、淋巴结、女性右侧卵巢和输卵管、男性右侧精索。

4. 左上腹部(左季肋部) 脾、胃、结肠脾曲、胰尾、左肾、左肾上腺。

5. 左侧腹部(左腰部) 降结肠、空肠、回肠、左肾。

6. 左下腹部(左髂部) 乙状结肠、女性左侧卵巢和输卵管、男性左侧精索。

7. 上腹部 胃、肝左叶、十二指肠、胰头、胰体、横结肠、腹主动脉、大网膜。

8. 中腹部(脐部) 十二指肠、空肠、回肠、下垂的胃或横结肠、输尿管、腹主动脉、肠系膜及其淋巴结、大网膜。

9. 下腹部(耻骨上部) 回肠、乙状结肠、输尿管、胀大的膀胱、女性增大的子宫。

三、腹部评估

（一）视诊

1. 注意事项 ①室内温暖,光线充足柔和;患者取仰卧位,裸露全腹,上自剑突,下至耻骨联合;躯体其他部分应遮盖,冬天注意保暖。②评估者立于患者右侧,按一定顺序全面观察,一般自上而下视诊,有时为查出细小隆起或蠕动波,视线需降低至腹平面,自侧面呈切线方向观察。

2. 视诊内容 视诊的内容包括:

（1）腹部外形:正常人腹部外观对称、平坦。①腹部膨隆:分全腹膨隆和局部膨隆。全腹膨隆见于腹水、腹内积气、腹内巨大包块;局部膨隆见于脏器肿大、腹内肿瘤或炎症包块、胃或肠胀气以及腹壁上的肿物和疝等。②腹部凹陷:重者呈舟状腹,见于恶病质,如结核病、恶性肿瘤等慢性消耗性疾病。

(2) 呼吸运动:男性及小儿以腹式呼吸为主,成年女性以胸式呼吸为主。腹式呼吸减弱见于腹膜炎症、腹水、腹腔内巨大肿瘤或妊娠等。腹式呼吸消失见于胃肠穿孔所致急性腹膜炎或膈肌麻痹等。

(3) 腹壁静脉:正常人腹壁皮下静脉一般不显露。腹壁静脉曲张时,选择一段没有分支的腹壁静脉,评估者将手的示指和中指并拢压在静脉上,中指向上移动,排空血液,放开中指,如静脉不充盈,说明血液方向是由下向上,如静脉充盈,说明血流方向由上而下(图 4-39)。正常人腹壁静脉血流方向在脐水平线以上,自下而上经胸壁静脉和腋静脉流入上腔静脉,脐水平线以下自上而下经大隐静脉流入下腔静脉。①门静脉高压时,腹壁曲张的静脉常以脐为中心向四周放射,血流经脐静脉而流入腹壁浅静脉流向四方;②下腔静脉阻塞时,曲张的静脉大多分布在腹壁两侧,脐水平以下腹部浅静脉血流方向由下而上;③上腔静脉阻塞时,脐水平以上的曲张静脉的血流方向由上而下。

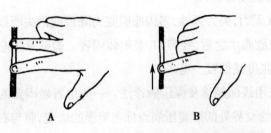

图 4-39 静脉血流方向检查

(4) 胃肠型(gastrointestinal type)和蠕动波:正常人腹部一般看不到胃和肠的轮廓及蠕动波形。①胃型及胃蠕动波:在上腹部可见的自左肋缘下向右运行的较大的蠕动波,见于幽门梗阻患者。②肠型及肠蠕动波:见于肠梗阻患者。小肠梗阻蠕动波多见于脐部,结肠远端梗阻,肠型多位于腹周。

(5) 腹壁其他情况:①色素与条纹:银白色条纹是腹壁真皮裂开的标志,可见于肥胖者。下腹部或髂部的银白色条纹多为妊娠纹。紫纹为皮质醇增多症的典型征象。②瘢痕:腹部瘢痕多为外伤、手术或皮肤感染的遗迹所致,对诊断很有帮助。某些特定部位的手术瘢痕,常提示患者手术史。③疝:腹部疝多为腹腔内容物经腹壁或骨盆壁的间隙或薄弱部分向体表突出而形成,以腹外疝多见。脐疝见于婴幼儿、经产妇或大量腹水患者;白线疝见于先天性腹直肌两侧闭合不良者;切口疝见于手术瘢痕愈合不良;股疝多见于女性,男性腹股沟斜疝可下降至阴囊。脐部脐凹内的分泌物呈浆液性或脓性、有臭味,多为炎性所致;分泌物呈水样、有尿味,为脐尿管未闭的征象。脐部溃烂可能为化脓性或结核性病变,脐部溃疡坚硬、固定而突出,多为肿瘤所致。④上腹部搏动:上腹部搏动大多由腹主动脉的搏动传导而来,可见于消瘦的正常人、腹主动脉瘤、肝血管瘤、三尖瓣关闭不全和二尖瓣狭窄所致的右心室增大。

(二)触诊

1. 注意事项 触诊是腹部评估的主要方法。常用的方法有浅部触诊法、深部触诊法、双手触诊法、浮沉触诊法和钩指触诊法。患者取仰卧位,头垫低枕,两上肢自然放于躯体两侧,两髋关节及膝关节屈曲并稍分开,以使腹肌放松,略张口做平静深腹式呼吸。评估者立于患者右侧,面对患者,其前臂与腹部表面在同一水平。评估时手要温暖,指甲剪短,动作轻柔。按顺序自左下腹开始逆时针方向检查全腹,然后再触诊肝脾及肾脏。先触诊健侧,再逐渐移向病变部位,并进行比较。触诊时观察患者的反应与表情,对精神紧张或有痛苦者给予安慰和解释。可与患者交谈以转移其注意力,减少腹肌紧张。

2. 触诊内容 触诊的内容包括:

(1) 腹壁紧张度:正常人腹壁有一定的张力,但触之柔软,较易压陷,称为腹壁柔软。某些病理情况下,可致腹壁紧张度增加或减弱。

1) 腹壁紧张度增加:局部腹壁紧张度增加多由于脏器炎症波及腹膜所致,而全腹壁紧张度增加多由弥漫性腹膜受刺激所致。全腹壁紧张度增加见于:①急性弥漫性腹膜炎,腹膜受刺激而导致腹肌痉挛,腹壁紧张度明显增加,甚至强直如木板称为板状腹;②肠胀气、气腹或大量腹水时,腹壁紧张度可增加,但无腹肌痉挛,也无压痛;③结核性腹膜炎、癌性腹膜炎或其他慢性病变,由于其发展缓慢,对腹膜的刺激较缓和,且有腹膜增厚和肠管、肠系膜粘连,使腹壁柔软但有抵抗力,不易压陷,称为揉面感或柔韧感。

2) 腹部紧张度减低:腹壁松软无力,失去弹性,多因腹肌张力降低或消失所致。全腹紧张度减低见于慢性消耗性疾病、大量放腹水之后、经产妇、老年体弱者。腹壁紧张度消失见于脊髓损伤、重症肌无力。局部腹壁紧张度减低较少见。

(2) 压痛及反跳痛:①压痛:采用浅部触诊及深压触诊法。一些位置较固定的压痛点常反映特定的疾病,如右锁骨中线与肋缘交界处的胆囊压痛点标志胆囊的病变,脐与右髂前上棘连线中、外 1/3 交界处的 McBurney 点压痛标志阑尾的病变等。②反跳痛(rebound tenderness):当用手触诊腹部出现压痛后,用并拢的 2~3 个手指(示、中、无名指)压于原处稍停片刻,使痛觉趋于稳定后,迅速将手抬起,如此时患者感觉腹痛骤然加重,并常伴有痛苦表情或呻吟,则为反跳痛,提示腹膜壁层已受炎症累及。

(3) 腹部包块:正常腹部可触及的结构有腹直肌肌腹及腱划、腰椎椎体及骶骨岬、乙状结肠粪块、横结肠、盲肠等。异常包块可采用浅部触诊法或深部滑行触诊法,触到异常包块应描述部位、大小、形态、质地、压痛、搏动、移动度等。

(4) 肝脏触诊

1) 肝脏触诊方法:①单手触诊法:右手四指并拢,掌指关节伸直,与肋缘大致平行地放在右上腹部(或脐右侧)估计肝下缘的下方,随患者呼气时,手指压向腹深部,再次吸气时,手指向前上迎触下移的肝缘,如此反复进行,手指逐渐向肋缘移动,直到触到肝缘或肋缘为止。需在右锁骨中线上及前正中线上分别触诊肝缘,并测量其与肋缘或剑突根部的距离,以厘米表示。②双手触诊法:右手位置同单手法。左手托住患者右腰部,拇指张开置于肋部,触诊时左手向上推,使肝下缘紧贴前腹壁下移,并限制右下胸扩张,以增加膈下移的幅度,这样吸气时下移的肝脏就容易碰到右手指(图 4-40A)。③钩指触诊法:适应于儿童和腹壁薄软者。评估者位于患者右肩旁,面向其足部,将右手掌搭在其右前胸下部,右手第 2~5 指弯曲成钩状,嘱患者做深呼吸运动,评估者随吸气而更进一步屈曲指关节,这样指腹容易触到下移的肝下缘(图 4-40B)。触及肝脏时应注意肝脏的大小、质地、边缘及表面是否光滑,有无压痛、搏动等。

2) 触诊内容:在触及肝脏肿大时,应详细描述其大小、质地、表面情况及边缘、压痛等。正

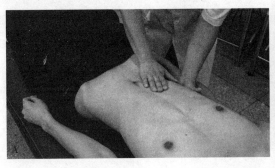
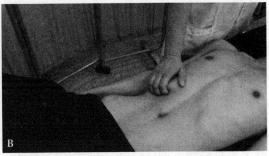

图 4-40　肝脏触诊

A. 双手触诊法　　B. 钩指触诊

常人肝脏触不到,但腹壁松软的瘦长体型者可在深吸气时于肋弓下触及肝下缘,但小于1cm;剑突下也可触及,但小于3cm(腹上角较锐者,小于5cm)。弥漫性肝大见于肝炎、肝淤血、脂肪肝等。局限性肝大常可看到或触及局部隆起,见于肝脓肿、肝肿瘤及肝囊肿等。肝脏质地可分为三种:①质软:正常肝脏质地柔软触之如口唇;②质韧:触之如鼻尖,如慢性肝炎和肝淤血;③质硬:触之如前额,如肝硬化和肝癌。正常肝脏表面光滑、边缘整齐、厚薄一致。肝硬化时表面不光滑,呈不均匀的结节状,边缘锐薄不整齐;肝淤血、脂肪肝时表面光滑,边缘钝圆;肝癌则表面高低不平称大结节状,且边缘厚薄不一。正常肝脏无压痛,肝大时因包膜受到牵拉或肝包膜因炎症反应,肝脏有压痛或触痛。

(5)脾脏触诊:正常脾脏位于左季肋区,相当于第9~11肋的深面,肋缘下不能触及。周围脏器病变(如内脏下垂、左侧胸腔积液、气胸)可使脾下移。除此以外如能触及脾脏则为脾大。触到脾脏应注意其大小、质地、边缘、表面、有无压痛、摩擦感、有无切迹等。

1)脾触诊方法:患者仰卧,两腿稍屈曲,评估者左手绕过患者腹部前方,手掌置于其左胸下部第9~11肋处,试将脾从后向前托起。右手掌平放于腹部,与左肋弓大致成垂直方向,以手指弯曲的力量下压腹壁,两手配合,待患者吸气时向肋弓方向迎触脾,直到触到脾缘或左肋(图4-41)。脾轻度肿大,卧位不易触及时,可嘱患者取右侧卧位,右下肢伸直,左下肢屈曲进行检查。

2)脾肿大测量方法:①甲乙线(Ⅰ线):左锁骨中线与左肋缘交点至脾下缘的距离。②甲丙线(Ⅱ线):左锁骨中线与左肋缘交点至脾脏最远点的距离。③丁戊线(Ⅲ线):脾右缘与前正中线的距离。如脾脏高度增大向右越过前正中线,则测量脾右缘至前正中线的最大距离,以"+"表示;未超过前正中线则测量脾右缘与前正中线的最短距离,以"-"表示。脾脏轻度肿大时只作第Ⅰ线测量,脾脏明显肿大时,应加测第Ⅱ、Ⅲ线(图4-42)。临床记录中,常将脾肿大分为轻、

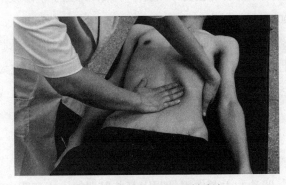

图 4-41　仰卧位脾脏双手触诊法

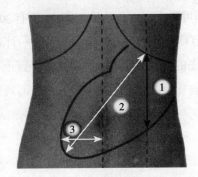

图 4-42　脾肿大测量

中、高三度。脾缘不超过肋下 2cm 为轻度肿大；超过 2cm，在脐水平线以上为中度肿大；超过脐水平线或前正中线则为高度肿大，即巨脾。

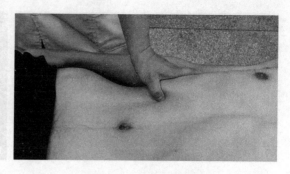

图 4-43　Murphy 征检查

（6）胆囊触诊：可用单手滑行触诊法或钩指触诊法。钩指触诊时，检查者左手掌平放于患者右胸下部，以拇指指腹钩压于右肋下胆囊点处（图 4-43），然后嘱患者缓慢吸气。在吸气过程中发炎的胆囊下移时碰到用力按压的拇指，即可引起疼痛，此为胆囊触痛。如因为剧烈疼痛而致吸气终止（不敢继续吸气）称 Murphy 征阳性。

（7）肾脏触诊：患者可取仰卧位或立位，用双手触诊法触诊右肾时，评估者左手掌托住右腰部向上推起，右手掌平放在右上腹部，手指方向大致平行于右肋缘而稍横向，于患者吸气时双手夹触肾。如触到光滑钝圆的脏器，可能为肾下极。触诊左肾时，左手越过患者前方而托住左腰部，右手掌横置于患者左上腹部，依前法双手触诊左肾。正常人肾脏一般不易触及，有时可触到右肾下极。身材瘦长者、肾下垂、游走肾或肾脏代偿性增大时，肾脏较易触到。当肾和尿路有炎症或其他疾病时，可在一些部位出现压痛点，如季肋点（前肾点）、上输尿管点、中输尿管点、肋脊点、肋腰点等。①季肋点（前肾点）：第10肋骨前端，右肾位置稍低，相当于肾盂位置；②上输尿管点：在脐水平线上腹直肌外缘；③中输尿管点：在髂前上棘水平腹直肌外缘，相当于输尿管第二狭窄处；④肋脊点：背部第12肋骨与脊柱的交角（肋脊角）的顶点；⑤肋腰点：第12肋骨与腰肌外缘的交角（肋腰角）顶点。

（8）膀胱触诊：只有膀胱积尿，充盈胀大时，才能在下腹中部触到。一般采用单手滑行触诊法。在仰卧屈膝情况下，以右手自脐开始向耻骨方向触摸。膀胱增大时呈扁圆形或圆形，触之囊性感，按压时憋胀，有尿意，排尿或导尿后缩小或消失。

（9）胰腺触诊：胰腺位于腹膜后，位置深且柔软，故正常胰腺不能触及。①急性胰腺炎：上腹中部或左上腹部呈带状压痛及腹肌紧张，并且左腰部有压痛。若同时左腹部皮下淤血而发蓝，提示出血性胰腺炎；②慢性胰腺炎：上腹部触及质硬、无移动性的横行条索状肿物；③胰腺假性囊肿：左上腹部触到囊性肿物；④胰腺癌：上腹部触及坚硬块状、表面不平呈结节感的肿物。

（10）液波震颤：以一手掌面贴于患者一侧腹壁，另一手四指并拢屈曲，用指端叩击对侧腹壁（或以指端冲击式触诊），如有大量液体存在，贴于腹壁的手掌有被液体波动冲击的感觉，即波动感（图 4-44）。为防止腹壁本身的震动传至对侧，可让另一人将手掌尺侧缘压于脐部腹中线上，即可阻止之。此法检查腹水，需有 3000~4000ml 以上。

（11）振水音（splashing sound）：以一耳凑近上腹部，同时以冲击触诊法振动胃部，即可听到气、液撞击的声音，亦可将听诊器体件置于上腹部进行听诊（图 4-45）。正常人在餐后或饮进大量液体时可有上腹部振水音，但若在清晨空腹或餐后 6~8h 以上仍有此音，则提示幽门梗阻或胃扩张。

（三）叩诊

腹部叩诊临床上多采用间接叩诊法。叩诊的主要作用是叩出某些脏器的大小和叩击痛、

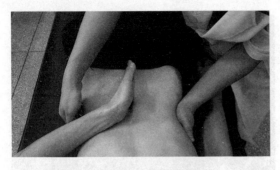

图 4-44　液波震颤检查

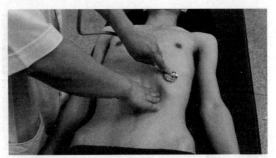

图 4-45　振水音检查

胃肠道充气情况及有无腹腔积液和包块等。

1. **腹部叩诊音**　正常腹部叩诊大部分区域为鼓音,只有肝、脾所在部位,增大的膀胱和子宫占据的部位以及两侧腹部近腰肌处叩诊为浊音。

2. **肝脏及胆囊叩诊**　①肝脏叩诊:用叩诊法确定肝上界时,一般沿右锁骨中线,右腋中线和右肩胛线,由肺区向下叩向腹部,当清音转变为浊音时即为肝上界。确定肝下界时,最好由腹部鼓音区沿右锁骨中线或正中线向上叩,由鼓音转为浊音处即是。正常肝在右锁骨中线上,其上界在第 5 肋间,下界位于右季肋下缘,两者之间距离 9~11cm;在右腋中线上,其上界在第 7 肋间,下界相当于第 10 肋骨水平;在右肩胛线上,其上界在第 10 肋间。病理情况下肝浊音界上移见于右肺纤维化或右下肺不张等;肝浊音界下移见于肺气肿或右侧张力性气胸;肝浊音界扩大见于肝癌、肝脓肿、肝炎、肝淤血、多囊肝及膈下脓肿;肝浊音界缩小见于急性重型肝炎、肝硬化及胃肠胀气;肝浊音界消失见于急性胃肠穿孔或明显胃肠胀气。②肝区叩击痛:左手掌置于右前胸下部,右手握拳叩击左手背(图 4-46)。肝区叩击痛对于诊断肝炎、肝癌有一定意义。胆囊不能叩其大小,仅能检查胆囊区有无叩击痛。胆囊区叩击痛为胆囊炎的重要体征。

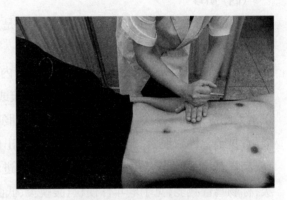

图 4-46　肝区叩击痛检查

3. **胃泡鼓音区(Traube 区)及脾叩诊**　胃泡鼓音区位于左前胸下部肋缘以上,约呈半圆形。其上界为横膈及肺下缘,下界为肋弓,左界为脾,右界为肝左缘。脾浊音区的叩诊宜采用轻叩法,在左腋中线上进行。正常时在左腋中线第 9~11 肋之间叩到脾浊音,其长度约为 4~7cm,前方不超过腋前线。

4. **移动性浊音(shifting dullness)**　患者先取仰卧位,腹中部由于含气的肠管在液面浮起叩诊呈鼓音,两侧呈浊音。评估者自腹中部平面开始向左侧叩击,发现浊音时,板指固定不动,嘱患者向右侧卧位,重新叩诊固定之板指,则左侧腹部转为鼓音,而浊音移至下面的右侧腹部。再向右侧移动叩诊,直达浊音区,叩诊板指固定,嘱患者向左侧翻身作左侧卧位,再叩诊固定之板指,听取音调的变化(图 4-47)。这种因体位不同而出现浊音区变动的现象,称移动性浊音。当腹腔内游离腹水在 1000ml 以上时,可查出移动性浊音。

5. **肋脊角叩痛**　患者采取坐位或侧卧位,评估者用左手掌平放在其肋脊角处(肾区),右手

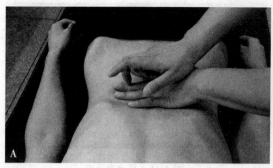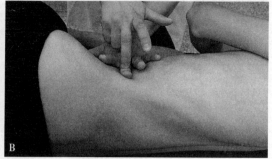

图 4-47　移动性浊音叩诊
A. 仰卧位　B. 侧卧位

握拳用由轻到中等的力量叩击左手背,并询问患者有无叩击痛。

6. 膀胱叩诊　膀胱叩诊在耻骨联合上方进行,主要用于判断膀胱膨胀的程度。由于耻骨上方有肠管存在,叩诊呈鼓音。当膀胱内有尿液充盈时,耻骨上方叩诊呈圆形浊音区,而妊娠时增大的子宫、子宫肌瘤、卵巢囊肿也可呈浊音。排尿或导尿后浊音区转为鼓音区,即为尿潴留所致的膀胱增大。腹水时,耻骨上方也可呈浊音,但浊音区的弧形上缘凹向脐部,而膀胱增大浊音区的弧形上缘凸向脐部。

(四) 听诊

腹部听诊时,应全面听诊腹部各区,尤其是上腹部、脐部、右下腹部和肝、脾区的听诊。其主要内容包括肠鸣音、血管杂音、搔弹音等。

1. 肠鸣音(bowel sound)　肠蠕动时,肠管内气体与液体随之而流动,产生一种断断续续的咕噜声称为肠鸣音。将听诊器胸件置于右下腹或中腹脐周,一般听诊 1 分钟,计数肠鸣音次数。正常大约每分钟 4~5 次。每分钟 10 次以上称肠鸣音活跃,为音调不特别高亢的一阵快速的隆隆声,见于急性胃肠炎、服用泻药或胃肠道大出血,以及早期肠梗阻等。如次数多且肠鸣音响亮、高亢甚至呈叮当声或金属音,称肠鸣音亢进,见于机械性肠梗阻。若持续 3~5 分钟听到一次,称肠鸣音减弱,见于老年性便秘、腹膜炎、低血钾症和胃肠动力低下。如果持续 3~5 分钟未听到肠鸣音,此时应重点听诊右下腹,并可用手指轻叩或搔弹腹部,如仍无肠鸣音,称肠鸣音消失,可见于弥漫性腹膜炎或麻痹性肠梗阻。

2. 血管杂音　腹部血管杂音有动脉性和静脉性杂音,腹中部收缩期杂音(喷射性)常提示腹主动脉瘤或狭窄;左右上腹部收缩期杂音常提示肾动脉狭窄,收缩期杂音在左右下腹部提示髂动脉狭窄。左叶肝癌压迫肝动脉或腹主动脉时,也可在肿块部位闻及吹风样杂音或连续性杂音。门脉高压侧支循环形成,特别是腹壁静脉曲张时,在脐部或上腹部常可闻及静脉性杂音,呈连续性的嗡嗡声,无收缩期与舒张期性质。

3. 搔弹音　①肝下缘的测定:以左手持听诊器置于剑突下肝左叶上,右手指沿右锁骨中线自脐部向上轻弹或搔刮腹壁,搔弹处未达到肝缘时,只听到遥远而轻微的声音,当搔弹到肝脏表面时,声音明显增强而近耳。②微量腹水的测定:或称水坑征。患者取肘膝位数分钟,使腹水积聚于腹内最低处的脐区。将膜式听诊器体件贴于脐区腹壁,以手指在一侧腹壁轻弹,听到声响。然后将体件向对侧腹壁移动,继续轻弹,如声音突然变响,此时体件所在处即为腹水边缘。用此法可检查出少于 120ml 的腹水。

肝硬化是临床常见的慢性进行性肝病,由一种或多种病因反复或长期作用导致的以弥漫性肝损害。病理组织学特征有广泛的肝细胞坏死、残存肝细胞结节性再生、结缔组织增生与纤维隔形成,导致肝小叶结构破坏和假小叶形成,肝脏逐渐变形、变硬。其临床症状和身体评估的检查结果往往在疾病的失代偿期比较明显。身体评估时可能发现的主要体征有肝病面容、黄疸、腹壁静脉曲张、水肿(腹水)、脾肿大;疾病早期可发现肝脏肿大,表面光滑,中等硬度,疾病晚期可发现肝脏缩小、质地坚硬,表面呈结节状,一般无压痛;男性患者可出现乳房发育和阴毛稀少,肝掌和蜘蛛痣;出血征象如皮肤和黏膜(包括口腔、鼻腔及痔核)常出现瘀点、瘀斑、血肿及新鲜出血灶,营养缺乏表现如消瘦、贫血、皮肤粗糙、指甲苍白或呈匙状等。

四、相关护理诊断

1. **营养失调:低于机体需要量:舟状腹**　与慢性消耗性疾病有关;与严重腹泻有关。

2. **营养失调:高于机体需要量:腹部膨隆**　与不良生活习惯所致肥胖有关。

3. **有营养失调的危险:高于机体需要量**　与不良生活习惯所致肥胖有关。

4. **体液过多:腹腔积液**　与肝硬化有关。

5. **排尿障碍:膀胱区叩诊浊音**　与尿道梗阻有关;与服用抗胆碱药物有关;与神经系统病变有关。

6. **尿潴留:耻骨联合上方叩诊圆形浊音区;耻骨联合上方可触及圆形囊性感肿物**　与尿道梗阻有关;与服用抗胆碱药物有关;与神经系统病变有关。

7. **便秘:肠鸣音减弱/左下腹触及类圆形或粗索条状包块**　与排便习惯不规律有关;与低钾血症有关。

8. **有便秘的危险**　与排便习惯不规律有关;与低钾血症有关。

9. **腹泻:肠鸣音活跃**　与急性胃肠炎有关;与服用泻药有关;与胃肠道大出血有关。

第八节　肛门、直肠和生殖器评估

肛门、直肠和生殖器检查是全面体格检查不可缺少的一部分。对有检查指征的患者应说明检查的目的、方法和重要性,使患者能接受并配合检查。尤其应该注意的是:男评估者检查女患者时,须有女医务人员在场。

一、肛门、直肠

(一) 体位

肛门、直肠的检查方法简便但常能发现许多具有临床价值的体征,根据病情需要,采取不同的体位。临床常采取肘膝位,即两肘关节屈曲置于检查床上,胸部尽量接近床面、两膝关节屈曲成直角跪于检查床上,臀部抬高,例如检查前列腺、精囊及乙状结肠镜检查时;检查病重、年老体弱或女患者时,采取左侧卧位,即左侧卧于检查床上,右腿向腹部屈曲,左腿伸直,臀部靠近检查床右边,评估者面对患者的背部进行检查;检查重症体弱患者、膀胱直肠窝检查及直肠双合诊,患者取仰卧位或截石位;检查直肠脱出、内痔及直肠息肉等,患者取蹲位。

(二) 检查方法与内容

肛门与直肠的检查方法常规以视诊、触诊为主,辅以内镜检查。

1. **视诊**　根据具体检查情况摆好体位,评估者用手分开臀部,观察肛门及其周围皮肤颜色及皱褶,以及肛门周围有肛门闭锁与狭窄、肛裂、无脓血、黏液、外痔、肛瘘、脓肿、直肠脱垂等。常见异常如下:①痔:痔是直肠下端黏膜下或肛管边缘皮下的内痔静脉丛或外痔静脉丛扩大和曲张所致静脉团,包括内痔、外痔、混合痔;②肛裂:肛裂是肛管齿状线以下深达皮肤全层的纵行及梭形裂口或感染性溃疡,自觉疼痛,排便时疼痛更加明显,检查时肛门有明显触压痛;③肛门直肠瘘:简称肛瘘,是直肠、肛管与肛门皮肤相通的瘘管,多为肛管或直肠周围脓肿或结核所致,不易愈合。检查时可见肛门皮肤有瘘管开口,在直肠或肛管内可见瘘管的内口伴有硬结;④直肠脱垂:又称脱肛,是指肛管、直肠甚至乙状结肠下端肠壁,部分或全层向外翻,并脱出于肛门外。患者取蹲位,观察肛门外有无突出物。当让患者屏气做排便动作时,肛门外更易看到紫红色球状突出物,此即直肠部分脱垂;若突出物成椭圆形块状物,表面有环形皱襞,即为直肠完全脱垂。

2. **触诊**　肛门和直肠触诊通常称为肛诊或直肠指诊。患者取仰卧位、肘膝位或左侧卧位等。评估者右手示指戴指套或手套,涂以润滑剂(肥皂液、凡士林或液状石蜡)后,将示指指端轻轻按摩肛门外口,待患者肛门括约肌适应放松后,再缓慢插入肛门、直肠内。

检查内容主要有:肛门及括约肌的紧张度,肛门环有无异常;肛管及直肠内壁有无压痛、黏膜是否光滑,有无肿块及搏动感。男性还需注意前列腺与精囊,女性则可检查子宫颈、子宫、输卵管等。必要时配用双合诊。

直肠指诊常见以下异常发现:①触痛显著,见于肛裂和感染;②触痛伴波动感,见于肛门、直肠周围脓肿;③触及柔软、光滑而有弹性的包块,多为直肠息肉;④触及坚硬的包块,应考虑直肠癌;⑤指诊后指套上附有黏液或血液,说明有炎症或伴有组织破坏,必要时取其涂片作镜检或细菌学检查,以助诊断。

3. **内镜检查**　常用的内镜检查为直肠镜与乙状结肠镜检查,观察结肠黏膜有无充血、溃疡、出血、分泌物增多等,注意病变的部位、大小及特点,正常结肠及乙状结肠黏膜光滑呈粉红色。

二、男性生殖器

男性生殖器包括阴茎、阴囊、前列腺、精囊等。阴囊内有睾丸、附睾、精索等。检查时应让患者充分暴露下身,双下肢取外展位,视诊与触诊相结合。先检查外生殖器:阴茎及阴囊;后检查内生殖器:前列腺及精囊。

(一) 外生殖器

1. 阴茎 阴茎为显露于体外的器官,分头、体、根三部分。正常成年人长度为 7~10cm。注意观察有无尿道上、下裂以及包茎或包皮过长。观察尿道口及龟头、阴茎部的色泽、有无红肿、分泌物、结节及溃疡等。由于发育异常,成年人阴茎过小可呈婴儿型阴茎,见于垂体功能或性腺功能不全患者;在儿童期阴茎过大则呈成人型阴茎,见于性早熟,如促性腺激素过早分泌。假性性早熟见于睾丸间质细胞瘤患者。

2. 阴囊 阴囊为腹壁的延续部分,分左右两个囊腔,每囊内含有精索、睾丸及附睾。检查时患者取站立位或仰卧位,两腿稍分开。正常阴囊皮肤呈深暗色,多皱褶。注意观察阴囊皮肤有无皮疹、脱屑溃烂等损害,局部有无红肿、外观发亮,外形有无肿胀。触诊时患者多取立位,评估者将双手的拇指置于患者阴囊前面,其余手指放在阴囊后面,起托护作用,拇指来回滑动触诊;或左手托住阴囊底部,用右手进行触诊。也可用单手触诊睾丸左右各一,椭圆形,表面光滑柔韧。一侧睾丸肿大,质硬有结节,应考虑睾丸肿瘤。附睾位于睾丸的后外侧,触及附睾呈结节状硬块,并伴有输精管增粗,且成串珠状,多为附睾结核。精索呈柔软的索条状结构,由输精管、提睾肌、血管、神经及淋巴管等组成,由腹股沟管外口延续至附睾上端,精索有蚯蚓团样感时,则为精索静脉曲张。

阴囊异常情况:①阴囊水肿,多为局部炎症、变态反应所致;②阴囊疝,是指肠管或肠系膜等腹腔器官经腹股沟管下降至阴囊内的腹股沟斜疝,表现为一侧或双侧阴囊肿大,触之有囊样感,有时可推回腹腔,腹内压增高时会再降入阴囊;③鞘膜积液,是指阴囊肿大触之有水囊样感,透光试验阳性(阴囊透光呈半透明橙红色),而阴囊疝或睾丸肿瘤则透光试验为阴性(不透光)。透光试验方法:采用不透明纸片卷成圆筒,一端置于阴囊的肿大部位,在其对侧以手电筒紧贴皮肤照射,从纸筒的另一端观察透光情况。

(二) 内生殖器

1. 前列腺 前列腺为有坚韧被膜的附属性腺,位于膀胱下方、耻骨联合后约 2cm 处。检查时患者取肘膝卧位,也可采用右侧卧位或站立弯腰位。评估者示指戴指套(或手套),指端涂以润滑剂,徐徐插入肛门,向腹侧触诊。正常前列腺分左、右两叶,表面光滑,质韧而有弹性,在两叶之间可触及正中沟。触诊时需注意观察其大小与硬度,表面是否光滑,边缘是否清楚,移动性如何,有无波动感及压痛等。

2. 精囊 精囊为一菱锥形囊状非成对的附属性腺,位于前列腺外上方,其排泄管与输精管末端汇合成射精管。正常时,肛诊一般不易触及精囊。如可触及则视为病理状态。

三、女性生殖器

一般女患者通常不做生殖器检查,如有适应证或疑有妇产科疾病时,由妇产科医生或助产师进行检查。帮助患者摆好体位,常用膀胱截石位,两腿外展屈膝,评估者须戴无菌手套,每次检查后更换床单,防止医源性感染。

（一）外生殖器

注意观察外阴发育及阴毛多少与分布情况,有无畸形、萎缩、水肿、炎症、溃疡、外伤、肿瘤、皮肤色泽变化等。分开两侧阴唇,检查前庭、尿道口和阴道口,观察有无红肿、脓性分泌物,处女膜是否完整。未婚妇女处女膜仅有一小孔,已婚妇女可插入两指,经产妇处女膜仅留痕迹,观察有无阴道前、后壁膨出、子宫脱垂等。触诊前庭大腺如黄豆大小,若局部红肿、疼痛或有脓液溢出,多见于细菌感染。

（二）内生殖器

对未婚者一般不做阴道检查,必要时需取得患者及家属同意。在行经期及近期阴道手术后,也不行上述检查,必要时需消毒外阴后进行。

1. 阴道 阴道为内、外生殖器之间的通道,检查时应注意其紧张度、有无瘢痕、肿块、分泌物及出血。正常阴道黏膜呈淡红色,皱襞柔软光滑,分泌物为白色无臭味,若有泡沫状或脓性分泌物则提示有阴道炎或宫颈炎。正常宫颈表面光滑,质硬如鼻端,妊娠时质软如唇。未产妇宫颈外口呈圆形,经产妇呈横裂,早孕时宫颈呈蓝色。检查时如有糜烂、息肉、肥大,常提示有炎症,如有接触性出血和质硬不平,则考虑宫颈癌的可能性。

2. 子宫及卵巢 触诊子宫应以双合诊法进行检查。手指置于宫颈后方,向上抬举子宫,另一手四指平放于腹部耻骨联合上方,向下按压腹壁。触诊子宫时,注意宫颈及子宫的大小、形状、活动度、质地,注意宫颈有无抬举痛,子宫有无压痛、肿块,正常子宫位置前倾前屈位,未孕子宫长约7~8cm,宽约4~5cm,厚约2~3cm,活动度好,质地中等,光滑无压痛。子宫体软,均匀增大多见于妊娠;病理性增大见于各种肿瘤。将阴道内手指移于侧穹隆,另一手置于一侧下腹部,触诊双侧卵巢,注意其大小、质地,有无压痛,成年女子卵巢约 $4cm \times 3cm \times 1cm$,表面常不平,质软无压痛,可活动。绝经后卵巢萎缩、变硬;卵巢增大常见于炎症或肿瘤等。

四、相关护理诊断

1. 皮肤完整性受损:肛裂、痔疮 与长期便秘有关。
2. 有皮肤完整性受损的危险 与腹泻有关所致肛周皮肤炎症有关;与长期便秘有关。

第九节　脊柱与四肢评估

一、脊柱

脊柱是支撑体重、维持躯体各种姿势的重要支柱。脊柱检查时患者可取站立位或坐位,按视、触、叩诊的顺序进行。检查时应注意脊柱弯曲度,有无畸形,活动受限、压痛、叩击痛等。

（一）脊柱弯曲度

1. 侧面观察　正常人直立时，脊柱从侧面观察有四个生理性弯曲，即颈段稍向前凸，胸段稍向后凸，腰椎明显向前凸，骶椎则明显向后凸。类似"S"形，称为生理性弯曲。

2. 后面观察　从上至下看脊柱有无侧弯。检查方法：用手指沿脊椎的棘突尖以适当的压力往下划压，划压后皮肤出现一条红色充血痕，以此痕为标准，判断侧弯的部位、方向、性质，同时还应观察脊柱周围肌肉有无萎缩，肩部或胸廓有无畸形，是否因胸廓畸形导致侧弯等。

3. 异常及其临床意义　脊柱病理性弯曲包括：①脊柱后凸：多发生于胸椎，表现为脊柱后弯，常见于佝偻病、胸椎结核、类风湿性脊柱炎、老年性退行性变及脊柱骨折等；②脊柱前凸：多发生于腰椎，表现为脊柱过度向前弯曲，常见于晚期妊娠、大量腹腔积液及腹腔巨大肿瘤者；③脊柱侧凸：表现为脊柱偏离正中线向左或向右偏移，见于儿童发育期姿势不良、佝偻病、慢性胸膜增厚、胸膜粘连、肩或胸廓畸形及椎间盘脱出症等。

（二）脊柱活动度

正常人脊柱各部位活动范围明显不同。颈椎段和腰椎段活动范围最大，胸椎段活动范围最小，骶椎和尾椎已融合成骨块状，几乎不活动。检查时嘱患者做前屈、后伸、侧弯、旋转等运动，观察脊柱的活动情况以及有无变形（表4-5）。脊柱各段活动度障碍见于软组织损伤、骨关节病、结核、脱位及骨折等。

表4-5　脊柱各段活动正常范围

	前屈	后伸	左右侧弯	旋转度（一侧）
颈椎	45°	45°	45°	60°
胸椎	30°	20°	20°	35°
腰椎	75°	30°	35°	30°
全脊柱	128°	125°	73.5°	115°

（三）脊柱压痛与叩击痛

1. 压痛　检查压痛时，患者取端坐位，身体稍向前倾。评估者以右手拇指从枕骨粗隆开始自上而下逐个按压脊柱棘突及椎旁肌肉（图4-48），并询问患者有无压痛，然后标记出疼痛的脊椎体。正常人无压痛。

2. 叩击痛　检查叩击痛方法有两种：①直接叩击法：即直接用叩诊锤或中指叩击各椎体棘突（图4-49A），多用于检查胸椎和腰椎；②间接叩击法：患者取坐位，以左手掌置于患者头顶部，右手半握拳以小鱼际肌部位叩击左手背（图4-49B），询问患者有无疼痛及疼痛的部位。正常人无叩击痛。

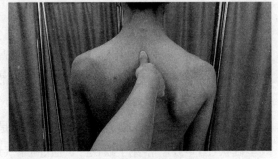

图4-48　脊柱压痛检查

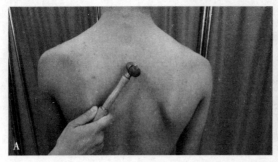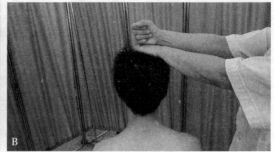

图 4-49 脊柱叩击痛检查
A. 直接叩击痛检查 B. 间接叩击痛检查

(四) 脊柱检查的几种特殊试验

1. **Jackson 压头试验** 患者取端坐位,评估者双手重叠放于其头顶部,向下加压,如患者出现颈痛或上肢放射痛即为阳性。多见于颈椎病及颈椎间盘突出症。

2. **旋颈试验** 患者取坐位,头略后仰,并自动向左、右作旋颈动作。如出现头昏、头痛、视力模糊症状,提示椎动脉型颈椎病。

3. **拾物试验** 将一物品放在地上,嘱患者拾起。腰椎正常者可两膝伸直,腰部自然弯曲,俯身将物品拾起。如先以一手扶膝、蹲下、腰部挺直地用手接近物品,此即为拾物试验阳性。多见于腰椎病变如腰椎间盘脱出,腰肌外伤及炎症。

4. **Lasegue 征(直腿抬高试验)** 患者仰卧,双下肢平伸,评估者一手握患者踝部,一手置于大腿伸侧,分别做双侧直腿抬高动作(图 4-50),腰与大腿正常可达 80°~90°。若抬高不足 70°,且伴有下肢后侧的放射性疼痛,则为阳性。见于腰椎间盘突出症,单纯性坐骨神经痛等。

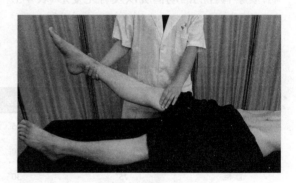

图 4-50 Lasegue 征

二、四肢与关节

四肢与关节的评估以视诊和触诊为主,必要时结合叩诊和听诊。主要评估四肢长度、周长、对称性及指甲、关节形态及关节活动度。

(一) 形态异常

四肢病变主要表现为疼痛、畸形及活动障碍。各关节活动度不能达到各自正常幅度,即关节活动受限。常见于骨折、关节脱位、软组织损伤及慢性炎症等。

常见的形态异常及其临床意义如下:

1. **匙状甲(koilonychia)亦称反甲** 其特点是指甲中部凹陷,边缘翘起,指甲变薄,表面带条纹呈匙状(图 4-51)。常见于缺铁性贫血、高原疾病。

2. **杵状指(趾)** 表现为末端指(趾)节明显增宽、增厚呈杵状膨大,指甲从根部到末端呈弧

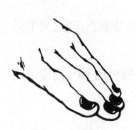

图 4-51 匙状甲

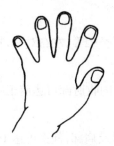

图 4-52 杵状指

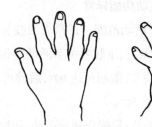

图 4-53 梭形关节

形隆起(图 4-52)。通常认为,其发生与肢端慢性缺氧、代谢障碍及中毒损害有关。常见于支气管扩张、肺脓肿、慢性阻塞性肺气肿、肺癌、发绀型先天性心脏病及感染性心内膜炎等。

3. 肢端肥大　骨骼末端、软组织及韧带均增生与肥大,以致肢端较正常明显增大,为成人腺垂体生长激素分泌过多所致,见于肢端肥大症。

4. 指关节变形　包括:①梭形关节:指关节呈梭形畸形(图 4-53),活动受限,重者手指及腕部向尺侧偏移,多为双侧对称性,见于类风湿关节炎;②爪形手:掌指关节过伸,指间关节屈曲,骨间肌和大小鱼际萎缩,手似鸡爪样,见于尺神经损伤、进行性肌萎缩、脊髓空洞症及麻风病等。

5. 膝关节变形　膝关节红、肿、热、痛及运动障碍,多见于风湿性关节炎活动期、结核性关节炎、外伤性关节炎及痛风等。当关节腔有积液时,可有浮髌现象。浮髌试验的方法为:以一手虎口卡于患膝髌骨上极,并加压压迫髌上囊,使关节液集中于髌骨底面,另一手指垂直按压髌骨并迅速抬起(图 4-54),如下压时有髌骨与关节面的触碰感,放开时有髌骨随手浮起感,为浮髌试验阳性,是关节腔积液的重要体征。

6. 膝内、外翻畸形　正常人两脚并拢时,双膝和双踝可靠拢。如双踝靠拢,而双膝分离呈"O"形,称膝内翻;如双膝靠拢时,双踝分离呈"X"形,称膝外翻(图 4-55)。膝内外翻畸形见于佝偻病及大骨节病。

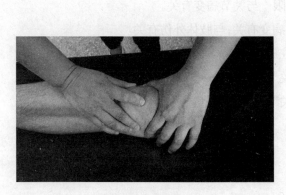

图 4-54 浮髌试验

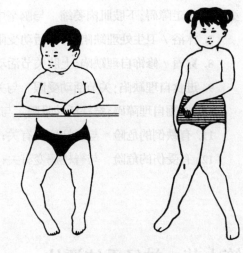

图 4-55 膝内翻与膝外翻

7. 足内、外翻畸形　足呈固定内翻、内收位或外翻、外展位。见于脊髓灰质炎后遗症和先天性畸形等。

8. 肌肉萎缩　是指中枢或周围神经病变、肌炎或肢体废用所致的肢体肌肉组织的体积缩小。常见于脑血管意外后遗症、脊髓灰质炎后遗症、偏瘫、截瘫、周围神经损伤及多发性神经炎等。

（二）运动功能异常

1. **正常活动范围**　正常人四肢长度及周长相等、左右对称，指甲及关节形态正常，关节活动自如。正常上、下肢各关节活动度如下。

（1）肩关节：前屈可达 90°，后伸可达 45°，内收肘部可达前正中线，外展可达 90°，内旋可达 90°，外旋可达 30°。

（2）肘关节：只能作屈伸运动，屈肘拇指可及肩部，伸直可达 180°。

（3）腕关节：屈腕可达 50°~60°，伸腕可达 40°，内收可达 30°，外展可达 15°。

（4）指关节：各指关节可伸直，屈可握拳。

（5）髋关节：屈曲时，股部可与腹壁相贴，后伸可达 30°，内收约 25°，外展约 60°，内旋与外旋各为 45°。

（6）膝关节：屈膝时，小腿后部可与股后部相贴，伸位可达 180°；膝关节半屈位时，小腿可作小幅度旋转动作。

（7）踝关节：立位时足与小腿成直角，背屈可达 35°，跖屈可达 45°，内、外翻均可达 35°。

2. **运动异常**　关节的炎症、创伤、肿瘤及退行性变等可引起疼痛、肌肉痉挛、关节囊及其周围组织的炎症或粘连，从而影响关节的主动或被动运动范围。

三、相关护理诊断

1. **有废用综合征的危险：肌肉萎缩**　与关节病变有关；与肢体外伤有关。
2. **床上活动障碍：脊柱活动受限**　与脊柱病变有关。
3. **身体活动障碍：脊柱 / 关节活动受限**　与脊柱病变 / 关节病变有关。
4. **借助轮椅活动障碍：关节活动受限**　与关节病变有关；与肢体外伤有关。
5. **移动能力障碍：脊柱活动受限**　与脊柱病变有关。
6. **行走障碍：下肢肌肉萎缩**　与脑卒中后功能锻炼不足有关。
7. **沐浴 / 卫生处理缺陷：脊柱活动受限 / 关节活动受限**　与脊柱 / 关节病变有关。
8. **穿着 / 修饰自理缺陷：上肢关节活动受限**　与关节病变有关。
9. **进食自理缺陷：关节活动受限**　与关节病变有关；与肢体外伤有关。
10. **如厕自理障碍：脊柱活动受限**　与脊柱病变有关。
11. **有跌倒的危险**　与脊柱病变有关；与关节病变有关。
12. **有受伤的危险**　与脊柱病变有关；与关节病变有关。

第十节　神经系统评估

神经系统检查包括：脑神经检查，运动功能检查，感觉功能检查，神经反射检查以及自主神经功能检查。神经系统检查要求准确性高，需要患者充分合作，医生耐心细致的进行，才能起到满意效果。

一、脑神经

脑神经检查对颅脑损害的定位诊断极有意义。脑神经共有 12 对,检查脑神经应按先后顺序进行,以免重复和遗漏。

(一)嗅神经检查

嗅觉的灵敏度可通过问诊了解。检查方法:嘱患者闭目,并用手指压住一侧鼻孔,然后用醋、酒、茶叶、牙膏等带有气味的物品分别放于鼻孔前,让患者说出所嗅到的气味。同法检查对侧。嗅觉正常时可明确分辨出测试物品的气味。一侧嗅觉减退或丧失提示同侧嗅球、嗅索及嗅丝损害,见于创伤及颅前窝占位性病变等。此外,鼻黏膜炎症或萎缩也可致嗅觉减退。

(二)视神经检查

包括视力、视野和眼底检查。视野检查是指患者正视前方,眼球不动时所能看到的范围。一般可先用手试法,分别检查两侧视野。患者背光与评估者对坐,相距约为 60~100cm,各自用手遮住相对眼睛(患者遮左眼,评估者遮右眼),对视片刻,保持眼球不动,评估者用手指分别自上、下、左、右由周边向中央慢慢移动,注意手指位置应在评估者与患者之间,如评估者视野正常,患者应与评估者同时看到手指。如患者视野变小或异常时应进一步作视野计检查。

(三)动眼神经检查、滑车神经检查、展神经检查

动眼神经支配提睑肌、上直肌、下直肌、内直肌及下斜肌的运动,检查时如发现上睑下垂,眼球向内、上、下方向活动受限,均提示有动眼神经麻痹。

滑车神经支配眼球的上斜肌,如眼球向下及外展运动减弱,提示滑车神经有损害。展神经支配眼球的外直肌,检查时将目标物分别向左右两侧移动,观察眼球向外转动情况。展神经受损时眼球外展障碍。

(四)三叉神经检查

三叉神经具有运动与感觉两种功能。检查内容包括面部感觉功能、运动功能、角膜反射及下颌反射。

1. 感觉功能检查 用针、棉签及盛有冷、热水的试管分别检查面部三叉神经分布区域(前额、鼻部两侧及下颌)内皮肤的痛觉、触觉及温度觉,两侧对比。观察有无减退、消失或过敏。

2. 运动功能检查 将双手置于患者两侧下颌角上面咀嚼肌隆起处,嘱患者作咀嚼动作,即可对比两侧咀嚼肌力量强弱的差异。也可将一手置于患者的颏下向上用力,然后嘱患者作张口动作,以感触张口动作时的肌力。正常人两侧翼内、外肌肌力相等,张口时下颌位于中间而无偏斜。

(五)面神经检查

面神经主要支配面部表情肌和味觉功能,包括运动功能和味觉检查两部分。

1. 运动功能检查 首先观察患者在安静、说话和做表情动作时有无双侧面肌的不对称,例如睑裂、鼻唇沟及口角两侧是否对称。其次可嘱患者作皱眉、闭眼、露齿、鼓腮或吹口哨等动

作,观察左右两侧差异。受损时患侧动作有障碍,常见于面神经瘫痪及脑血管病变。

2. **味觉检查** 准备不同的试液(如糖水、盐水、醋酸溶液等),嘱患者伸舌,以棉签分别依次蘸取上述试液,轻涂于舌面上,让其辨味。每试一侧后即需漱口,两侧分别试之。面神经损害时舌前2/3味觉丧失。

(六) 位听神经检查

1. **听力检查** 粗略的检查可用耳语、表音或音叉,准确的检查需借助电测听计。

2. **前庭功能检查** 询问患者有否眩晕,夜行困难;观察有否眼球震颤等。

(七) 舌咽神经检查、迷走神经检查

迷走神经有许多功能与舌咽神经密切结合。检查时嘱患者张口,先观察腭垂是否居中,两侧软腭高度是否一致,然后嘱患者发"啊"音,观察两侧软腭上抬是否有力、腭垂是否偏斜等。如有吞咽困难、饮水呛咳,见于脑干病变及鼻咽癌转移等。

(八) 副神经检查

副神经主要支配胸锁乳突肌和斜方肌,前者主要作用是向对侧转颈,后者作用为耸肩。检查时,需注意观察有无萎缩,有无斜颈及垂肩等。检测肌力的方法是:将一手置于患者腮部,嘱患者向该侧转头以测试胸锁乳突肌的收缩力,然后将两手放在患者双肩上下压,嘱患者作对抗性抬肩动作。若副神经受损时,可出现一侧肌力下降,表现为向对侧转头及病侧耸肩无力,可伴有该处肌肉萎缩。

(九) 舌下神经检查

嘱患者伸舌,注意观察有无舌偏斜、舌缘两侧厚薄不等及颤动等。一侧舌下神经下运动神经元病变时,病侧舌肌可见萎缩及肌震颤,伸舌偏向病侧;一侧舌下神经上运动神经元病变时,无舌肌萎缩与肌震颤,伸舌偏向健侧,多见于脑血管病;如双侧舌下神经麻痹,则不能伸舌,伴语言障碍及吞咽困难。

二、运动功能

运动包括随意和不随意运动,随意运动受大脑皮质运动区支配,由锥体束司理,不随意运动(不自主运动)由椎体外系和小脑司理。

(一) 肌力

是指肌肉运动时的最大收缩力。检查方法:令患者作肢体伸屈动作,评估者从相反方向给予阻力,测试患者对阻力的克服力量,并注意两侧对比。

肌力的记录采用0~5级的六级分级法。

0级:完全瘫痪,测不到肌肉收缩。

1级:仅测到肌肉收缩,但不能产生动作。

2级:肢体在床面上能水平移动,但不能抬离床面。

3级:肢体能抬离床面,但不能对抗阻力。

4级:能作对抗阻力动作,但较正常差。

5级:正常肌力。

肌力可以作为随意运动的判断指标。随意运动是指意识支配下的动作,随意运动功能的丧失称为瘫痪。依程度不同,瘫痪可分为完全性和不完全性。依形式可分为:①单瘫:为单一肢体瘫痪,见于脊髓灰质炎;②偏瘫:为一侧肢体瘫痪,伴有同侧脑神经损害,见于急性脑血管疾病及脑肿瘤;③截瘫:为双下肢瘫痪,见于脊髓外伤、炎症、结核及肿瘤所致的脊髓横贯性损伤;④交叉瘫:为一侧脑神经周围性麻痹及对侧肢体中枢性瘫,见于脑干损害。

(二) 肌张力

是指静息状态下的肌肉紧张度。检查方法:在肌肉松弛时,双手握住患者肢体,用不同的速度和幅度,反复作被动的伸屈和旋转运动,感到的轻度阻力就是这一肢体有关肌肉的张力。同时也可用手触摸肌肉,从其硬度中测知其肌张力。

1. 肌张力增高　触摸肌肉,坚实感,伸屈肢体时阻力增加。可表现为:①痉挛状态,又称折刀现象,为锥体束损害现象;②铅管样强直,为椎体外系损害现象。

2. 肌张力降低　肌肉松软,伸屈其肢体时阻力低,关节运动范围扩大。见于周围神经病变。

(三) 不随意运动

不随意运动是指意识清楚的情况下,随意肌不自主收缩所产生的一些无目的的异常动作,多为椎体外系损害的表现。

1. 震颤　为两组拮抗肌交替收缩引起的不自主动作。可有下列几种类型:①静止性震颤;②意向性震颤,又称动作性震颤。

2. 舞蹈样运动　为面部肌肉及肢体的快速、不规则、无目的、不对称的不自主运动,表现为做鬼脸、转颈、耸肩、手指间断性伸屈、摆手和伸臂等舞蹈样动作。多见于儿童脑风湿性病变。

3. 手足徐动　为手指或足趾的一种缓慢持续的伸展扭曲动作。见于脑性瘫痪、肝豆状核变性和脑基底节变性。

4. 手足搐搦　发作时,手足肌肉呈紧张性痉挛,手腕屈曲,手指伸展,指掌关节屈曲、拇指内收靠近掌心并与小指相对,形成助产士手。发作间期可作激发试验,即在前臂缠以血压计袖带,然后充气使水银柱达舒张压以上,持续10min出现搐搦时称为陶瑟(Trousseau)征,又称缺钙束臂试验。见于低钙血症和碱中毒。

(四) 共济失调

机体任一动作的完成均依赖于某组肌群协调一致的运动,称共济运动。这种协调主要靠小脑的功能以协调肌肉活动、维持平衡和帮助控制姿势,也需要运动系统的正常肌力,前庭神经系统的平衡功能,眼睛、头、身体动作的协调,以及感觉系统对位置的感觉共同参与作用。这些部位的任何损伤均可出现共济失调。

1. 指鼻试验　患者手臂外展伸直,再以示指触自己的鼻尖,由慢到快,先睁眼、后闭眼重复进行。正常人动作准确,共济失调者多指鼻有误。

2. **跟 - 膝 - 胫试验**   患者仰卧,上抬一侧下肢,将足跟置于另一下肢膝盖下端,再沿胫骨前缘向下移动,先睁眼、后闭眼重复进行。共济失调者动作不稳或失误。

3. **轮替动作**   患者伸直手掌并以前臂作快速旋前、旋后动作,共济失调者动作缓慢、不协调。

4. **闭目难立征**   患者足跟并拢站立,闭目,双手向前平伸,若出现身体摇晃或倾斜则为阳性,提示小脑病变。如睁眼时能站稳而闭眼时站立不稳,则为感觉性共济失调。

三、感觉功能

感觉是作用于机体各个感受器的各种形式刺激在人脑中的直接反映。感觉包括浅感觉、深感觉和复合感觉。感觉功能评估必须在神志清醒和精神状态正常时进行。检查前让患者了解评估的方法和意义,使其能充分合作。检查时要耐心细致,既有重点,又要注意左右和远近端部位的对比。

(一)浅感觉检查

1. **痛觉**   用大头针的针尖均匀地轻刺患者皮肤以检查痛觉,注意两侧对称比较,记录感觉障碍类型(正常、过敏、减退或消失)与范围。

2. **触觉**   用棉签轻触患者的皮肤或黏膜。

3. **温度觉**   用盛有热水(40℃~50℃)和冷水(5℃~10℃)的试管交替测试皮肤温度觉。

(二)深感觉检查

1. **运动觉**   轻轻夹住患者的手指或足趾两侧,上或下移动,令患者根据感觉说出"向上"或"向下"。

2. **位置觉**   将患者的肢体摆成某一姿势,请患者描述该姿势或用对侧肢体模仿。

3. **震动觉**   用震动着的音叉柄置于骨突起处(如内踝、外踝、手指、桡尺骨茎突、胫骨、膝盖等),询问有无震动感觉,判断两侧有无差别。

(三)复合感觉检查

复合感觉是大脑综合分析的结果,也称皮质感觉。

1. **皮肤定位觉**   以手指或棉签轻触患者皮肤某处,让患者指出被触部位。

2. **两点辨别觉**   以钝脚分规轻轻刺激皮肤上的两点(小心不要造成疼痛),检测患者辨别两点的能力,再逐渐缩小双脚间距,直到患者感觉为一点时,测其实际间距,两侧比较。

3. **实体觉**   嘱患者用单手触摸熟悉的物体,如钢笔、钥匙、硬币等,并说出物体的名称。先测功能差的一侧,再测另一侧。

4. **图形觉**   患者闭目,在其皮肤上画图形(方、圆、三角形等)或写简单的字(一、二、十等),观察其能否识别。

四、神经反射

反射弧是完成反射的神经结构,包括感受器、传入神经元、中枢、传出神经元和效应器。反射弧中任一环节有病变都可影响反射,使其减弱或消失;反射又受高级神经中枢控制,如锥体束以上病变,可使反射活动失去抑制而出现反射亢进。

(一)浅反射

刺激皮肤黏膜引起的反射称浅反射。

1. **角膜反射** 嘱患者睁眼向内侧注视,评估者用捻成细束的棉絮避开患者视线,由角膜外缘向内轻触患者角膜(图 4-56),该侧眼睑迅速闭合,为直接角膜反射。若对侧也出现眼睑闭合,为间接角膜反射。正常人直接角膜反射与间接角膜反射均存在。一侧直接与间接角膜反射均消失,见于三叉神经病变;直接角膜反射消失而间接角膜反射存在,见于患侧面神经麻痹;角膜反射完全消失见于深昏迷患者。

2. **腹壁反射** 患者仰卧,双下肢稍屈曲使腹壁放松,用钝头竹签按上、中、下三个部位轻划腹壁皮肤(图 4-57)。正常人在该处可见腹肌收缩。上部反射消失见于胸髓 7~8 节段病损;中部反射消失见于胸髓 9~10 节段病损;下部反射消失见于胸髓 11~12 节段病损。一侧腹壁反射减弱或消失见于同侧锥体束病损;双侧腹壁反射完全消失见于昏迷及急腹症。

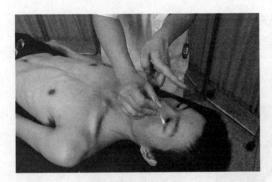

图 4-56 角膜反射

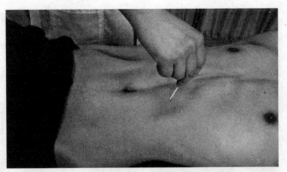

图 4-57 腹壁反射

3. **提睾反射** 患者仰卧,下肢稍屈曲,用钝头竹签由下而上轻划股内侧上方皮肤(图 4-58)。正常人可引起同侧提睾肌收缩,睾丸上提。一侧反射减弱消失见于同侧锥体束受损、老年人或腹股沟疝、阴囊水肿及睾丸炎等局部病变者。双侧反射消失见于腰髓 1~2 节段病损。

4. **跖反射** 患者仰卧,下肢伸直,评估者手持患者踝部,用钝头竹签由后向前划足底外侧至小趾跖关节处转向踇趾侧(图 4-59)。正常人表现足趾向跖面屈曲。反射消失见于骶髓 1~2 节段病损。

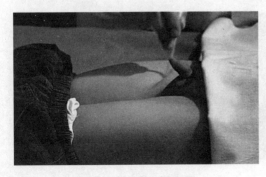

图 4-58 提睾反射

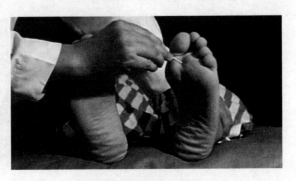

图 4-59 跖反射

5. 肛门反射　用钝头竹签轻划肛门周围皮肤,可引起肛门外括约肌收缩。反射消失见于骶髓 4-5 节段病损。

(二)深反射

刺激骨膜、肌腱经深部感受器完成的反射,又称腱反射。检查时患者要合作,肢体应放松,评估者叩击力量要均等,两侧要对比。反射程度通常分为以下几级:

(-):反射消失

(+):反射存在,但无相应关节活动,为反射减弱,可为正常或病理状况

(++):肌肉收缩并导致关节活动,为正常反射

(+++):反射增强,可为正常或病理状况

(++++):反射亢进并伴有非持续性的阵挛

(+++++):反射明显亢进并伴有持续性的阵挛

1. 肱二头肌反射　患者前臂屈曲,评估者以左手拇指置于患者肘部肱二头肌肌腱上,右手持叩诊锤叩击左拇指(图 4-60)。正常反应为肱二头肌收缩,前臂快速屈曲。反射中枢位于颈髓 5、6 节段。

2. 肱三头肌反射　患者外展上臂,半屈曲肘关节,评估者用左手托住其上臂,右手用叩诊锤直接叩击鹰嘴上方的肱三头肌腱(图 4-61)。正常反应为肱三头肌收缩,前臂稍外展。反射中枢位于颈髓 6、7 节段。

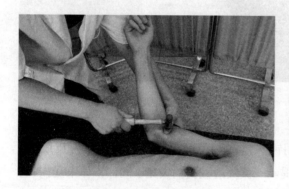

图 4-60　肱二头肌反射

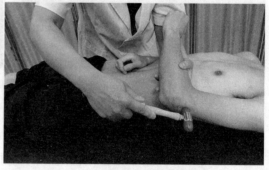

图 4-61　肱三头肌反射

3. 桡骨骨膜反射　患者前臂置于半屈半旋前位,评估者左手托腕部,使腕关节自然下垂,再以叩诊锤轻叩桡骨茎突(图 4-62)。正常反应为前臂旋前,屈肘。反射中枢位于颈髓 5-6 节段。

4. 膝反射　患者取坐位,小腿自然下垂;或取仰卧位,评估者以左手托起其膝关节使之屈曲约 120°,用右手持叩诊锤叩击膝盖髌骨下方股四头肌腱(图 4-63)。正常反应为小腿伸展。反射中枢位于腰髓 2~4 节段。

5. 跟腱反射　患者仰卧,髋、膝关节稍屈曲,下肢取外旋外展位。评估者左手将患者足部背屈成直角,再以叩诊锤叩击跟腱(图4-64)。正常反应为腓肠肌收缩,足向跖面屈

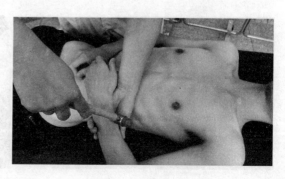

图 4-62　桡骨膜反射

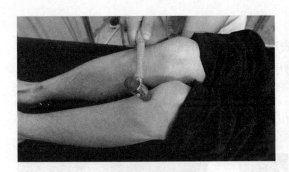
图 4-63　膝反射

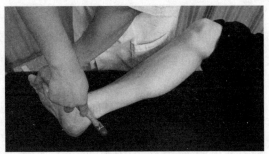
图 4-64　跟腱反射

曲。反射中枢位于骶髓 1、2 节段。

6. Hoffmann 征（霍夫曼征）　以往该征被列入病理反射，实际上为牵张反射，是深反射亢进表现，也见于腱反射活跃的正常人。评估者左手持患者腕部，右手中指与示指夹住患者中指并向上提，使腕部处于轻度过伸位，用拇指迅速弹刮患者的中指指甲（图 4-65）。由于中指深屈肌受到牵引而引起其余四指的轻度掌屈反应则为阳性。反射中枢位于颈髓 7 节～胸髓 1 节段。

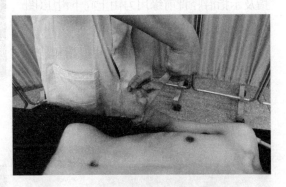
图 4-65　Hoffmann 征

7. 阵挛　在锥体束以上的病变，深反射亢进时，用力使相关的肌肉处于持续性紧张状态，该组肌肉发生节律性收缩，称为阵挛，常见的有以下两种：

（1）踝阵挛：患者仰卧，髋与膝关节稍屈，评估者一手持患者腘窝部，一手持患者足底前端，用力使踝关节背伸（图 4-66）。阳性表现为腓肠肌与比目鱼肌发生连续性节律性收缩。

（2）髌阵挛：患者下肢伸直，评估者用拇指与示指捏住髌骨上缘，用力向远端方向快速连续推动数次后保持推力（图 4-67）。阳性表现为股四头肌发生节律性收缩，使髌骨上下移动。

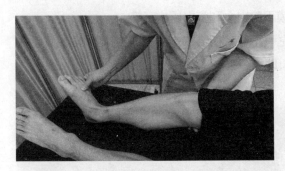
图 4-66　踝阵挛

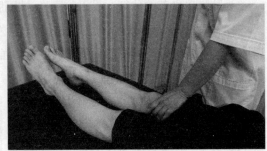
图 4-67　髌阵挛

深反射减弱或消失多为器质性病变，可见于：①末梢神经炎、神经根炎及脊髓灰质炎等所致反射弧受损；②周期性瘫痪、重症肌无力、下运动神经元瘫痪、深昏迷及脑或脊髓急性损伤休克期；③骨关节病和肌营养不良。深反射亢进为上运动神经元瘫痪的重要体征。

（三）病理反射

病理反射是指当锥体束受损时因大脑失去对脑干和脊髓的抑制作用而出现的异常反射。一岁半以内的婴儿因锥体束尚未发育完善，可出现上述反射；成人如出现上述反射时则为病理性。

1. **Babinski 征（巴宾斯基征）** 检查方法同跖反射。患者仰卧，下肢伸直，评估者一手持患者踝部，另一手用竹签沿足底外侧缘，由后向前至小趾跟部，并转向内侧（图 4-68）。阳性表现为出现踇趾背屈，其余四趾成扇形分开。

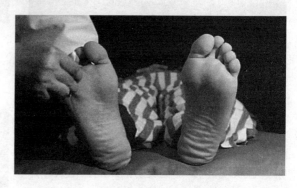

图 4-68　Babinski 征

2. **Oppenheim 征（奥本海姆征）** 用拇指及示指沿胫骨前缘用力由上向下滑压（图 4-69）。阳性表现同巴宾斯基征。

3. **Gordon 征（戈登征）** 用拇指和其他四指分置于腓肠肌两侧，以适当的力量捏压（图 4-70）。阳性表现为拇指背伸，其余四趾呈扇形展开。

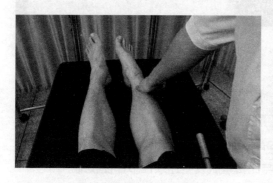

图 4-69　Oppenheim 征

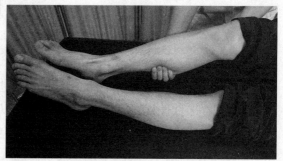

图 4-70　Gordon 征

（四）脑膜刺激征

为脑膜受激惹的体征。见于脑膜炎、蛛网膜下腔出血和颅内压增高等。

1. **颈强直** 患者仰卧，颈部放松，评估者左手托患者枕部，右手置于胸前做被动屈颈动作以测试颈肌抵抗力。若被动屈颈时抵抗力增强，即是颈强直。

2. **Kernig 征（凯尔尼格征）** 患者仰卧，先将一侧髋膝关节屈成直角，再用手抬高小腿，伸膝（图 4-71）。正常人可将膝关节伸达 135° 以上，阳性表现为在 135° 以内伸膝受限，并伴疼痛，屈肌痉挛。

3. **Brudzinski 征（布鲁津斯基征）** 患者仰卧，下肢自然伸直，评估者左手托枕部，右手按压其胸前，使头部被动前屈（图 4-72）。阳性表现为双侧膝关节和髋关节屈曲。

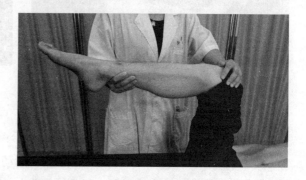

图 4-71　Kernig 征

（五）自主神经功能检查

自主神经，可分为交感与副交感两个系统，主要功能是调节内脏、血管与腺体等活动。临床常用检查方法有以下几种。

1. 皮肤及黏膜　皮肤及黏膜是反映自主神经功能的重要部位。应注意有无下列改变：①色泽：苍白、潮红、红斑及发绀等；②质地：光滑、变硬、增厚、脱屑、潮湿及干燥；③水肿；④溃疡等。

2. 毛发及指甲　有无多毛，毛发稀疏及指甲变形、变脆等。

3. 出汗　有无全身或局部出汗过多、出汗过少及无汗。

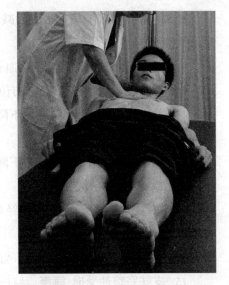

图 4-72　Brudzinski 征

4. 眼心反射　患者仰卧，双眼自然闭合，计数脉率。用左手中指、示指分别置于眼球两侧，逐渐加压，以患者不痛为限。加压 20~30s 后，计数脉率，正常可减少 l0~12 次 / 分，超过 12 次 / 分提示副交感（迷走）神经功能增强，迷走神经麻痹则无反应。如压迫后脉率非但不减慢反而加速，则提示交感神经功能亢进。

5. 卧立位试验　平卧位计数脉率，然后起立站直，再计数脉率。如由卧位到立位脉率增加超过 10~12 次 / 分，为交感神经兴奋性增强。由立位到卧位，脉率减慢超过 10~12 次 / 分，则为迷走神经兴奋性增强。

6. 皮肤划痕试验　用钝头竹签在皮肤上适度加压划一条线，数秒钟后，皮肤先出现白色划痕（血管收缩），高出皮面，以后变红，属正常反应。如白色划痕持续较久，超过 5min，提示交感神经兴奋性增高。如红色划痕迅速出现、持续时间较长、明显增宽甚至隆起，提示副交感神经兴奋性增高或交感神经麻痹。

7. 竖毛反射　竖毛肌由交感神经支配。将冰块置于颈后或腋窝，数秒钟后可见竖毛肌收缩，毛囊处隆起如鸡皮。根据竖毛反射障碍的部位来判断交感神经功能障碍的范围。

五、相关护理诊断

1. 床上活动障碍：瘫痪 / 肌力减弱 / 肌张力增高　与中枢神经系统疾病有关。

2. 身体活动障碍：瘫痪 / 肌力减弱 / 肌张力增高 / 共济失调 / 不自主运动　与中枢神经系统疾病有关。

3. 借助轮椅活动障碍：瘫痪 / 肌力减弱 / 肌张力增高 / 共济失调 / 不自主运动　与中枢神经系统疾病有关。

4. 行走障碍：瘫痪 / 肌力减弱 / 肌张力增高 / 共济失调　与中枢神经系统疾病有关。

5. 沐浴 / 卫生自理缺陷：瘫痪 / 肌力减弱 / 肌张力增高 / 共济失调 / 不自主运动　与中枢神经系统疾病有关。

6. 穿着 / 修饰自理缺陷：认知功能障碍　与阿尔茨海默症有关。

7. 进食自理缺陷：瘫痪 / 肌力减弱 / 肌张力增高 / 共济失调 / 不自主运动　与中枢神经系统疾病有关。

8. 如厕自理缺陷:瘫痪 / 肌力减弱 / 肌张力增高 / 共济失调 / 不自主运动　与中枢神经系统疾病有关。

9. 单侧身体忽视:偏瘫　与脑血管疾病有关。

10. 感知觉紊乱(视觉、听觉、方位感、味觉、触觉、嗅觉)　与中枢神经系统疾病有关。

11. 急性意识障碍:理解能力下降 / 思维能力减退 / 记忆力、定向力障碍　与中枢神经系统疾病有关。

12. 慢性意识障碍:理解能力下降 / 思维能力减退 / 记忆力、定向力障碍　与中枢神经系统疾病有关;与阿尔茨海默症有关

13. 有跌倒的危险　与中枢神经系统疾病有关所致意识障碍有关;与中枢神经系统疾病有关所致行走障碍有关

14. 防护能力低下:感觉障碍　与中枢神经系统疾病有关。

15. 皮肤完整性受损:瘫痪　与长期卧床有关。

16. 有皮肤完整性受损的危险　与长期卧床有关。

17. 有外伤的危险　与中枢神经系统疾病有关。

(李 熠　桂庆军)

1. 视、触、叩、听、嗅诊是身体评估的基本方法,要熟练掌握这些方法,并准确运用到护理工作中,需要丰富的医学理论知识和反复练习与实践。

2. 一般状态的评估是身体评估的第一步,是对全身状态的概括性观察,以视诊、触诊为主,配合听诊和嗅诊进行检查。要掌握本部分知识,需要结合已学的医学理论知识并不断的临床实践。

3. 皮肤评估兼顾全身与局部,病变部位检查以视诊为主,有时配合触诊。浅表淋巴结评估应注意手法和顺序,并注意隐私部位的保护。

4. 头部、面部与颈部的评估方法以视诊与触诊为主,检查时要能正确使用手电筒、压舌板、额镜等工具。检查的内容包括头发、头皮、颅、眼、耳、鼻、口、姿势与运动、血管、甲状腺、气管。

5. 胸部评估是肺部与心血管疾病诊断的基本功,在详细了解病史的基础上,能为进一步的仪器检查提供重要的参考。胸部评估一方面注意采取视诊、触诊、叩诊和听诊依次进行;另一方面,在确定某一异常体征时,也可交替使用多种检查方法以判断。

6. 腹部脏器众多,涉及消化、循环、泌尿、生殖等系统,是身体评估的重要组成部分。腹部评估尤以触诊最为重要,触诊中又以脏器触诊较难掌握,需要勤学苦练,多实践体会,才能不断提高触诊水平。在检查时为避免触诊对胃肠蠕动的影响,腹部检查的顺序为视、听、触、叩,但记录时仍按视、触、叩、听顺序进行。

7. 肛门、直肠和生殖器评估因涉及隐私,故常被非专科医生和护士所忽视。但应对有检查指证的患者说明其检查的目的、方法和重要性,使之接受并配合检查。男评估者检查女患者时,须有女医务人员在场。

8. 掌握神经系统的基本评估方法,对神经系统疾病的定位和定性诊断具有重要意义。在进行神经系统评估时,首先要明确患者的意识状态,取得患者的配合。在检查时,需准备好神经系统检查特需的工具,如音叉、双规仪、以及嗅觉、味觉、失语等测试工具。

复习参考题

1. 深部触诊法分为哪几种?各适用于什么检查?

2. 在正常情况下,鼓音、过清音、浊音及实音各在何处可叩得?在病理情况下各见于哪些疾病?(各举一例)

3. 体温测量误差的常见原因是什么?

4. 引起营养不良的原因包括哪几个方面?

5. 皮下出血的临床表现及其常见疾病?

6. 局限性淋巴结肿大的临床意义?

7. 头颅畸形有哪些?临床意义如何?

8. 何谓视力、视野、色觉?

9. 瞳孔散大及缩小的原因分别有哪些?

10. 口腔评估的内容有哪些?

11. 颈静脉怒张有何临床意义?

12. 联系肿瘤学的知识,试述甲状腺癌和甲状腺瘤触诊时有何区别?

13. 试述管样呼吸音的含义及其临床意义?

14. 简述干性啰音的发生机制和特点?

15. 气胸患者的胸部体征有哪些?

16. 影响心尖搏动位置改变的病理因素有哪些?

17. 器质性与功能性收缩期杂音的鉴别要点是什么?

18. 周围血管征包括哪些体征,其临床意义是什么?

19. 简述急性腹膜炎的体征?

20. 简述肝硬化的体征?

21. 简述脾肿大的测量法及临床分度?

22. 直肠指诊的方法和异常改变?

23. 肛门视诊常见的异常体征?

24. 试述杵状指的临床意义?

25. 试述脊柱检查的特殊试验及其临床意义?

26. 试述肌力的评估?

27. 试述深反射的检查方法及其临床意义?

第五章　心理及社会评估

5

健康已成为人们祝福词中出现率最高的词汇。从 WHO 给健康的定义可以看出,健康是一个综合多维概念,涵盖了身体、生理、心理、精神和情绪的健康,还包括社会的和谐、文明、道德和社会适应完好状态。因此,健康不仅仅是一种生物学现象,更是一种心理 - 社会现象。对护士来讲,"弄清楚得病的是什么人比弄清楚一个人得了什么病更重要"已成为现代护理工作的重要研究课题。在社会转型与变迁的今天,如何自觉地遵循心理行为发展规律,全面认识健康和疾病问题,提高患者的心理调控与应对疾病能力,促进康复、改善生活质量,心理与社会评估发挥了积极而不可低估重要的作用。

第一节 心理评估

一、概述

在护理工作中,要做到"以患者为中心"、"以健康为中心",必须从生理 - 心理 - 社会等多方面进行系统评估,才能实现个性化的优质护理服务,满足患者多方面的需求。

心理评估(psychological assessment)是指运用多种心理学方法所获得的信息,对个体某一心理现象进行全面、系统和客观描述的过程。即心理评估需要采用各种心理学理论和方法,对人的心理品质(包括心理过程和个性特征等内容)及水平做出定性或定量的评估。

在医学心理学中有时用"心理诊断"一词,它是对有心理问题的或心理障碍的人做出心理方面的评定和鉴别,从而可以看出,心理评估与心理诊断在某些方面是一致的,但是心理评估的范围比心理诊断更广泛。

(一)心理评估的目的

1. 评估患者在疾病发展过程中的心理过程变化特点,判断心理问题是否存在,并识别其性质,以便提供有针对性的心理指导和咨询。

2. 评估患者的基本个性或人格(本书两个概念通用)特征和类型,预测其行为活动结果和发展方向,给予有针对性的处置,为心理诊断、咨询与治疗及选择心理护理和护患沟通方式提供科学依据。

3. 评估患者的心理压力来源、压力反应及其应对方式,以及患者周围的社会环境对患者身心的影响,为制订有针对性的护理计划,清除压力源、缓解压力反应,提高适应和应对能力和干预效果提供依据。

4. 评估行为与生活方式及习惯,为提供科学合理的健康处方,尤其是健康行为处方及制定、实施有效的行为干预方案提供线索和依据。

(二)心理评估的内容

人的心理现象复杂而多样,心理学上将它分为心理过程和个性心理。前者包括认知、情感、意志等心理过程,后者是在心理过程中表现出来的具有个人特点的、稳定的心理倾向和心理特征(图5-1)。人们对客观事物会持有不同的态度,即使同一事物,每个人的心理活动都可能存在很大的差异,并表现出不同的特征,这就是人的个性心理作用。此外,在与社会环境相互作用过程中,人们会感受到不同的压力,并采用不同方式应对这些压力。因此,对个体的心理评估既包括认知水平、情绪情感状态、个性和自我概念的评估,也包括压力与应对等内容的评估。在此需要说明的是人的心理与行为之间的关系。首先,要对人的行为概念进行描述,这在学界很难,但是本书比较认同的概念是人的行为使之具有认知、思维、情感、意志等心理活动的人,对内外环境因素做出的能动反应。这种能动反应既可是外显的,也可是内隐的,不能在临床直接观察到,但可以通过外显行为间接推测或通过量表测量,如思维、态度等。其次,行为以生理和心理为基础,行为是心理活动的外在体现,两者关系密不可分,共同对个人、他人或社会健康产生影响。因此在心理评估时要特别注意通过外显行为来判断内在心理活动和需求。

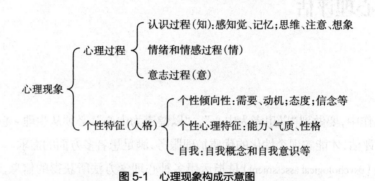

图 5-1　心理现象构成示意图

(三) 心理评估常用的方法

1. 观察法(observation method)　通常是指有目的、有计划地观察患者在一定条件下的心理和行为表现的方法,并进行客观、科学、有序的记录与分析评估,是临床应用最广泛、简便易行的一种方法。观察法可分为主观和客观观察、自然和控制观察等。

(1) 自然观察法:是在不加控制的自然情景下,对患者表现出来的心理和行为活动进行有目的、有计划的评估。如对患者的言行举止及各种情形下的应对行为等进行观察。该方法要求护士要有丰富的知识和较强的分析判断力才能获得有效的观察信息。

(2) 控制观察法:也称实验观察法,是在预先设置的特定或标准实验环境下对患者的身心反应进行观察的方法。

2. 问诊法　在心理学上也称会谈法(interview method)、晤谈法或交谈法,是心理评估最基本的方法,也是重要的调研手段,是通过护士与患者面对面的语言交流获得患者心理信息的过程,同时还能观察其在会谈中的行为反应,以补充和验证所获得的资料。问诊是建立和谐护患关系、取得患者的合作与信任的有效途径。问诊有两种方式,即正式和非正式。前者是指事先通知对方,按照拟好的问题提纲有目的、有计划、有步骤地进行交谈;后者是指在日常诊疗中两人间的自然交谈。

3. 心理测验法及评定量表法　是对人的心理与行为进行的、客观的、标准的测定方法,是心理评估常用的标准化手段之一。

(1) 心理测验(psychological test)法:指在标准情形下,用统一的测量手段和工具测试受试者对测量项目所做出的反应。作为一种有效的心理评估工具被广泛应用于临床。如智力测验、人格测验等,但施测者必须经过专项培训合格才能施测,实测条件标准、严格,不能公开发表,只用于专业测量。

（2）评定量表法：指用一套预先已标准化的测试项目（量表）来测量某种心理品质。按测试项目的编排方式可将量表分为数字等级量表、描述评定量表、二择一量表、Likert 评定量表、检核表、语义量表和视觉类似物量表等。其没有心理测验那样控制严格，突出的特点是简便容易操作与掌握，包括自评与他评两种。多用于辅助诊断或筛查。

4. 医学检查及神经心理学测验　医学检查包括各种体格检查、实验室检查、影像学检查等；神经心理学测验包括个别能力、记忆、思维、智力、定向力测验等和临床常用的神经心理成套量表，如 HRB 神经心理成套测验、简明精神状态检查（MMSE）、蒙特利尔认知评估（MoCA）量表等。这些检查和测验不但能作为脑功能损害部位的早期诊断和辅助诊断手段，还能为疗效判断、预后及指导护理计划提供依据。

（四）心理评估的注意事项

1. 重视心理评估在健康评估中的临床意义　在患者入院评估中，要及时、全面、准确地评估他们的认知水平、个性特征、情绪状态和社会支持环境，从而选择合适的沟通和健康教育方式，切勿过分强调身体评估而忽略了心理评估；在诊疗过程中，要及时评估个体是否存在负面情绪和潜在心理问题或疾病，从而选择合适的时机给予耐心的解释、疏导和健康教育，如果需要应及时请专科医生会诊。

2. 注重心理的动态变化　在心理评估过程中，既要重视个体目前的心理状况的评估，又要预测未来心理变化规律。

3. 注意主、客观资料的比较　评估者应同时收集主、客观资料并进行比较，以分析患者的心理与社会功能。如评估焦虑时，评估者不能仅依据患者的主诉下结论，还要根据观察到外部行为表现，如不安、紧张、躁动等来进行判断。

4. 避免评估者的态度、观念、偏见、期待等对评估结果的影响。

5. 评估者在评估过程中要不断地反省自己的态度和行为是否对患者产生不良影响，不断地修正评估结果，以便保持评估的客观性与有效性。

二、自我概念评估

自我概念在个体的人格结构中处于核心地位，是其心理健康的重要标志，对自我体验和自我调节有深刻的影响。自我概念紊乱（也称障碍）可极大地影响个体维持健康的能力和患者康复的能力。

（一）自我概念的定义与分类

1. 自我（ego）概念的定义　是人们通过对自己的内外特征以及他人对其反应的感知与体验而形成的对自我的认识与评价，是个体在与其心理社会环境相互作用过程中形成的动态的、评价性的"自我肖像"，即个体对有关自己的外貌、能力、技巧、学业水平、社会接受性等方面的知识、态度和情感的自我知觉。

2. 自我概念的分类　分类方法较多，国内外较为认可的是 Rosenberg 分类法。具体分类如下：

（1）真实自我：为自我概念的核心，是人们对其自身内外特征及社会状况的如实感知与评价，包括社会认同、自我认同、体像认同等方面。

（2）期望自我：又称理想自我，是人们对"我希望成为一个怎样的人"的感知，既包括个体期望得到的外表和生理方面的特征，也包括个体希望具备的个性特征、心理素质以及人际交往与社会方面的属性，是人们获取成就、达到个人目标的内在动力。期望自我含有真实与不真实的成分。真实成分含量越高，与真实自我越接近，个体的自我概念越好，否则可产生自我概念紊乱和自尊低下。

（3）表现自我：为自我概念最富于变化的部分，指个体对真实自我的展示与暴露。由于不同的人、不同的社会团体对他人自我形象的认可标准不同，使人们在不同场合自我暴露的方式与程度也不尽相同。表现自我的评估较难，因为评估结果取决于自我暴露与真实自我之间吻合程度。

（二）自我概念的组成

Kim 和 Moritz 认为，护理专业中自我概念这一术语包括人的身体自我（即体像）、社会认同、自我认同和自尊等四个方面。

1. 体像　是人们对自己身体外形以及身体功能的认识与评价，如高矮、胖瘦及长相等，为自我概念的主要组成部分。体像包括客观体像和主观体像。前者是人们直接从照片或镜子里所看到的自我形象，后者则指人们通过分析和判断他人对自己的反应而感知到的自我形象。

2. 社会认同　是个体对自己的社会人口特征，如年龄、性别、职业、学术团体会员资格以及社会名誉、地位的认识与评价。

3. 自我认同　是指个体对自己的智力、性格、道德水平等的认识与判断，如我觉得自己比别人能干，我这人比较懒，感到没有别人那么高尚等。

4. 自尊　即自我尊重，是指人们尊重自己、维护自己的尊严和人格，不容他人任意歧视、侮辱的一种心理意识和情感体验。自尊源于对自我概念的正确感知，对自我价值、能力和成就的恰当评价。自尊低下可表现为情境性和长期性两种类型。当原本积极自我评价的个体，因失落或遭遇新的改变而产生消极的自我评价或感受，称之为情景性自尊低下。个体长期处于消极的自我评价过程称为长期性自尊低下。

（三）自我概念的形成与变化

个体的自我概念并非与生俱来，而是个体与他人相互作用的"社会化产物"。美国心理学家菲斯汀格在"社会比较理论"中指出，个体对自己的价值判断是通过与他人的条件、能力和成就相比较而形成的。美国心理学家库利的"镜中我"的自我概念理论则更具体地阐明了自我概念形成的特点。他认为，个体的自我概念是在与他人交往中产生的，对自己的认识是他人关于自己看法的反映，即"他人对我是明镜，其中反映我自身"。人们想象自己在他人面前的形象，想象他人对自己这种形象的评价，从而由上述想象中产生并形成对自我的感觉，如美丽、聪明、能干、自豪、屈辱等。事实上，在婴儿时期，个体就有了对身体的感受，这时如果生理需求得到满足，爱和温暖能被体验到，便开始建立对自我的积极感受。随年龄的增长，与周围人交往的增多，逐渐将自己观察和感知到的自我和他人对自己的态度与反应内化到自己的判断中形成自我概念。

（四）自我概念的影响因素

个体的自我概念并非一旦形成就无法改变。自我概念的形成与发展受诸多因素影响。

1. 早期生活经历　个体在早期生活经历中，获得的社会反馈是积极的、令人愉快的，建立的自我概念则多半是良好的，反之，则是消极的。

2. 生长发育过程中的正常生理变化　如青春期第二性征的出现，妊娠、衰老过程中的皮肤弹性丧失和脱发等，均可影响个体对自己身体的感知与评价。

3. 健康状况　健康状况的改变可影响个体对自我概念的感知。常见的影响因素有：①疾病或外伤所致身体某一部分的丧失，如截肢术、乳房切除术、结肠造瘘术、子宫切除术、肾切除术、喉切除术等；②生理功能障碍，如脑血管意外、冠心病、癌症、瘫痪等；③疾病或创伤所致体表变化，如烧伤、关节炎、红斑狼疮、多毛症、牛皮癣、甲亢突眼、脊柱畸形、颌面部手术等；④感、知觉或沟通功能缺陷，如视、听觉障碍，感觉异常，口吃等；⑤精神疾病，如用药成瘾、酗酒、抑郁症、精神分裂症等；⑥神经肌肉障碍，如帕金森病、脊髓灰质炎；⑦过度肥胖或消瘦；⑧性生殖系统疾病或功能障碍，如青春期、绝经期、怀孕、流产、性病、不育症等；⑨成熟因素或偶发事件、危机、衰老、角色改变（如结婚、离婚、失业、退休）、丧偶等；⑩特殊治疗，如人工肛门，因药物作用而引起的第二性征改变、脱发等。

4. 其他　文化、环境、社会经济状况、人格特征、人际关系、职业等因素均可影响个体的自我概念的形成和发展。

（五）自我概念的评估方法

自我概念的评估内容包括对自己生理状态、心理状态、人际关系及社会角色等认知的评估。

1. 观察法　护士首先观察患者外貌、非语言行为以及与他人交流互动的表现，收集有关自我概念的客观资料，做出初步的评估。具体观察内容包括：

（1）外貌：患者的外表是否整洁，穿着打扮是否得体，身体有哪些改变。

（2）非语言行为：患者是否与评估者有目光接触，面部表情如何，是否与其主诉一致，是否有不愿见人、想隐退、不愿照镜子、不愿与他人交往、不愿接受身体形象改变的部位、不愿与别人讨论伤残或不愿听到这方面的谈论等行为表现。

（3）语言行为：患者是否有"我真是没用"、"活着没意思"等语言流露。

（4）情绪变化：如紧张、担心、害怕、惊慌、颤抖、易激惹，急躁、愤怒以及忧愁、哭泣、无助感等情绪反应。

2. 问诊法　自我概念问诊内容包括：

（1）体像：询问患者最关注身体的哪些部位，这些部位有否难以忍受的变化。对身体外表有改变者，还应询问这些改变对其影响，以及他人对其改变的看法。临床常见有体像不满、体像烦恼，甚至体像障碍等。

（2）社会认同：询问患者从事的职业、社会地位、家庭和工作情况，引以为自豪的个人成就等，评价其对自己社会地位和名誉的感受。

（3）自我认同与自尊：询问患者对其个性特征、心理素质和社会能力的描述，对自己现状是否满意，对自己处理工作和日常生活问题能力的评价，以及别人对自己的评价。

（4）自我概念的现存与潜在威胁：询问患者目前有无使其感到忧虑、痛苦、焦虑、恐惧或绝望的事情,并给予评价。

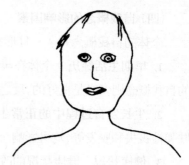

图 5-2 一位 14 岁白血病女孩的自画像

3. **画人测验法** 由于儿童不能很好地表达对自己的评价和回答问题,可采用画人像并对其进行解释的方法,从中识别儿童对其体像改变的内心体验。图 5-2 为一化疗后白血病患儿的自画像,严重脱发是患儿感知到化疗后的主要体像改变。

4. **评估量表法** 在评估自我概念方面,还可选用一些量表,如 Piers-Harris 的儿童自我概念量表、Tennessee 针对中等阅读能力以上的人设计的自我概念量表、Sears 自我概念量表、Michigan 青少年自我概念量表以及 Coopersmith 青少年自尊量表、Rosenberg 自尊量表(表 5-1)等。每个量表都有其特定的适用对象和范围,应根据评估的目的认真选择。

表 5-1 Rosenberg 自尊量表

项目	非常同意(SA)	同意(A)	不同意(D)	很不同意(SD)
1. 总的来说,我对自己满意	SA	A	D*	SD*
2. 有时,我觉得自己一点都不好	SA*	A*	D	SD
3. 我觉得我有不少优点	SA	A	D*	SD*
4. 我和绝大多数人一样能干	SA	A	D*	SD*
5. 我觉得我没什么值得骄傲的	SA*	A*	D	SD
6. 有时,我真觉得自己没用	SA*	A*	D	SD
7. 我觉得我是个有价值的人	SA	A	D*	SD*
8. 我能多一点自尊就好了	SA*	A*	D	SD
9. 无论如何我都觉得自己是个失败者	SA*	A*	D	SD
10. 我总以积极的态度看待自己	SA	A	D*	SD*

使用说明:请在最符合你的选项对应位置上打"√"。凡选 * 号的答案表示自尊低下

理论与实践

小鹏,男,20 岁。最近不愿上学、不敢和人接触,母亲带他来医院就诊。原来小鹏在高中二年级时,发现自己的鼻尖大而鼻梁平,很难看,反复照镜子,常用手按压,为此不愿意上学,很少与同学交往。即使上学、出门,必须戴鸭舌帽,以掩饰其"丑陋"的鼻子。去年高中毕业考入大学后,他并不高兴,仍不愿去学校,除非把"丑陋"的鼻子换掉才去上学。家人无奈同意了他的要求,去医院进行整容手术。通过鼻子增高术,术后感觉很好。但到了第三天早上起床后,小鹏又突然发现鼻子不如以前自然,显得过大而有些夸张,比以前更难看,因此又出现不好的情绪,坚信自己更丑了,哭闹不止,纠缠医生,要求恢复到原来的样子。

思考:1. 小鹏最主要的问题是什么? 下一步应该进行哪方面会诊?

2. 如果你遇到类似的患者首先应该进行哪方面的处理? 为什么?

三、认识过程评估

认识过程包括感觉、知觉、记忆、注意、思维、想象等。

(一) 感知与认知的定义

感知是个体将来源于各种感觉器官的刺激输入加以解释和整合,转换为有意义的功能的过程,包括感觉和知觉,是客观世界在人脑中的主观反映,是认识客观世界的开始。感知觉有视觉、听觉、味觉、嗅觉、触觉等。

临床上有一种感知觉被称为痛觉,包括急性、复发性或持续慢性疼痛。痛觉是一种与实际、或潜在组织损伤、或可用类似损伤表达出的有关的不愉快感觉和情绪体验。疼痛通常是身体损伤或疾病的信号,有明显的感觉性质、情绪和动机特点,具有警示作用,可以促使人们采取保护性行为。所以,痛觉是一种临床上极其普遍而常见、复杂、高度个体化的主观体验,确切地说是个体经验。对患者既有生物学意义,也有心理学和社会学意义。当然,也有积极和消极意义。

认知是人们根据听觉、视觉等感知到的刺激与信息,推测和判断客观事物的心理过程,是在过去的经验及对有关线索进行分析的基础上形成的对信息的理解、分类、归纳、演绎以及推理。认知活动包括思维、语言和定向。

1. **思维** 是人脑借助于语言来实现的,以已有知识为中介,对客观现实概括、间接的反映。思维是认识的最高形式,是揭示事物本质特征及内在的规律性,并以概念的形式进行判断、推理,解决面临问题的过程。抽象思维、洞察力和判断力是反映思维水平的主要指标。

(1) 抽象思维:又称逻辑思维,是以注意、记忆、理解、概念、判断、推理的形式反映事物的本质特征与内部联系的高级心理现象。

1) 记忆:是人脑对经历过事物的反映,是人脑积累经验的功能表现。记忆包括识记、保持和再认基本过程;分为瞬时记忆、短时记忆和长时记忆。

2) 注意:是心理活动对一定对象的指向和集中,它是心理活动的动力特征。分无意注意和有意注意两种。无意注意又称不随意注意,是在没有预定目的,也不需作意志努力的注意,如巨大声响、强烈光线或浓郁气味等都会不由自主地引起注意。有意注意又称随意注意,是有预定目的、需作一定努力的注意。有意注意是人类特有的注意方式,受意识的调节与支配,是人们生活、学习、工作不可缺少的认知能力之一。

3) 概念:是人脑对客观事物本质属性或联系的思维形式,是思维的最基本单位。词是概念的语言形式,概念是用词来表达、记载和巩固的。

4) 理解力:是指个体运用已有知识和经验来认识事物的联系、关系直至其本质、规律的思维活动。

5) 推理:是根据已有的判断推出新判断的思维过程,包括演绎、归纳两种形式。归纳推理是从特殊事例到一般原理的推理;演绎则恰恰相反。

(2) 洞察力:是识别与理解客观事物本质的能力,就是透过现象看本质的能力。洞察力水平的高低与年龄、阅历、受教育水平及家庭和社会环境等各种因素有关,存在明显的个体差异。如年资高的有经验的护士会通过表情和动作洞察与判断患者的情绪状态。

(3) 判断力：是指人们比较和评价客观事物及其相互关系进行分析与综合,而做出肯定或否定的认识能力。

2. 语言能力　语言是由词按着一定语法规则组成的符号系统,是思维的工具,是人类特有的交际工具。思维的抽象与概括总是借助语言得以实现,但两者又有不同(表 5-2)。语言分为接受性语言和表达性语言。前者指理解语句的能力,后者为传递思想、观点、情感的能力,即沟通的能力。

表 5-2　语言与思维的不同

语言	思维
物质的东西	观念的东西
基本单位是词	基本单位是概念
语法具有民族性、时代性和地域性	思维规律具有全人类性
与客观事物是标志与被标志的关系,其间无直接联系	与客观事物是反映和被反映的关系,其间有直接的必然的联系

3. 定向力　指一个人自己对事件、地点、人物以及对自己本身状态的认识能力。即人们对现实的感觉,对过去、现在、将来的察觉以及对自我存在的意识,包括时间、地点、空间、人物以及自身状况的定向。即所谓的时间定向、地点定向、人物定向、自我定向。如果这种能力丧失或出现错误,称为定向力障碍。

(二) 感知与认知的评估方法

感知与认知的评估也采用问诊、观察、体格检查和量表测评等方法。

1. 感知功能评估

(1) 视觉与听觉评估:结合问诊与视力、视野、听力测定进行综合评估。问诊的重点为近期视力有无变化及其程度,对生活、工作有何影响,是否使用助听器等。

(2) 味觉与嗅觉评估:通过询问近期味觉、嗅觉变化,结合味觉、嗅觉检查进行综合评估。

(3) 痛觉评估:通过晤谈、检查和观察就情绪的主观体验、行为表现和生理反应做出综合评估。具体包括程度、表达方式、影响因素、已经或将要产生的影响进行描述。疼痛的生理、行为测定见表 5-3。

表 5-3　疼痛的生理、行为测定

项目	内容
疼痛的生理测定	心率、血压、呼吸、面色变化,有无恶心、呕吐、大汗;有无皮肤的活动、肌电图、皮质诱发电位、血浆皮质激素、神经肽类水平的变化
疼痛的行为测定	躯体行为:如患者的求医用药行为 功能损害:主要是疼痛使得患者运动和活动减少,出现一些特定的保护性姿势,睡眠状况改变以及人际关系破坏等 疼痛表情:是一些反射性疼痛行为,表现为患者脸部表情扭曲、呻吟 情绪改变:焦虑、恐惧、抑郁等

问题与思考 为什么客观上同等强度的疼痛,会有不同痛感和疼痛反应?

　　疼痛的程度往往与损伤的程度不成正比。即同等强度的伤害性刺激,对不同的人,甚至同一个人在不同时间都会产生不同结果,其主观体验及伴随的各种反应,常因周围环境、机体状态、心理活动及状态不同而有明显差异。

　　疼痛评估需要收集哪些资料?

　　疼痛评估不仅通过问诊了解患者的疼痛部位、性质与程度,疼痛发生与持续的时间,诱发、加重、缓解疼痛的因素以及相关病史,还要收集主观、客观资料,应用问诊、身体评估、疼痛可视化标尺技术等进行综合评价。

　　对疼痛程度进行评定采用疼痛数值等级量表(图 5-3)。测评时请患者在疼痛数值等级量表的相应数值上标明其感觉到的疼痛程度。"0"表示没有疼痛,"10"表示能想象到的最严重的疼痛。此外,在评估影响因素时应特别注意患者的人格特点,还要注意不同性别、年龄、职位和器官病损部位导致的疼痛情绪反应差异等。

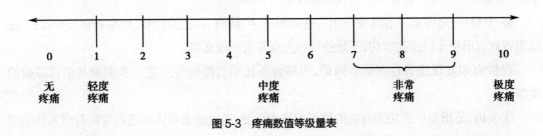

图 5-3　疼痛数值等级量表

　　2. 认知功能评估　包括对个体的意识状态、思维能力、语言能力以及定向力的评估。

　　(1)思维能力:通过抽象思维功能、洞察力和判断力三方面进行评估。

　　1)抽象思维功能:通过对个体的记忆、注意、概念、理解和推理能力进行评估获得结果。

　　①记忆:评估分为短时和长时记忆内容,如让患者说出当天早上吃的什么饭? 过去学校的名字或童年最有意思的事情等。

　　②注意力:通过观察患者对周围环境变化的指向与集中评估其注意力;请患者填写入院记录以观察其执行任务的专注程度。对儿童或老年人,应着重观察其能否有意识地将注意力集中于某一具体事物上。

　　③概念力:通过数次健康教育后,请患者总结概括其所患疾病的特征、所需的自我护理知识等,评估患者对这些知识的概念化能力。

　　④理解力:请患者按指示做一些从简单到复杂的动作,观察患者能否理解和执行指令。

　　⑤推理力:护士根据患者年龄提出不同问题,如问 6~7 岁的儿童"一切木头做的东西丢在水中都会浮上来吗? 现在这个东西丢在水里浮不起来,这个东西是什么做的?"如果儿童回答:"不是木头做的",表明他的演绎推理能力已初步具备;如果儿童回答:"是铁或石头",表明他的思维尚不具备演绎推理能力。

　　2)洞察力:可让患者描述其所处情景,再与实际情景作比较看有无差异,如让患者描述其对病房环境的观察。对更深一层洞察力的评估则可让患者解释格言、谚语或比喻,如请患者解释:"每朵云彩都用金边勾勒"这句谚语的含义,洞察力较弱的人会按字面解释:"每朵云彩周围都有一条金边",而具有较强洞察力的人会将此与生活体验联系起来解释,即"任何貌似普通的事物都存在不同凡响的方面"。

3) 判断力:评估时,可展示实物让患者说出其属性,也可通过患者对将来打算的现实性与可行性进行评价,如询问患者:"你出院后准备如何争取别人的帮助?","出院后经济上遇到困难你会怎么办?"等。

(2) 语言能力:主要通过提问,让患者陈述病史、复述、阅读、书写、命名等检测语言表达及对文字符号的理解能力。

1) 提问:护士提出一些由简单到复杂,由具体到抽象的问题,观察患者能否理解及正确回答。

2) 复述:护士说一句简单的语句,让患者重复说出。

3) 自发性语言:让患者陈述病史,观察其陈述是否流利,用字词是否恰当,是否完全不能陈述。

4) 命名:取出一些常用物品,要求患者说出名称。如不能,则让患者说出其用途。

5) 阅读:让患者诵读单个或数个词、短句或一段文字;或默读一段短文或一个简单的故事,然后说出其大意。评价其读音及阅读理解的程度。

6) 书写:一是要求患者随便写出一些简单的字、数码、自己的姓名、物品名称或短句;二是让患者默写出护士口述的字句;三是抄写预先准备的一段文字。

经检查如发现患者存在语言障碍,可结合下述语言障碍特点进一步明确其语言障碍的类型。

①失语:是指与语言功能有关的脑组织发生病变,造成患者对人类进行交际符号系统的理解和表达能力的损害,尤其是语音、词汇、语法等语言符号的理解和表达障碍。失语类型很多,临床常见有:运动性失语,也称表达性失语:不能说话,或只能讲一、两个简单的字,常用词不当,对答和复述均有困难,但对他人的言语及书面文字能理解;感觉性失语,也称感受性失语:特点是听觉正常,但不能理解他人的语言,自述流利,但内容不正常。患者也不能理解自己所言,发音用词错误,使他人完全听不懂;②失写:患者能听懂他人语言及认识书面文字,但不能书写或写出的句子有遗漏、错误,抄写能力尚存;③失读:患者无视力障碍,但丧失对文字、图画等视觉符号的认识能力,以至不识词句、图画。失读和失写常同时存在,所以患者不能阅读,也不能自发书写或抄写;命名性失语:称呼原熟悉的人名、物品名的能力丧失,患者言语、书写能力尚存,但能叙述如何使用,他人告知名称时,能辨别对、错;④构音困难:主要由于发音的肌肉麻痹、共济失调或肌张力增高所致。与失语的发音清楚而用语不正确不同,构音困难者发音不清但用词正确。

(3) 定向力评估:评估时间定向力时,可询问患者"现在是几点钟? 上午下午? 今天是星期几? 今年是哪一年?"评估地点定向力时,可询问"你现在住在什么地方?"评估空间定向力时,可让患者找到一个参照物,描述环境中某物品的位置,如"床旁桌放在床的左边还是右边? 呼叫器在哪儿?"评估人物定向力时,可询问"你叫什么名字? 你知道我是谁?"通过观察患者的反应和行为来判定存在的问题。定向力障碍的先后顺序依次为时间、地点、空间和人物。

(4) 意识障碍:可通过患者意识是否清醒、对问题和指令的理解和做出的正确反应,以及对周围环境刺激的反应等方面进行综合观察和分析(见本书第三章第十八节)。

四、情绪和情感评估

(一) 概述

情绪(emotion)和情感(affection)是客观事物是否符合自己的需要而产生的态度体验。情绪和情感是复杂的心理过程,是一个影响心身健康极其重要的因素,所以是健康评估不可缺少的内容。

1. 情绪和情感的区别与联系 情绪和情感统称为情感过程,两者既有联系,又有区别。情绪是情感的表达形式,具有较强的情境性、激动性和暂时性,是与生理需求满足与否有关的体验。情感是人在社会历史发展过程中产生的,具有较强的稳定性、深刻性和持久性,是与社会需求相联系的、人类特有的高级心理活动。情感的深度决定着情绪表现的强度,情感的性质决定在一定情境下的情绪表现形式。

2. 情绪和情感的种类

(1) 基本情绪情感:是最基本、最原始的情绪,包括满意、喜悦、快乐、紧张、焦虑、抑郁、愤怒、恐惧、悲哀、痛苦、绝望等。

(2) 与接近事物有关的情绪情感:包括惊奇、兴趣以及轻蔑、厌恶。

(3) 与自我评价有关的情绪情感:包括自满、自信和自卑。

(4) 与他人有关的情感体验:分为肯定和否定两种,其中爱是肯定情感的极端,恨是否定情感的极端。

(5) 正情绪情感与负情绪情感:凡能提高人的工作效能,增强人的体力和精力的积极情绪与情感为正情绪情感,如满意、喜悦、快乐、惊奇、兴趣、自信、友爱等。凡是抑制人的活动效能,削弱人的体力和精力的消极情绪与情感为负情绪情感,如抑郁、痛苦、悲哀、绝望、轻蔑、厌恶、自卑等。

(二) 常见的情绪

对患者而言,焦虑和抑郁是最常见也是最需要进行护理干预的情绪状态。

1. 焦虑(anxiety) 是患者预期将要发生危险或不良后果时所产生的情绪体验。焦虑是最常见的情绪反应。典型表现有紧张不安的期待情绪,甚至惊恐,面容绷紧,无法安静,重复无意义的小动作等。焦虑有明显的个体差异。可表现为生理上的心悸、食欲下降、睡眠障碍等;也可表现为心理上的注意力不集中、易激惹等。人们常以语言和非语言两种形式表达内心的焦虑。前者为直接诉说忧虑事件和原因及一些自觉症状,如心慌、出汗、头痛、胃痛、注意力无法集中等;后者有心跳、呼吸加快,姿势与面部表情紧张,神经质动作如凝视墙壁、天花板以及肢端颤抖、快语、无法平静等。

诚然,有些焦虑并不是临床意义的病理情绪,如在遭遇患病等应激面前适度的焦虑具有积极的意义,它可以充分调动身体各器官系统的功能以抵御病痛。还有一种焦虑,比如母子分开的分离性焦虑,母亲回到孩子身边就会消除。还有面对将要来临考试,越临近考试越紧张担心怕考不好,如果抓紧时间复习应考,脚踏实地去做就会减轻焦虑情绪,这种焦虑是一种保护性反应,也称为生理性焦虑。

2. 抑郁（depression） 是在个体失去某种重视或追求的东西时所产生的消极情绪体验。抑郁情绪在情感上主要表现为情绪低落、心境悲观、自我感觉低沉、生活枯燥无味、哭泣、无助感；在认知方面表现为注意力不集中、思维缓慢、不能做出决定；在动机方面表现为过分依赖、生活懒散、逃避现实甚至有自杀意念和自杀企图；在生理方面表现为易疲劳、食欲减退、体重下降、睡眠障碍、运动迟缓以及机体其他功能减退。对于这样的患者护士要特别注意和防范，告知家属防止意外发生，必要时请心理科会诊，并进行对症治疗。

3. 恐惧（fear） 从心理学的角度讲，恐惧是一种企图摆脱、逃避某种特定危险或生命受到威胁情景时而又无能为力的情绪状态。伴有交感神经兴奋，肾上腺髓质分泌增加，全身动员，但没有信心和能力战胜危险，往往只有回避或逃跑。过度或持久的恐惧会对身心健康产生严重的不利影响，阻碍疾病康复。

（三）情绪和情感的评估方法

通过观察、问诊、评定量表等多种方法对患者的情绪情感进行评估，以便进行有针对性的心理护理或治疗。

1. 观察与身体测量法 通过呼吸频率的观察，心率、血压、皮肤颜色和温度的测量，以及食欲及睡眠状态的观察获得患者情绪情感的客观资料用于判定情绪的变化，并与问诊所收集的主观资料进行比较，评估患者的情绪变化程度及严重性，为护理和治疗提供依据。

2. 问诊法 主要用于收集有关情绪情感的主观资料。可通过提问的方式询问患者的情绪状态，如问"你近几天的心情怎样？""对生活有没有兴趣？""这种不佳情绪持续有多长时间了？"评估时应注意患者内在的感受与外在的表达是否一致，语言性表达与非语言性表达是否存在矛盾，同时要对患者的父母、配偶、同事、朋友等进行核实。

3. 评定量表法 临床上常用于评估情绪的量表有 Avillo 的情绪情感形容词检表（表 5-4）、Zung 自评焦虑量表（SAS，表 5-5）和 Zung 自评抑郁量表（SDS，表 5-6），等。

表 5-4　Avillo 情绪情感形容词检表的内容

	1	2	3	4	5	6	7	
变化的								稳定的
举棋不定的								自信的
沮丧的								高兴的
孤立的								合群的
混乱的								有条理的
漠不关心的								关切的
冷淡的								热情的
被动的								主动的
淡漠的								有兴趣的
孤僻的								友好的
不适的								舒适的
神经质的								冷静的

使用说明：该表有 12 对意思相反的形容词，让患者从每一组形容词中选出符合目前情绪与情感的词，并给予相应得分。总分在 84 分以上，提示情绪情感积极；否则，提示情绪情感消极。该表特别适用于不能用语言表达自己情绪情感或对自己的情绪情感定位不明者。

表 5-5 Zung 自评焦虑量表（SAS）的内容

编号	项目	偶尔	有时	经常	持续
1	你觉得最近比平常容易紧张、着急吗	1	2	3	4
2	你无缘无故地感到害怕吗	1	2	3	4
3	你是否感到心烦意乱或觉得惊慌	1	2	3	4
4	你是否有将要发疯的感觉	1	2	3	4
5	你是否感到不如意或觉得其他糟糕的事将要发生在你身上	1	2	3	4
6	你是否感到自己发抖	1	2	3	4
7	你是否感到头痛、胃痛	1	2	3	4
8	你是否感到疲乏无力	1	2	3	4
9	你是否发现自己无法静坐	1	2	3	4
10	你是否感到心跳得很厉害	1	2	3	4
11	你是否感到头晕	1	2	3	4
12	你是否有过晕厥或觉得要晕倒似	1	2	3	4
13	你是否感到气不够用	1	2	3	4
14	你是否感到四肢或唇周发麻	1	2	3	4
15	你是否感到心里难受、想吐	1	2	3	4
16	你是否常常要小便	1	2	3	4
17	你手心是否容易出汗	1	2	3	4
18	你是否感到脸红发烫	1	2	3	4
19	你是否感到无法入睡	1	2	3	4
20	你是否做噩梦	1	2	3	4

　　SAS 用于评定情绪主观感受及在治疗康复中情绪变化的指标。使用说明：请患者根据最近 1 周的实际情况在相应栏内打"√"。如患者文化程度太低，可由护士逐项念给患者听，然后由患者自己做出评定。每一项目按 1~4 个等级评分，"1"表示没有或很少时间有，"4"为绝大部分或全部时间都有。评定完后将 20 项评分相加，得总分，然后乘以 1.25，取其整数部分，即得到标准总分。正常总分值为 50 分以下。50 分 ~59 分：轻度焦虑；60 分 ~69 分：中度焦虑；70 分 ~79 分：重度焦虑。

表 5-6 Zung 抑郁自评量表（SDS）

编号	项目	偶尔	有时	经常	持续
1	你感到闷闷不乐、情绪低沉吗	1	2	3	4
2	你要哭或想哭吗	1	2	3	4
3	你早晨醒来心情好吗	1	2	3	4
4	你入睡困难吗	1	2	3	4
5	你最近饭量减少了吗	1	2	3	4
6	你感到体重下降了吗	1	2	3	4
7	你是否对异性感兴趣	1	2	3	4
8	你的排便习惯有何改变？常为便秘苦恼吗	1	2	3	4

编号	项目	偶尔	有时	经常	持续
9	你感到心跳得很厉害吗	1	2	3	4
10	你容易感到疲劳吗	1	2	3	4
11	你是不是总感到无法平静	1	2	3	4
12	你是否感到你做事的动作越来越慢了	1	2	3	4
13	你是否感到思路混乱无法思考	1	2	3	4
14	你是否感到四肢或唇周发麻	1	2	3	4
15	你对未来充满希望吗	1	2	3	4
16	你是否感到难以做出决定	1	2	3	4
17	你容易发脾气吗	1	2	3	4
18	你对以往感兴趣的事还感兴趣吗	1	2	3	4
19	你是否感到自己是无用之辈	1	2	3	4
20	你是否有轻生的念头	1	2	3	4

使用说明:同焦虑状态量表。正常标准总分值为50分以下。50分~59分:轻度抑郁;60分~69分:中度抑郁;70分~79分:重度抑郁

理论与实践

张某,男,17岁,高一学生,家住县城。一年来经常头痛、头胀,不能安心学习,近两个月与异性对视脸红,说话语无伦次,学习不能集中注意力,成绩下降。于某医院进行针灸治疗半月,症状不见好转,来门诊就诊。否认精神病家族史。性格内向,不善交际,回答问题贴切。SDS测验的标准分为67.5,SAS测验的标准分为62.5。

思考:

1. 作为接诊护士,根据上述数据,该患主要存在哪方面问题?
2. 该患还存在什么心理问题?

五、个性评估

(一) 个性概述

个性(personality),与人格概念相近,本书不进行严格的区分。

1. **定义** 个性是指具有一定倾向性的心理特征总和。

2. **特征** 个性具有整体性、独特性、稳定性和社会性等特征。

(1) 整体性:个性为能力、气质、性格等所构成的有机整体。任何个体身上都不可能存在孤立的个性倾向性和个性心理特征。

(2) 独特性:指个体特有的个性倾向性和个性心理特征。个性不仅受先天禀赋影响,更是在后天环境中逐渐形成的,因此世界上不可能有两个个性完全相同的人。

(3) 稳定性:指个体比较稳定的心理倾向和心理特征。偶然表现出来的心理倾向和行为特征并不能代表其个性。此外,也说明个性特征一旦形成就比较稳定,不容易改变。

(4) 社会性:在个性形成过程中,既有生物遗传因素的作用,后天社会环境与教育也发挥了重要作用。因此,个性既有生物学属性也有社会性属性。

3. 个性特征的内容 主要包括个性倾向性、个性心理特征及自我概念,本部分主要介绍能力、性格两方面内容。

(1) 能力(ability):指人们成功地完成某种活动所必需的个性心理特征,包括实际能力和潜在能力。能力又可分为一般能力和特殊能力,前者指个体从事各种活动所必备的基本能力,如智力;后者指个体从事某种专业活动应具备的能力,如文学创作。

(2) 性格(character):指个体对客观现实的态度和习惯化了的行为方式中表现出来的较稳定的具有核心意义的个性心理特征。是人与人差异的主要特征,也就是我们常说的"脾气"、"秉性"、"性情"等。现代心理学家将性格分为功能类型、内外倾向型、场独立型与场依存型等类型。

功能类型:即以理智、情绪、意志三种心理功能中哪一种占优势来确定其性格类型。理智型者处事稳重,明事理、讲道理,能理智地看待一切并以此支配自己的行为。情绪型者情绪体验深刻,较冲动、脆弱,言行举止易受情绪左右。意志型者顽强执著,行为活动有较强的目的性、主动性、持久性和坚定性。

内外倾向型:外向型者活泼、开朗、感情外露、办事果断、善于社交、反应快,但较轻率,难于接受批评与进行自我批评;内向型者感情深藏、待人接物谨慎、不善交际,但一旦下决心,却能锲而不舍,善于自我分析与自我批评。

场独立型与场依存型:场独立型能主动适应环境和应对生活中负性事件,善于克制冲动;场依存型被动接受环境,自控力差,易产生自卑、抑郁等不良心理以及依赖行为。

(二) 个性的评估方法

1. 能力评估 主要对患者的一般能力,如智力(intelligence)进行测验评估。

2. 人格评估 通过观察、问诊、分析、量表评定等方法进行综合评估。

(1) 观察患者的言行、举止、为人处世、对事情的情感、意志、态度的外部表现,如开朗或活泼、感情外露或内藏、意志脆弱或坚强、作决定和做事情依赖别人或独立完成等,都可以作为评估一个人性格特征的佐证。

(2) 与患者交谈了解其在各种情况下的态度和行为表现,如询问患者"通常情况下,面对困难,你采取什么态度和行为?""遇到不愉快或伤心的事,你是尽量说出来还是闷在心里?"等。

(3) 对患者的文字材料,甚至短信、QQ空间、发微信朋友圈的内容及对某些热点问题的评论等进行收集,分析评估其对各种事物所持的观点、态度,发现可能存在的个性问题。

(4) 询问与患者有关的重要人物,了解他们对患者近期性格变化特征的看法。

(5) 通过A型行为类型问卷、气质量表、内外向性格测量、艾森克个性问卷(EPQ)、明尼苏达多相人格调查表(MMPI)、卡特尔16项人格因素(16PF)、大五人格测验等进行评定。一般心理门诊选择性使用这些量表,临床护理工作中很少应用。但是需要特别指出的是护士一定要注意存在人格障碍的患者,这类患者有时会突然出现情绪爆发、伤人毁物或其他意想不到的行为,所以一旦怀疑患者存在有这类问题要及时会诊、转诊及相应治疗。

六、压力与压力应对评估

(一)压力概述

心理学所说的压力,就是应激。压力一词易被临床患者理解和接受。

一般情况下,人们在感到有心理压力时,都会引起一些不同寻常的心身反应。如在感到紧张、焦虑的同时,会出现心跳加快、血压升高、反应速度加快、活动效率提高或降低等表现。这就是所谓的应激反应。

1. 压力(stress) 是指内外环境中的各种刺激作用于机体时所产生的非特异性反应。压力既给人类社会带来积极的作用,也给人们的健康带来负面影响。适当的压力有助于提高机体的适应能力,为一切生命生存和发展所需。压力有急性和慢性之分,但压力过大或长期处于较强的压力之中,可因适应不良而导致身心疾病。

2. 压力源(stressors) 是引起应激的刺激,即产生应激的原因。通常是指一切使人产生压力反应的刺激因素和环境需求称为压力源。临床常见的压力源有:

(1) 按应激属性分为躯体性、心理性、社会性和文化性压力源。

(2) 按应激现象分为工作问题、婚恋与家庭问题、人际关系问题、经济问题、个人健康问题、自尊与自我实现方面及喜庆事件。

(3) 按应激对个体的影响分为正性生活事件与负性生活事件。

3. 压力反应 指压力源引起的人体非特异性适应反应,包括生理、情绪、认知和行为等方面的反应。

(1) 压力所致的生理性适应反应分期与生理变化特点

分三期。第 1 期是警觉期,机体的防御系统被唤醒,交感神经、下丘脑 - 垂体 - 肾上腺轴兴奋,儿茶酚胺分泌增加,可出现呼吸、心率、血压、肌张力、尿量、皮肤外观和激素水平的变化,个体出现发热、头痛、食欲减退、疲劳等表现。第 2 期是抵抗期,机体试图尽量减少压力源所造成的不良反应,肾上腺皮质激素分泌恒定,呼吸、血压可恢复正常。如果机体适应成功,则能修复被损害的部分,恢复内环境稳定,否则进入第 3 期,即衰竭期。此时,机体再次出现警觉期的症状,机体的消耗增加,对疾病的易感性增强。如果压力源不能消除,这些症状将不可逆转,从而导致疾病,甚至死亡。

(2) 压力的心理反应:在面对轻、中度压力时,个体对事物的敏感性增强,思维能力、判断能力、洞察力增强,因而解决问题的能力增强。面对中度以上压力时,可出现注意力分散、思维迟钝、记忆力下降、感知混乱、判断失误、定向障碍等,发现、分析和解决问题的能力降低等认知变化。

此外,在面对压力时,个体会出现紧张、焦虑、恐惧、抑郁、过度依赖和失助感、自怜、愤怒等情绪反应。

(3) 压力的行为反应:个体在压力状态下,行为随着心理和生理活动的变化而出现相应的改变。常见的压力行为反应有重复某一特殊动作,如来回走动、咬指甲、抽烟、酗酒、活动频次的改变以及行为与时间、场合不相符合等。

4. 压力应对

(1) 应对(coping):也称应付,是指个体处理和减轻压力对自身影响的各种策略和方法,故又称应对方式和策略。如有的患者为减轻手术前的紧张、焦虑,而以看电视、与家人聊天、踱步等方式;有的患者则独自安静地看书或闭目养神,冥想术后如何好好工作等方式来缓解面对的压力。

根据应对的指向性,将压力应对概括为情绪关注和问题关注两类。其中,情绪关注应对指向个体情绪反应,用于处理由压力所致的情绪情感问题;问题关注应对则指向压力源,多用于处理导致压力的事件本身。情绪关注与问题关注应对见表5-7。

表5-7 应对方式表

情绪关注应对	问题关注应对
希望事情会变好	努力控制局面
进食、吸烟、嚼口香糖	进一步分析研究所面临的问题
祈祷	寻求处理问题的其他方法
紧张	客观地看待问题
担心	尝试并寻找解决问题的最好方法
向朋友或家人寻求安慰和帮助	回想以往解决问题的办法
独处	试图从情景中发现新的意义
一笑了之	将问题化解
置之不理	设立解决问题的具体目标
幻想	接受现实
作最坏的打算	和相同处境的人商议解决问题的方法
疯狂,大喊大叫	努力改变当前情形
睡一觉,认为第二天事情就会变好	能做什么就做些什么
不担心,任何事情到头来终有好结果	让他人来处理这件事
回避	
干些体力活	
将注意力转移至他人或他处	
饮酒	

在实际应激中,问题关注应对更积极有效,而情绪关注应对虽然可暂时缓解不良情绪,但也有助于发展解决问题的能力。过度持续地使用情绪关注应对可导致高度的焦虑或抑郁,甚至出现自毁行为。

个体的应对策略与其人格特征有密切关系,内控型控制观者相信自己对事物的控制力,倾向于采用问题关注应对方式;外控型控制观者认为自己对事物无控制力,倾向于采用情绪关注应对方式。

(2) 应对资源:人们在应对压力情形时可利用的资源:①健康和精力;②积极的信仰;③解决问题的能力;④社会性技能,如沟通、表达等,以有效促进问题解决,增加社会支持;⑤家庭、社会支持;⑥物质资源,如利用钱、物资、设备等增加应对能力,减少对压力的恐惧和不确定感。

(3) 心理防御机制(mental defense mechanism):相比较而言,应对方式是有意识的心理和行为策略,而心理防御机制则是精神分析理论的概念,是指个体在应付心理压力或挫折以及适应环境时潜意识采用的心理策略。两者都是心理的自我保护措施。适当地使用心理防御机制,能减轻由于心理压力或挫折所引起的痛苦和不安,是心理的自我保护措施。但是,若不适当或过度地运用,将会导致变态人格和心理疾患。心理防御机制种类很多,常见的有否认、转移、合理化、升华、幽默、压抑、投射、补偿等。

5. 有效应对

(1) 有效应对的影响因素:①压力源数量:当个体同时面对多种压力源时,会感到压力如一道不可逾越的障碍,最终产生危机;②家庭、社会、经济资源的丰富程度:也就是社会支持系统的大小及获得程度。拥有良好家庭、社会、经济资源的人通常能有效地应对面临的压力;③压力源的强度与持续时间:压力源强度越大、持续时间越长,所产生的压力反应越难应对;④压力应对经验:有成功应对经验的人再次遇到压力时,压力反应减轻、应对能力增强;⑤个体的人格特征:意志顽强、勇于接受挑战、自信的人会努力适应和正确处理压力,而过于敏感和依赖的人则容易产生高度紧张而诱发躯体疾病。

(2) 有效应对的评价标准:包括:①压力反应维持在可控制的范围内;②希望和勇气被激发;③自我价值感得到维持;④与他人的关系改善;⑤人际关系、社会经济处境改善;⑥身体康复得以促进。

(二) 压力与压力应对的评估方法

1. 观察法 观察有无压力所致的一般性生理反应、认知反应、情绪反应和行为反应。还应注意患者所采取的压力应对方式,尤其是心理防御机制,应了解哪些机制已被采用。

2. 问诊法 问诊的重点包括患者面临的压力源、压力感知、压力应对方式以及压力缓解情况。

(1) 压力源:通过询问了解患者近期经历的重大生活事件、日常生活困扰以及过去经历中的重大事件。除了解患者所面临的压力源和数量外,还应了解这些压力源对个体影响的主次顺序,以指导干预措施的制定。

(2) 压力感知:通过询问患者对压力事件应对的态度及能否应对,了解患者对其所面临的压力源的认知和评价。个体对压力源的认知和评价直接影响其压力反应和应对。如果压力源被个体感知为无关或良性刺激,则不会引起压力反应;如果压力源被感知为一种挑战,自己有能力应对,则被视为威胁所引起的负性压力反应小,且个体多能采取更为积极有效的应对策略。

(3) 应对方式:通过询问患者采取怎样的方式缓解紧张与压力,了解患者缓解压力的方式。个体的社会支持度可影响其压力应对方式和应对的有效性,因此应同时询问患者在遇到困难时,其家人、亲友和同事中谁能给予帮助,评估其社会支持系统情况。

(4) 压力缓解情况:通过询问患者能否有效处理目前所面临的压力,了解其应对压力的有效性。

3. 体格检查 评估心率、心律、血压、呼吸频率与深度、皮肤的温湿度和完整性、肠鸣音、肌张力和身体活动情况。在压力状态下,可有皮肤的颜色、温度和湿度改变,心率增加,收缩压升高,呼吸加快或过度通气,肠鸣音增加,全身肌肉紧张伴颤抖等。

4. 评定量表法 以定量和定性的方法来评估压力对个体的影响。常用的量表有社会再适应量表和住院患者压力评定量表等。社会再适应量表用于测评个体近一年来所经历的生活事件的影响,预测个体出现健康问题的可能性。住院患者压力评定量表用于测评住院患者所经历的压力。

第二节　社会评估

社会适应良好,即社会适应能力,是 WHO 健康定义中最重要的组成部分,也可称为社会健康。社会健康是指个体与他人及社会环境相互作用并具有良好的人际关系和实现社会角色的能力。对于一个人来讲,其重要性不亚于生理、躯体健康和心理、精神健康,在有些情境下甚至比生理、躯体健康更重要,与心理健康密切相关,是衡量一个人健康素养和文明程度的重要指标。

一、角色与角色适应评估

(一) 角色的定义和分类

角色(role)是指社会所规定的一系列与社会地位相对应的行为模式,以及社会对处于某一特定位置的个体的行为期待。人在生活中会"扮演"各种不同的社会角色,包括在家庭、工作和社会、疾病中的角色。

角色在总体上可分为以下三类:

1. **第一角色** 也称基本角色。是决定个体的主体行为,由个体的年龄、性别所赋予的角色,如儿童、妇女、老人等。

2. **第二角色** 又称一般角色。是个体为完成每个生长发育阶段特定任务所必须承担的、由所处社会情形和职业所确定的角色,如母亲角色、护士角色。

3. **第三角色** 也称独立角色。是个体为完成某些暂时性发展任务而临时承担的角色。第三角色大多是可自由选择的,如护理学会会员。但有时是不能自由选择的,如患者角色。

上述三种角色的分类是相对的,在不同情况下相互转化。如患者角色,因为疾病是暂时的,可视为第三角色,然而,当疾病变成慢性病时,患者角色就变成个体的第二角色了。

(二) 角色适应不良

在临床,护士期望患者在接受诊疗和康复过程中,随着治疗与康复的进程实现角色从健康人到患者,再从患者到健康人的转换,这种转换一旦出现问题,就出现角色适应不良,即不能很好地履行与自己角色相应责任和义务。一般患者角色适应不良或称角色失调有以下几种类型:

1. **角色冲突** 指个体在适应患者角色过程中与其常态下的各种角色发生心理冲突和行为矛盾。常态角色的重要性、紧迫性及个性特征等都会影响进入患者角色的快慢。

2. **角色缺如** 指患者没有意识到或根本不承认自己有病,或对患者角色感到厌倦,甚至缺乏正常的角色转化。通常由于客观原因使其不能接受患者角色,或采用否认的心理防御机制,以减轻心理压力,常表现出遵医行为差。

3. **角色强化** 指从患者角色向日常角色转化时,患者过分地对自我能力表示怀疑、失望和忧虑,行为上表现出较强的退缩和依赖性。这类患者因各种原因惧怕回到现实角色中去,表现安于患者角色,小病大养。

4. **角色消退** 也称减退,指已经进入患者角色的个体,由于某种强烈的原因,不顾病情承担不该承担的责任和义务,使患者行为退化、甚至消失。

角色适应不良时可发生角色紧张,从而导致生理和心理方面的反应。生理方面可有头痛、头晕、睡眠障碍、心率加快、心律异常、血压升高等症状和体征。心理方面可产生紧张、伤感、焦虑、易激惹、自责、抑郁、甚至绝望等负性情绪。

(三) 患者角色的需要及影响因素

当一个人生病特别是住院时,他就进入患者角色或生病角色,原来承担的社会角色部分或全部被患者角色替代。

1. 患者角色的特征　美国社会学家帕森斯(Talcott Parsons)提出以下几个特征。

(1) 免除或部分免除其以往社会角色所承担的责任与义务。

(2) 不必对自己患病承担责任,需要得到照顾。

(3) 有积极配合医疗护理、恢复自身健康的义务及康复后有义务承担病前的社会责任。

(4) 有享受治疗和护理、知情同意、寻求健康保健信息、要求保密的权利。

2. 患者角色的需要　根据马斯洛需要层次理论,患者角色的主要需要有:

(1) 生理需要:除了一般生理需要外,还有睡眠和舒适的需要。

(2) 安全需要:患者入院后对安全感有特殊的需要,如需要医护人员对疾病有正确科学的诊疗,强烈渴求用药和仪器检查等安全性、无伤害性。

(3) 爱与归属的需要:患者要在短时间内适应陌生的新环境,尤其是住院的患者,会产生强烈的爱和归属需要。一方面希望获得家人的体贴与陪伴,另一方面希望获得医护人员的重视和关爱,给予更多的照顾和更好的治疗,同时还希望与病友建立良好的人际关系,被病友接纳,寻求精神安慰和支持,尽快融入新的环境。因此,护士要善于协调、组织病友之间的交流沟通,建立温馨和谐的病房人际氛围,满足患者的爱和归属需要。

(4) 尊重需要:患者比平时更需要医护人员照顾和周围人的重视、关怀和喜欢。

(5) 自我实现需要:这是需要的最高层次。马斯洛认为,只有充分实现个人的全部潜能,即实现人生全部价值的人,才能成为自由的、健康的、无畏的人,也只有这样的人才能胜任工作,有发明,有创造,成为社会中充分发挥作用的人。由于患病会暂时掩盖这种需要,但随着病情的转归,患者会调整自己的理想和信念。

上述需要一旦得不到满足,就会加重患者的消极情绪和妨碍疾病的康复。

3. 影响患者角色适应的因素　不同个体对患者角色的适应存在差异,其适应受多种因素影响。

(1) 年龄:是影响角色适应的重要因素。年轻人对患者角色相对淡漠,而老年人则容易发生角色强化。

(2) 性别:相对于男性患者,女性患者容易发生角色强化、角色消退、角色冲突等角色适应不良反应。

(3) 家庭背景:家庭支持系统强的患者多能较快适应患者角色转换。

(4) 经济状况:经济状况差的患者容易产生患者角色消退或缺如。

(5) 其他:患者角色适应还与环境、人际关系、病室气氛等有关。融洽的护患关系、优美的病室环境、愉悦的病室气氛是患者角色适应的有利因素。

（四）角色功能的评估方法

1. **问诊**　重点询问个体所承担的角色、对角色的感知与满意情况、有无角色适应不良，并注意判断其角色适应不良的类型。

（1）角色数量：通过询问患者目前在家庭、工作和社会生活中所承担的角色与任务进行评估。

（2）角色的感知：通过询问患者对所承担的角色数量与责任是否适当进行评估。

（3）角色满意情况：通过询问患者对其角色行为是否满意、与其角色的期望是否相符等进行评估，了解有无角色适应不良。

（4）角色紧张：通过询问患者是否感到很大压力、不能胜任所承担的角色，有无疲乏、头痛、焦虑、抑郁等角色适应不良的生理、心理反应。

2. **观察**　重点观察有无角色紧张的表现，如疲乏、头痛和失眠等表现，或焦虑、愤怒和沮丧等表情，以及忽略自己的疾病，缺乏对治疗护理的依从性等。

二、文化评估

（一）文化的概述

1. **文化的定义与特性**

（1）文化（culture）的定义：是一个社会及其成员所特有的物质和精神财富的总和，即特定人群为适应社会环境和物质环境而共有的行为和价值模式。文化包括知识、艺术、价值观、信念与信仰、习俗、道德、法律与规范等多方面。

（2）文化的特征：文化具有民族性与历史传承性、获得性、共享性、整合性和双重性等特征。

1）民族性与历史传承性：文化具有鲜明的民族性，一定形态的文化都存在于一定的民族范围内，并且由世代相传而被继承，由简单到复杂逐渐丰富。

2）获得性：文化并不是与生俱来的，而是在后天社会化过程中逐渐内化而获得形成。

3）共享性：文化是社会人群所共有的，主宰着个体的价值观、态度、信念和行为。

4）整合性：文化必须实现某些共同的功能，其基本范畴是相似的。文化的共同部分包括交流形式、亲属关系、教育、饮食、宗教、艺术、政治、经济和健康，它们相互关联、密不可分，作为一个整体起作用，这一现象称为文化整合。

5）双重性：文化既含有理想成分，又含有现实成分。文化的理想成分即社会大多数成员认为在某一特定情况下个体应恪守的行为规范。但现实中却总是存在着一些可被公众接受的不规范行为。

2. **文化要素**　文化的核心要素包括价值观、信念、习俗，且与健康态度、信念和行为、生活方式密切相关。

（1）价值观：是个体对生活方式与生活目标、价值的看法或思想体系。是个体在长期的社会化过程中通过后天学习逐渐形成的。在社会学上是指社会成员对于人或事物价值的判断，即对于人或事物价值的意义、重要性的总体评价，也是人们判断是非曲直的基本标准。主要表现为个人的价值取向、价值追求及对事物价值判断，进而影响人的态度和行为。价值观中最有代表性的是时间观、行为观、人际观、健康观和人对自然的控制观等。每个社会的文化都有自己的核心价值观念，如我们目前国家倡导的社会主义核心价值观。

价值观与个体的健康行为关系密切。价值观不但影响个体对自身健康问题的认识,还影响其解决健康问题的行动决策、治疗手段和医疗保密措施的选择,以及对疾病与治疗的态度和行为方向,即依从性。

(2) 信念(belief):是人们对自己生活中应遵循原则的信仰。通常与情感、意志一起支配行为。在健康教育学中认为信念是在学习和知识基础上逐步形成新的,并转为相应的态度,进而影响行动。对"健康"、"疾病"的理解就是一种信念。目前有很多人把健康单纯理解为"无病、无残、无伤",很少从心理、社会层面来认识自己的健康,即还停留在生物学的健康信念。

(3) 风俗习惯:指一个群体或民族长期在生产、居住、饮食、沟通、婚丧嫁娶与生儿养老、医药和礼仪等文化生活中形成的共同喜好、习尚和禁忌。是历代传承、积久而成的行为方式、历史传统和心理感情的总和。与健康相关的习俗有饮食、沟通和传统医药及保健方式。

(二) 文化的评估方法

问诊法

(1) 价值观:价值观是一个人思想意识的核心,作为一种社会意识,不能直接观察,目前尚无成型的评估工具。可通过询问患者对人和事的看法来间接评估。

(2) 健康信念:很多方法可用来评估健康信念,以 Kleinman 等人提出的评估模式应用最广 (表 5-8)。

表 5-8　Kleinman 健康信念评估模式

	项目	回答内容	评估
1	对你来说,健康指什么? 不健康又指什么?		
2	通常你在什么情况下才认为自己有病并就医?		
3	你认为导致你健康问题的原因是什么?		
4	你怎样、何时发现你有该健康问题的?		
5	该健康问题对你的身心造成了哪些影响?		
6	严重程度如何? 发作时持续时间长还是短?		
7	你认为你该接受何种治疗?		
8	你希望通过治疗达到哪些效果?		
9	你的病给你带来的主要问题有哪些?		
10	对这种疾病你最害怕什么?		

了解患者对健康问题和诊疗的认识与看法,及其所处文化环境对其健康信念的影响,判断其对健康的态度和行为。

(3) 风俗习惯:主要是评估患者饮食习俗和沟通习俗。可通过询问患者的饮食喜好、禁忌、烹调方式、进餐时间等。如朝鲜族、赫哲族有吃凉拌生鱼片,东北鄂伦春族有吃生肉的习惯,结合观察其语言表述、表情动作等进行综合评估。

此外,还涉及宗教信仰等评估,如你是否因信仰某种宗教而禁食某种食物或追求清净和修炼?

（三）患者文化震惊的评估

文化发展的一个巨大的动力就是不用文化模式交流。然而,文化的交流与发展不总是一帆风顺,在不同文化交流中常会发生一种现象就是"文化震惊（culture shock）",也称"文化休克"。

1. 定义　是指人们生活在陌生文化环境中所产生的思想上的混乱与心理上的压力。常发生于个体从熟悉的环境到新环境。对于住院患者来说,与家人分离、缺乏沟通、日常习惯改变、对疾病和治疗的恐惧等均可导致其发生文化休克。

2. 文化休克的分期与表现

（1）陌生期:患者刚入院,对医生、护士、环境、自己将要接受的检查、治疗都感到陌生而迷茫。

（2）觉醒期:患者开始意识到自己角色转变——住院治疗成为患者,对疾病和治疗转为担忧,因思念家人而焦虑,因不得不改变原有的生活习惯而产生挫折感。住院期间患者文化休克表现最突出,可有失眠、食欲下降、焦虑、恐惧、沮丧、绝望等反应。

（3）适应期:经过调整,患者开始从生理、心理、精神上适应住院生活和医院环境。

3. 文化休克的评估方法　通过观察患者的行为表现及交谈,询问其住院感受,判断患者有无文化休克情况。

三、家庭评估

（一）家庭概述

1. 家庭（family）的定义　家庭是建立在婚姻、血缘或收养关系基础上形成的社会生活基本单位。定义强调家庭至少包括两个或两个以上成员的生活共同体,是血缘＋供养＋继承关系,以及由此产生的各种权力义务关系,有较密切的经济情感交往为条件。

2. 家庭类型　又称家庭规模,由家庭人口结构决定。家庭成员受教育水平、职业、健康状况及家庭人口构成等,在一定程度上可影响家庭功能的正常发挥,从而影响个体的身心健康。各种类型的家庭人口特征见表 5-9。

表 5-9　各种类型家庭人口特征表

类型	人口特征
核心家庭	夫妻及其婚生或领养子女（未婚）
主干家庭	核心家庭成员加上夫妻任何一方的直系亲属,如外祖父母、叔姑姨舅
单亲家庭	夫或妻子单独一方和其婚生或领养子女
重组家庭	再婚夫妻与前夫和（或）前妻的子女以及其婚生或领养子女
无子女家庭	夫妻无子女
同居家庭	无婚姻关系而长期居住在一起的夫妻及其婚生或领养的子女
老年家庭	仅老年夫妇

如同个体的生长发育,家庭单位也经历了从产生、发展到解体的过程,称之为家庭生活周期。根据 Duvall 模式,家庭生活周期可分为 8 个阶段（表 5-10）,每个阶段都有其特定的任

表 5-10　Duvall 家庭生活周期理论

阶段	定义	主要任务
新婚	男女结合	沟通与彼此适应,性生活协调及优生优育
有婴幼儿	最大孩子 0~30 个月	适应父母角色,应对经济和照顾孩子的压力
有学龄前儿童	最大孩子 2.5 月 ~6 岁	孩子入托、上幼儿园或上小学,抚育孩子,儿童心理的正常发展
有学龄儿童	最大孩子 6 月 ~12 岁	儿童身心发展、上学及教育问题、使孩子社会化
有青少年	最大孩子 12 月 ~20 岁	青少年的教养与沟通,青少年与异性交往
有孩子离家创业	最大孩子离家至最小孩子离家	适应孩子离家,发展夫妻共同兴趣,继续给孩子提供支持
空巢期	父母独处至退休	适应夫妻俩生活,巩固婚姻关系
老年期	退休至死亡	正确对待和适应退休、衰老、丧偶、孤独、疾病和死亡等

务需要同家庭成员协同完成,否则将在家庭成员中产生相应的健康问题。所以,《"健康中国"2030 规划纲要》中明确指出,全方位、全周期维护和保障人民健康,大幅提高健康水平,显著改善健康公平,为实现"两个一百年"奋斗目标和中华民族伟大复兴的中国梦提供坚实健康基础。

3. 家庭结构和家庭功能

(1) 家庭结构:指家庭成员间相互关系和相互作用的性质,包括家庭权利结构、家庭角色结构、家庭沟通方式、家庭价值观。

1) 家庭权力结构:是指家庭中夫妻间、父母与子女间在影响力、控制权和支配权方面的相互关系。其基本类型有:①传统权威型:指由传统习俗继承而来的权威,如父系家庭以父亲为权威人物;②工具权威型:指由养家能力、经济权力决定的权威;③分享权威型:指家庭成员彼此协商,根据各自的能力和兴趣分享权力;④感情权威型:指由感情生活中起决定作用的一方做决定。

2) 家庭角色结构:是指家庭成员在家庭中所占有的特定地位。即对每个占有特定位置的家庭成员所期待的行为和规定的家庭权利、责任与义务。

良好的家庭角色结构应具备的特征:①每个家庭成员都能认同和适应自己的角色范围;②家庭成员对角色的期望一致,并符合社会规范;③角色期望能满足家庭成员的心理需要,符合自己发展的规律;④家庭角色有一定的弹性,也是家庭和睦和家庭功能正常的保证。

3) 家庭价值观:是指家庭成员对家庭活动的行为准则与生活目标所持的共同态度和基本信念。家庭价值观决定着每个家庭成员的行为方式和对外界干预的感受与反应,并可影响家庭的权力结构、角色结构和沟通方式。

(2) 家庭功能:主要功能包括满足家庭成员感情需求、社会化、生育和经济、健康照顾(抚养和赡养)等功能。

4. 家庭危机和家庭资源

(1) 家庭危机:指当家庭压力超过家庭资源,导致家庭功能失衡的状态。家庭压力的主要来源:①家庭经济收入低下或减少,如失业、破产;②家庭成员关系的改变与终结,如离婚、分居、丧偶;③家庭成员角色的改变,如初为人父(母)、收养子女、退休、患病等;④家庭成员的行为违背家庭期望或损害家庭荣誉,如酗酒、赌博、吸毒、乱伦;⑤家庭成员生病、残障、无能等。

(2) 家庭资源:为了维持家庭的基本功能、应对压力事件和危机状态所需的物质、精神与信息等方面的支持。分为内部资源和外部资源。

1) 内部资源:主要包括经济支持、精神与情感支持、信息支持和环境结构支持等。

2) 外部资源:主要包括社会资源、文化资源、医疗保健资源、宗教资源等。

(二) 家庭评估方法

其实,家庭评估主要是对一个家庭的健康状况进行评估。首先,何为健康家庭(health family)? 健康家庭是指家庭中每一个成员都能感受到家庭的凝聚力,能够提供足够的内外部资源以维持家庭的动态平衡,且能满足和承担个人的成长,维系个人面对生活中各种挑战的需要。健康家庭应具备的条件:①良好的沟通氛围;②增进家庭成员的发展,即给各家庭成员以足够的空间和情感支持;③能积极面对矛盾和解决问题;④有健康的居住环境和生活方式;⑤与社区保持密切的联系,充分利用社会支持网络和资源满足家庭成员的需要。因此,健康家庭评估采用以下方法。

1. 观察与体格检查法

(1) 沟通能力:观察患者的表达能力、理解能力、听力、视力。注意其语言表达是否清晰,有无口吃、构音障碍、失声,表达方式是否与年龄相符,应答是否自如,有无理解力障碍、听力障碍、视力减退,语言与非语言沟通的表达是否一致。

(2) 家庭沟通过程:通过观察每个家庭成员的反应以及家庭各成员的情绪,了解家庭内部的关系。

家庭关系不良的表现:①家庭成员交流过程中经常出现敌对性或伤害性语言;②家庭成员过于严肃,家庭规矩过于严格;③所有问题均由某一家庭成员回答,而其他成员没有发言权;④家庭成员间亲切交流、情感表达少;⑤家庭有成员被忽视。

(3) 父母的角色行为:可通过以下 3 个方面观察来评估父母是否胜任其角色。①父母的情绪状态:对自己所承担的父母角色感到满意和愉快,能胜任父母角色,否则常表现出焦虑、沮丧或疲乏无力,对孩子的表现感到失望、不满甚至愤怒;②亲子沟通方式:有良好抚养能力的父母对子女的反应敏感,经常与子女沟通。缺乏抚养能力的父母忽视子女的需求和反应,不允许子女质疑或提出反对意见;③子女的表现:有抚养能力的父母,其子女健康快乐,有依恋父母的行为。缺乏抚养能力的父母,子女可有抑郁、冷漠、怪僻、对父母排斥或过度顺从等表现,无依附父母的行为。

(4) 虐待:提示家庭内部成员间存在不健康的家庭关系,评估时注意观察个体有无受虐待的体征。

2. 问诊法

(1) 评估家庭角色与家庭关系:可通过分析家庭人口结构、角色结构、沟通过程及权力结构做出判断。①家庭的组成与结构:询问个体的家庭人口组成,确定其家庭的人口结构类型;②家庭的角色结构:了解家庭中各成员所承担的角色,注意是否有人扮演损害家庭关系的角色。了解家庭中各成员的角色行为是否符合家庭的角色期望,家庭中是否存在角色适应不良的成员;③家庭的沟通过程:通过询问家庭是否和睦或快乐,家庭成员中是否存在沟通不良,结合观察家庭成员间的语言与非语言沟通行为进行综合判断;④家庭的权力结构:通过询问家庭事务通常由谁做主来判定其家庭中的主要决策者。

(2) 评估社会关系:通过交谈评估个体的社会关系网,了解其可获得的社会支持资源。询问患者对自己社会关系的满意度,包括社会交往的范围、频度与人际关系。

(3) 评估沟通能力:询问患者是否清楚地表达了自己的想法及理解阅读材料的内容,评价其表达能力和阅读能力。同时了解其听力、视力和语言能力有无障碍,是否佩戴眼镜或使用助听器,效果如何。

3. 评定量表法 可采用量表对患者的家庭功能、家庭支持进行评估。常用的有 Smilkstein 的家庭功能量表和 Procidano 与 Heller 的家庭支持量表,本书只介绍家庭关怀度指数测评表又称家庭功能评估表,用于检测家庭功能是否存在障碍。它条目少,是一种快速自我报告法,能反映个别家庭成员对家庭功能的主观满意度,共五个题目,即每个题目代表一项家庭功能维度,分别为:A. 适应度(Adaptation):家庭遭遇危机时,利用家庭内、外部资源解决问题的能力;B. 合作度(Partnership):家庭成员分担责任和共同做出决定的程度;C. 成熟度(Growth):家庭成员通过相互支持所达到的身心成熟程度和自我实现的程度;D. 情感度(Affection):家庭成员相爱的程度;E. 亲密度(Resolve):家庭成员间共享相聚时光、金钱和空间的程度,简称 PAGAR 表(表 5-11)。

表 5-11　家庭关怀指数测评(PAGAR)表

维度	项目内容	经常	有时	几乎从不
A	当我遇到困难时,可以从家人得到满意的帮助	2	1	0
B	我很满意家人与我讨论各种事情以及分担问题的方式	2	1	0
C	希望从事新的活动或发展时,家人都能接受且给予支持	2	1	0
D	我很满意家人对我表达情感的方式及对我情绪的反映	2	1	0
E	我很满意家人与我共度时光的方式	2	1	0

评价方法:0~3 分为家庭功能严重障碍;4~6 分为家庭功能中度障碍;7~10 分为家庭功能良好

四、环境评估

(一) 环境概述

1. 环境(environment)的定义 是指人类赖以生存、发展的社会与物质条件的总和。人的环境分为内环境与外环境。人体的内环境,又称生理心理环境,包括人体所有的组织和系统,以及人的内心世界。两者间相互作用并与外环境不断地进行物质、信息和能量的交换,使机体能够适应外环境的改变,维持生理心理平衡。人体的外环境包括物理环境、社会环境、文化环境和政治环境。人体内环境和文化环境的评估已在前面章节详述,在此着重介绍物理环境和社会环境评估。

(1) 物理环境:在医院是指除患者本身以外,影响健康及疾病过程中所有物理因素的总和,包括空间、声音、温度、湿度、采光、通风、气味、整洁、室内装潢,以及各种与安全相关的因素,如大气污染、水污染和各种机械性、放射性操作等因素。这些环境因素必须控制在一定指标范围内,否则会危害人体健康,甚至导致疾病。

(2) 社会环境:社会是一个庞大的系统,包括制度、法律、经济、文化、教育、人口、民族、职业、生活方式、社会关系、社会支持等各个方面。其中以民族、职业、经济、文化、教育、生活方式、社会关系、社会支持等与健康关系密切。在此着重于评估经济、教育、生活方式、社会关系和社会支持。

1) 经济:社会环境因素中对健康影响最大的因素之一就是经济,因为经济是保障人们衣、食、住、行的基本需求以及享受健康服务的物质基础。

2) 教育水平:良好的教育有助于个体认识疾病、获取健康保健信息、改变不良传统习惯以及提高卫生服务的有效利用。

3) 生活方式(lifestyle)和习惯:是指由经济、文化、政治等因素相互作用所形成的人们在衣、食、住、行、娱乐等方面的社会行为;是有关人们如何享受劳动所得的物质与精神产品以及使用自由闲暇时间的方式。不健康的生活方式包括静坐、暴饮暴食、吸烟、酗酒、吸毒、赌博、不良性行为等。这些生活方式和习惯一旦形成,就很稳定,不易改变。

4) 社会关系与社会支持:人生活在一个由一定社会关系结合而成的社会网络中。个体的社会关系网络包括与之有直接或间接关系的所有人或人群,如家人、邻里、朋友、同学、同事、领导、宗教团体以及成员,自救组织等。对住院患者而言,还有同室病友、医生、护士。个体的社会关系网越健全,人际关系越亲密融洽,就越容易得到所需的信息、情感及物质方面的支持。这些从社会关系网络中获得的支持,统称社会支持。一般分为主观支持与客观支持。社会关系网络的健全程度和家庭社会支持的有力程度,与人的身心调节与适应、自理能力、自我概念、希望、生活质量以及对治疗护理的依从性呈正相关。

2. 环境与健康的关系 两者息息相关。如物理因素中安静的环境,适宜的温、湿度,可使人感到舒适、安宁、减少身体消耗。环境中的有害化学物质、电磁辐射等可对人体造成危害。社会、经济因素对健康的影响也显而易见。美国的一些研究表明长期与社会联系少,人际关系紧张的人易患心身疾病,如高血压、癌症、精神异常;妊娠期间良好的家庭社会支持可减少妊娠并发症,缩短产程。就住院患者而言,护患、医患、病友关系融洽,医疗费用充足等有利于患者角色的适应和机体康复。Dunn 的坐标方格图全面地显示了环境与健康的相互关系(图 5-4)。

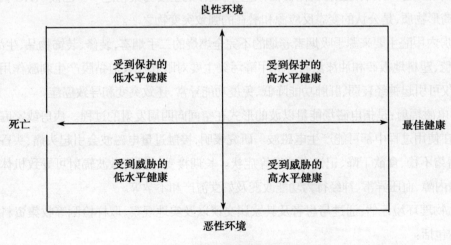

图 5-4　环境与健康的相互关系

（二）环境的评估方法

1. 物理环境评估

（1）环境评估指标

1）空气：是人类赖以生存必不可少的环境因素之一。一般情况下，空气的各组分几乎是恒定的，是大气的主要成分。空气中氧气是维持生命和机体活动不可缺少物质。空气中正常的氧气含量是 20.95%，当空气中的氧含量降至 12% 时，人体会发生呼吸困难；降至 10%，可发生智力活动减弱；降至 7%~8% 以下可危及生命。目前国内多采用空气质量指数（air quality index，AQI）来评价大气环境质量状况的指标。

室内，包括病房内空气质量主要受两个因素的影响比较大，一是烹饪，二是吸烟。医院主要是吸烟，为了医院所有人和环境的健康，不仅要积极创建无烟医院，而且要实施 100% 室内禁烟，包括厕所、楼道及所有公共场所，尤其医院内不能销售任何卷烟。

2）水：是自然界一切生命的物质基础，人体的一切生理活动和代谢反应都需要在水的参与下完成。正常人体主要成分是水，约占体重的 65%，儿童可达到体重的 80%。因此，党和国家高度重视饮用水安全，因为水污染波及范围广、危害大，一旦发生污染，很可能导致人群传染病暴发、急慢性中毒，甚至引起公害病，还可诱发癌症。此外，《2016 年居民膳食指南》明确规定成人每天饮水量为 1500~1700ml。

3）噪声：凡是干扰人们休息、学习和工作的声音，即人们主观上不需要的声音。医院的室内噪声主要来自于走廊和人们的活动等产生的噪声。《中华人民共和国城市区域环境噪声标准》中规定疗养区昼间 50 分贝（dB），夜间 40dB。医院就属于此类。一般 30dB~40dB 的声音是正常的安静环境，超过 50dB 的噪声就会影响休息和睡眠，70dB 以上即可干扰谈话，造成注意不集中，心烦意乱，工作效率下降。长期暴露于 90dB 以上的噪声，可严重影响听力，甚至导致心脏血管等其他疾病的发生。

4）温度与湿度：适宜的温、湿度环境，能使人体的体温调节功能处于正常状态，给人以一种舒适的感觉。

一般病房适宜的温度冬季为 18℃ ~22℃，夏季 19℃ ~24℃，相对湿度为 50%~60%，应根据季节和患者年龄适当调节。过高、过低都不利于患者身心健康和疾病康复，所以病房应经常通风、换气、保持空气清新。

5）甲醛：是一种挥发性有机化合物，是室内装修的主要污染物之一。已被 WHO 确定为致癌和致畸形物质，是公认的变态反应源和潜在的强致突变物之一。

病房内甲醛主要来源于吸烟者卷烟的不完全燃烧的二手烟雾，装修、装饰物品、生活用品、化纤地毯、塑料地板砖和油漆涂料等。甲醛污染主要对眼和呼吸道黏膜产生刺激作用。长期接触不仅可引起神经衰弱、肝肺功能降低、免疫功能异常，还致突变和导致癌症。

6）电磁辐射：是指电磁场能量以波的形式在空间向四周发射的过程。病房或家庭中冰箱等电器在使用过程中都可能产生电磁波。研究表明，接触过量电磁波会引起头痛、头昏、耳鸣、疲劳、情绪不稳、食欲下降、记忆力减退等症状。长期接受过量的微波辐射可导致机体免疫力下降、白内障、血压异常、神经行为功能改变及妇女流产和不孕等。

（2）物理环境评估：通过与患者及其家属交谈以及实地观察、取样检测等收集资料进行评估，具体包括：

1）家庭环境：包括居住环境评估、家用设备等安全性评估。

2）工作环境：评估职业场所的物理环境、化学环境及安全作业规范及防护措施的执行情况。

3）病室环境：是否干净、整洁，无尘、无异味、无臭味，温度、湿度是否适宜，有无空调或其他取暖设备，婴儿室有无恒温设备，光线是否适度，噪声控制是否在允许范围内及有无噪声监测，地面是否干燥、平整、防滑，电源是否妥善安置及使用是否安全，用氧时有无防火、防油、防震标记，药物储藏是否安全可靠等。

2. 社会环境评估

（1）经济评估：可通过询问患者或家属经济来源、收入是否够用、有无医疗保险、就医有何困难等问题进行评估。

（2）教育水平评估：直接询问患者或其家属受教育程度以及是否具备健康照顾所需的知识与技能。

（3）生活方式评估：即可通过观察直接评估患者的生活方式，还可通过询问家人、同事、朋友了解其饮食、睡眠、活动、娱乐等方面的习惯与爱好以及有无吸烟、酗酒等不良嗜好等进行评估。若有不良生活方式，应进一步了解其对患者的影响。

以烟草依赖（也称尼古丁依赖）为例说明如何快速对患者进行烟草依赖评估与戒烟难易程度评估。目前评定尼古丁依赖程度公认的方法为 Fagertrom 尼古丁依赖评估量表（FTND），具体评估内容见表 5-12。

表 5-12　尼古丁依赖评估表和计分方法

题目	FTND	分值
你早晨醒后多长时间吸第一支烟	≤5分	3
	6分~30分	2
	31分~60分	1
	>60分	0
你是否在许多禁烟场所很难控制吸烟的需求	是	1
	否	0
你认为哪一支烟最不愿意放弃	早晨第一支	1
	其他	0
你每天抽多少支卷烟	≤10	0
	11~20	1
	21~30	2
	≥31	3
你早晨醒来后第一个小时是否比其他时间吸烟多	是	1
	否	0
你卧病在床时是否仍旧吸烟	是	1
	否	0

注：评估与药物治疗标准：FTND≥6分作为尼古丁高度依赖的标准。0分~3分，不必使用戒烟药物；4分~5分，较低剂量戒烟药物；6分~10分，较高剂量戒烟药物

一般情况下，尼古丁依赖程度低的吸烟者容易戒烟，依赖程度高者都有多次戒烟的经历，需要用药辅助和更多的戒烟帮助。

（4）社会关系与社会支持：通过问诊与观察评估患者的支持性社会关系网络，如家庭成员间是否相互尊重、感情关系好，与同事、领导的关系如何，是否能提供患者所需的支持与帮助，通过社会支持评定量表能反映出患者所获得的社会支持。

另外，对住院患者还应了解他们对病房条件的要求，与病友、医护人员的关系，是否获得及时有效的治疗，是否得到应有的尊重与关怀，各种合理需求是否得到满足，医院提供的服务是否安全有效，工作流程和制度患者是否知情同意。

（王丽敏）

学习小结

本章通过对心理及社会主要内容和基本评估方法的学习，强化学生对心理(精神)健康和社会健康的在一个人健康中的重要作用，树立生物－心理－社会统一的医学评估意识和能力，在对患者进行生理、身体健康评估同时，要更加关注心理(精神)及社会功能的评估，全面、准确地把握患者的诊疗信息，真正实现医学模式的转变，为提供兼顾心理(精神)和社会功能的个性化优质护理服务，促进疾病的康复，获得良好的预后，提高生活质量奠定基础。

复习参考题

1. 何为心理评估？主要包括哪些内容？

2. 何为情绪和情感？对患者而言，常见的情绪有哪些？

3. 何为生活方式？不健康的生活方式有哪些？

第六章 临床实验室检测

6

　　实验室检测是健康评估的重要组成部分,其基本任务是运用实验室的检测方法,对患者的血液、体液、排泄物、分泌物、脱落细胞等标本进行检测,获得反映机体功能状态、病理变化及病因等资料,以协助诊断、推测预后、制定治疗方案及护理计划。绝大部分实验室检测的标本需要护士去采集,实验室检测的结果也可协助和指导护士观察、判断病情,作出准确的护理诊断。所以,护士必须掌握常用实验室检测的目的、标本采集的方法、主要干扰因素以及检验结果的临床意义。

第一节 概 述

学习目标	
掌握	影响实验室检测结果的主要因素;血液标本的采集与处理。
熟悉	实验室检测的基本概念;实验室检测与临床护理。
了解	实验室检测的主要内容。

一、实验室检测的主要内容

1. **临床血液学检测** 是指血液和造血组织的原发性血液病及非造血细胞疾病所致的血液学变化的检测,包括血常规、止血功能、血型鉴定及交叉配血等。

2. **临床体液与排泄物检测** 是对尿、粪等排泄物和各种体液、分泌液的常规检测。

3. **临床生物化学检测** 是对组成机体的生理成分,重要脏器的生化功能、代谢功能以及治疗药物浓度的检测,如血糖、血脂、肝功、离子和药物浓度检测等。

4. **临床免疫学检测** 是指包括病原血清学检测在内的各种免疫功能检测和肿瘤标志物检测,如免疫球蛋白 G 检测、乙型肝炎病毒标志物检测等。

5. **临床病原学检测** 主要利用微生物学的方法对感染性疾病的常见病原体进行检测及细菌耐药性检测,如痰细菌培养。

二、影响实验室检测结果的因素

高质量的检验标本是保证实验室诊断准确无误的首要环节,因此采集者要尽可能保持离体标本在患者体内当时的生理或病理的状态,从而保持各种细胞、虫卵等有型成分和蛋白质、葡萄糖等无形成分的质量基本不变。在判断实验室检测结果异常是否由疾病引起之前,必须首先排除可能干扰检测结果的非疾病因素。

(一)生理因素

包括患者的年龄、性别、月经周期、妊娠、情绪、标本留取时间、体位、运动和环境变化等。生理因素可分为两类,一类是不能控制的,如年龄和性别,对检查结果的影响多为长期效应;另一类是能够控制的,如情绪、体位和运动等,对检测结果的影响多为短期效应。晨起空腹采集标本,门诊患者静坐 30 分钟后采集标本,可将上述因素对检测结果的影响减少到最低程度。此外,由于激素分泌具有周期性变化的特点,对激素标本的采集时间也常有严格的规定和控制。

（二）饮食因素

饮食对检测结果的影响主要取决于进食的时间。饮食的成分会影响血标本中化学物质的含量,如进食不久采集血液标本检测,可见血中葡萄糖、铁、脂肪等浓度增高,碱性磷酸酶活性增强。因此,大部分生化项目的检查要求空腹8~12小时后采血。另外,饮酒、吸烟、节食、高蛋白、高脂、高糖等饮食嗜好,也可使尿液中多种物质的浓度发生变化,进而影响检测结果。

（三）药物因素

药物主要是通过体内的作用影响检测结果,故标本采集前应尽可能暂停各种药物,以免干扰检测结果。

三、标本的采集和处理

（一）血液标本的采集与处理

血液标本检测不仅是诊断血液系统疾病的主要依据,还可直接或间接提供许多有关全身各组织器官的生理或病理状态的重要信息。

1. 采血部位及注意事项

(1) 毛细血管采血:主要用于床旁项目和急诊项目,通常需血量较少(10滴以下)。一般使用采血针,在消毒后的指端或耳垂等部位采集血液,采血部位应无炎症或水肿,烧伤患者可选择皮肤完整处采血。采血时穿刺深度要适当,切忌用力挤压,以防发生溶血、凝血或混入组织液。

(2) 静脉采血:是目前最常用的采血方法,主要用于需血量较多或了解全身信息时。常选用肘部静脉、腕部静脉或手背静脉,婴幼儿在颈外静脉采血。采血时应避免产生大量的气泡;进行血小板功能检查时,注射器和容器需先经硅化处理,以防血小板接触玻璃器皿而被激活;严禁从静脉输液管中采集血液标本;应用全血细胞分析仪时,推荐使用静脉血,而不用末梢血。

(3) 动脉采血:常用于血气分析检测。多选用股动脉穿刺采血,其次为肱动脉、桡动脉。

2. 血液标本种类及用途

(1) 全血:主要用于临床血液学检查,如血细胞的计数分类和形态检测等。

(2) 血清:不加抗凝剂的全血经过一定时间自然凝固后所分离的液体部分称为血清,主要用于临床生物化学检查和免疫学检测。

(3) 血浆:加有抗凝剂的全血经离心、分离血细胞后所得的液体部分称为血浆,主要用于部分临床生物化学检查、凝血因子测定和游离血红蛋白测定。

3. 采血时间

(1) 空腹采血:是指在禁食8小时后空腹采取的标本,一般是在上午7~9时采血,常用于临床生化检查,如血糖、肝功能、肾功能的测定。可避免饮食成分和白天生理活动对检测结果的影响,同时每次均在固定时间采血也便于比较。

(2) 特定时间采血:要求在规定的时间段内采集血标本。因人体生物节律有周期性变化,故在一天中不同时间采集的血标本,检查结果也会随着变化。检查微丝蚴需在半夜唤醒后采标本。此外,甘油三酯、维生素 D 等还可有季节性变化。进行治疗药物监测时,更需注意采血时药物浓度的峰值和低谷。

(3) 急诊采血:不受时间限制。检测单上应标明急诊和采血时间。

4. 抗凝剂的正确选择 采集全血或血浆标本时,采血后应立即将血液标本注入含适当抗凝剂的试管中,并充分混匀,以便备用检验。商品化真空采血管已经过抗凝处理。

相关链接　　　常用抗凝剂

1. 草酸盐　与血中钙离子结合形成不溶性草酸钙而起抗凝作用。2mg 草酸盐可抗凝 1ml 血液。常用的草酸盐为草酸钠、草酸钾等。

2. 枸橼酸钠　能与钙离子结合形成不溶性钙盐,使血液中无钙离子而发挥抗凝作用。常用于临床血液学检验、红细胞沉降率、血液凝固检验以及输血。枸橼酸钠常用浓度是 3.2% 或 3.8%,每毫升血液需 5mg。

3. 肝素　主要作用是抑制凝血酶原转化为凝血酶,使纤维蛋白原不能转化为纤维蛋白。可用于检查血细胞比容、血沉、渗透脆性试验等。0.1~0.2mg 可抗凝 1ml 血液。

4. 乙二胺四乙酸二钠(EDTA-2Na)与钙离子结合而抗凝。适用于多项血液学检验。1ml 血液需用 1~2mg 乙二胺四乙酸二钠。

---

5. 采血操作及送检的注意事项

(1) 采血器械:目前多用一次性注射器或静脉采血针,根据检验目的选择不同类型的试管。采集动脉血气标本采用一次性动脉血气针或者采用肝素化的注射器。

(2) 采血操作:必须严格执行无菌技术操作;采血部位的皮肤必须清洁、干燥;尽量避免在输液过程中采血,尤其不能在输液的肢体采血,因输入液体的成分会严重干扰检测的结果;采血时应尽量缩短压脉带的压迫时间,最好能在 1 分钟内采完,见到回血,立即解开压脉带。

(3) 及时送检和妥善处理:血液离体后,血细胞的代谢活动仍在继续进行,如部分葡萄糖分解成乳酸,二氧化碳逸散,氯离子从细胞内向血浆移动等而影响检验结果,因此,血液标本采集后应尽快送检。血氨测定、血气测定的血标本如在短时间内不能及时送检,应将血标本置于冰浴水中,用以减缓各种成分的代谢改变。冷凝集素测定的血标本要保持与体温或 37℃环境中。胆红素和维生素 B_{12} 测定的血标本用锡纸包裹或避光的容器采集,以避免血中某些成分遇光分解,引起测定值减低。微生物检测的血标本尽可能在使用抗生素前采样,血液标本采集后应立即注入血培养皿中送检。

(4) 防止溶血:采集血标本后,要防止血细胞破裂溶血,因溶血可引起细胞内外离子、酶等浓度的改变。除了病理性原因外,体外溶血的主要原因为容器不干净、血液遇水、标本被强力震荡、采血过程不顺利等。因此,采血时注射器和容器必须干燥,抽血后将血液沿容器壁徐徐注入,送检过程中避免震荡,可防止血标本发生溶血。

(5) 防止气体逸散:采集动脉血气分析标本时,抽血时注射器内不能有空泡,抽血后立即用小橡皮密封针头,隔绝空气。若血标本不能及时送检,应将其保存在 4℃环境中,不能超过 2 小时。

理论与实践　　　　　　　　患者女性,3 岁。因发热、恶心、呕吐 1 周,巩膜发黄 2 天就诊。为明确诊断,要求患者检查血常规和肝功能。采集血常规检验标本时,检验人员应在患儿手指末端或耳垂处消毒后采集,护士如采集静脉血,可选大隐静脉、肘正中静脉或股静脉,血标本必须与抗凝剂充分混匀。肝功能检验标本为空腹血清,护士应告知家属要在禁食 8 小时后,采集空腹静脉血标本,一般在晨起早餐前采血,且不加抗凝剂,可直接将血标本注入分离胶试管内。

(二) 尿液标本的采集和处理

尿液标本的正确收集、留取、保存和尿量的准确记录,对保证检验结果的可靠性十分重要。

1. 容器　尿液的一般检验应使用清洁干燥的广口瓶,以一次性专用容器为宜,必须直接排于其中,必要时加盖。尿液做细菌培养时应用有塞的无菌大试管。

2. 避免污染　患者留取尿液时应避免粪便的混入。成年女性留尿时,要避开月经期,防止阴道分泌物混入,必要时可行清洁外阴部后留取中段尿送检。男性患者避免混入前列腺液和精液。

3. 时间　室温下,尿液在 30 分钟内开始分解,冷藏条件下,4 小时开始分解。因此,标本留取后应及时送检,以免细菌繁殖及细胞溶解,不能在强光或阳光下照射,避免某些化学物质如尿胆原等因光分解或氧化而减弱。从标本收集到检验完成所间隔的时间,夏天不应超过 1 小时,冬天不应超过 2 小时。

4. 标本种类

(1) 晨尿:尿常规检查、化学检验以清晨首次尿为好,能反映肾浓缩功能,也可检测细胞及管型。

(2) 随意尿:指随意留取任何时间的尿液,多用于门诊和急诊患者的临时检测。但易受饮食、药物、运动、温度等因素影响,尿中病理成分浓度较低。

(3) 定时尿:适用于一日之内尿液成分波动较大、用随意尿标本难以确定其参考值范围的多种化学物质的检测。如餐后 2 小时尿,多于午餐后 2 小时留尿,对病理性糖尿、蛋白尿检查较敏感。

(4) 12 小时或 24 小时尿:如需要测定 12 小时或 24 小时期间溶质的排泄总量,如尿蛋白、尿糖、电解质等定量检测,需要留取 12 小时或 24 小时尿液,并且记录尿量。12 小时或 24 小时尿要求前一日晚上或早晨 8 时,先排尽当时余尿后,再开始留尿,收集直至第二天早晨 8 时之内的全部尿液。

(5) 尿培养标本:用肥皂水或碘伏清洗外阴或阴茎头后留取中段尿标本约 10~20ml 于灭菌容器内,用于尿细菌培养、尿沉渣和药物敏感试验等检测。

5. 标本保存　尿液排出后,如不能立即送验,最好置于冰箱内保存。如果标本的留取需较长时间,如 12 小时或 24 小时尿,可根据检测内容加适量防腐剂以延缓内容物的分解。常用的防腐剂为甲醛、甲苯或浓盐酸。

(三) 粪便标本的采集和处理

1. **标本来源** 通常采用自然排出的新鲜粪便,如果是孵化血吸虫毛蚴,最好留取全部粪便;检查蛲虫卵时,需用透明薄膜拭子于清晨排便前自肛门周围皱襞处拭取。无粪便又必须检测时,可经肛门指诊采集粪便。

2. **容器** 留取粪便的容器应为干燥洁净的玻璃瓶、塑料盒或一次性使用的涂蜡纸盒,粪便中不得混有尿液或其他物质,以免破坏粪便中的有形成分。如作细菌学检查,应将标本盛于加盖无菌容器内立即送检。

3. **标本量** 粪便检验一般只需留取大拇指样大小的粪便(5g)即可,应采集病理性粪便成分。粪便标本有脓血、黏液时,应当选取脓血及黏液处的粪便。若无明显脓血、黏液,则应多点取样,以提高检出率。

4. **温度** 从粪便中检测阿米巴滋养体等寄生原虫时,除从粪便脓血及稀便处取标本外,还应另做涂片立即送检。室温低于 20℃时,送检前载玻片应加温,送检途中要注意保温(以载玻片不烫手背为宜),以提高阳性检出率。

5. **其他干扰因素** 对某些寄生虫及虫卵的初筛检测,应采取三送三检,因为许多肠道原虫和某些蠕虫卵都有周期性排卵现象。粪便隐血检测,患者应在试验前 3 天禁食肉类、动物血、铁剂或维生素 C 等,否则易出现假阳性。

6. **送检时间** 粪便标本收集后应立即送检,一般在 1 小时内检验完毕,以免 pH 值改变以及消化酶作用等使粪便的有关成分分解破坏而影响检验结果。

(四) 痰液标本的采集和处理

痰液标本是指气管、支气管的分泌物或肺泡内的渗出物,不包括口腔的唾液、鼻咽部的分泌物、食物等其他物质。一般采用自然咳痰法,要求患者于清晨起床后,先漱口,然后用力咳出呼吸道深部痰液 1~2 口,用内壁无吸水性的洁净容器收集,室温下 2 小时内、冷藏情况下 24 小时内送检。

1. **24 小时痰量和分层检测** 应嘱患者将痰吐在无色广口瓶内,加少许防腐剂(苯酚)防腐。

2. **细菌培养** 将痰液置于无菌容器内及时送检。做细胞学检测时,每次咳痰 5~6 口,痰量约 5ml 左右或收集上午 9~10 时的新鲜痰液送检。建立人工气道的患者,可用负压吸引法吸取痰液于无菌集痰器内。

3. **困难标本采集** 对无痰或痰少者可给予化痰药物,应用超声雾化吸入法,使痰液稀释,易于咳出;幼儿痰液收集困难时,可用消毒棉拭刺激喉部引起咳嗽反射,用棉拭刮取标本;若采用纤维支气管镜检查,可直接从病灶处采集标本,质量最佳;昏迷患者可在清理口腔后,用负压吸引法吸取痰液于无菌集痰器内。

4. **漂浮或浓集法检测** 检测结核分枝杆菌时应留 24 小时痰液,以提高检测的阳性率。

（五）特殊项目标本的采集和处理

1. 脑脊液标本的采集 脑脊液标本一般通过腰椎穿刺术获得,特殊情况下可采用小脑延髓池或脑室穿刺术。主要用于有不明原因剧烈头痛、昏迷、抽搐、瘫痪等症状,疑有颅内出血、脑膜白血病或有脑膜刺激征的患者。穿刺后先做压力测定,然后将脑脊液分别收集于 3 支无菌试管内,每管 1~2ml,第 1 管作细菌学检查,第 2 管作化学和免疫学检查,第 3 管作细胞计数和分类,如怀疑为恶性肿瘤,另留 1 管作脱落细胞学检查。标本收集后应立即送检,以免放置过久细胞破坏、葡萄糖分解或形成凝块等影响检查结果。穿刺后患者应去枕俯卧或仰卧 4~6 小时,以免引起头痛。

2. 浆膜腔积液标本的采集 人体的胸腔、腹腔、心包腔统称为浆膜腔。在生理状态下,腔内有少量液体,主要起润滑作用,一般不易采集到。病理状态下,腔内有多量液体潴留,称为浆膜腔积液。浆膜腔积液标本分别通过胸腔、腹腔、心包腔等无菌穿刺术采集。主要用于判断积液的性质或用于抽液减压、用药治疗等。标本一般分 4 管留取,每管 1~2ml,第 1 管作细菌学检查(如作结核分枝杆菌检查,应留 10ml);第 2 管作化学(生化检查用肝素抗凝)及免疫学检查;第 3 管做细胞学检查(用 EDTA-K2 抗凝);第 4 管不加抗凝剂,以观察有无凝集现象。

3. 骨髓标本的采集 骨髓标本由骨髓穿刺获得。采得骨髓后,如用作骨髓细胞形态学检查,应立即将其制成涂片,并将涂片在空气中晃动使涂膜迅速干燥,以防止细胞聚变或溶血;如进行细菌培养,操作同血培养;进行造血干细胞培养则应用肝素抗凝,接种在特定的培养基中。标本均需及时送检。

4. 精液标本的采集 精液标本采集前应禁欲 4~5 天。由于精子生成的日间变化较大,所以不能单凭一次检测结果作出诊断。如出现一次异常结果,应间隔 14 天后再检测,连续检测 2~3 次才能获得正确结果。

采集方法可采用手淫法、安全套法和体外射精法。手淫法是最妥善的方法。手淫后将精液收集于洁净、干燥的容器内。刚开始射出的精液内精子数量最多,注意不要丢失。采集标本后立即送检,并注明采集时间,30~60 分钟内检测结果最理想。气温低于 20℃或高于 40℃时,会影响精子活动,故冬季采集标本应注意保温。

5. 前列腺液标本的采集 前列腺液标本通过前列腺按摩术获得。按摩前列腺时首先将第一滴前列腺液弃去,然后再收集标本。前列腺液的量少时可直接将标本滴在载玻片上,量多时可收集于洁净的试管内。按摩后收集不到标本,可以采集按摩后的尿液进行检测。采集细菌培养标本时,应无菌操作,并将标本收集在无菌容器内。一次采集标本失败或检测结果阴性,而又有临床指征时,可间隔 3~5 天后重新采集标本复查。检查前 3 天应禁止性生活,因为性兴奋后前列腺内的白细胞常增加。疑有前列腺结核、急性炎症而有明显压痛、脓肿或肿瘤时,应慎重进行前列腺按摩。

6. 阴道分泌物标本的采集 采集阴道分泌物前 24 小时应无性交、盆浴、阴道检查、阴道灌洗和局部用药等。根据不同的检测目的,自不同的部位采集标本。一般采用生理盐水浸湿的棉拭子,自阴道深部或后穹隆、宫颈管口等处采集,然后制备成生理盐水分泌物涂片,也可以制备成薄涂片,用 95% 乙醇固定后,经 Papanicolaou 染色、Giemsa 染色或 Gram 染色,以检查阴道清洁度、肿瘤细胞和病原生物等。

第二节 血液检测

学习目标

掌握 红细胞计数、血红蛋白测定、白细胞计数和分类计数、血小板计数的方法、正常值及增减变化的临床意义；血液一般检测的标本采集、检测方法；网织红细胞计数、血细胞比容测定及红细胞沉降率测定的方法、正常值及其临床意义。

熟悉 贫血的形态学分类法。

了解 红细胞、白细胞病理形态改变的内容及其临床意义。

血液通过血液循环参与全身各组织器官的生理功能活动,维持机体新陈代谢和内外环境的平衡。血液系统疾病或各组织器官的病变可直接或间接导致血液发生变化,因此血液常规检验是临床应用最为广泛的检测项目。血液常规检验包括血细胞计数及分类计数,血红蛋白测定及血细胞比容、红细胞平均值测定等项目。

一、红细胞计数和血红蛋白测定

红细胞计数(red blood cell count,RBC)和血红蛋白测定(hemoglobin,Hb)是指单位容积血液中红细胞数及血红蛋白量。

【标本要求】 非空腹采血。血液分析仪法:乙二胺四乙酸(EDTA)抗凝静脉血 1ml;手工法:非抗凝末梢血 1 滴。

【参考值】 见表 6-1。

表 6-1 红细胞计数与血红蛋白正常参考值

	红细胞计数($\times 10^{12}$/L)	血红蛋白(g/L)
成年男性	4.0~5.5	120~160
成年女性	3.5~5.0	110~150
新生儿	6.0~7.0	170~200

【临床意义】

1. 红细胞及血红蛋白增多 是指单位容积血液中红细胞数及血红蛋白量高于参考值高限。一般经多次检查成年男性红细胞 $>6.0 \times 10^{12}$/L,血红蛋白 >160g/L;成年女性红细胞 $>5.5 \times 10^{12}$/L,血红蛋白 >150g/L 时即认为增多。

(1) 相对性增多:主要是血浆容量减少所致,见于严重呕吐、腹泻、多尿、多汗、大面积烧伤、尿崩症、甲状腺功能危象、糖尿病酮症酸中毒等。

(2) 绝对性增多:①生理性增多:见于新生儿、高原居民、剧烈运动等;②病理性增多:见于严重慢性心、肺疾病如阻塞性肺气肿、肺源性心脏病、发绀型先心病、真性红细胞增多症等。

2. 红细胞及血红蛋白减少 单位容积循环血液中红细胞数、血红蛋白量及血细胞比容低于参考值低限,通常称为贫血。

(1) 生理性减少:见于妊娠中晚期妇女、部分老年人、婴幼儿及 15 岁以下的儿童。

(2) 病理性减少:见于造血原料不足、造血功能障碍、红细胞破坏过多或失血所引起的各种贫血。

二、白细胞计数和白细胞分类计数

白细胞是中性粒细胞(neutrophil,N)、嗜酸性粒细胞(eosinophil,E)、嗜碱性粒细胞(basophilia,B)、淋巴细胞(lymphocyte,L)和单核细胞(monocyte,M)的总称。白细胞计数是上述各种白细胞在单位容积血液中的数量。白细胞是人体防御系统的重要成分,具有吞噬微生物、衰老细胞、抗原抗体复合物、致敏红细胞和细胞碎片,分泌特异性抗体、参与体液免疫等功能,计数值可以反映上述功能的一般情况。白细胞分类计数反映各类白细胞相对的百分数高低,可进一步了解白细胞增减的情况,比白细胞计数更有诊断意义。检查方法包括血液分析仪法和显微镜法。

【标本要求】 同红细胞计数。白细胞分类检查应避免使用肝素抗凝剂。

【参考值】 白细胞计数:成人:$(4\sim10)\times10^9/L$;新生儿:$(15\sim20)\times10^9/L$;6 个月~2 岁:$(11\sim12)\times10^9/L$。白细胞分类计数见表6-2。

表6-2 白细胞分类计数参考值

	百分数(%)	绝对值($\times10^9/L$)
中性杆状核粒细胞	1~5	0.04~0.5
中性分叶核粒细胞	50~70	2~7
嗜酸性分叶核粒细胞	0.5~5	0.02~0.5
嗜碱性分叶核粒细胞	0~1	0~0.1
淋巴细胞	20~40	0.8~4
单核细胞	3~8	0.12~0.8

【临床意义】

1. 中性粒细胞 在外周血中可分为中性杆状核粒细胞和中性分叶核粒细胞两类。

(1) 中性粒细胞增多:①生理性增多:每日下午较早晨高、妊娠后期和分娩时、剧烈运动或劳动后、高温或严寒等,可一过性增高;②病理性增多:多见于急性感染,尤其是化脓性球菌感染。局限性轻微感染时,白细胞计数虽可正常,但中性粒细胞比例仍增高;中等程度感染时,白细胞计数常 $>20\times10^9/L$,中性粒细胞百分数增高,伴明显核左移和中毒性改变,甚至出现类白血病反应;极重度感染时,白细胞计数反而减低。还可见于严重的组织损伤、急性溶血、急性大出血(特别是内出血,白细胞可高达 $20\times10^9/L$)、急性中毒、恶性肿瘤及白血病。

问题与思考　　　　何谓中性粒细胞核左移?有何临床意义?

外周血液中杆状核粒细胞数 >5%,并出现幼稚阶段的粒细胞,称为核左移。核左移分为：轻度核左移，指杆状核粒细胞增多 >6%，提示在感染早期或感染较轻；中度核左移，指杆状核粒细胞增多 >10%，出现晚幼粒细胞时，提示感染严重；重度核左移，指杆状核粒细胞增多 >25%，出现早幼粒细胞时，伴中性粒细胞不增多或反而降低者，提示感染极为严重。

(2) 中性粒细胞减少：①感染性疾病：白细胞计数和中性粒细胞均减少，见于伤寒、副伤寒杆菌感染，病毒性肝炎、风疹、流感、巨细胞病毒等感染；②血液系统疾病：常见于再生障碍性贫血、阵发性睡眠性血红蛋白尿、骨髓转移癌等，常同时伴血小板及红细胞减少；③物理或化学损伤：物理因素如放射线；化学物质如苯、铅、汞以及药物（氯霉素、磺胺类药、抗肿瘤药、抗糖尿病药、抗甲状腺药、免疫抑制剂等）中毒；④单核 - 吞噬细胞系统功能亢进：如脾功能亢进、淋巴瘤、Gaucher 病等；⑤自身免疫性疾病：如系统性红斑狼疮等。

2. 嗜酸性粒细胞

(1) 嗜酸性粒细胞增多：主要见于：①变态反应性疾病：如支气管哮喘、药物变态反应、荨麻疹等；②寄生虫病：如肺吸虫病、蛔虫病、钩虫病等；③皮肤病：如湿疹、银屑病等；④血液病：慢性粒细胞性白血病、嗜酸性粒细胞白血病、淋巴瘤；⑤恶性肿瘤：如肺癌等；⑥传染病：如猩红热急性期。

(2) 嗜酸性粒细胞减少：临床意义较小。常见于伤寒、副伤寒初期、大手术、烧伤等应激状态或长期应用肾上腺皮质激素后。

3. 嗜碱性粒细胞

(1) 嗜碱性粒细胞增多：常见于：①变态反应性疾病：药物、食物等所致超敏反应、类风湿性关节炎等；②血液病：慢性粒细胞性白血病、嗜碱性粒细胞性白血病、骨髓纤维化等；③恶性肿瘤；④其他：糖尿病、水痘等。

(2) 嗜碱性粒细胞减少：临床意义较小，常见于急性感染、应用肾上腺皮质激素、甲状腺功能亢进等。

4. 淋巴细胞 淋巴细胞起源于骨髓造血干细胞，然后分化为淋巴系干细胞，再进一步分化为 T/NK 祖细胞和 B 系祖细胞。

(1) 淋巴细胞增多：①生理性增多：常见于出生后 4~6 天的婴儿至 6~7 岁的儿童，其淋巴细胞百分数较成人高；②病理性增多：见于感染性疾病（主要为病毒性感染如风疹、麻疹、传染性单核细胞增多症、传染性淋巴细胞增多症、病毒性肝炎、流行性出血热等，某些杆菌感染如结核分枝杆菌、布鲁杆菌及梅毒螺旋体、弓形虫等的感染）、血液病（如急慢性淋巴细胞性白血病、淋巴瘤等）、自身免疫性疾病、肿瘤、慢性炎症、移植物抗宿主反应或移植物抗宿主病等。

(2) 淋巴细胞减少：主要见于应用肾上腺皮质激素、烷化剂、接触放射性物质、先天性或获得性免疫缺陷综合征等。

5. 单核细胞

(1) 单核细胞增多：①生理性增多：常见于婴幼儿及儿童；②病理性增多：常见于某些感染（如感染性心内膜炎、疟疾、黑热病、急性感染恢复期、活动性结核等）、某些血液病（如单核细胞性白血病、恶性组织细胞病、骨髓增生异常综合征等）。

(2) 单核细胞减少：无临床意义。

三、网织红细胞计数

网织红细胞(reticulocyte,Ret)是晚幼红细胞脱核后的红细胞,由于胞质内含有残存核糖体致密颗粒、线粒体等嗜碱性物质,因而用新亚甲蓝或煌焦油蓝做活体染色,胞质中可呈现浅蓝或深蓝色的网织状细胞,故称网织红细胞。

【标本要求】 末梢血或 EDTA 抗凝血。

【参考值】 百分数:0.005~0.015(0.5%~1.5%);绝对数:(24~84)×10^9/L。

【临床意义】

1. **网织红细胞增多** 提示骨髓造血功能旺盛,常见于溶血性贫血、急性失血;缺铁性贫血给予铁剂,巨幼细胞贫血给予维生素 B_{12} 或叶酸,于治疗 8~10 天后可见网织红细胞明显上升至高峰,然后逐渐降至正常,此称为网织红细胞反应。

2. **网织红细胞减少** 提示骨髓造血功能低下,常见于再生障碍性贫血,在骨髓病性贫血(如急性白血病)时,骨髓中异常细胞大量浸润,使红细胞增生受到抑制,网织红细胞也减少。

四、血细胞比容

血细胞比容(hematocrit,HCT)又称血细胞压积,是指血细胞在血液中所占容积的比值,用抗凝血在一定条件下离心沉淀即可测得。血细胞比容与红细胞数量和大小有关,也受血浆容量改变的影响。

【标本要求】

温氏(Wintrobe)法用肝素或 EDTA 抗凝静脉血 2ml,微量法用末梢血或抗凝血 0.5ml,血液分析仪法与红细胞计数同时测定,不需另备标本。

【参考值】

男性:0.40~0.50L/L(40~50 容积 %),平均 0.45L/L;女性:0.37~0.48L/L(37~48 容积 %),平均 0.40L/L。

【临床意义】 与红细胞计数或血红蛋白测定的意义相同。

1. **血细胞比容增高**

(1) 相对性增高:多见于各种原因所致的血液浓缩脱水状态。生理性原因如大量出汗;病理性原因如严重呕吐、腹泻、大面积烧伤等。临床常用作计算脱水患者静脉输液量的参考。

(2) 绝对性增高:各种原因所致红细胞绝对增多时,血细胞比容均可增加,如真性红细胞增多症。

2. **血细胞比容减低** 见于各种原因所致的贫血。由于不同类型贫血其红细胞体积不同,血细胞比容减少与红细胞数量减少不一定成正比。因此,只有将红细胞计数、血红蛋白量和血细胞比容三者结合起来,计算出红细胞各项平均值,对贫血的形态学分类诊断才有意义。

五、红细胞平均值

红细胞平均值一般指红细胞平均容积(mean corpuscular volume,MCV)、红细胞平均血红蛋白含量(mean corpuscular hemoglobin,MCH)及红细胞平均血红蛋白浓度(mean corpuscular hemoglobin concentration，MCHC）。根据红细胞数、血红蛋白量和血细胞比容三项数据，按以下公式可以计算出红细胞的三种平均值。计算公式如下：

MCV（fl）：每升血液中血细胞比容 / 每升血液中红细胞数

MCH（pg）：每升血液中血红蛋白量 / 每升血液中红细胞数

MCHC（g/L）：每升血液中血红蛋白量 / 每升血液中血细胞比容

【标本要求】

同红细胞计数、血红蛋白测定和血细胞比容。

【参考值】

血细胞分析仪法：MCV：80~100fl；MCH：27~34pg；MCHC：320~360g/L（32%~36%）。

【临床意义】

主要用于贫血的形态学分类，见表6-3。

表6-3 贫血的形态学分类

形态学分类	MCV（fl）	MCH（pg）	MCHC（%）	病因
大细胞性贫血	>100	>34	32~36	叶酸或维生素 B_{12} 缺乏引起的巨幼细胞贫血
正常细胞性贫血	80~100	27~34	32~36	再生障碍性贫血、急性失血性贫血、溶血性贫血
小细胞低色素性贫血	<80	<27	<32	缺铁性贫血、铁粒幼细胞性贫血
单纯小细胞性贫血	<80	<27	32~36	慢性感染、尿毒症、恶性肿瘤等所致贫血

六、红细胞沉降率

红细胞沉降率测定（erythrocyte sedimentation rate，ESR）简称血沉。是指红细胞在一定条件下沉降的速率，它受多种因素的影响：①血浆中纤维蛋白原、球蛋白增加或清蛋白减少时血沉增快；②红细胞减少时血沉增快，球形红细胞增多时血沉减慢。

【标本要求】

静脉采血 1.6ml，注入含有 3.8% 枸橼酸钠溶液 0.4ml 的采血管内充分混匀。

【参考值】

成年男性：0~15mm/1h 末；成年女性：0~20mm/1h 末。

【临床意义】

1. 血沉增快

（1）生理性增快：见于 12 岁以下的儿童或 60 岁以上的老年人、妇女月经期或妊娠 3 个月以上。

（2）病理性增快：常见于：①炎症性疾病：急性细菌性炎症时，炎症发生后 2~3 天即可见血沉增快。风湿热、结核病活动期，也因纤维蛋白原及免疫球蛋白含量增加，血沉明显增快；②组织损伤及坏死：血沉测定可用于鉴别功能性或器质性疾病，如血沉在急性心肌梗死时增快，而在心绞痛时无变化；③恶性肿瘤：发生恶性肿瘤时，血沉会增快，恶性肿瘤治疗明显有效时，血沉渐趋正常，复发或转移时血沉可增快。

2. 血沉减慢 见于严重贫血、球形红细胞增多症、纤维蛋白含量严重缺乏者。

七、血小板检测

理论与实践　　　　　　患者女性,24 岁。因四肢皮肤有散在的出血点 3 天,来院检查。
实验室检查:红细胞计数 $3.2 \times 10^{12}/L$,血红蛋白 92g/L,白细胞总数
$4.5 \times 10^9/L$,血小板 $50 \times 10^9/L$。
请分析该患者的实验室检查结果有何异常?
该患者最可能的诊断是什么?

(一) 血小板计数(plateler count,PC 或 PLT)

是计数单位容积周围血液中血小板的数量,目前多采用自动化血细胞分析仪检测。

【标本要求】　毛细血管采血或静脉采血 1ml。

【参考值】　$(100{\sim}300) \times 10^9/L$。

【临床意义】

1. **血小板增多**　血小板 $>400 \times 10^9/L$ 称为血小板增多。常见于:①骨髓增殖性疾病:如慢性粒细胞性白血病、特发性血小板增多症、真性红细胞增多症等;②反应性增多:如急性感染、急性失血或溶血、某些恶性肿瘤等。

2. **血小板减少**　血小板 $<100 \times 10^9/L$ 称为血小板减少,血小板 $<50 \times 10^9/L$,可发生自发性出血。常见于:①血小板生成障碍:如再生障碍性贫血、急性白血病、骨髓转移瘤、放射线损伤等;②血小板破坏或消耗过多:如特发性血小板减少性紫癜、脾功能亢进、系统性红斑狼疮、弥散性血管内凝血等;③血小板分布异常:如肝硬化所致脾肿大、输入大量库存血或大量血浆引起血液稀释;④其他:感染或中毒。

(二) 血小板平均容积(mean platelet volume,MPV)

表示单个血小板的平均容积。

【参考值】　$7{\sim}11fl(1fl=1 \times 10^{-15}L)$。

【临床意义】

1. **MPV 增加**　①血小板破坏增加但骨髓造血功能良好;②出现在造血功能抑制解除后,是造血功能恢复的首要标志。

2. **MPV 减少**　①造血功能不良,血小板生成减少;②部分白血病患者;③若随血小板数持续下降,是骨髓造血功能衰竭的指标之一。

(三) 血小板分布宽度(platelet distribution width,PDW)

反映血小板容积大小的离散度,用所测单个血小板容积大小的变异系数(CV%)表示。

【参考值】　15%~17%。

【临床意义】

1. **PDW 增高**　表明血小板大小悬殊,见于急性髓性白血病、慢性粒细胞性白血病、巨幼细胞贫血、脾切除、血栓性疾病等。

2. **PDW 减少**　表示血小板的均一性高。

第三节　尿液检测

尿液检验不仅可以直接了解泌尿系统的生理功能和病理变化,还可以间接反映全身多脏器和多系统的功能,是临床最常用的检验项目。

理论与实践

患者男性,40 岁。因多饮、多食、多尿近 1 年,体重下降 5kg 入院。患者 1 年前无明显诱因出现疲乏无力、烦渴多饮、24 小时尿量达 3500ml,食欲增加,体重下降。无高血压及肾病病史。入院后检查尿液:外观无异常,有烂苹果味儿,相对密度 1.028;尿糖(+++)。

1. 请分析该患者的尿液有哪些特点?

2. 还应给患者做哪项检测以明确诊断?

一、尿液一般性状检测

(一) 尿量

【标本要求】　标本收集前应视不同检查目的加入防腐剂,然后收集 24 小时尿液。

【参考值】　成人为 1000~2000ml/24h。

【临床意义】

1. 尿量增多　尿量 >2500ml/24h 称为多尿。见于:①暂时性多尿:饮水过多、输液、应用利尿剂等所致;②内分泌功能障碍:如尿崩症、糖尿病等;③肾脏疾病:如慢性肾盂肾炎、慢性间质性肾炎、慢性肾衰早期、急性肾衰多尿期等。

2. 尿量减少　成人尿量 <400ml/24h 或 <17ml/h 者称少尿;尿量 <100ml/24h 者称无尿或尿闭。见于:①肾前性少尿:各种原因所致的休克、心衰、失水等;②肾性少尿:各种肾实质性病变;③肾后性少尿:各种原因所致尿路梗阻,如结石、尿路狭窄、肿瘤压迫。

(二) 颜色和性状

【标本要求】　新鲜晨尿或随意尿。

【参考值】　正常新鲜尿液多为清澈、透明,呈淡黄色至深黄色,可受食物、药物、尿量的影响。尿液放置后可见微量絮状沉淀,加热或加碱、加酸后皆可溶解。

【临床意义】

1. **血尿**（hematuria） 尿液内含有一定量的红细胞,称为血尿。由于出血量不同可呈淡红色云雾状、洗肉水样或混有血凝块。每升尿内含血量超过 1ml 即可出现淡红色,称为肉眼血尿。如尿液外观变化不明显,离心沉淀后进行镜检时每高倍镜视野有平均 3 个以上的红细胞,称为镜下血尿。血尿主要见于泌尿系统炎症、结核、肿瘤、结石等;亦可见于出血性疾病如血小板减少性紫癜、血友病等。

2. **血红蛋白尿**（hemoglobinuria） 呈浓茶色或酱油样色,隐血试验呈阳性反应,见于血型不合的输血反应、溶血性贫血及阵发性睡眠性血红蛋白尿等。

3. **脓尿**（pyuria）**和菌尿**（bacteriuria） 新鲜尿液呈白色浑浊(脓尿)或云雾状(菌尿),这是因为尿中有大量的脓细胞、炎性渗出物或细菌。这两种尿液无论加热或加酸,其混浊均不消失。见于泌尿系统感染如肾盂肾炎、膀胱炎等。

4. **乳糜尿**（chyluria） 尿液中混有淋巴液而呈稀牛奶状,称为乳糜尿。如混有血液则称为乳糜血尿。见于丝虫病及肾周围淋巴循环受阻。

5. **胆红素尿**（bilirubinuria） 尿内含有大量的结合胆红素,尿液呈豆油状改变,振荡后泡沫呈黄色。见于阻塞性黄疸及肝细胞性黄疸。

(三) 气味

正常尿液的气味来自尿液中挥发性的酸性物质。尿液放置长时间后,因尿素分解可出现氨臭味。如尿液新鲜排出时即有氨味,多见于慢性膀胱炎及慢性尿潴留。糖尿病酮症酸中毒时,尿液可呈烂苹果样气味。有机磷农药中毒时,尿液可呈蒜臭味。

(四) 酸碱度

用含酸碱指示剂的试带条可测定尿酸度,精确测定则需用酸度计,通常用 pH 值表示测定结果。

【标本要求】 新鲜晨尿或随意尿。

【参考值】 正常尿液多呈弱酸性,pH 约 6.5(5~6),波动在 4.5~8.0。

【临床意义】

1. **尿 pH 降低** 常见于酸中毒、高热、脱水、糖尿病、痛风,服用氯化铵、维生素 C 等,低钾性代谢性碱中毒,食入大量肉类等。

2. **尿 pH 增高** 常见于碱中毒、尿潴留、应用利尿剂、肾小管性酸中毒、多食蔬菜等。

(五) 尿液比密

尿比密（specific gravity, SG）是指在 4℃时,同体积尿与纯水的重量比。目前多用尿试纸条进行筛检,还可用比重计法、折射仪法等。

【标本要求】 晨尿 100ml(折射仪法需 1 滴尿即可,尿液分析仪法需 10ml)。

【参考值】 1.015~1.025,晨尿约 1.020 左右,婴幼儿尿比密偏低。

【临床意义】

1. **尿比密增高** 常见于少尿、高热脱水、出汗过多、急性肾炎、肾病综合征,糖尿病等。

2. **尿比密减低** 常见于慢性肾小球肾炎、慢性肾衰竭、尿崩症等。

二、尿液化学检测

（一）尿蛋白检测

【标本要求】 同尿比密测定。

【参考值】 定性试验:阴性;定量试验:0~80mg/24h。

【临床意义】 尿蛋白定性试验阳性或定量试验超过 150mg/24h,称为蛋白尿(proteinuria)。

1. **生理性蛋白尿** 又称功能性蛋白尿,见于剧烈运动、发热、紧张等应激状态,为一过性蛋白尿,尿蛋白定性多不超过(+),定量多为轻度增高。

2. **病理性蛋白尿** ①肾小球性蛋白尿(glomerular proteinuria):见于肾小球肾炎、肾病综合征等原发性肾小球疾病,糖尿病、高血压、系统性红斑狼疮、妊娠高血压综合征等继发性肾小球疾病;②肾小管性蛋白尿(tubular proteinuria):多为轻度蛋白尿,以 α_1- 微球蛋白、β_2- 微球蛋白等小分子量蛋白为主,清蛋白低于 25%。见于肾盂肾炎(多伴脓尿)等间质性肾炎,氨基糖苷类抗生素、解热镇痛药、重金属盐及木通、马兜铃等中毒,肾移植后排斥反应等;③混合性蛋白尿(mixed proteinuria):见于同时累及肾小球和肾小管的疾病,如糖尿病、系统性红斑狼疮等;④溢出性蛋白尿(overflow proteinuria):因血浆中低分子量蛋白异常增多,超过肾小管重吸收阈值所致。见于血红蛋白尿、肌红蛋白尿、凝 - 溶蛋白;⑤组织性蛋白尿(histic proteinuria):在尿液形成的过程中,肾小管代谢产生的蛋白质和组织破坏分解的蛋白质,以及由于炎症或药物刺激泌尿系统分泌的蛋白质,称组织性蛋白尿。正常人定性试验为 ±~+,定量试验可为 0.5~1g/24h。在肾脏疾病如炎症、中毒时排出量增多。

（二）尿糖检测

正常人尿中有微量葡萄糖,当血浆葡萄糖浓度增高,原尿中葡萄糖超过肾小管重吸收阈值(一般为 8.88mmol/L),或肾小管重吸收阈值减低时,终尿中可出现尿糖。尿糖检查方法主要有邻甲苯胺法和葡萄糖氧化酶法等。

【标本要求】 用晨尿、随意尿或餐后新鲜尿。

【参考值】 定性试验:阴性;定量试验:0.56~5.0mmol/24h 尿。

【临床意义】 尿糖定性试验阳性称为糖尿(glycosuria)。

1. **血糖增高性糖尿** 血糖超过肾糖阈为主要原因。糖尿病最为常见;其他使血糖增高的内分泌疾病,如库欣病、甲状腺功能亢进、肢端肥大症或巨人症、嗜铬细胞瘤等,以及肝功能不全、胰腺癌、胰腺炎等均可出现血糖增高性糖尿。

2. **血糖正常性糖尿** 也称肾性糖尿,见于慢性肾小球肾炎、肾病综合征、间质性肾炎或家族性糖尿病等。

3. **暂时性糖尿** 见于:①摄入性糖尿:大量食糖或输注葡萄糖;②应激性糖尿:由于肾上腺素、肾上腺糖皮质激素等大量分泌所致,见于情绪激动、颅脑外伤、脑血管意外;③新生儿糖尿、妊娠性糖尿;④药物性糖尿:如应用肾上腺糖皮质激素、茶碱、咖啡因、大剂量阿司匹林等。

4. **非葡萄糖性糖尿** 当乳糖、半乳糖、果糖、戊糖等非葡萄糖摄入过多或代谢紊乱时,可出现相应的糖尿。见于哺乳期妇女的乳糖尿,肝功能不全者的果糖尿和半乳糖尿,大量进食水果后的果糖尿、戊糖尿等。

（三）尿酮体检测

酮体（ketone bodies）是 β-羟丁酸、乙酰乙酸和丙酮的总称。尿中出现酮体称为酮体尿，简称酮尿。

【标本要求】 用新鲜尿液。

【参考值】 定性：阴性。

【临床意义】

1. 糖尿病性酮尿 尿酮体测定是糖尿病酮症酸中毒昏迷的早期指标，酮尿多伴有高糖血症和糖尿，糖尿病肾损害时，有时虽有酮血症，但尿酮体却可减少或阴性。

2. 非糖尿病性酮尿 见于高热、严重呕吐、腹泻、长期饥饿、禁食、妊娠呕吐、酒精性肝炎、肝硬化、嗜铬细胞瘤。

（四）尿胆红素与尿胆原测定

【标本要求】 用新鲜晨尿，不使用防腐剂，需避光冷藏。

【参考值】 尿胆红素：定性，阴性；尿胆原：阴性或弱阳性（尿1：20稀释后应为阴性）。

【临床意义】 尿胆红素和尿胆原检查在黄疸鉴别诊断中有较大价值，尿胆红素阳性见于肝细胞性黄疸或阻塞性黄疸。尿胆原阳性见于肝细胞性黄疸和溶血性黄疸。

三、尿液显微镜检测

尿沉渣检测是对尿液离心沉淀物细胞、管型、结晶等有形成分的检查。传统使用显微镜检查，现代尿液检查增添了尿液分析仪和尿沉渣分析仪检查法，使检查更简便、快速而准确。标本要求用新鲜晨尿。必要时，每30ml尿液加甲醛1滴。

（一）细胞

尿中细胞形态学检查常可见以下几种细胞（图6-1）。

1. 红细胞 玻片法0~3个/HP；定量检查0~5个/μl。正常红细胞在不染色时，显微镜下为双凹浅黄色圆盘状，但其形态受尿pH、渗透压及红细胞来源的影响。由肾小球滤出的红细胞（肾性红细胞）呈多形性改变，如棘形红细胞、环形红细胞、各种碎片等；非肾小球滤出的红细胞（非肾性红细胞）形态较一致。肾性红细胞常见于急、慢性肾小球肾炎、急性肾盂肾炎等；非肾性红细胞常见于泌尿系统结石和肿瘤。

2. 白细胞 玻片法0~5个/HP；定量检查0~10个/μl。尿白细胞主要是中性粒细胞，变性的中性粒细胞称为脓细胞，尿液不染色标本在显微镜下，脓细胞通常成团，形态多变。主要见于泌尿系统感染，如急性肾盂肾炎、膀胱炎、尿道炎等，也可见于各种肾脏疾病、肾移植后。

3. 肾小管上皮细胞 肾小管上皮细胞形态不一，多为多边形，略大于白细胞。

尿中出现肾小管上皮细胞表示肾小管病变，如成团出现，则多见于肾小管坏死性病变，如急性肾小管坏死、肾病综合征、肾小管间质性炎症等；脂肪变性肾小管上皮细胞称为脂肪颗粒细胞，见于慢性肾小球肾炎；肾小管上皮细胞中出现含铁血黄素颗粒，见于心力衰竭、肾梗死。

4. 移行上皮细胞 有不同形态，主要有大圆上皮细胞、小圆上皮细胞、尾形上皮细胞。尿中出现较多或成片脱落的移行上皮细胞，提示自肾盂到尿道有炎性或坏死性病变。

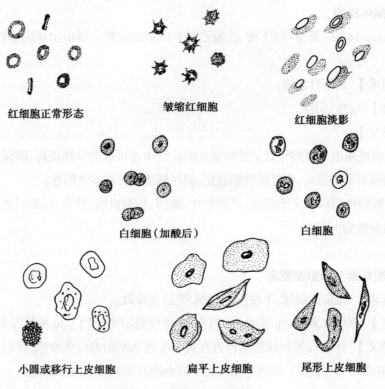

红细胞正常形态　　　　　皱缩红细胞　　　　　红细胞淡影

白细胞（加酸后）　　　　　　　白细胞

小圆或移行上皮细胞　　　　扁平上皮细胞　　　　尾形上皮细胞

图 6-1　尿内常见的各种细胞

5. **鳞状上皮细胞**　又称复层扁平上皮细胞，来自尿道前段或女性阴道分泌物污染。大量出现且伴白细胞、脓细胞，见于尿道炎。

（二）管型

管型是指在肾小管和集合管管腔中形成的圆管状体。当尿中有管型基质（清蛋白、远端肾小管上皮细胞分泌的 Tamm-Horsfall 蛋白）、肾小管仍有浓缩及酸化尿液功能及有交替使用的肾单位时，肾小管中的各种成分处于淤滞状态，最终形成管型，可随尿排出体外。构成管型的成分不同，形态不一，各种常见管型的形态特征（图 6-2）。

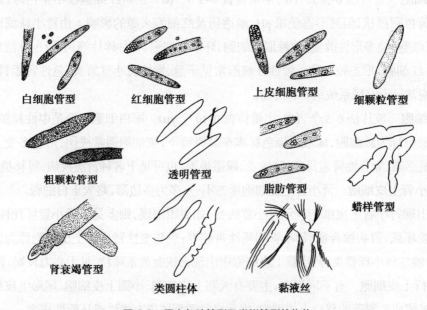

白细胞管型　　　红细胞管型　　　上皮细胞管型　　细颗粒管型

粗颗粒管型　　　　透明管型　　　　脂肪管型　　　蜡样管型

肾衰竭管型

类圆柱体　　　　黏液丝

图 6-2　尿内各种管型及类似管型的物体

1. **透明管型**（hyaline cast） 0~1个/LP。主要由管型基质构成。剧烈运动后、高热、心力衰竭等可见少量增加。大量出现见于肾小球肾炎、肾病综合征、肾盂肾炎、恶性高血压、应用氨基糖苷类抗生素等所致肾实质性病变。

2. **颗粒管型**（granular cast） 为细胞碎片、血浆蛋白崩解的颗粒凝聚于透明管型，颗粒总量超过1/3表面积的管型。粗颗粒主要为白细胞碎片，细颗粒则多为上皮细胞碎片。少量细颗粒管型可见于运动后、发热或脱水时；大量出现见于肾小球肾炎、肾病综合征及药物毒性等所致肾脏病变，并提示病变较重。

3. **细胞管型**（cellular cast） 为细胞成分超过总面积1/3的管型。按细胞种类可进一步分为肾小管上皮细胞管型、红细胞管型、白细胞管型、混合管型。出现管型，为肾实质损害的最可靠的试验诊断依据之一。

4. **蜡样管型**（waxy cast） 为颗粒管型、细胞管型进一步衍化，或直接由淀粉样变性的上皮细胞溶解后形成。尿中出现此类管型多提示有严重的肾小管变性坏死，预后不良。见于肾小球肾炎晚期、肾衰竭、肾淀粉样变性等。

（三）尿结晶

尿结晶（crystal）的形成与各种物质溶解度、尿pH值、温度及胶体（主要是黏蛋白）浓度有关，尿液经离心沉淀后，在显微镜下可观察到形态各异的盐类结晶，如磷酸盐、草酸钙、尿酸等结晶。结晶体经常出现于新鲜尿液中并伴有较多红细胞应怀疑患有肾结石的可能。

1. **易在酸性尿液中出现的结晶体** 尿酸晶体、草酸钙、酪氨酸、亮氨酸、胆固醇、磺胺结晶等。

2. **易在碱性尿液中出现的结晶体** 磷酸钙、碳酸钙和尿酸钙盐晶体。

四、尿液自动化检测

目前临床上尿液自动化检查主要使用尿液干化学分析仪和尿沉渣分析仪。这些仪器以操作简便、重复性好、检测快速、多项目联检的特点，在健康尿标本的筛检上可替代传统的手工法尿液一般检验。然而，在疾病尿液标本的筛检上，特别在对尿液有形成分的鉴别上，还不能完全替代显微镜检查。

（一）尿液干化学分析仪

1. **检测原理** 仪器的光源依次扫描尿干化学试带上的各个试剂模块，模块产生的光经光-电转换，得到检测结果，并自动输出检验报告单。尿液干化学分析仪不直接进行形态学上的识别，多数项目干扰因素多。

2. **检测项目** 常见的尿液分析仪按尿试带组合的检测项目数量，分为尿8联、尿9联、尿10联和尿11联分析仪。尿8联试带检测项目为酸碱度、蛋白、葡萄糖、酮体、胆红素、尿胆原、隐血和亚硝酸盐，尿9联试带增加了白细胞检测，尿10联试带再加上比重测定，尿11联试带还包括维生素C检测。

3. **参考值** 尿液酸碱度：5~7；蛋白：阴性（<0.1g/L）；葡萄糖：阴性（<2mmol/L）；酮体：阴性；胆红素：阴性（<1mg/L）；尿胆原：阴性或±（<0.2mg/L）；隐血：阴性（<10个红细胞/μl）；亚硝酸盐：

阴性;白细胞:阴性(<15 个 /µl);比重:1.015~1.025;维生素 C:阴性(<10mg/L)。

(二) 尿沉渣分析仪

1. **检测原理**　仪器综合了流式细胞术和电阻抗法,定量检测非离心尿中的有形成分。尿液经稀释、加温和染色后,有形成分被染色的粒子所发出的光经过转换和微电脑分析处理后,最终显示和打印出各种有形成分的定性和定量结果。

2. **检测项目**　主要有红细胞及均一性红细胞百分比、白细胞、细菌数、上皮细胞、管型,还可在散点图上显示出酵母菌、精子细胞、结晶等,并能定量报告。

第四节　粪便检测

学习目标	
掌握	粪便标本的采集与处理;粪便一般性状检测、显微镜检测的参考范围及临床意义。
熟悉	粪便隐血试验的方法及其临床意义。

正常粪便由已消化的和未完全消化的食物残渣、消化道分泌物、大量细菌、无机盐和水分等组成。粪便检验对了解消化道及与消化道相通的肝、胆、胰等器官有无病变,间接判断胃肠、胰腺和肝胆系统的功能状况有重要价值。

理论与实践　　　　　患者男性,35 岁。腹痛、腹泻 2 天,排便性状为脓血便,伴畏寒、发热和全身乏力。检查:体温 39℃,脉搏 106 次 / 分,血压 100/60mmHg,白细胞 12.8×10^9/L,粪常规中每高倍视野下红细胞(++),白细胞(+++),可见脓细胞。

1. 根据病例提供的病史和血液检查分析该患者出现脓血便的可能病因?

2. 实验室检测的结果为诊断提供了哪些依据?

一、粪便一般性状检测

粪便标本首先要肉眼观察,通常根据粪便性状即能作出初步判断。

(一) 量

正常成人大多每日排便一次,其量约为 100~300g,随食物种类、进食量及消化器官的功能状态而异。

（二）颜色与性状

正常成人的粪便为黄褐色、圆柱状软便。婴儿粪便呈黄色或金黄色糊状便。病理情况下可见如下改变：

1. 稀糊状或水样便 因肠蠕动亢进或分泌增多所致，见于各种感染性或非感染性腹泻，尤其是急性肠炎时。大量黄绿色稀汁样便并含有膜状物时，见于假膜性肠炎。艾滋病患者伴发肠道隐孢子虫感染时也可排大量稀水样粪便。

2. 米泔样便 粪便呈白色淘米水样，内含大量黏液片块，见于霍乱、副霍乱患者。

3. 黏液便 正常粪便中的少量黏液因与粪便均匀混合不易查见。有小肠炎症时，增多的黏液均匀地混于粪便之中；有结肠病变者，因粪便已成形而不易与粪便混合；来自直肠的黏液附着于硬性粪便表面。单纯的黏液便无色透明、稍黏稠。黏液脓性便则呈黄白色不透明。

4. 脓便及脓血便 常见于肠道下段有病变时，如痢疾、溃疡性结肠炎、局限性肠炎、结肠或直肠癌等。脓或血的多少取决于炎症的类型及程度。在阿米巴痢疾时，以血为主，血中带脓，呈暗红色稀果酱样；细菌性痢疾则以黏液及脓为主，脓肿带血。

5. 鲜血便 痔疮、肛裂、直肠癌的出血呈鲜红色，痔疮时常在排便后有鲜血滴落，而其他疾患鲜血附着于粪便的表面。

6. 柏油样便 呈暗褐色或黑色，质软，富有光泽宛如柏油，见于上消化道出血。如见柏油便且持续 2~3 天说明出血量至少为 500ml；服用活性炭、铋剂等之后也可排黑便，但无光泽且隐血试验阴性。

7. 白陶土样便 主要见于阻塞性黄疸。

8. 细条状便 经常排细条状或扁条状粪便说明有直肠狭窄，多见于直肠癌。

9. 干结便 粪便呈硬圆球状或羊粪样，有时便条由粪球积成。见于便秘者，尤其多见于老年排便无力时。

10. 乳凝块 正常粪便中有黄白色乳凝块提示脂肪或酪蛋白消化不完全，常见于婴儿消化不良。

（三）气味

正常粪便因含蛋白质分解产物如吲哚、粪臭素、硫醇、硫化氢等而有臭味；肉食者味重，素食者味轻；患慢性肠炎、胰腺疾病特别是直肠癌溃烂继发感染时有恶臭；阿米巴肠炎粪便呈血腥臭味；脂肪及糖类消化吸收不良时粪便呈酸臭味。

（四）寄生虫体

蛔虫、蛲虫及绦虫等较大虫体或其片段肉眼即可分辨，钩虫虫体需将粪便冲洗过滤后方可见到。服驱虫剂后应检查粪便中有无虫体。

（五）结石

在粪便中可见到胆石、胰石、胃石、粪石等，最多见的是胆石，常见于服用排石药物或行碎石术后。

二、粪便化学检测

粪便隐血试验(fecal occult blood test,FOBT)

粪便隐血是指消化道少量出血时,粪便外观无出血改变,且显微镜下也未见红细胞的微量出血,通过化学或免疫学方法证实粪便隐血的检测称为粪便隐血试验。服用铁剂、铋剂,食用鱼、肉、动物血、大量绿叶蔬菜时可出现假阳性,口腔出血被咽下后可呈阳性反应。

【参考值】 阴性。

【临床意义】 隐血试验在消化性溃疡活动时呈间断阳性,消化道癌症早期阳性率可达20%,晚期可达95%,且呈持续阳性。粪便隐血试验还有助于急性胃黏膜病变、肠结核、溃疡性结肠炎、克罗恩病、钩虫病等的诊断以及出血热的早期诊断。

三、粪便显微镜检测

在显微镜下观察粪便中的有形成分,有助于诊断消化系统的各种疾病,粪便的显微镜检查是常规检查的重要手段。

(一)细胞检查

1. **白细胞** 正常粪便中不见或偶见。肠道炎症时增多,小肠炎症时白细胞数量一般 <15个/HP。细菌性痢疾时可见大量白细胞、脓细胞和小吞噬细胞。过敏性肠炎、肠道寄生虫病时,粪便中可见较多的嗜酸性粒细胞。

2. **红细胞** 正常粪便中无红细胞。下消化道出血、痢疾、溃疡性结肠炎、结肠癌时,粪便中可见红细胞。在阿米巴痢疾粪便中红细胞常成堆存在,远多于白细胞,并有残碎现象;在细菌性痢疾时红细胞少于白细胞,分散存在,形态正常。

3. **巨噬细胞** 为一种吞噬较大异物的大单核细胞,在细菌性痢疾及直肠炎症时均可见到,胞体较中性粒细胞大,核型多不规则,胞质常有伪足样突起,含有吞噬颗粒及细胞碎屑等。

4. **肠黏膜上皮细胞** 正常粪便中见不到。结肠炎、假膜性肠炎时可见增多。

5. **肿瘤细胞** 取乙状结肠癌、直肠癌患者的血性粪便及时涂片染色可能找到成堆的癌细胞。

(二)食物残渣

正常粪便中的食物残渣均为已充分消化的无定形细小颗粒,仅可偶见淀粉颗粒和脂肪颗粒等。腹泻者的粪便中易见到淀粉颗粒,慢性胰腺炎、胰腺功能不全时增多。慢性胰腺炎、胰头癌或肠蠕动亢进、腹泻、消化吸收不良综合征时粪便中脂肪小滴增多。在胃蛋白酶缺乏时粪便中较多出现结缔组织。肠蠕动亢进、腹泻时粪便中植物细胞及植物纤维增多。粪便内细胞及食物残渣(图6-3)。

(三)寄生虫或原虫检查

肠道寄生虫病时,从粪便中能检测到相应病原体,主要包括阿米巴、鞭毛虫、孢子虫和纤毛

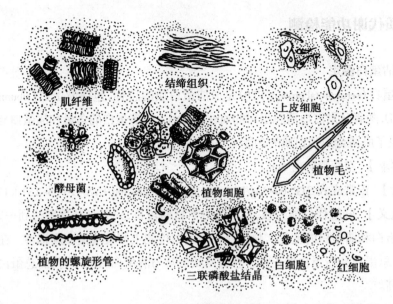

图 6-3　粪便内细胞及食物残渣

肌纤维　结缔组织　上皮细胞　酵母菌　植物细胞　植物毛　植物的螺旋形管　三联磷酸盐结晶　白细胞　红细胞

虫几类单细胞寄生虫；蠕虫包括吸虫、绦虫、线虫等成虫的虫体和虫卵。

四、细菌学检查

粪便中的细菌极多，多属正常菌群。肠道致病菌检测主要通过粪便直接涂片镜检和细菌培养。婴幼儿粪便中主要有双歧杆菌、大肠埃希菌、肠球菌、少量芽胞杆菌及葡萄球菌等；成人粪便中主要有大肠埃希菌、厌氧菌和肠球菌等。而产气杆菌、变形杆菌、铜绿假单胞菌多为过路菌。假膜性肠炎时，粪便涂片革兰染色镜检可见革兰阴性杆菌减少或消失，而葡萄球菌、念珠菌和厌氧性难辨芽胞梭菌增多。疑为霍乱、副霍乱，取粪便与生理盐水中作悬滴试验，可见鱼群穿梭样运动的弧菌。

第五节　肝功能检测

学习目标	
掌握	肝功能标本的采集与处理。
熟悉	肝功能检测的参考值和临床意义。

肝脏是人体重要的器官，具有对蛋白质、糖、脂肪、维生素等物质代谢的功能，还有分泌、排泄、生物转化以及胆红素代谢的功能。病理情况下，肝脏的上述功能可发生相应的变化。肝脏功能检测可协助肝脏疾病的诊断、治疗、病情观察和预后判断等。

一、蛋白质代谢功能检测

(一) 血清蛋白测定

血清总蛋白(serum total protein,STP)是血清蛋白质的总称,包括清蛋白(albumin,A)和球蛋白(globulin,G),两者分别占血清总蛋白的60%和40%。血清蛋白的含量和清蛋白与球蛋白的比值(A/G)反映了肝脏合成蛋白质的功能。

【标本要求】 空腹静脉血2ml。

【参考值】 正常成人STP:60~80g/L;A:40~55g/L;G:20~30g/L;A/G:(1.5~2.5):1。

【临床意义】 肝脏代偿能力强,且清蛋白半衰期较长,只有当肝损害达到一定程度后,才出现血清总蛋白和清蛋白的变化。总蛋白和清蛋白检测主要反映慢性肝损害。在急性或局灶性肝损害时,总蛋白和清蛋白多正常。总蛋白减低常与清蛋白减低平行,而总蛋白增高常同时有球蛋白增高。

1. **血清总蛋白及清蛋白增高** 主要见于各种原因引起的体内水分减少,如频繁呕吐、腹泻、水摄入不足、肾上腺皮质功能减退等,可引起单位容积总蛋白和清蛋白浓度增高。也可见于血清蛋白质合成增加,如多发性骨髓瘤。

2. **血清总蛋白及清蛋白减低** 主要见于:

(1) 合成障碍:肝功能障碍时清蛋白合成减少,见于亚急性重症肝炎、肝硬化、肝癌、缺血性肝损伤等肝脏疾病。血清总蛋白<60g/L或清蛋白<25g/L称为低蛋白血症,临床上常出现严重水肿及胸腔积液、腹水。

(2) 营养不良:蛋白质摄入不足或消化吸收不良,如术后禁食、食管梗阻、胃大部切除术后、短肠综合征、炎症性肠病等。

(3) 蛋白质丢失过多:如大面积烧伤,急性大量失血、肾病综合征等。

(4) 蛋白质分解代谢旺盛:如恶性肿瘤、甲状腺功能亢进等。

3. **血清总蛋白及球蛋白增高** 当血清总蛋白>80g/L或球蛋白>35g/L时,称为高蛋白血症或高球蛋白血症。血清总蛋白增高主要是球蛋白(γ球蛋白)增高,常见于慢性肝脏疾病、M球蛋白血症(多发性骨髓瘤、原发性巨球蛋白血症等)、自身免疫性疾病、慢性炎症和感染。

4. **血清球蛋白减低** 主要是合成减少,见于3岁以内的婴幼儿、免疫功能抑制及先天性低γ球蛋白血症。

5. **A/G比值减低或倒置** 最常见于慢性持续性肝炎、肝硬化、原发性肝癌等严重肝功能损害和M蛋白血症。

(二) 血清蛋白电泳测定

目的在于了解血清蛋白中的主要成分。各种血清蛋白的等电点不同,故在pH值较高的缓冲液中,由于其带有负电荷的多少和相对分子量的不同,在电场中以不同速度向正极泳动。根据泳动速度,从正极端起依次可分为清蛋白、α_1、α_2、β和γ球蛋白五条区带。

【标本要求】 空腹静脉血2ml。

【参考值】 乙酸纤维素膜法:清蛋白:62%~71%;α_1球蛋白:3%~4%;α_2球蛋白:6%~10%;β球蛋白:7%~11%;γ球蛋白:9%~18%。

【临床意义】

1. 肝炎、肝硬化　急性肝炎早期或轻症肝炎时常无异常,在严重肝细胞损害、肝硬化时,清蛋白中重度减少,α_1、α_2、β 球蛋白有减少倾向,γ 球蛋白明显增加,并出现 β-γ 桥。

2. M 蛋白血症　清蛋白轻度减低,单克隆 γ 球蛋白明显增高,γ 区带、β 区带或 β 与 γ 区带之间出现明显 M 蛋白区带,见于多发性骨髓瘤、原发性巨球蛋白血症等。

3. 其他　①肾病综合征和糖尿病肾病:表现为 α_2 和 β 球蛋白增高,γ 球蛋白不变或相对较低。②结缔组织病:伴有多克隆 γ 球蛋白增高。③先天性低丙种球蛋白血症:γ 球蛋白降低。④蛋白丢失性肠病:表现为清蛋白及 γ 球蛋白降低、α_2 球蛋白增高。

(三) 血氨测定

正常血氨主要来自于肠道细菌产氨(约 4g/d),其次为肾脏泌氨和肌肉组织产氨。正常情况下,肝脏利用氨合成尿素,以保证血氨的正常。当肝功能严重不全时,肝脏清除氨的能力下降,加之门腔静脉短路,使肠道吸收的氨不经过肝脏直接进入体循环,造成高血氨,可引起肝性脑病。

【标本要求】　抗凝静脉血 2ml,避免溶血。

【参考值】　奈氏(Nessler)显色法:0.1~0.6mg/L;谷氨酸脱氢酶法:18~72μmol/L。

【临床意义】　血氨生理性增高见于剧烈运动、高蛋白质饮食等;病理性增高见于肝性脑病、重症肝病等严重肝损害,上消化道出血,尿毒症以及肝外门脉系统分流等。血氨减低见于低蛋白饮食、贫血等。

二、胆红素代谢功能检测

血液中胆红素主要来自衰老红细胞释放的血红蛋白代谢,少量来自肌蛋白、游离血红素等。胆红素在进入肝细胞前与清蛋白结合形成复合体,称为非结合胆红素(unconjugated bilirubin, UCB),又称间接胆红素。UCB 随血流进入肝脏后,与清蛋白分离并迅速被肝细胞摄取,与葡萄糖醛酸结合,称为结合胆红素(conjugated bilirubin, CB),又称为直接胆红素。血清总胆红素(serum total bilirubin, STB)是 UCB 和 CB 的总和。病理情况下可引起胆红素代谢障碍,出现胆红素血症或黄疸。血清胆红素检测对了解肝功能、鉴别黄疸类型和病情判断具有重要意义。

【标本要求】　空腹静脉血 3ml,避光,避免溶血。

【参考值】　成人 STB:3.4~17.1μmol/L;CB:0~6.8μmol/L;UCB:1.7~10.2μmol/L;CB/UCB:0.2~0.4。

【临床意义】

1. 判断有无黄疸、程度及演变　隐性黄疸或亚临床黄疸 STB 为 17.1~34.2μmol/L;轻度黄疸 STB 为 34.2~171μmol/L;中度黄疸 STB 为 171~342μmol/L;重度黄疸 STB>342μmol/L。

2. 鉴别黄疸类型和原因　溶血性黄疸多为轻度,UCB 明显增高,CB/STB<0.2;肝细胞性黄疸为轻、中度,CB 和 UCB 均增加,0.2<CB/STB<0.5;阻塞性黄疸为中(不完全梗阻)、重度(完全梗阻),CB 明显增高,CB/STB>0.5。

三、血清酶学检测

肝脏是人体含酶最丰富的器官,有些酶存在于肝细胞内,肝细胞损伤时可释放入血;有些酶由肝细胞合成,肝脏病变时活性减低;有些酶在肝脏纤维化时活性增高;还有些酶具有一定的组织特异性。通过检测这些酶的活性变化,可反映肝脏的病理状态。

(一) 血清氨基转移酶(也称转氨酶)测定

用于检查肝脏疾病的转氨酶主要有丙氨酸氨基转移酶(alanine aminotrans-ferase,ALT)和天门冬氨酸氨基转移酶(aspartate aminotransferase,AST)。ALT广泛分布于组织内,以肝脏含量最多,其次为骨骼肌、肾脏和心肌。AST主要分布于心肌,其次为肝脏(60%存在于线粒体内)、骨骼肌和肾脏等。

【标本要求】 空腹静脉血 3ml,避免溶血。

【参考值】 速率法(37℃):ALT:5~40U/L;AST:8~40U/L;AST/ALT:1.15:1。

【临床意义】 ALT和AST的活性反映了肝细胞是否受损及严重程度,前者的灵敏度较后者高。肝细胞严重损伤时,线粒体内的AST因膜的损伤而释放入血,可引起ALT/AST比值升高。转氨酶升高常见于:

1. 肝脏疾病

(1) 急性病毒性肝炎:ALT与AST均显著增高,以ALT增高更明显,AST/ALT<1。通常在肝炎病毒感染后 1~2 周转氨酶达高峰,3~5 周逐渐减低,AST/ALT恢复正常。若急性病毒性肝炎恢复期ALT和AST仍不能恢复正常或再次增高,提示转为慢性。急性重症肝炎病程初期表现为AST较ALT增高显著,提示肝细胞严重损伤。病情恶化时,还可出现胆红素明显增高而转氨酶却减低的"胆酶分离"现象,提示肝细胞严重坏死,预后不良。

(2) 慢性病毒性肝炎:血清转氨酶轻度增高或正常,AST/ALT<1。若AST增高较ALT明显,提示慢性肝炎可能转为活动期。

(3) 非病毒性肝病:如药物性肝炎、脂肪肝和肝癌等,转氨酶轻度增高或正常,AST/ALT>1。

(4) 肝硬化:肝硬化时,转氨酶的活性取决于肝细胞坏死和肝脏纤维化的程度,AST/ALT≥2。

2. 肝内、外胆汁淤积 转氨酶轻度增高或正常。

3. 急性心肌梗死(AMI) 发病后 6~8 小时,AST开始增高,18~24 小时达高峰,4~5d 后可恢复正常。如AST减低后又再次增高,提示梗死范围扩大或出现新的梗死。

4. 其他疾病 如皮肌炎、进行性肌萎缩、肺梗死、肾梗死、胰腺炎、传染性单核细胞增多症等,转氨酶活性可轻度增高。

(二) 血清碱性磷酸酶测定

碱性磷酸酶(alkaline phosphatase,ALP)主要分布于肝脏、骨骼、肾脏、小肠和胎盘中。血清中ALP以游离形式存在,大部分来源于肝脏和骨骼,血清ALP检测常用于肝胆和骨骼疾病的临床诊断和鉴别诊断。

【标本要求】 空腹静脉血 3ml,肝素抗凝、避免溶血。

【参考值】 磷酸对硝基苯酚连续监测法(37℃):男性:1~12 岁:<500U/L,12~15 岁:<750U/L,25 岁以上:40~150U/L;女性:1~12 岁:<500U/L,15 岁以上:40~150U/L。

【临床意义】

1. ALP 增高 生理性增高与妊娠、儿童生长和脂肪餐后分泌等有关。病理性增高主要见

于：①各种肝内、外胆管阻塞性疾病：如胰头癌、胆道结石引起的胆管堵塞等，ALP 明显增高，且与胆红素增高平行。②累及肝实质细胞的肝胆疾病：如肝炎、肝硬化等，ALP 轻度增高。③骨骼疾病：如纤维性骨炎、佝偻病、骨软化症、骨肉瘤、骨转移癌、骨折愈合期等，ALP 呈不同程度增高。④其他：营养不良、严重贫血、胃十二指肠损伤等。

2. ALP 减低　较少见，主要见于呆小病、ALP 过少症等。

3. 黄疸的鉴别诊断　肝脏的 ALP 经胆汁排入小肠，当胆汁排泄受阻，毛细胆管内压增高时，血清 ALP 升高。同时检测 ALP、ALT 及胆红素有助于黄疸的鉴别（表6-4）。

表6-4　三种类型黄疸的鉴别要点

黄疸类型	ALP	ALT	血清 CB	血清 UCB
阻塞性黄疸	明显增高	轻度增高	↑↑↑	↑
溶血性黄疸	正常或增高	明显增高	↑	↑↑↑
肝细胞性黄疸	正常或稍高	正常或增高	↑↑	↑↑

（三）γ- 谷氨酰转移酶测定

γ- 谷氨酰转移酶（γ-glutamyl transferase，γ-GT 或 GGT）主要分布于肾脏、肝脏、胰腺中，血清中 GGT 主要来源于肝胆系统。肝脏中的 GGT 分布于肝细胞的毛细胆管一侧和整个胆管系统，当肝内合成亢进或胆汁排出受阻时，血清 GGT 增高。GGT 检测主要用于肝胆疾病的辅助诊断。

【标本要求】　空腹静脉血 3ml。

【参考值】　硝基苯酚连续监测法（37℃）：男性：11~50U/L；女性：7~32U/L。

【临床意义】　GGT 增高主要见于：

1. 胆道阻塞性疾病　原发性胆汁性肝硬化、硬化性胆管炎所致的慢性胆汁淤积，由于肝内堵塞，诱使肝细胞产生大量 GGT；肝癌时癌细胞可合成大量 GGT，使 GGT 明显升高。

2. 急慢性病毒性肝炎、肝硬化　急性肝炎时 GGT 呈中等程度增高；慢性肝炎及肝硬化非活动期 GGT 正常，活动期或病情恶化时 GGT 持续增高。

3. 酒精性或药物性肝炎　GGT 可明显或中度以上增高。

4. 其他疾病　如胰腺癌、胰腺炎、前列腺癌、脂肪肝等，GGT 可轻度增高。

（四）单胺氧化酶测定

单胺氧化酶（monoamine oxidase，MAO）分布于肝脏、肾脏、心脏、脑等组织器官，肝脏中 MAO 主要来源于线粒体。MAO 能促进结缔组织的成熟，MAO 测定可反映肝脏纤维化的程度。

【标本要求】　空腹静脉血 3ml。

【参考值】　比色法（37℃）：12~40U/L。速率（37℃）法：0~3U/L。

【临床意义】　MAO 增高主要见于肝脏疾病。肝硬化早期 MAO 增高不明显，重症肝硬化及肝硬化伴肝癌时 MAO 活性明显增高；急性肝炎和轻度慢性肝炎时 MAO 多正常，急性重症肝炎和中、重度慢性肝炎时 MAO 常增高。MAO 增高也可见于甲状腺功能亢进、糖尿病、肢端肥大症、结缔组织病、慢性充血性心力衰竭等肝外疾病。

四、乙型病毒性肝炎标志物检测

乙型肝炎病毒（HBV）为嗜肝 DNA 病毒科。完整的感染性病毒颗粒（也称 Dane 颗粒）分为包膜与核心两部分，包膜上含有乙型肝炎病毒表面抗原（HBsAg），核心部分含有环状双股 DNA、DNA 聚合酶、核心抗原（HBcAg）和 e 抗原（HBeAg）等。一般机体感染 HBV 后产生相应的 3 种不同的抗原抗体系统，即 HBsAg、乙型肝炎病毒表面抗体（抗 -HBs）、HBeAg、乙型肝炎病毒 e 抗体（抗 -HBe）、HBcAg 和乙型肝炎病毒核心抗体（抗 -HBc）。由于 HBcAg 存在于肝细胞核中，释放时又常被 HBsAg 包裹，不游离于血清中，难以测定，所以临床上只对标志物中其他两对半进行检测。

【标本要求】 静脉血 3ml。

【参考值】 均为阴性。

【临床意义】

1. **HBsAg 阳性** 是 HBV 感染的标志，常见于慢性 HBV 携带者，乙型病毒性肝炎潜伏期、急性期，慢性迁延性肝炎与慢性活动性肝炎，肝炎后肝硬化、肝癌。HBsAg 虽不具有传染性，但常与 HBV 同时存在，故作为传染性标志之一。

2. **抗 -HBs 阳性** 提示既往有过 HBV 感染或注射过乙肝疫苗而产生保护性抗体，或接受过免疫球蛋白或输血治疗而被动获得此抗体，具有一定的免疫力。

3. **HBeAg 阳性** 是乙型病毒性肝炎急性感染的早期标志。HBeAg 阳性提示肝细胞有进行性损害和高度传染性。HBeAg 持续阳性的乙肝患者，易转变为慢性肝炎或肝硬化。

4. **抗 -HBe 阳性** 是 HBeAg 的对应抗体，但不是中和抗体，常在 HBeAg 消失后 1 周内出现，持续时间较长。抗 -HBe 阳性提示病毒复制减少、传染性降低，见于 HBeAg 转阴的急性乙型肝炎患者和部分慢性乙型肝炎、肝硬化、肝癌患者。

5. **抗 -HBc 阳性** 是 HBcAg 的对应抗体，是反映肝细胞受到 HBV 侵害的一种指标，主要包括 IgA、IgG、IgM 等 3 型。目前常检测总抗 -HBc，也可分别检测抗 HBcIgA、抗 HBcIgG 或抗 HBcIgM。

（1）抗 -HBc 总抗体：主要反映的是抗 -HBcIgG，检出率比 HBsAg 更敏感，所以将其作为 HBsAg 阴性的 HBV 感染的敏感指标，也用作乙型肝炎疫苗和血液制品的安全性鉴定和献血员的筛选。

（2）抗 HBcIgG：在感染 HBV 后 1 个月左右开始增高，对机体无保护作用，其阳性可持续数十年甚至终身。高滴度提示患者正在感染，低滴度提示患者曾感染过或疾病处于恢复期。

（3）抗 HBcIgM：是感染 HBV 后血液中最早出现的特异性抗体，急性期滴度高，是诊断急性乙型感染、判断病毒复制和传染性强的重要指标，也可见于慢性活动性肝炎。

乙型肝炎血清标志物联合检测与分析见表 6-5。

表 6-5 HBV 标志物检测与分析

HBsAg	抗 -HBs	HBeAg	抗 -HBe	抗 -HBc	临床意义
+	−	+	−	+	急性或慢性乙肝，高传染性，俗称"大三阳"
+	−	−	−	+	急性或慢性乙肝，或慢性 HBV 携带者
+	−	−	+	+	急性乙型肝炎趋向康复或慢性乙肝，弱传染性
−	−	−	+	+	曾有乙肝感染或急性感染恢复期，弱传染性

HBsAg	抗-HBs	HBeAg	抗-HBe	抗-HBc	临床意义
−	+	−	−	−	疫苗接种后获得免疫或 HBV 感染后康复
−	+	−	+	+	急性 HBV 感染康复期或有既往感染史
+	−	+	−	−	急性 HBV 感染早期，HBV 复制活跃
−	−	+	+	+	急性 HBV 感染中期
−	−	−	−	−	非乙肝感染

问题与思考　　　　患者男性，56 岁。因反复上腹部疼痛两年，呕血 1 小时急诊入院。患者两年前开始出现反复上腹部疼痛，能忍受，未到医院就诊。入院前 1 小时，感上腹部不适，随即吐出暗红色血液约 500ml。检查肝功能：血清总蛋白 45g/L，白蛋白 15g/L，球蛋白 30g/L；血清总胆红素 32.5μmol/L，血清结合胆红素 12.7μmol/L，血清非结合胆红素 18.9μmol/L；ALT 117U/L、AST 106U/L；HBsAg（+）、抗-HBs（−）、HBeAg（+）、抗-HBe（−）、抗-HBc（+）。

思考：该患者肝功能是否正常？

五、血清甲胎蛋白检测

甲胎蛋白（alpha fetoprotein，AFP）是胎儿发育早期由肝脏和卵黄囊合成的一种血清糖蛋白，胎儿出生后不久即逐渐减低甚至消失。当肝细胞或生殖腺胚胎组织发生恶变时，原已丧失合成 AFP 能力的细胞又重新开始合成，使血 AFP 增高。检测血 AFP 浓度对诊断肝脏及滋养细胞恶性肿瘤有重要临床价值。

【标本要求】　空腹静脉血 3ml。

【参考值】　ELISA 法：<25μg/L。

【临床意义】　生理性情况下，妊娠 3 个月后 AFP 开始增高，分娩后 3 周恢复正常。病理情况下，AFP 增高主要见于原发性肝细胞癌，当 AFP>300μg/L 有诊断意义，动态监测 AFP 还可判断肝癌治疗效果和预后。AFP 增高还可见于病毒性肝炎、肝硬化、睾丸癌、畸胎瘤、卵巢癌等疾病。

第六节　肾功能检测

学习目标

掌握	肾小球功能检测标本要求、参考值和临床意义。
熟悉	肾小管功能检测的标本要求、参考值和临床意义。

肾脏的主要功能是生成尿液,维持体内水、电解质、蛋白质和酸碱等代谢平衡。肾脏还有内分泌功能,可以调节血压、钙磷代谢和红细胞生成。肾功能检测是判断肾脏疾病严重程度和预测预后、确定疗效、调整药物剂量的重要依据。

一、肾小球功能检测

肾小球的主要功能是滤过,反映其滤过功能的客观指标为肾小球滤过率(glomerular filtration rate, GFR)。肾清除率是指双肾在单位时间内,能将若干毫升血浆中所含的某物质全部加以清除的能力,利用清除率可分别测定肾小球滤过率、肾血流量、肾小管对各种物质的重吸收和分泌作用。

(一) 内生肌酐清除率测定

肾单位时间内把若干毫升血液中的内在肌酐全部清除出去,称为内生肌酐清除率(endogenous creatinine clearance rate, Ccr)。人体血液中肌酐的生成可有内源性和外源性两种,在严格控制饮食条件和肌肉活动相对稳定的情况下,血肌酐的生成量和尿的排出量较恒定,其含量变化主要受内源性肌酐的影响。肌酐分子量为113,大部分从肾小球滤过,不被肾小管重吸收,排泌量也很少,故 Ccr 能准确地反映肾小球滤过功能。

【标本要求】 24h 或 4h 留尿 + 空腹静脉血 3ml。试验前低蛋白饮食 3d(每日蛋白质应 <40g),禁食咖啡、茶和含肌酐的食物、药物,避免剧烈运动。试验前 24h 避免服用利尿剂。

【参考值】 正常成人:80~120ml/min。

【临床意义】

1. 判断肾小球滤过功能损害情况 GFR 下降早期,血清肌酐、血清尿素氮测定结果还在正常范围内时,Ccr 即可低于参考值的 80%。GFR 轻度、中度和重度损害时,Ccr 的测定值分别为 70~51ml/min、50~31ml/min 和 <30ml/min。

2. 评估肾功能损害程度 肾衰竭代偿期、肾衰竭失代偿期、衰竭期、尿毒症期的 Ccr 测定值分别为 80~51ml/min、50~20ml/min、19~10ml/min 和 <10ml/min。

3. 指导治疗 当 Ccr<40ml/min,应限制蛋白质摄入;Ccr<30ml/min 时,使用噻嗪类利尿剂治疗常无效;Ccr<10ml/min 时,应结合透析治疗,对呋塞米等高效利尿剂的反应也已极差。此外,肾衰竭时,凡由肾代谢或由肾排出的药物也可根据 Ccr 降低的程度来调节用药剂量和决定用药的间隔。

(二) 血清肌酐测定

血清肌酐(serum creatinine, Scr)与 Ccr 的临床意义相似,也可作为肾小球滤过功能受损的指标之一。

【标本要求】 空腹静脉血 3ml。

【参考值】 男性为 53~106μmol/L;女性为 44~97μmol/L。

【临床意义】 Scr 增高见于各种原因引起的肾小球滤过功能减退。Scr 增高程度可帮助鉴别肾前性和肾实质性少尿:器质性肾衰竭时 Scr 常超过 200μmol/L;肾前性少尿如心力衰竭、脱水时,血流经肾减少,Scr 一般不超过 200μmol/L。

(三) 血尿素氮测定

血尿素氮(blood urea nitrogen,BUN)是蛋白质代谢的终末产物,主要经肾小球滤过随尿排出,有 30%~40% 在肾小管和集合管被重吸收。当肾实质受损时,GFR 降低,BUN 浓度增加。测定 BUN 可了解肾小球的滤过功能。

【标本要求】 空腹静脉血 3ml。

【参考值】 正常成人:3.2~7.1mmol/L。

【临床意义】 血尿素氮增高见于:

1. 器质性肾功能损害 严重的肾小球病变,如肾小球肾炎、肾盂肾炎、肾肿瘤等引起的慢性肾衰竭,BUN 升高的程度一般与病情一致。急性肾衰竭时,一般当 GFR 降至 50% 以下时,BUN 才升高。

2. 肾前性肾衰竭 因休克、严重脱水、循环功能衰竭所致肾衰竭者,BUN 明显增高而 Scr 正常或仅轻度增高。BUN/Scr(mg/dl)>10:1,称为肾前性氮质血症。经扩容治疗后尿量多能增加,BUN 可自行下降。

3. 蛋白质分解或摄入过多 上消化道出血、甲状腺功能亢进、大面积烧伤、高热、应用大剂量肾上腺皮质激素以及摄入大量蛋白性食物时,BUN 也可呈不同程度增高,但 Scr 及其他肾实质损害的指标可正常。

二、肾小管功能检测

(一) 肾脏浓缩和稀释功能试验

肾脏浓缩和稀释尿液的功能主要在集合管和肾远曲小管进行。检测尿比密可间接了解肾脏浓缩和稀释功能。

【标本要求】

1. 昼夜尿比密试验 又称莫氏试验(Mosenthal test)。试验日正常进食,每餐含水量控制在 500~600ml,除 3 餐外不再进食进饮。晨 8 时排尿弃去,至晚 8 时止,每 2 小时收集尿液 1 次,共 6 次,分别测定尿量和尿比密。晚 8 时至次日晨 8 时的夜尿收集在 1 个容器内,测定尿量和尿比密。

2. 3 小时尿比密试验 患者保持正常饮食和活动,晨 8 时排尿弃去,此后每隔 3 小时留尿 1 次,至次日晨 8 时,共 8 次,分别测尿量和尿比密。

【参考值】

1. 昼夜尿比密试验 成人 24 小时尿量为 1000~2000ml,其中夜尿量 <750ml,昼尿量与夜尿量之比为 (3~4):1,尿液中至少有 1 次尿比密 >1.018,昼尿中最高与最低尿比密之差 >0.009。

2. 3 小时尿比密试验 昼尿量与夜尿量之比为(3~4):1,8 次尿中至少 1 次尿比密 >1.020,另有 1 次尿比密 <1.003。

【临床意义】

夜尿 >750ml 或昼夜尿量比值降低、尿比密值正常,是肾小管浓缩功能受损的早期表现,见于慢性肾小球肾炎、间质性肾炎、高血压肾病、痛风性肾病早期。若夜尿增多及尿比密无 1 次 >1.018,或昼尿比密差值 <0.009,提示稀释-浓缩功能严重受损。若每次尿比密均固定在 1.010~1.012 的低值,称为等渗尿,提示稀释-浓缩功能完全丧失。尿量少而尿比密增高,且固

定在 1.018 左右(差值 <0.009),见于急性肾小球肾炎及其他原因引起的 GFR 降低。尿量超过 4L/24h,尿比密均低于 1.006,见于尿崩症。

(二)尿渗量测定

尿渗量(urine osmolality,Uosm)是指尿液中具有渗透活性的溶质微粒数量。尿渗量和尿比重均反映尿中溶质的含量,但后者受尿蛋白、葡萄糖等影响较大,故测定尿渗量可有效判断肾脏的浓缩 - 稀释功能。临床常将 Uosm 与血浆渗量(Posm)一起检测,用于肾脏疾病的辅助诊断。

【标本要求】 晨尿 100ml(不加防腐剂)+ 空腹肝素抗凝静脉血 2ml。

【参考值】 Uosm:600~1000mOsm/kgH$_2$O;Posm:275~305 mOsm/kgH$_2$O;Uosm/Posm:(3~4.5):1。

【临床意义】

1. **判断肾脏浓缩 - 稀释功能** Uosm 及 Uosm/Posm 的比值正常时,说明肾脏浓缩 - 稀释功能正常。Uosm 及 Uosm/Posm 的比值减低,提示浓缩功能受损。若 Uosm/Posm 的比值等于或接近 1,称为等张尿,提示肾脏浓缩功能几乎完全丧失,见于慢性肾小球肾炎、阻塞性肾病、多囊肾及慢性肾盂肾炎晚期。若 Uosm<200mOsm/kgH$_2$O,或 Uosm/Posm 的比值 <1,称为低张尿,提示肾脏浓缩功能丧失而稀释功能仍存在,见于尿崩症。

2. **鉴别肾前性和肾性少尿** 肾前性少尿时,肾小管浓缩功能完好,Uosm 较高;肾性少尿时,Uosm 常减低。

第七节 痰液检测

学习目标	
掌握	痰液检测的要求和检测项目。
熟悉	痰液检测的临床意义。

痰液是肺泡、支气管和气管产生的分泌物。正常人一般无痰液咳出,当呼吸道黏膜或肺泡受刺激时,分泌物增多,可有痰液咳出。病理情况下,痰液中可出现细菌、肿瘤细胞或血细胞等。通过痰液检测,可协助诊断呼吸系统疾病。

问题与思考

患者女性,60 岁。慢性反复咳嗽、咳痰 10 年,加重 1 周。近 1 周来因感冒后出现咳嗽加重伴发热,痰量多、呈脓性。静滴抗生素后患者体温仍然在 39℃左右,医生开出医嘱进行痰液一般性状检查和细菌培养及药物敏感试验。

思考:该为患者做痰液细菌培养和药物敏感试验的目的是什么?

一、痰液一般性状检测

（一）痰液量

正常人无痰或仅有少量无(白)色泡沫或黏液样痰咳出。痰量增多常见于慢性支气管炎、支气管扩张、肺结核等呼吸道慢性炎症性病变。在疾病过程中,痰量的增减往往与病情相关:痰量逐渐减少,提示病情好转;反之,病情加重。痰量的突然增加并呈脓性见于肺脓肿或脓胸破入支气管腔。

（二）痰液颜色

1. **黄色痰**　见于呼吸道化脓性感染,如化脓性支气管炎、金黄色葡萄球菌肺炎、支气管扩张等。
2. **黄绿色痰**　见于铜绿假单胞菌感染或干酪性肺炎。
3. **粉红色痰**　见于急性肺水肿。
4. **铁锈色痰**　见于大叶性肺炎、肺梗死等。
5. **咖啡色痰**　见于阿米巴肺炎。
6. **灰色或黑色痰**　见于肺尘埃沉着症。

（三）痰液性状

1. **黏液性痰**　见于支气管炎、支气管哮喘、早期肺炎等。
2. **脓性痰**　见于支气管扩张、肺脓肿或脓胸向肺组织破溃等,带臭味的脓性痰常提示厌氧菌感染。
3. **浆液性痰**　稀薄有泡沫,见于肺水肿或肺淤血。
4. **血性痰**　痰中带血,见于肺癌、肺结核、支气管扩张、肺外伤、肺炎、白血病等。

二、痰液显微镜检测

（一）直接涂片

【临床意义】　镜下可观察有形成分的种类、数量及形态变化。正常可见少量白细胞及上皮细胞。病理情况下可出现:

1. **红细胞**　见于支气管扩张、肺结核、肺癌等呼吸系统疾病和出血性疾病。
2. **白细胞增多**　中性粒细胞增多,见于呼吸道化脓性炎症;嗜酸性粒细胞增多,见于支气管哮喘、过敏性支气管炎、肺吸虫病;淋巴细胞增多,见于肺结核。
3. **上皮细胞增多**　炎症或其他呼吸系统疾病时上皮细胞可明显增多。
4. **肺泡巨噬细胞**　吞噬含铁血黄素颗粒的称心力衰竭细胞,见于心力衰竭引起的肺淤血、肺梗死及肺出血等;吞噬炭末颗粒的称炭末细胞,见于各种肺尘埃沉着症或吸入较多烟尘者。
5. **寄生虫及寄生虫卵**　肺吸虫病患者常可找到肺吸虫卵,阿米巴肺脓肿患者常可找到阿米巴滋养体。

（二）染色涂片

【标本要求】 新鲜,避免混入唾液、鼻咽分泌物;标本在 1 小时内涂片固定,防止细胞自溶。

【临床意义】 可进行脱落细胞检测,常用 H-E 或巴氏染色。正常涂片以鳞状上皮细胞为主。呼吸道炎症时上皮细胞形态可发生一定程度的改变。找到癌细胞有助于肺癌的诊断。

三、痰液微生物检测

（一）染色涂片

革兰染色可用来检测细菌和真菌;抗酸染色用于检测结核分枝杆菌;荧光染色用于检测真菌和支原体。

（二）细菌培养

根据所患疾病有目的地进行细菌、真菌、支原体的培养,用于呼吸系统微生物感染的诊断和指导治疗。痰液的细菌培养争取在应用抗生素之前进行。

第八节　脑脊液检测

学习目标

熟悉	脑脊液检测的参考值和临床意义。
了解	脑脊液检测的标本采集要求。

脑脊液(cerebrospinal fluid,CSF)是存在于脑室及蛛网膜下腔内的一种无色透明液体,主要由侧脑室脉络丛产生,具有保护脑和脊髓、维持渗透压平衡、清除代谢产物、调节颅内压等作用。正常情况下,血-脑屏障对血浆中各种物质的通过是有选择性的,并维持中枢神经系统内环境的相对稳定。当中枢神经系统有炎症、外伤、肿瘤、出血等病变时,可导致该屏障的通透性改变,进而引起脑脊液的理化性质变化和颅内压的增减。脑脊液检测对神经系统疾病的诊断、疗效观察和预后判断具有重要意义。

一、脑脊液一般性状检测

【标本要求】 避免凝固和混入血液,1 小时内送检。根据收集顺序,第 1、2、3 管依次进行细菌学检查、化学和免疫学检查、细胞计数与分类。

【参考值】 正常 CSF 为无色清晰、透明的液体。不含纤维蛋白原,静置 24 小时不凝固。正常成人卧位时脑脊液压力为 0.78~1.76kPa(80~180mmH$_2$O)

【临床意义】

1. **颜色** CSF 颜色改变可见于中枢神经系统感染、出血或肿瘤性疾病。

(1) 红色：多因出血所致，见于脑室或蛛网膜下腔的新鲜出血，或穿刺时损伤血管所致。若穿刺留取 3 管 CSF 标本，前者 3 管均为程度相同的红色，后者 3 管则红色依次变浅。

(2) 黄色：因 CSF 中含有变性血红蛋白、胆红素或蛋白量异常增高引起。常见于脑和蛛网膜下腔的陈旧性出血、蛛网膜下腔梗阻、重症黄疸。

(3) 乳白色：见于急性化脓性脑膜炎。

(4) 褐色或黑色：见于脑膜黑色素瘤。

(5) 微绿色：见于铜绿假单胞菌、肺炎链球菌等引起的脑膜炎。

2. **透明度** 细胞增多或细菌滋生时 CSF 可发生不同程度的混浊，见于病毒性脑膜炎、结核性脑膜炎、急性化脓性脑膜炎等。

3. **凝固物** 急性化脓性脑膜炎时，CSF 静置 1~2h 即可出现凝块或沉淀物；结核性脑膜炎的 CSF 静置 12~24h 后，液面有纤细的薄膜生成；蛛网膜下腔阻塞时，CSF 呈黄色胶胨状。

4. **压力** CSF 压力增高见于化脓性脑膜炎、结核性脑膜炎、脑肿瘤、脑出血、脑积水、高血压等病变。降低见于 CSF 循环受阻、分泌减少或丢失过多。

二、脑脊液化学检测

(一) 蛋白质测定

正常 CSF 中仅含极微量蛋白质，且以清蛋白为主。病理情况下，CSF 中蛋白质可呈不同程度增加，且多为球蛋白。

【参考值】

1. **蛋白定性检测（Pandy 试验）** 潘氏法：阴性或弱阳性。

2. **蛋白定量检测** 参考值受年龄、穿刺部位以及检测方法的影响而不同。以腰椎穿刺为例，成人 0.20~0.45g/L，新生儿偏高，6 个月后接近成人水平。

【临床意义】

CSF 中蛋白含量增高主要见于各种原因引起的血 - 脑屏障通透性增加，如脑膜炎，脑出血、糖尿病性神经病变等；也可见于蛛网膜下腔梗阻、脑肿瘤，脊髓肿瘤等引起的脑脊液循环障碍。

(二) 葡萄糖定量测定

正常情况下，脑脊液的葡萄糖含量约为血浆葡萄糖浓度的 60%，且常和血糖平行增减，故在判定结果时二者应相互参照。

【参考值】 正常成人为 2.5~4.5mmol/L。

【临床意义】 糖含量显著减少见于急性化脓性脑膜炎；轻度减少见于结核性脑膜炎、隐球菌性脑膜炎、梅毒性脑膜炎等；病毒性脑膜炎则多正常。糖含量增加见于乙型脑炎、急性脊髓灰质炎、脑出血、糖尿病及尿毒症等。

(三) 氯化物定量测定

正常情况下脑脊液蛋白质含量较少，为维持脑脊液和血浆渗透压的平衡，正常脑脊液中氯化物含量较血清中高 20%,称 Donnan 平衡。

【参考值】 120~130mmol/L(腰椎穿刺液,以氯化钠计)。

【临床意义】 脑膜炎时 CSF 中氯化物含量呈不同程度减少,结核性脑膜炎较化脓性脑膜炎减少程度更明显,可降至 102mmol/L 以下。因此,氯化物定量检测对于化脓性脑膜炎与结核性脑膜炎的诊断与鉴别有重要意义。大量呕吐、腹泻等也可造成氯化物含量的减少。CSF 氯化物含量增高主要见于慢性肾功能不全、肾炎、呼吸性碱中毒等。

三、脑脊液显微镜检测

(一) 细胞计数和分类测定

【参考值】 红细胞:无。白细胞:成人为 $(0~8) \times 10^6/L$,儿童为 $(0~15) \times 10^6/L$。

【临床意义】

1. **出现红细胞** 见于脑室或蛛网膜下腔出血、腰椎穿刺损伤血管时,前者除有大量的红细胞出现外,还可见各种白细胞,以中性粒细胞为主。

2. **白细胞增多** 是中枢神经系统感染的重要指标。化脓性脑膜炎时,细胞数显著增多,以中性粒细胞为主。结核性脑膜炎、真菌性脑膜炎时细胞数中度增加,前者以中性粒细胞、淋巴细胞和浆细胞同时存在为特征,后者以淋巴细胞为主。病毒性脑炎、脑膜炎时,细胞数轻度增加,以淋巴细胞为主。脑寄生虫病时细胞数也可增高,以嗜酸性粒细胞为主。神经系统肿瘤时,细胞数可正常或轻度增加,以淋巴细胞为主,此外,还可找到肿瘤细胞。

(二) 细菌学检测

一般以脑脊液沉淀物直接涂片检查或染色后检查。

【参考值】 阴性

【临床意义】 革兰染色常用于诊断化脓性脑膜炎,抗酸染色常用于诊断结核性脑膜炎,墨汁染色常用于诊断新隐球菌脑膜炎。阳性可确诊中枢神经系统微生物感染。还可进行细菌培养对病原体鉴别诊断。

常见脑及脑膜疾病脑脊液特点见表6-6。

表6-6 常见脑及脑膜疾病的脑脊液特点

	正常人	化脓性脑膜炎	结核性脑膜炎	病毒性脑膜炎	脑肿瘤	脑室及蛛网膜下腔出血
外观	透明	混浊,脓性	毛玻璃样,静置后有薄膜	清晰或微混	清晰或黄色	血性
压力(mmH₂O)	70~180	显著↑	↑	轻度↑	↑	轻度↑
蛋白定性	(-)	+++	+~+++	+~++	+~++	+~++
蛋白定量 (g/L)	0.2~0.45	显著↑	↑	轻度↑	轻度↑	轻度↑
葡萄糖 (mmol/L)	2.5~4.5	明显↓	↓	正常或稍高	正常	↑
氯化物 (mmol/L)	120~130	稍低	明显↓	正常	正常	正常

	正常人	化脓性脑膜炎	结核性脑膜炎	病毒性脑膜炎	脑肿瘤	脑室及蛛网膜下腔出血
细胞计数 (10^6/L)	0~8	显著↑	↑	↑	正常或稍增加	↑
细胞分类	多为淋巴细胞	中性粒细胞为主	淋巴细胞为主	淋巴细胞为主	淋巴细胞为主	红细胞为主
细菌	−	+	+	−	−	−

第九节　浆膜腔积液检测

学习目标	
熟悉	浆膜腔积液检测的参考值和临床意义。
了解	浆膜腔积液检测的标本采集要求。

不同原因引起的浆膜腔积液,性质也不相同,可分为漏出液和渗出液。前者为非炎性积液,主要由毛细血管有效滤过压升高及淋巴回流障碍引起,常见于肾病综合征、肝硬化、慢性充血性心力衰竭、肿瘤及丝虫病等;后者为炎性积液,主要由微血管壁通透性升高引起,见于各种感染和非感染性炎症,也可见于恶性肿瘤。浆膜腔积液的检测对于查找病因,了解病情进展及指导治疗有一定价值。

一、浆膜腔积液一般性状检测

【标本要求】　1 小时内送检。根据收集顺序,第 1、2、3、4 管依次进行细菌学检查、化学或免疫学检查、细胞学检查、观察有无凝集。其中细胞学检查用 EDTA 抗凝,化学和免疫检查用肝素抗凝,第 4 管不加抗凝剂。

【临床意义】

1. **颜色**　漏出液多为淡黄色,渗出液多为深黄色,但随病因不同也可呈其他颜色。如血性渗出液可呈淡红色、鲜红或暗红色,多见于创伤、恶性肿瘤、结核病等;脓性渗出液呈黄色或绿色,见于葡萄球菌、肺炎球菌、铜绿假单胞菌等各种化脓性细菌感染;乳糜性渗出液呈乳白色,多因胸导管或大乳糜管阻塞、破裂或受压所致,见于纵隔肿瘤、淋巴结核,也可见于丝虫感染。

2. **透明度**　漏出液多透明;渗出液因含较多的细胞或细菌成分而呈现不同程度的混浊。

3. **比重**　漏出液的比重多 <1.018,渗出液的比重多 >1.018。

4. **凝固性**　漏出液一般不凝固;渗出液因含较多纤维蛋白原及组织细胞碎解产物,易凝固。

二、浆膜腔积液化学检测

【参考值及临床意义】

1. **黏蛋白定性试验** 黏蛋白是浆膜上皮受炎症刺激后所产生,因渗出液中含有大量黏蛋白,多呈阳性反应;而漏出液则多为阴性反应。

2. **蛋白定量试验** 是鉴别渗出液和漏出液最有价值的试验。漏出液蛋白总量多 <25g/L,渗出液蛋白总量多 >30g/L。

3. **葡萄糖测定** 漏出液中葡萄糖含量与血浆葡萄糖接近,为 3.9~6.1mmol/L,渗出液中的葡萄糖可被某些细菌分解而减少。化脓性胸膜炎患者的胸腔积液中葡萄糖含量减少最明显,常低于 1.12mmol/L;结核性胸膜炎患者积液中葡萄糖含量也明显减少,约半数病例可低于 3.30mmol/L;癌性胸腔积液中葡萄糖含量减少一般不明显,但当癌细胞广泛浸润胸膜时,胸腔积液中葡萄糖含量可降低至 1.68~3.30mmol/L。

三、浆膜腔积液显微镜检测

【参考值及临床意义】

1. **细胞计数及分类** 漏出液白细胞数常 <100×10^6/L,渗出液白细胞数常 >500×10^6/L,化脓性积液可达 1000×10^6/L 以上。漏出液中主要为间皮细胞及淋巴细胞。渗出液中细胞较多,可因病因不同而出现多种细胞:以中性粒细胞为主,多见于急性化脓性感染或结核性感染早期;以淋巴细胞为主,见于各种慢性感染、结核性或癌性积液;嗜酸性粒细胞增多,常见于过敏性疾病或寄生虫病;红细胞增加常见于恶性肿瘤、创伤等。

2. **细胞学检查** 可用巴氏染色或 HE 染色,必要时可加免疫组织化学染色进行浆膜腔积液肿瘤细胞检查,对胸、腹腔原发或继发性肿瘤的诊断有重要价值。

3. **病原体检查** 将浆膜腔积液沉淀后涂片染色,显微镜下查找病原体或进行细菌培养,必要时可进行动物接种。漏出液无细菌,渗出液可见致病菌。发现致病菌后可进一步作细菌培养和药物敏感试验,可指导治疗。

漏出液与渗出液的鉴别要点见表 6-7。

表 6-7 漏出液及渗出液鉴别要点

鉴别内容	漏出液	渗出液
原因	非炎症所致	炎症、肿瘤、化学或物理性刺激
外观	淡黄、浆液性	黄色、血性、脓性、乳糜性
透明度	透明或微混	多混浊
比重	<1.018	>1.018
凝固	不自凝	能自凝
黏蛋白定性	阴性	阳性
蛋白定量	<25g/L	>30g/L
葡萄糖定量	与血糖相近	常低于血糖水平
细胞计数	常 <100×10^6/L	常 >500×10^6/L
细胞分类	以淋巴细胞、间皮细胞为主	以中性粒细胞或淋巴细胞为主
细菌学检查	阴性	可找到病原菌

问题与思考　　　　患者男性,30岁,低热伴右侧胸痛一周。患者一周前无明显诱因出现午后低热,体温37.5℃,夜间盗汗,伴右侧胸痛,深呼吸时明显,自服止痛药,于3天前胸痛减轻,但胸闷加重伴气短。遵医嘱为该患者进行胸膜腔穿刺,抽取胸腔积液进行检查。积液呈黄色、浑浊,细胞计数为3000×10^6/L,蛋白定量45g/L,细菌学检查找到结核分枝杆菌。

思考:该患者胸膜腔积液是什么性质?

第十节　临床常用生物化学检测

学习目标	
掌握	空腹血糖和口服糖耐量检测的标本要求、参考值和临床意义;心肌酶和心肌蛋白检测的标本要求、参考值和临床意义。
熟悉	血清电解质检测的标本要求、参考值和临床意义;胰腺疾病相关酶检测的标本要求、参考值和临床意义;血清脂质和脂蛋白检测的标本要求、参考值和临床意义。
了解	血清铁及其代谢物检测的标本要求、参考值和临床意义。

一、血糖及口服葡萄糖耐量检测

(一) 空腹血糖测定

血糖主要指空腹血糖(fasting blood glucose,FBG),是诊断糖代谢紊乱及其相关疾病最常用的指标。肝脏功能、胰岛素、内分泌激素和神经因素等均可影响血糖水平。

【标本要求】　安静空腹静脉血2ml,避免溶血,立即送检。采血前12~14小时禁食,禁止吸烟,停用胰岛素和降糖药物,避免精神紧张和剧烈运动。

【参考值】　葡萄糖氧化酶法:3.9~6.1mmol/L。邻甲苯胺法:3.9~6.4mmol/L。

【临床意义】

1. **FBG 增高**　FBG 增高但尚未达到糖尿病诊断标准时,称为空腹血糖过高(IFG);FBG>7.0mmol/L 时称为高糖血症。后者又可分为3度:轻度增高(7.0~8.4mmol/L)、中度增高(8.4~10.1mmol/L)和重度增高(>10.1mmol/L)。当血糖水平超过肾糖阈值(9mmol/L)时可出现尿糖阳性。

(1) 生理性增高:如饱食、高糖饮食、剧烈运动、情绪紧张等。

（2）病理性增高：见于：①糖尿病。②内分泌疾病：如甲状腺功能亢进症、巨人症或肢端肥大症、皮质醇增多症、嗜铬细胞瘤、胰高血糖素瘤等。③应激性高血糖：如颅脑损伤、脑卒中、心肌梗死、大面积烧伤、急性脑血管疾病等。④药物影响：如噻嗪类利尿剂、口服避孕药等。⑤肝脏或胰腺疾病。⑥其他：妊娠呕吐、麻醉、脱水、缺氧、窒息等。

2. FBG 减低　<3.9mmol/L 时为血糖减低，<2.8mmol/L 时称为低糖血症。

（1）生理性减低：见于饥饿或剧烈运动、妊娠等。

（2）病理性减低：见于：①胰岛素过多：如胰岛素用量过多、口服降糖药过量或胰岛 B 细胞瘤、胰腺腺瘤等。②缺乏抗胰岛素激素：如肾上腺皮质激素、生长激素等。③肝糖原贮存缺乏：如重型肝炎、肝硬化、肝癌等。④急性酒精中毒。⑤其他：如长期营养不良、磺胺药、水杨酸等非降糖药物的影响。

（二）口服葡萄糖耐量试验

正常人口服一定量葡萄糖后，在短时间内暂时升高的血糖即可降至空腹水平，此现象称为耐糖现象。当糖代谢紊乱时，口服或注射一定量葡萄糖后，血糖急剧升高，经久不能恢复至空腹水平；或血糖升高虽不明显，在短期内不能降至原来的水平，称为糖耐量异常（impaired glucose tolerance，IGT）或糖耐量降低。口服葡萄糖耐量试验（oral glucose tolerance test，OGTT）是一种葡萄糖负荷试验，用来了解机体对葡萄糖代谢的调节能力。临床上主要用于诊断糖尿病、判断糖耐量异常、鉴别尿糖和低糖血症。

【标本要求】　空腹静脉采血 2ml 后，一次饮完 200~300ml 的葡萄糖液后 0.5h、1h、2h 及 3h，分别采集静脉血标本 1ml 和尿标本，并测定血糖和尿糖。

【参考值】　空腹血糖 3.9~6.1mmol/L；服后 0.5~1h 后可达 7.8~9.0mmol/L（应 <11.1mmol/L），2h 血糖 <7.8mmol/L，3h 时应恢复至空腹血糖水平。各检测时间点的尿糖均为阴性。

【临床意义】

1. 诊断糖尿病　有糖尿病症状，FPG≥7.0mmol/L；或 OGTT 2h 血糖值≥11.1mmol/L；或有临床症状者，尿糖阳性，随机血糖≥11.1mmol/L，可诊断为糖尿病。

2. 判断 IGT　指 FPG<7.0mmol/L；OGTT 2h 血糖为 7.8~11.1mmol/L，且血糖达高峰时间可延至 1h 后，恢复正常时间延至 2~3h 后，且有尿糖阳性。多见于 2 型糖尿病、痛风、肥胖、甲亢、肢端肥大症及皮质醇增多症等。

3. 葡萄糖耐量曲线低平　见于胰岛 B 细胞瘤、腺垂体功能减退症、肾上腺皮质功能减退症等。糖耐量曲线为 FPG 水平减低，服糖后血糖水平增高不明显，2h 血糖仍处于低水平。

4. 鉴别低血糖

（1）肝源性低血糖：FPG 低于正常，服糖后血糖高峰提前出现并超过正常，2h 后不能降至正常，尿糖阳性。见于暴发性病毒性肝炎、中毒性肝炎、肝肿瘤等肝脏疾病。

（2）功能性低血糖：FPG 正常，服糖后血糖高峰也在正常范围内，但服糖后 2~3h 可发生低血糖，见于特发性餐后低血糖症等。

相关链接　　　　　糖化血红蛋白（glycosylated hemoglobin，GHb）是在红细胞生存期间，血红蛋白与葡萄糖缓慢、连续的非酶促反应的产物。由于糖化过

程非常缓慢,一旦生成不再解离,且不受血糖暂时性升高的影响,因此,GHb 对高血糖,尤其在血糖和尿糖波动较大时有特殊诊断价值。GHb 的代谢周期与红细胞寿命基本一致,所以 GHb 的水平能反映近 2~3 个月的平均血糖水平。在糖尿病筛查过程中,糖化 GHb<8%,可排除糖尿病;GHb>9%,预测糖尿病的准确性为 78%;GHb>10%,预测糖尿病的准确性为 89%。GHb 也可作为糖尿病长期控制的良好观察指标。

二、血清电解质检测

(一)血清钾测定

98% 的钾离子分布于细胞内液,是细胞内的主要阳离子,少量存在于细胞外液。血钾实际反映了细胞外液钾离子的浓度变化。细胞内、外液的钾离子之间可以互相交换以保持动态平衡,因此,血清钾在一定程度上也可间接反映细胞内液钾的变化。

【标本要求】 静脉血 3ml,避免溶血,及时送检。

【参考值】 3.5~5.5mmol/L。

【临床意义】

1. **低钾血症** 血清钾 <3.5mmol/L。其原因和机制见表 6-8。

表 6-8 低钾血症的原因和机制

机制	原因
摄取不足	胃肠功能紊乱、长期低钾饮食、手术后长期禁食等,未予及时补钾
丢失过度	①肾小管功能障碍、肾上腺皮质功能亢进症、肾衰竭多尿期 ②长期使用速尿等排钾利尿剂 ③频繁呕吐、长期腹泻、胃肠引流、大面积烫伤等
分布异常	钾向细胞内转移,如碱中毒、胰岛素治疗、肌无力症、甲状腺功能亢进

2. **高钾血症** 血清钾 >5.5mmol/L,其原因和机制见表 6-9。

表 6-9 高钾血症的原因和机制

机制	原因
摄入过多	输入大量库存血液、高钾饮食、过度应用含钾药物如注射大剂量青霉素钾等
排出减少	①急性肾功能衰竭少尿期、肾上腺皮质功能减退症 ②长期大量使用螺内酯等保钾利尿剂 ③远端肾小管上皮细胞泌钾障碍
分布异常	①呼吸障碍所致组织缺氧和酸中毒 ②组织损伤和血细胞破坏,如重度溶血、输入大量库存血、挤压综合征等 ③血浆晶体渗透压增高,如应用高渗葡萄糖、甘露醇等静脉输液,可使细胞内脱水,导致细胞内钾外移增多 ④β- 受体阻滞剂、洋地黄等药物可抑制 Na^+-K^+-ATP 酶,使细胞内钾外移

(二)血清钠测定

钠离子是细胞外液的主要阳离子。血清钠多以氯化钠形式存在,其主要功能在于保持细胞外液容量、维持渗透压及酸碱平衡,并具有维持肌肉、神经正常应激性的作用。

【标本要求】 静脉血 3ml。

【参考值】 135~145mmol/L。

【临床意义】

1. **低钠血症** 血清钠 <135mmol/L,其原因和机制见表 6-10。

表 6-10 低钠血症的原因和机制

机制	原因
消耗性低钠或摄取不足	①肺结核、肿瘤等慢性消耗性疾病 ②长期低盐饮食、饥饿、营养不良,输液不当
丢失过多	①胃肠道失水失钠:严重呕吐、反复腹泻、肠胆造瘘等 ②局部失水失钠:大量引流浆膜腔积液、大面积烧伤、大量出汗 ③肾性失水失钠:慢性肾功能衰竭多尿期、大量反复使用利尿剂
细胞外液稀释	①肾上腺皮质功能减退症、剧烈疼痛致抗利尿激素分泌过多 ②高血糖时细胞外液高渗,使细胞内液外渗,致血钠减低 ③饮水过多 ④肝硬化失代偿期、急慢性肾衰竭少尿期

2. **高钠血症** 血清钠 >145mmol/L。临床较少见,摄入水过少或输入过多含钠盐的液体可使血清钠升高,也可见于肾上腺皮质功能亢进、腺垂体肿瘤、原发性醛固酮增多症、脑外伤或脑血管意外等。

(三) 血清氯测定

氯是细胞外液的主要阴离子。其主要功能有:调节机体的酸碱平衡、渗透压、水和电解质平衡;参与胃液中胃酸的生成等。

【标本要求】 静脉血 3ml。

【参考值】 95~105mmol/L。

【临床意义】

1. **低氯血症** 血清氯 <95mmol/L。其原因和机制见表 6-11。

表 6-11 低氯血症的原因和机制

机制	原因
摄取不足	饥饿、营养不良、出汗过多、低盐治疗后
丢失过多	①严重呕吐、腹泻、胃肠道引流等,丢失大量胃液、胰液和胆汁 ②应用噻嗪类利尿剂,慢性肾衰、糖尿病等 ③呼吸性酸中毒,血 HCO_3^- 增高,氯的重吸收减少 ④慢性肾上腺皮质功能不全,醛固酮分泌不足,氯随钠丢失

2. **高氯血症** 血清氯 >105mmol/L,其原因和机制见表 6-12。

(四) 血清钙测定

人体内的总钙约 99% 以上以磷酸钙或碳酸钙的形式存在于骨骼中,血液中钙含量甚少。血液中的钙以蛋白结合钙、复合钙和游离钙的形式存在。钙的主要生理功能是:降低神经肌肉

表 6-12 高氯血症的原因和机制

机制	原因
摄入过多	过量补充 NaCl 液、$CaCl_2$ 液或 NH_4Cl 液等
排出减少	急、慢性肾小球肾炎少尿或无尿者,肾血流量减少如充血性心力衰竭
血液浓缩	反复腹泻、严重呕吐、大量出汗等
代偿性增高	呼吸性碱中毒过度呼吸时,CO_2 排出增多
吸收增加	肾上腺皮质功能亢进,如长期应用糖皮质激素等

的兴奋性;维持心肌及传导系统的兴奋性和节律性;参与肌肉收缩和神经冲动传导;激活酯酶及三磷酸腺苷;参与凝血过程。

【标本要求】 静脉血 3ml,避免溶血,及时送检。

【参考值】 血清总钙:成人为 2.25~2.58mmol/L。血清离子钙:1.10~1.34mmol/L。

【临床意义】

1. 低钙血症 血清总钙 <2.25mmol/L,其原因和机制见表 6-13。

表 6-13 低钙血症的原因和机制

机制	原因
摄取不足	长期低钙饮食
吸收障碍	严重乳糜泻、小肠吸收不良综合征、阻塞性黄疸、佝偻病、软骨病等
成骨作用增强	甲状旁腺功能减退、甲状腺功能亢进术后、恶性肿瘤骨转移
分布异常	钾向细胞内转移,如碱中毒、胰岛素治疗、肌无力症、甲状腺功能亢进
其他	急、慢性肾衰竭、肾病综合征、肾小管性酸中毒、坏死性胰腺炎、妊娠等

2. 高钙血症 血清总钙 >2.58mmol/L,其原因和机制见表 6-14。

表 6-14 高钙血症的原因和机制

机制	原因
摄入过多	静脉用钙过量、大量饮用牛奶等,溃疡病长期应用碱性药物治疗
钙吸增多	维生素 A 或 D 摄入过多
溶骨作用增强	原发性甲状旁腺功能亢进症;多发性骨髓瘤、骨肉瘤;分泌前列腺素的肾癌、肺癌,急性白血病等
肾功能损害	急性肾衰竭

(五) 血清磷测定

通常指测定无机磷。磷在体内具有重要的生理功能:参与糖、脂类及氨基酸的代谢;有些磷酸化合物是转运能量的物质;磷酸盐参与酸碱平衡调节、参与骨骼及牙齿的组成等。血磷水平可受年龄和季节影响。

【标本要求】 静脉血 3ml,避免溶血,及时送检。

【参考值】 正常成人 0.97~1.61mmol/L。

【临床意义】

1. 低磷血症 血清磷 <0.97mmol/L,其原因和机制见表 6-15。

表6-15 低磷血症的原因和机制

机制	原因
摄取不足或吸收障碍	佝偻病、脂肪泻、长期服用含铝的制酸剂、饥饿或恶病质、缺乏活性维生素D
丢失过度	呕吐和腹泻、血液透析、肾小管性酸中毒、急性痛风、应用噻嗪类利尿剂
转入细胞内	如静脉注射葡萄糖或胰岛素、过度换气综合征、妊娠、碱中毒
其他	酒精中毒、糖尿病酮症酸中毒、甲状旁腺功能亢进、维生素D抵抗性佝偻病等

2. 高磷血症 血清磷 >1.61mmol/L，其原因和机制见表6-16。

表6-16 高磷血症的原因和机制

机制	原因
吸收增加	维生素D摄入过多，可促进肠道吸收钙、磷
排出障碍	慢性肾炎晚期、肾衰竭
内分泌疾病	甲状旁腺功能减退症
其他	多发性骨髓瘤、骨折愈合期、Addison病、急性重型肝炎、粒细胞性白血病等

三、血清脂质和脂蛋白检测

血脂异常是心、脑血管疾病的重要危险因素。血脂检测主要用于：血脂代谢异常性疾病的诊断、治疗和病情观察；健康普查；诊断少见的遗传性脂蛋白异常性疾病；协助诊断胎儿肺发育成熟程度、预测新生儿呼吸窘迫综合征等。

(一) 血清总胆固醇测定

人体约含胆固醇(cholesterol, CHO)140g，血液中的CHO仅有10%~20%是直接从蛋、奶及肉类食物中摄取，其余由机体自身合成。CHO主要经胆汁随粪便排出体外。CHO是合成胆汁酸、肾上腺皮质激素、性激素及维生素等生理活性物质的重要原料，也是构成细胞膜的主要成分。总胆固醇(total cholesterol, TC)包括游离胆固醇(free cholesterol, FC)和胆固醇脂(cholesterol ester, CE)。

【标本要求】 空腹(通常禁食12h以上)静脉采血2ml，避免溶血。采血前24小时内禁酒、避免剧烈运动。

【参考值】 正常成人：合适水平：<5.20mmol/L；边缘水平：5.23~5.69mmol/L；升高：>5.72mmol/L。

【临床意义】 血清TC水平受性别、年龄、饮食、环境等因素影响，如青年男性高于女性、女性绝经后高于同龄男性、随年龄增长而增高(70岁后减低)等。TC检测可作为动脉粥样硬化的预测、防治以及疗效观察的指标。TC的临床意义见表6-17。

(二) 甘油三酯测定

甘油三酯(triglyceride, TG)由肝、脂肪组织及小肠合成。正常人空腹时TG仅占总脂的1/4，主要存在于前β-脂蛋白和乳糜微粒中，直接参与胆固醇及胆固醇脂的合成，为细胞提供和贮存能量。TG是动脉粥样硬化的重要危险因素之一。

【标本要求】 同TC。

表 6-17　血清总胆固醇变化的临床意义

状态	临床意义
增高	①冠状动脉粥样硬化性心脏病、脑血管疾病 ②长期高脂饮食、吸烟、饮酒、精神紧张 ③甲状旁腺功能减退症、高脂蛋白血症、胆总管阻塞症、类脂性肾病、糖尿病 ④应用某些药物,如糖皮质激素、阿司匹林、口服避孕药、环孢素等
减低	①严重的肝脏疾病,如急性肝坏死或肝硬化 ②严重的贫血(如再生障碍性贫血、溶血性贫血等)、严重营养不良 ③甲状腺功能亢进症 ④应用某些药物,如雌激素、甲状腺激素、钙拮抗剂等

【参考值】　0.56~1.70mmol/L。

【临床意义】　TG 检测是早期识别动脉粥样硬化的危险性和指导高脂血症分类的重要指标;还可用于对低脂饮食和药物治疗的监测。

1. **TG 增高**　生理性增高见于高脂饮食,一般餐后 2~4 小时达高峰,8 小时后基本恢复空腹水平;运动不足、肥胖也是 TG 增高的原因。病理性增高见于冠心病、高脂血症、动脉硬化症、肥胖症、阻塞性黄疸、糖尿病、脂肪肝、肾病综合征、高脂饮食和酗酒等。

2. **TG 减低**　见于甲状腺功能亢进、肾上腺皮质功能不全及严重肝病;低 / 无 β- 脂蛋白血症。

(三) 血清脂蛋白测定

脂蛋白(lipoprotein, Lp)是血浆脂质与蛋白质结合的复合物,是血脂在血液中存在、转运以及代谢的基本形式。根据不同密度可将 Lp 分为乳糜颗粒(CM)、极低密度脂蛋白(very low density lipoprotein, VLDL)、低密度脂蛋白(low density lipoprotein, LDL)、中间密度脂蛋白(IDL)和高密度脂蛋白(high density lipoprotein, HDL)。临床一般以测定低密度脂蛋白胆固醇(low density lipoprotein cholesterol, LDL-C)含量反映 LDL 水平,以测定高密度脂蛋白胆固醇(high density lipoprotein cholesterol, HDL-C)含量反映 HDL 水平。

【标本要求】　同血清总胆固醇。

【参考值】　HDL-C:1.03~2.07mmol/L;LDL-C:2.7~3.2mmol/L。

【临床意义】

1. **HDL 增高**　HDL 增高有利于外周组织清除 CHO,对防止动脉粥样硬化和预防冠心病的发生具有重要作用。HDL 生理性增高见于饮酒、长期足量运动;病理性增高见于原发性胆汁性肝硬化。

2. **HDL 减低**　常见于动脉粥样硬化、糖尿病、肾病综合征、急性感染以及应用雄激素等药物。

3. **LDL 增高**　LDL 增高是动脉粥样硬化的危险因素,与冠心病发病呈正相关,常用于判断冠心病发病的危险性。LDL 增高还可见于甲状腺功能减退症、肾病综合征、糖尿病、阻塞性黄疸、肥胖症以及应用雄激素、糖皮质激素等药物。

4. **LDL 减低**　常见于甲状腺功能亢进症、肝硬化及低脂饮食、运动等。

(四) 血清载脂蛋白测定

载脂蛋白(apolipoprotein, apo)一般分为 apoA、apoB、apoC、apoE、apo(a)几类,各类又可分为若

干亚型。apo 检测主要用于早期冠心病危险性的识别和降脂药物治疗的监测。与动脉粥样硬化和冠心病关系最密切的是 apoA I 和 apoB。

【标本要求】 同脂蛋白测定。

【参考值】 apoA I：男性为(1.42±0.17)g/L，女性为(1.45±0.14)g/L；apoB：男性为(1.01±0.21)g/L，女性为(1.07±0.23)g/L。

【临床意义】

1. apoA I　apoA I 增高与冠心病发病率呈正相关，是诊断冠心病的一种较灵敏的指标；减低见于家族性低 HDL 血症、急性心梗、糖尿病、脑血管病等。

2. apoB　apoB 可直接反映 LDL 水平，增高时与动脉粥样硬化和冠心病的发生呈正相关，是冠心病的危险因素之一。增高常见于高脂血症 II 型、肾病综合征、甲状腺功能减退症等；减低见于恶性肿瘤、甲状腺功能亢进症、营养不良等。

四、心肌酶及心肌蛋白检测

通过血清心肌酶学和心肌蛋白指标检测，可协助心脏疾病的诊断和病情评估。

（一）血清肌酸激酶及其同工酶测定

肌酸激酶(creatine kinase，CK)，又称肌酸磷酸激酶(creatine phosphokinase kinase，CPK)，主要分布于骨骼肌、心肌、平滑肌和脑组织中。CK 有 CK-BB、CK-MB、CK-MM 三种同工酶。其中 CK-MB 主要存在于心肌组织中，正常血清中含量极少。CK-MB 可分为 CK-MB$_1$ 和 CK-MB$_2$ 两种异型，对诊断 AMI 更具有敏感性和特异性。

【标本要求】 空腹静脉血 2ml，避免溶血。

【参考值】

1. CK 总活性(酶偶联法，37℃)　男性：38~174U/L，女性：26~140U/L。

2. CK 同工酶活性(琼脂糖凝胶电泳法)　CK-MM：94%~96%；CK-MB：<5%；CK-BB：0 或极少。

3. CK 异型　CK-MB$_1$<0.71U/L；CK-MB$_2$<1.0U/L；MB$_2$/MB$_1$<1.4。

【临床意义】

1. CK 增高　CK 水平可受年龄、性别、种族及生理状态的影响，如男性高于女性，运动后明显增高等。病理性增高主要见于：

(1) AMI：①CK 是 AMI 早期诊断的敏感指标，AMI 发病 3~8h，CK 即可出现明显增高，10~36h 达高峰，3~4d 恢复正常。如病程中 CK 再次增高，常提示再次心肌梗死。②CK 可帮助判断溶栓后再灌注情况，若发病后 4h 内 CK 达高峰，提示冠脉的再通能力达 40%~60%。

(2) 心肌炎和肌肉疾病：如病毒性心肌炎、多发性肌炎、骨骼肌损伤、进行性肌营养不良等。

(3) 其他：各种心脏和非心脏手术，急性脑外伤等。

2. CK-MB 增高　主要见于：

(1) AMI：CK-MB 对 AMI 早期诊断的灵敏度和特异度均高于总 CK，阳性检出率可达 100%，CK-MB 一般在 AMI 发病后 3~8h 增高，9~30h 达高峰，2~3d 恢复正常。若发病后 CK-MB 大幅度增高，提示梗死面积较大；若持续增高，提示心肌有继续梗死；若减低后又增高，提示梗死部位扩大或又出现新的梗死。

(2) 其他心肌损伤：如心绞痛、心包炎、慢性心房纤颤、心脏手术、安装起搏器、冠状动脉造影等。

(3) 肌病或骨骼肌损伤：如肌营养不良、多发性肌炎、肌萎缩、挤压综合征、肌内注射等。

3. CK-MB 异型　对于 AMI 的诊断，CK-MB$_1$ 和 CK-MB$_2$ 比 CK-MB 具有更高的灵敏度和特异性。如以血浆 CK-MB$_2$<1.0U/L、CK-MB$_1$<0.71U/L、MB$_2$/MB$_1$>1.5 为临近值，则急性心肌梗死发病后 2~4h，诊断敏感性为 59%，高于 CK-MB 的 48%。

（二）乳酸脱氢酶及其同工酶测定

乳酸脱氢酶（lactate dehydrogenase，LD）是一种糖酵解酶，广泛存在于人体组织内，以心肌、骨骼肌和肾脏含量最丰富，其次为肝、脾、胰、肺和肿瘤组织，在红细胞内含量也极为丰富。当心肌等组织损伤时，LD 可释放入血，使血中 LD 活性增高。LD 同工酶有 5 种，分别为 LD$_1$（H$_4$）、LD$_1$（H$_3$M）、LD$_3$（H$_2$M$_2$）、LD$_4$（HM$_3$）、LD$_5$（M$_4$），其中，LD$_1$、LD$_2$ 主要来自心肌。测定 LD 同工酶有利于病变组织的定位。

【标本要求】　空腹静脉血 2ml，避免溶血。

【参考值】

1. LD　连续监测法：104~245U/L。速率法：95~200U/L。

2. LD 同工酶　LD$_1$：(32.70±4.60)%；LD$_2$：(45.10±3.53)%；LD$_3$：(18.50±2.96)%；LD$_4$：(2.90±0.89)%；LD$_5$：(0.85±0.55)%。LD$_1$/LD$_2$：<0.7。

【临床意义】　LD 及其同工酶增高主要见于：

1. AMI　LD 活性增高比 CK、CK-MB 和 AST 增高晚，但持续时间长（6~10d）。LD$_1$ 及 LD$_2$ 增高明显，其增高早于总 LD。若 LD 持续增高或再次增高，提示心肌梗死面积扩大或出现新的梗死。若 LD$_1$/LD$_2$ 倒置且伴 LD$_5$ 增高时，提示患者心衰伴有肝淤血或肝功能衰竭。

2. **肝脏疾病**　急性病毒性肝炎、慢性活动性肝炎、肝硬化、胆汁淤积性黄疸时 LD 可显著增高。肝脏实质性损伤时 LD$_5$ 升高，且 LD$_5$>LD$_4$，如病毒性肝炎、肝硬化、原发性肝癌等。阻塞性黄疸时，LD$_4$>LD$_5$。

3. **恶性肿瘤**　如恶性淋巴瘤、肺癌、结肠癌、乳腺癌、胃癌等，LD 可明显增高。肝癌时 LD$_4$ 和 LD$_5$ 明显增高，白血病、结缔组织疾病以 LD$_3$ 和 LD$_4$ 增高为主。

4. **其他疾病**　包括骨骼肌损伤、白血病、休克、肺梗死和胰腺炎等。恶性贫血时，LD 活性极度增高，LD$_1$>LD$_2$；骨骼肌疾病时，LD$_5$>LD$_4$。

（三）心肌蛋白检测

1. 肌钙蛋白 T 和肌钙蛋白 I 测定　肌钙蛋白（cardiac troponin，cTn）是肌肉收缩的调节蛋白，由肌钙蛋白 T、I、C 构成复合体。肌钙蛋白 T（cTnT）和肌钙蛋白 I（cTnI）以复合物和游离两种形式存在于心肌细胞胞质中。当心肌细胞损伤时，cTnT 和 cTnI 可释放到血清中。检测心肌蛋白浓度变化对诊断心肌缺血损伤的严重程度有重要价值。

【标本要求】　空腹静脉血 2ml。

【参考值】　cTnT：0.02~0.13μg/L。>0.2μg/L 为临界值；>0.5μg/L 可以诊断 AMI。cTnI：<0.2μg/L。>1.5μg/L 为临界值。

【临床意义】

(1) 诊断 AMI：cTn 是诊断 AMI 的标志物，特异性明显优于 CK-MB 和 LD。对非 Q 波性、亚急性心肌梗死或 CK-MB 无法诊断的患者更有价值。AMI 发病后 3~6h cTnT 和 cTnI 均明显增高，前者 10~24h 达峰值(可为参考值的 30~40 倍)，10~15d 恢复正常；后者 14~20h 达到峰值，5~7d 恢复正常。

(2) 诊断微小心肌损伤(MMD)：不稳定型心绞痛患者常发生微小心肌损伤，只有通过 cTnT 和 cTnI 检测才能确诊。

(3) 判断溶栓效果：溶栓治疗 90min 后 cTn 明显增高，提示再灌注成功。

(4) 其他：外伤、药物等原因造成的心肌损伤、严重脓毒血症所致的左心衰以及肾衰竭患者反复血透引起心肌缺血性损伤等，cTn 均可不同程度增高。

2. 肌红蛋白测定　肌红蛋白(myoglobin,Mb)是一种存在于骨骼肌和心肌中的含氧结合蛋白，正常人血清 Mb 含量极少，当心肌或骨骼肌损伤时，血液中的 Mb 水平可增高，Mb 测定对诊断 AMI 和骨骼肌损害有一定价值。

【标本要求】　空腹静脉血 2ml。

【参考值】　定性：阴性。定量：50~85μg/L(ELISA 法)；6~85μg/L(RIA 法)。>75μg/L 为临界值。

【临床意义】　Mb 增高主要见于 AMI。Mb 一般于发病后 30 分钟至 2 小时迅速增高，5~12h 达到高峰，18~30h 恢复正常，可作为早期诊断 AMI 的指标。Mb 增高也可见于骨骼肌损伤、休克、急性或慢性肾衰竭等。

AMI 的心肌酶学和心肌蛋白变化见表 6-18。

表 6-18　AMI 的心肌酶学和心肌蛋白变化

指标	开始增高时间(h)	峰值时间(h)	恢复正常时间(h)	灵敏度(%)	特异性(%)
CK	3~8	10~36	72~96	−	−
CK-MB	3~8	9~30	48~72	17~62	92~100
CK-MB 异型	1~4	4~8	12~24	92~96	94~100
LD	8~18	24~72	144~240	−	−
LD$_1$	8~18	24~72	144~240	−	−
cTnT	3~6	10~24	240~360	50~59	74~96
cTnI	3~6	14~20	120~148	6~44	93~99
Mb	0.5~2	5~12	18~30	50~59	77~95

五、胰腺疾病相关酶检测

(一) 淀粉酶及同工酶检测

淀粉酶(amylase,AMS)是一种水解酶，对食物中的多糖类化合物的消化具有重要作用。血清中的 AMS 主要来自胰腺和腮腺。来自胰腺的为淀粉酶同工酶 P(P-AMS)，来自腮腺的为淀粉酶同工酶 S(S-AMS)。AMS 经肾小球滤过率后，一半被肾小管重吸收，一半由尿液排出。AMS 检测主要用于急性胰腺炎的诊断和急腹症的鉴别诊断。AMS 半衰期短(约 2h)，当胰腺或腮腺发生病变时，血液 AMS 增高早，但持续时间短；而尿液 AMS 增高晚，持续时间长。其中，前者是主要诊断依据,后者仅为参考。

【标本要求】 血清标本:血清或肝素抗凝血浆。尿液标本:随机或24h尿液。

【参考值】 血清AMS:600~1200Somogyi U/L,30~220SI U/L。尿液AMS:<500Somogyi U/24h,6.5~48.1SI U/h。

【临床意义】

1. 血清AMS增高

(1) 胰腺炎:急性胰腺炎是AMS增高最常见的原因。AMS诊断胰腺炎的灵敏度和特异性分别为70%~95%和33%~34%。血清AMS一般于发病6~12h开始增高,12~72h达到峰值,3~5d恢复正常。应注意,AMS增高程度与胰腺损伤程度并不完全相关。尿液AMS升高较晚,多于发病后12~24h开始升高,下降也比血清AMS慢,因此多用于疾病后期的病情监测。此外,慢性胰腺炎急性发作、胰腺囊肿、胰腺管阻塞时AMS也可增高。

(2) 胰腺癌:早期可增高,原因为:①癌肿压迫致胰腺导管阻塞和压力增高,AMS逸入血液中;②短时间内大量胰腺组织破坏,使AMS进入血液。

(3) 非胰腺疾病:①腮腺炎:S-AMS增高为主,S-AMS/P-AMS>3;②消化性溃疡穿孔、腹膜炎、机械性肠梗阻、胆管梗阻、急性胆囊炎等疾病时,可累及胰腺或富含AMS的肠液进入腹腔被吸收,AMS增高;③服用吗啡等镇静剂;④乙醇中毒;⑤肾功能不全:血液AMS增高,尿液AMS减低。

2. 血清AMS减低 见于:①慢性胰腺炎:胰腺组织严重破坏引起胰腺分泌功能障碍。②胰腺癌:肿瘤长期压迫致腺体组织纤维化,使胰腺分泌功能降低。

(二) 血清脂肪酶检测

脂肪酶(lipase,LPS)是一种能水解长链脂肪酸三酰甘油的酶,主要由胰腺分泌,少量由胃和小肠分泌。LPS经肾小球滤过后,100%被肾小管重吸收,故尿液中检不出。

【标本要求】 空腹静脉血2ml。

【参考值】 比色法:<79U/L。滴度法:<1500U/L。速率法:0~230U/L。

【临床意义】

1. LPS增高

(1) 胰腺疾病:见于急、慢性胰腺炎,尤以急性胰腺炎最常见。LPS多于发病后4~8h开始升高,24h达到峰值,可持续10~15d,其增高可与AMS平行,但有时增高的时间更早、持续时间更长、增高程度更明显。LPS诊断急性胰腺炎的灵敏度可达82%~100%,若与AMS联合检测,灵敏度可达95%。LPS组织来源较少,因此特异性较AMS高。此外,由于LPS增高持续时间较长,故疾病后期可有效用于病情观察和预后判断。

(2) 非胰腺疾病:如消化性溃疡穿孔、肠梗阻、急性胆囊炎等。

2. LPS减低 主要见于胰腺癌或胰腺结石导致胰腺导管阻塞时。其减低程度取决于梗阻部位、梗阻程度和剩余胰腺组织的功能。

(三) 尿液胰蛋白酶原-Ⅱ检测

胰蛋白酶原是胰蛋白酶的前体,主要由胰蛋白酶原-Ⅰ(trypsinogen-Ⅰ,TPG-Ⅰ)和胰蛋白酶原-Ⅱ(trypsinogen-Ⅱ,TPG-Ⅱ)组成,在生理情况下,由胰腺腺泡分泌入胰液,血液及尿液中含量较低。急性胰腺炎时,胰腺组织细胞受损,胰蛋白酶原大量释放入血,通过肾小球滤过后,大部分 TPG-Ⅰ被肾小管重吸收,而 TPG-Ⅱ的重吸收率比低,大量随尿液排出,因此,尿液中 TPG-Ⅱ的浓度较高。尿 TPG-Ⅱ试纸条检测操作简便、快速,是急性胰腺炎筛选的一种快速而准确的方法,检测为阳性结果时,需要做进一步的酶学检查。

【标本要求】 随机尿液 2ml,及时送检,避免污染。

【参考值】 尿试纸条法(免疫层析法):<50ng/L 为阴性。

【临床意义】 尿 TPG-Ⅱ在急性胰腺炎发病后约 3~4h 开始升高,6h 即呈现阳性,1~3d 阳性率最高,7~10d 升高幅度大、升高速度快,持续升高时间可达 2 周。且 TPG-Ⅱ升高持续时间与急性胰腺炎的严重程度相关,与 CT 结果具有良好的相关性。尿 TPG-Ⅱ诊断急性胰腺炎的灵敏度和特异性分别为 90%~96% 和 92%~95%,诊断价值高于 AMS 和 LPS。尿 TPG-Ⅱ阳性也可见于慢性胰腺炎、胰腺癌、胰腺假性囊肿、胆石症、胃癌、肝癌等疾病。

六、血清铁及其代谢物检测

(一)血清铁测定

血清铁(serum iron,SI)是与转铁蛋白结合的铁,其含量不仅取决于血清中铁的含量,还受转铁蛋白的影响。

【标本要求】 空腹静脉血 3ml,避免溶血。

【参考值】 男性:11~30μmol/L,女性:9~27μmol/L,儿童:9~22μmol/L。

【临床意义】

1. **增高** 生理性增高见于 6 周内的新生儿。病理性增高主要见于:①红细胞生成或成熟障碍:如再生障碍性贫血、巨幼细胞贫血等。②铁利用减低:如铅中毒、维生素 B_6 缺乏。③红细胞破坏增加:如血管内溶血。④铁摄入或吸收增多:如白血病、含铁血黄素沉着症、反复输血等。⑤肝脏贮存铁和转铁蛋白合成障碍:如急性病毒性肝炎、慢性活动性肝炎、肝硬化等。

2. **减低** 生理性减低见于 1 周内或铁需要量增加的婴儿,老年人,青少年,月经期、妊娠期和哺乳期的妇女。病理性减低主要见于缺铁性贫血和慢性失血,如月经过多、消化性溃疡、恶性肿瘤、感染或炎症等。

(二)血清转铁蛋白和血清转铁蛋白饱和度测定

转铁蛋白(transferrin,Tf)是一种能与 Fe^{3+} 结合的球蛋白,主要起转运铁的作用。正常时有 1/3 的转铁蛋白呈铁饱和状态,临床上以转铁蛋白饱和度(transferrin saturation,Tfs)与转铁蛋白浓度两项指标表示。转铁蛋白饱和度是血清铁与总铁结合力的百分比。

【标本要求】 空腹静脉血 2ml,避免溶血,及时送检。

【参考值】 Tf:2.5~4.3g/L(28.6~51.9μmol/L);Tfs:33%~55%。

【临床意义】

1. **Tf** 增高见于妊娠中晚期、口服避孕药、反复出血、缺铁性贫血等。减低见于营养不良、严重蛋白质缺乏、腹泻、肾病综合征、溶血性贫血等。

2. **Tfs** 增高见于血色病或铁利用障碍,如再生障碍性贫血、铁粒幼细胞贫血等。Tfs<15%,结合病史可诊断缺铁或缺血性贫血,准确性仅次于铁蛋白,较总铁结合力和血清铁测定敏感。

第十一节 临床常用免疫学检测

临床免疫学检测的敏感度和特异性均较高,常用于感染性疾病、自身免疫性疾病、变态反应性疾病、免疫缺陷病、肿瘤等疾病的诊断与疗效监测。

一、免疫球蛋白检测

免疫球蛋白(immunoglobulin,Ig)是一组具有抗体活性的球蛋白,由浆细胞合成和分泌,分布于血液、体液及部分细胞的表面。Ig 的异常变化反映了机体的体液免疫功能,可协助感染性疾病、免疫增生性疾病等的鉴别诊断和病情监控。Ig 分为 IgG、IgA、IgM、IgD 和 IgE 五类。

(一) IgG、IgA、IgM 测定

IgG 主要由脾脏和淋巴结中的浆细胞合成和分泌,约占血清中总 Ig 的 75%,是血清中主要的抗体成分,也是唯一能通过胎盘的 Ig。IgA 主要由肠系膜淋巴组织中的浆细胞产生,约占血清中总 Ig 的 10%,又可分为血清型 IgA 和分泌型 IgA(SIgA)两种。后者在抗呼吸道、消化道和泌尿生殖道的感染中起重要作用。当机体受到抗原刺激后,IgM 是最早出现的抗体,其杀菌、溶菌、溶血、促吞噬及凝集作用比 IgG 高 500~1000 倍。上述三种 Ig 含量随年龄增长逐渐增高,一般 16 岁前达成人水平。

【标本要求】 静脉血 3ml。

【参考值】 免疫比浊法:成人 IgG:7.0~16.6g/L;IgA:0.7~3.5g/L;IgM:0.5~2.6g/L。

【临床意义】

1. **IgG、IgM、IgA 均增高** 见于各种慢性感染、慢性肝病、肝硬化、淋巴瘤和系统性红斑狼疮、类风湿性关节炎等自身免疫性疾病。

2. **单一 Ig 增高** 见于多发性骨髓瘤、原发性巨球蛋白血症等免疫增殖性疾病。

3. **Ig 减低** 见于各类先天性免疫缺陷病、获得性免疫缺陷病、联合免疫缺陷病及长期使用免疫抑制剂者等。

(二) IgE 测定

IgE 主要由鼻咽部、扁桃体、支气管、胃肠道等黏膜固有层的浆细胞分泌,血清含量极少,约为血清总 Ig 的 0.002%。IgE 能与肥大细胞、嗜碱性粒细胞膜结合,在 I 型变态反应性疾病的发病中具有重要作用。人体 IgE 水平随年龄增长逐渐增高,12 岁达成人水平。

【标本要求】 静脉血 3ml。

【参考值】 ELISA 法:0.1~0.9mg/L。

【临床意义】

1. **IgE 增高** 主要见于 I 型变态反应性疾病,如过敏性支气管哮喘、特异性皮炎、过敏性鼻炎、荨麻疹等。也可见于 IgE 型骨髓瘤、寄生虫感染、急慢性肝炎、系统性红斑狼疮、类风湿性关节炎等。

2. **IgE 减低** 见于先天性或获得性丙种球蛋白缺乏症、恶性肿瘤、长期使用免疫抑制剂者等。

二、感染免疫检测

细菌、病毒、立克次体、支原体、衣原体、寄生虫等病原体及其代谢产物刺激人体免疫系统所产生的抗体,可通过凝集试验、补体结合试验、沉淀试验、免疫荧光试验、ELISA、放射免疫试验、PCR 或 DNA 探针杂交技术等方法对病原体进行检测。

(一)血清抗链球菌溶血素"O"试验

溶血素"O"是 A 族溶血性链球菌产生的具有溶血活性的代谢产物,能刺激机体产生抗体,称为抗链球菌溶血素"O"(anti-streptolysin "O",抗"O"或 ASO)。

【标本要求】 静脉血 3ml。

【参考值】 胶乳凝集法:<500U。

【临床意义】 ASO 增高提示患者近期有 A 族溶血性链球菌感染,如感染性心内膜炎、扁桃体炎、风湿热及链球菌感染后肾小球肾炎等。应注意,ASO 可在体内持续数月或数年,应动态监测其变化,以准确评估病情。

(二)结核分枝杆菌抗体检测

用结核菌素纯化蛋白衍生物(PPD)、分枝杆菌细胞壁中提取的脂阿拉伯甘露糖(LAM)或人型结核分枝杆菌包膜蛋白作为抗原,检测血清中抗结核 IgG。

【标本要求】 静脉血 3ml。

【参考值】 胶体金或 ELASE 法:阴性。

【临床意义】 用血清学方法检测结核抗体,较传统的痰涂片找结核分枝杆菌和细菌培养方法简便,敏感度和特异性可达 90%。阳性提示有结核分枝杆菌感染。

(三)肥达反应

是利用伤寒和副伤寒沙门菌菌液为抗原,检测患者血清中有无相应抗体的一种凝集试验。伤寒沙门菌感染后,菌体"O"抗原和鞭毛"H"抗原可刺激机体产生相应抗体,副伤寒杆菌甲、乙、丙各型菌体抗原和鞭毛抗原也可产生相应抗体。

【标本要求】 静脉血 3ml。

【参考值】 直接凝集法:伤寒 H<1∶160;O<1∶80。

【临床意义】 单份血清抗体效价 O>1∶80 及 H>1∶160 有诊断意义;若动态观察、持续超过参考值或较原效价升高 4 倍以上更有价值。

1. **O、H 均升高** 提示伤寒可能性大,多数患者在病程第 2 周出现阳性。

2. **O 不高、H 升高** 可能是预防接种或非特异性回忆反应。

3. **O 升高、H 不高** 可能是感染早期或与伤寒沙门菌 O 抗原有交叉反应的其他沙门菌感染。

(四) TORCH 试验

TORCH 试验包括了弓形虫、风疹病毒、巨细胞病毒、单纯疱疹病毒Ⅰ型和Ⅱ型的病原抗体检测,是妇产科产前的常规检查项目。孕早期若感染上述任一种微生物均有较高的致畸风险,故常联合检测。机体感染后可出现 IgM 型抗体和 IgG 型抗体。

【标本要求】 空腹静脉血 3ml,避免溶血。

【参考值】 IgM 和 IgG 型抗体均为阴性。

【临床意义】

1. **风疹病毒感染检测** 风疹病毒感染对新生儿的致畸致残率最高。检测两种抗体均无时,可注射疫苗保护;仅有 IgM 抗体阳性时,应做妇产科咨询后决定是否治疗性流产或继续妊娠;仅有 IgG 抗体阳性时,应注意观察抗体滴度变化,若滴度无变化可能为既往感染;若测定患者急性期和恢复期双份血清,抗体滴度明显升高 4 倍或以上,则可诊断为近期有风疹病毒感染。

2. **单纯疱疹病毒(Ⅰ型和Ⅱ型)、巨细胞病毒、弓形虫检测** 分别对其 IgG 和 IgM 抗体检测,前者阳性提示既往感染,后者阳性提示近期感染。

(五) 梅毒螺旋体抗体检测

梅毒螺旋体侵入人体后,血清中既可出现特异性抗体,还可出现非特异性抗体(反应素)。

【标本要求】 静脉血 3ml。

【参考值】

1. **梅毒螺旋体特异性抗体的确诊试验** 梅毒螺旋体血凝试验(TPHA)和荧光梅毒螺旋体抗体吸收试验(FTA-ABS)均为阴性。

2. **梅毒螺旋体非特异性抗体的定性试验** 快速血浆反应素试验(RPR)阴性;不加热血清反应素试验(USR)阴性;性病研究实验室试验(VDRL)阴性。

【临床意义】 检测梅毒螺旋体抗体有助于梅毒的临床诊断。梅毒螺旋体反应素试验敏感性高,定性试验阳性的情况下,必须进行确诊试验,梅毒螺旋体抗体确诊试验阳性可确定梅毒的诊断。

(六) 人类获得性免疫缺陷病毒抗体及 RNA 测定

人类免疫缺陷性病毒(human immunodeficiency virus,HIV)是艾滋病(AIDS)的病原体,机体感染 HIV 数周至半年后,多数患者体内可出现抗 HIV 抗体。

【标本要求】 静脉血 3ml。

【参考值】

1. **筛选试验** ELISE 法和快速蛋白印迹法均为阴性。

2. **确诊试验** 蛋白印迹试验(Western blotting,WB)和 RT-PCR 法检测 HIV-RNA 均阴性。

【临床意义】 筛选试验灵敏度高,但特异性不高,故筛选试验阳性时必须做确诊试验证实。确诊试验阳性,特别是 RT-PCR 法检测 HIV-RNA 阳性,对肯定诊断和早期诊断有重要价值。重复试验 2 次以上阳性者,需做蛋白印迹试验,阳性可确诊为 HIV 感染。

三、自身免疫检测

自身免疫性疾病(autoimmune disease,AID)是指免疫系统对自身组织或成分的免疫耐受性减低或破坏,产生自身抗体,损伤含有相应自身抗原的组织器官而造成的疾病。自身抗体是诊断自身免疫性疾病的重要依据。

(一)血清类风湿因子检测

类风湿因子(rheumatoid factor,RF)是变性 IgG 刺激机体产生的一种自身抗体,主要存在于类风湿性关节炎患者的血清和关节液内,包括 IgM、IgG、IgA、IgD、IgE 五种类型,以 IgM 为主。

【标本要求】 静脉血 3ml。

【参考值】 阴性

【临床意义】 RF 阳性主要见于类风湿性关节炎,约 70% 的患者 RF 阳性。IgG 型与患者滑膜炎、血管炎和关节外症状有关,IgM 型和 IgA 型的效价与病情和骨质破坏有关。RF 阳性还可见于多发性肌炎、自身免疫性溶血、系统性红斑狼疮等其他自身免疫性疾病,以及传染性单核细胞增多症、结核病等。

(二)血清抗核抗体检测

抗核抗体(antinuclear antibody,ANA)泛指以整个细胞为靶抗原的自身抗体的总称。临床上常利用免疫印迹试验对一些可提取的核抗原(ENA)的自身抗体(抗 ENA 抗体)进行检测,以反映某些自身免疫病的状况。临床常用的抗核抗体检测包括抗 DNA 抗体、抗组蛋白抗体(AHA)、抗 Sm 抗体、抗核小体抗体、抗 nRNP 抗体等。其中抗 DNA 抗体又分为抗双链 DNA 抗体(dsDNA)、抗单链 DNA 抗体(ssDNA)和抗 Z-DNA 抗体。抗 Sm 抗体即抗 Smith 抗体,可识别所有 snRNA 核心蛋白。

【标本要求】 静脉血 3ml。

【参考值】 间接免疫荧光法:阴性。

【临床意义】

1. **抗 ds-DNA 抗体阳性** 见于系统性红斑狼疮活动期,阳性率为 70%~90%,是系统性红斑狼疮的诊断标准之一。虽然敏感性较低,但对于系统性红斑狼疮的诊断和治疗监测极为重要,也是迄今为止参与系统性红斑狼疮发病机制唯一的一种自身抗体。

2. **抗 ssDNA 抗体阳性** 常见于系统性红斑狼疮,尤其是合并狼疮性肾炎者。还可见于慢性活动性肝炎、药物诱导的狼疮和一些重叠结缔组织病等。

3. **抗 Sm 抗体阳性** 是系统性红斑狼疮的特异性抗体,且能反映疾病的活动程度。

4. **AHA 阳性** 见于系统性红斑狼疮、药物性狼疮、类风湿性关节炎及原发性胆汁性肝硬化等疾疾病。

(林英 王瑞)

学习小结

实验室检测是健康评估的一部分，临床工作中须结合病史、临床表现对患者进行客观、全面分析。本章主要介绍了血液检测、尿液检测、粪便检测、肝脏功能检测、肾脏功能检测、痰液检测、脑脊液检测、浆膜腔积液检测、临床常用的生物化学检测以及免疫学检测。护士应根据不同的检验项目正确选择标本的采集、保存与送检方法，熟悉各项实验室检查结果的参考值及临床意义，能在临床工作中使用专业术语对各种检验标本进行客观的描述，并能够根据检验结果对患者的病情做初步的判断和分析，从而指导护理计划的制定和实施。

复习参考题

1. 血常规中红细胞、血红蛋白测定的参考值及临床意义。

2. 中性粒细胞增多、减低的临床意义。

3. 尿蛋白形成机制，病理性蛋白尿的临床意义。

4. 粪便检测各种粪便颜色变化的临床意义。

5. 临床常用的肾小球滤过功能检测指标有哪些？

6. 肌酸激酶及其同工酶检测对诊断急性心肌梗死的临床意义有哪些？

7. 空腹血糖测定的临床意义有哪些？

8. 血清钾参考值是多少？导致血清钾降低的原因有哪些？

9. AFP 的参考值是多少？有何临床意义？

第七章　心电图检查

7

第一节　心电图的基本知识

心电图(electrocardiogram，ECG)是利用心电图机自体表记录心脏每一心动周期所产生的电活动变化的曲线图形。心脏在每一次机械收缩之前先产生电激动，该电激动产生的微小电流经人体组织传导至体表，借由心电图机的电极记录下来，即为心电图。心电图反映心脏节律性兴奋的发生、传播和恢复过程中的生物电变化。

一、心电产生原理

(一)心肌细胞的生物电变化

心肌细胞的生物电变化是由细胞膜在受到刺激(阈刺激)后，细胞内外正负离子的分布发生逆转，受刺激部位的细胞膜出现除极(depolarization)过程，使该处细胞膜外正电荷消失，而其前面尚未除极的细胞膜外仍带正电荷，从而形成一对电偶(dipole)。除极时电源(正电荷)在前，电穴(负电荷)在后，电流自电源流入电穴，并按一定的方向迅速扩展，直到整个心肌细胞全部除极。此时心肌细胞膜内带正电荷，膜外带负电荷，称为除极状态。随后，由于细胞的代谢作用，细胞膜又逐渐恢复到极化状态，称为复极(repolarization)。一般情况下，复极与除极先后顺序一致，但复极过程的电偶是电穴在前，电源在后，缓慢进行，直至整个细胞全部复极为止(图7-1)。

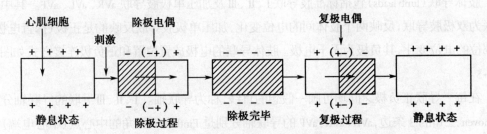

图7-1　单个心肌细胞的除极和复极过程及所产生的电偶变化

就单个心肌细胞而言，在除极时，探查电极面对电源(即面对除极方向)，描记出一向上的波形，面对电穴(即背离除极方向)，描记出一向下的波形，在细胞中部则描记出双向波形。复极过程与除极过程方向相同，但因复极过程的电偶是电穴在前，电源在后，其方向与除极过程相反，复极的过程比除极要慢2~7倍，因此记录的复极波方向与除极波相反，振幅也较低。

需要注意，与单个心肌细胞不同的是，在正常人的心电图中，复极波方向多与除极波主波方向一致，这是因为正常人心室除极从心内膜向心外膜，而复极则从心外膜向心内膜推进，其确切机制尚未完全清楚(图7-2)。

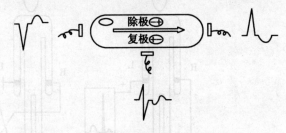

图7-2　单个心肌细胞探查电极方位与除极、复极波形方向的关系

注:箭头示除极与复极的方向

(二)心电向量

心肌细胞所产生的电偶移动有一定方向，尽管每个单位面积心肌细胞产生的电偶数完全相同，但由于心肌不是规则的整体，因而在心肌进行除极的过程中，有时除极面较大，有时较

小,这样就产生了量的差异。这种电位幅度既有数量大小,又有方向,称为心电向量。心脏在除极和复极过程中,每个瞬间都有许多心肌细胞同时发生除极和复极,产生许多大小和方向各不相同的心电向量。这些心电向量可以按照一定的规则合成为瞬间综合心电向量。具体规则为:对同一轴上两个

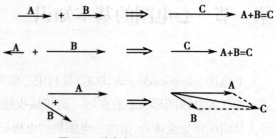

图 7-3　综合心电向量的形成原则

心电向量,若方向相同,则幅度相加;若方向相反,则幅度相减;若两个心电向量方向构成一定角度,则以平行四边形法则计算(图 7-3)。

二、心电图的导联

从理论上讲,任何心电导联系统从本质上都是双极导联。将两极电极置于体表不同部位,并通过导联线连至心电图机的正负两端,构成电路,即可描记出一系列心电波形,这种连接方式称为导联。目前临床应用最普遍的是由 Willem Einthoven 创设的国际通用导联体系,称为常规 12 导联体系。

(一) 肢体导联

肢体导联(limb leads)包括标准肢导联Ⅰ、Ⅱ、Ⅲ及加压单极肢导联 aVR、aVL、aVF。其中标准导联为双极肢导联,反映两个肢体间的电位变化,加压单极肢导联反映的是正极(探查电极)所置部位的电位变化,其负极为无干电极。肢体导联的电极放置位置和正负极连接方式如图 7-4、图 7-5。

在每一导联正负极之间均可画一假想的直线,称为导联轴。Ⅰ、Ⅱ、Ⅲ导联的导联轴分别是 Einthoven 三角的 3 条边,aVR、aVL、aVF 的导联轴分别是 Einthoven 三角的中心点(中心电端)指向 3 个顶点的 3 条线。为便于表明 6 个导联轴之间的方向关系,将Ⅰ、Ⅱ、Ⅲ导联的导联轴平行移动,使之与 aVR、aVL、aVF 的导联轴一并通过坐标图的轴中心点,构成额面六轴系统(hexaxial system)(图 7-6),此坐标系采用 ±180° 的角度标志。以左侧为 0°,顺钟向的角度为正,逆钟向者为负。

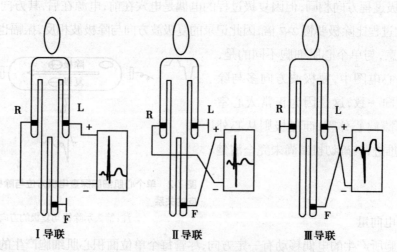

Ⅰ导联　　　　　Ⅱ导联　　　　　Ⅲ导联

图 7-4　标准双极肢体导联的电极位置及连接方式

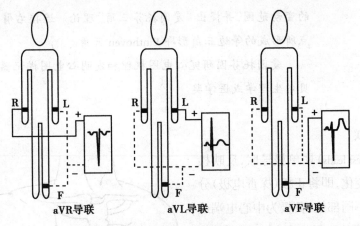

aVR导联　　　**aVL导联**　　　**aVF导联**

图7-5　加压单极肢体导联电极位置及连接方式

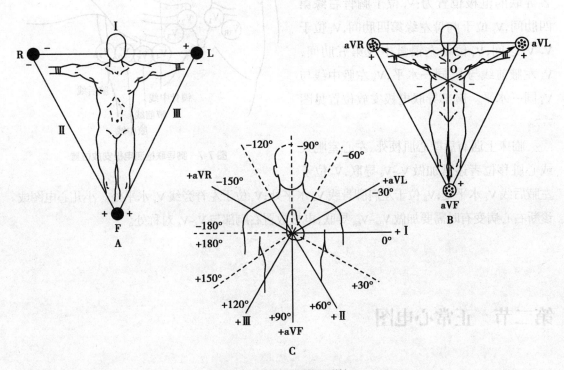

图7-6　肢体导联的导联轴

A.标准导联的导联轴　B.加压单级肢体导联的导联轴　C.肢体导联额面六轴系统

每个导联轴从中心点被分为正负两半,每个相邻导联间的夹角为30°。额面六轴系统主要用于判断肢体导联的心电图波形以及测定额面心电轴。

相关链接　　　　　　威廉·爱因托芬(Willem Einthoven,1860—1927年)是荷兰生理学家,1879年入乌得勒支大学医学院,1885年获医学博士学位,次年,任莱顿大学生理学教授,后成为荷兰皇家科学院的成员。

1903年,他确定心电图的标准测量单位,即描记记录的影线在纵坐标上波动1cm,代表1mV的电位差,在横坐标上移动1cm为0.4s。采用P、Q、R、S、T等字母标出心电图上的各波,并选择双手与左脚安放电极板,组成3种标准导联(至今仍沿用)。1912年研究正常心电图的变动范围,并提出"爱因托芬三角"理论。连接右臂、左臂和左腿三点所形成的等边三角形即 Einthoven 三角。

爱因托芬因研究心电图机理和发明心电图描记器获 1924 年度诺贝尔生理学或医学奖。

(二)胸导联

胸导联(chest leads)属单极导联,反映检测部位的电位变化,即将正极(探查电极)分别置于心前区不同部位,负极为中心电端或无干电极。常用的胸导联包括 V_1~V_6 导联,各导联的电极位置为:V_1 位于胸骨右缘第四肋间,V_2 位于胸骨左缘第四肋间,V_3 位于 V_2~V_4 之间,V_4 位于左锁骨中线第五肋间,V_5 左腋前线与 V_4 同一水平,V_6 左腋中线与 V_4 同一水平。胸部导联电极安放位置见图 7-7。

临床上遇有后壁心肌梗死、左心室肥大或心脏移位者还常加做 V_7~V_9 导联,V_7 位于左腋后线 V_4 水平处;V_8 位于左肩胛骨线 V_4 水平处;V_9 位于左脊旁线 V_4 水平处。小儿心电图或诊断右心病变有时需要加做 V_{3R}~V_{6R} 导联,电极放置右胸部与 V_3~V_6 对称处。

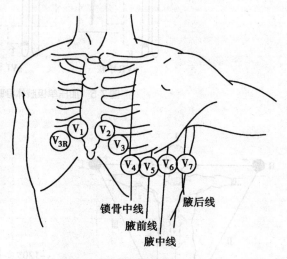

图 7-7 胸导联检测电极安放位置

第二节 正常心电图

一、正常心电图各波段的组成和命名

正常心电活动始于窦房结,兴奋心房的同时,激动沿结间束传导至房室结,然后循希氏束、左右束支、普肯耶纤维顺序传导,最后兴奋心室,这种先后有序的电激动传播,引起一系列电位变化,形成心电图上相应波段。临床心电学对这些波段规定了统一的名称。①P 波(P wave):代表左、右心房的除极过程;②PR 间期(PR interval):为心房开始除极到心室开始除极的时间;③QRS 波群(QRS wave):为左、右心室共同除极所产生的综合波。因探查电极所置位置的不同,QRS 波群可呈现多种形态,其命名原则如下:QRS 波群中第一个向上的波称为 R 波,R 波之前向下的波为 Q 波,R 波后面向下的波为 S 波,S 波之后向上的波为 R′ 波,R′ 波之后的向下的波为 S′ 波,如果 QRS 波群只有负向波,则称为 QS 波。各波幅度的大小分别用英文大小写字母表示,即用大写字母表示大波,用小写字母表示小波,同一导联中,若波幅小于最高波幅的 1/2,记为小写英文字母(图 7-8);④J 点:QRS 波与 ST 段的交点,用于 ST 段偏移的测量;⑤ST 段(ST segment):自 QRS 波群终点至 T 波起点间的线段,代表心室除极结束到复极之前

的时间,反映心室缓慢复极过程的电位变化;
⑥T 波(T wave):代表左右心室快速复极波;
⑦QT 间期(QT interval):自 QRS 波群起点至 T
波终点的水平距离,代表心室开始除极到复
极完全结束的时间;⑧u 波(u wave):代表心室
后继电位。

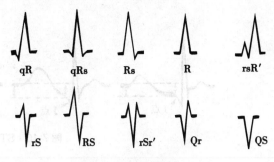

图7-8　QRS波群命名

二、心电图的测量

心电图记录纸是一种由间距各为 1mm 的方格组成的坐标记录纸(图 7-9)。常规走纸速度
为 25mm/s,因此每小横格代表 0.04s,当标准电压 1mV=10mm 时,每小纵格代表电压 0.1mV。

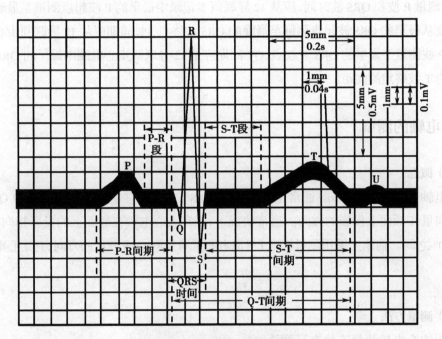

图7-9　心电图各波段的测量

(一) 心率的测量

在进行心率测量时,首先应判断患者的心律是否规则。若心律规则,60 除以 RR 间期(或
PP 间期)的秒数,即可得出心率,如测得的 RR 间期为 0.8s, 60÷0.8=75,即心率为 75 次/分。
若心律不规则,则需测定 5 个 RR 间期(或 PP 间期)算出平均值,然后按照以上方法计算。

(二) 各波段振幅的测量

测量正向波的振幅,应自基线上缘垂直测量至波的顶端,测量负向波应自基线下缘垂直测
量至波的底端。

测量 ST 段移位时,应取 QRS 起始部为参考水平线,常取 J 点后 40ms、60ms 或 80ms 处作为
测量点(图 7-10)。当 ST 段抬高时,应测量该点 ST 段上缘距参考水平线上缘的垂直距离;当 ST
段压低时,应测量该点 ST 段下缘距参考水平线下缘的垂直距离。

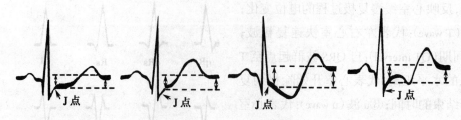

图 7-10　ST 段位移的测量

（三）各波段时间的测量

测量各波时间应自波形起点的内缘测至波形终点的内缘。如果采用单导联心电图仪记录心电图,P 波、QRS 波的时间应选择 12 个导联中最宽的进行测量,PR 间期应选择 P 波宽大且有 Q 波的导联进行测量,QT 间期应取 12 个导联中最长的。如果采用 12 导联同步心电图仪记录心电图,测量 P 波和 QRS 波时间,应从 12 导联同步记录中最早的 P 波起点测量至最晚的 P 波终点以及从最早的 QRS 波起点测量至最晚的 QRS 波终点,PR 间期应从 12 导联同步心电图中最早的 P 波测量至最早的 QRS 波起点,QT 间期应是 12 导联同步心电图中最早的 QRS 波起点至最晚的 T 波终点的间距。

三、心电轴的测量

（一）概念

心电轴(cardiac electric axis)通常指的是平均 QRS 心电轴,它是心室除极过程中 QRS 波群的综合向量在额面上投影的方向。通常情况下,正常人心电轴在额面上的投影指向左下方,约 0°~90° 之间。临床上采用测量标准 I 导联和标准 III 导联 QRS 波群的方向,判定心电轴有无偏移。

（二）测量方法

常用的心电轴测量方法有目测法、作图法和查表法。

1. **目测法**　通过目测 I 导联、III 导联 QRS 波群主波的方向判断电轴是否发生偏移。若 I 导联、III 导联 QRS 波群主波的方向均为正向波,心电轴不偏;I 导联出现较深的负向波、III 导联主波为正向波,心电轴右偏;I 导联主波为正向波、III 导联出现较深的负向波,心电轴左偏(图 7-11)。

2. **坐标法**　分别测算 I、III 导联的 QRS 综合波的代数和,然后将这两个数值分别在 I、III 导联的导联轴上作两条垂线,两线相交于某一点,该点与电偶中心 0 点的连线即为心电轴,该轴与 I 导联正侧的夹角即为

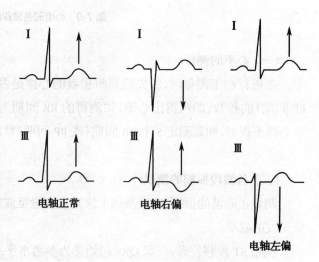

图 7-11　平均 QRS 心电轴简单目测法
注:箭头示 QRS 波群主波方向

心电轴的角度。

3. **查表法** 将测出的 I、III 导联 QRS 波群振幅的代数和的值通过查表直接求得心电轴。

(三) 临床意义

正常心电轴的波动范围为 −30°~+90°。心电轴位于 −30°~−90° 为左偏;位于 +90°~+180° 为右偏;位于 −90°~−180° 为极度右偏,近年主张定义为"不确定电轴"。心电轴的偏移,受心脏在胸腔内的解剖位置、两侧心室的质量比例、心室内传导系统的功能、激动在室内传导状态以及年龄、体型等因素影响。左心室肥大、左前分支阻滞等可使心电轴左偏;右心室肥大、左后分支阻滞等可使心电轴右偏。

四、心脏循长轴转位

以心脏长轴为中心,从心尖部朝心底部观察,心脏沿顺时针方向转动称顺钟向转位;沿逆时钟方向转位称逆钟向转位。判断有无钟向转位时,可通过心前区导联中过渡区波形(R/S≈1 的波形)出现的位置来判断。正常过渡区波形应该出现于 V₃、V₄ 导联,当过渡区波形从 V₃、V₄ 导联转向左心室方向,出现在 V₅、V₆ 导联,提

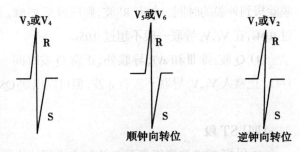

图 7-12　心电图图形转位判断方法示意图

示顺钟向转位,见于右心室肥大;当过渡区波形从 V₃、V₄ 导联转向右心室方向,出现在 V₁、V₂ 导联,提示逆钟向转位,常见于左心室肥大(图 7-12)。但需要指出,心电图上的这种转位图形也可见于正常人,提示这种图形改变有时为电位变化,并非都是心脏在解剖上转位的结果。

五、正常心电图波形特点和正常值

(一) P 波
P 波代表左、右心房除极的电位变化。

1. **形态** 大部分导联 P 波呈钝圆形,可有轻度切迹或双峰。窦性 P 波在 I、II、aVF、V₄~V₆ 导联向上;aVR 导联向下,其他导联可双向、倒置或低平均可。

2. **时间** 正常人 P 波时间一般应小于 0.12s。

3. **振幅** 在肢体导联一般小于 0.25mV,在胸导联一般小于 0.2mV。

(二) PR 间期
PR 间期指从 P 波的起点到 QRS 波群的起点,代表心房开始除极至心室开始除极的时间。正常人一般为 0.12~0.20s,老年人及心动过缓者,可略延长,但一般不超过 0.22s,幼儿及心动过速者,PR 间期相应缩短。

(三) QRS 波群

QRS 波群代表心室肌除极的电位变化。

1. 时间 正常成人 QRS 时间多数在 0.06~0.10s，一般不超过 0.11s。

2. 形态与振幅

(1) 肢体导联：Ⅰ、Ⅱ导联的 QRS 波群主波一般向上，Ⅲ导联的 QRS 波群主波方向多变；aVR 导联的 QRS 波群主波向下，可呈 QS、rS、rSr′ 或 Qr 型，正常人 aVR 导联的 R 波一般小于 0.5mV；aVF 导联的 QRS 波群可呈 qR、Rs、R 或 rS 型，R_{aVL} 小于 1.2mV，R_{aVF} 小于 2.0mV。6 个肢体导联中，每一导联的 R 波加 S 波的绝对值都不应小于 0.5mV，否则称为肢体导联低电压。

(2) 胸导联：从 V_1 到 V_6 导联 R 波逐渐增高，S 波逐渐变小。V_1 导联呈 rS，R/S<1；V_3 和 V_4 导联呈 RS 型，R/S=1；V_5 导联，呈 Rs 型，R/S>1。6 个胸导联中，每个导联 R 波加 S 波的绝对值都不应小于 0.8mV，否则称为低电压。

(3) R 峰时间（旧称室壁激动时间）：指 QRS 起点至 R 波顶端垂直线的间距，为从心室壁内膜除极到外膜的时间。如有 R′ 波，则应量至 R′ 峰。正常成人 R 峰时间在 V_1、V_2 导联一般不超过 0.04s，在 V_5、V_6 导联一般不超过 0.05s。

(4) Q 波：除Ⅲ和 aVR 导联外，正常 Q 波时间一般不超过 0.03s，振幅不超过同导联 R 波的 1/4。正常人 V_1、V_2 导联不应有 q 波，但可以出现 QS 波。

(四) ST 段

ST 段指 QRS 波群终点至 T 波起点之间的线段，代表心室缓慢复极过程。正常的 ST 段为一等电位线，有时也可有轻微的偏移，但在任一导联，ST 段下移不超过 0.05mV；ST 段上抬在 V_1、V_2 导联不超过 0.3mV，V_3 导联不超过 0.5mV，V_4~V_6 导联不超过 0.1mV。

(五) T 波

T 波代表心室快速复极时的电位变化。

1. 形态 正常 T 波形态两肢不对称，前半部斜度较平缓，而后半部斜度较陡。T 波的方向多与 QRS 主波方向一致，有偶尔不一致者。若 V_1 导联的 T 波向上，V_2~V_6 导联的 T 波就不应倒置。

2. 振幅 在以 R 波为主的导联中，T 波不应低于同导联 R 波的 1/10。在胸导联中，除 V_1 导联的 T 波不应超过 0.4mV 外，其余导联可高达 1.2mV~1.5mV 仍属正常。

(六) QT 间期

QT 间期为 QRS 波群的起点到 T 波终点的距离，代表心室除极和复极全过程所需的时间。QT 间期的长短与心率有直接的关系，心率越快，QT 间期越短，反之 QT 间期越长。一般情况下，QT 间期在 0.32~0.44s 之间。为消除心率对 QT 间期的影响，常用校正的 QT 间期（QTc），常用 Bazett 公式计算，$QTc=QT/\sqrt{R-R}$，即 RR 间期为 1s（心率 60 次／分）时的 QT 间期。QTc 的正常上限值一般为 0.44s。

(七) u 波

在 T 波之后 0.02~0.04s 出现的振幅很低小的波称为 u 波，其产生机制目前仍未完全清楚。u 波方向大体与 T 波相一致。u 波在胸导联较易见到，以 V_3~V_4 导联较为明显。u 波明显增高常见于低血钾,u 波倒置可见于高血压和心脏病。

第三节　异常心电图

一、心房、心室肥大

　　心房肥大多表现为心房的扩大而较少表现心房肌肥厚。心电图上主要表现为 P 波振幅、除极时间及形态改变。而心室肥大的同时常伴有心室腔的扩大,达到一定程度时可表现在心电图上,主要是 QRS 波群振幅增高、心电轴偏移、QRS 时间轻度延长以及 ST-T 改变。

(一) 右心房肥大

　　正常情况下右心房先除极,左心房后除极(图 7-13A)。当右房肥大时,除极时间延长,往往与稍后除极的左房时间重叠,故总的心房除极时间并未延长,主要表现为心房除极波振幅增高(图 7-13B)。

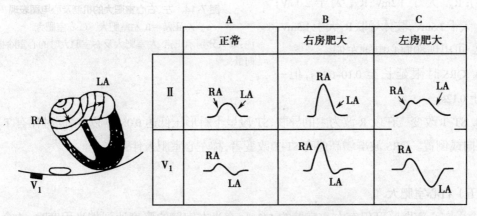

图 7-13　心房除极顺序及心房肥大的心电图示意图
A. 正常　B. 右房肥大　C. 左房肥大(RA:右心房　LA:左心房)

　　1. P 波尖而高耸,振幅≥0.25mV,以 Ⅱ、Ⅲ、aVF 导联表现最为明显,又称"肺型 P 波",多见于肺源性心脏病。

　　2. V₁ 导联 P 波直立时,振幅≥0.15mV,如 P 波呈双向时,其振幅的算术和≥0.20mV。

(二) 左心房肥大

　　因左心房除极在后,当左心房肥大时,心电图主要表现心房除极时间延长(图 7-13C)。

　　1. Ⅰ、Ⅱ、aVL 导联明显出现 P 波增宽,时间≥0.12s,P 波常呈双峰波,峰间距离≥0.04s,主要见于风湿性心脏病,二尖瓣狭窄,又称"二尖瓣型 P 波"。

　　2. V₁ 导联出现先正而后出现深宽的负向波,将 V₁ 负向 P 波的时间乘以负向 P 波振幅,称为 P 波终末电势(Ptf)。左房肥大时 Ptf_{V₁}(绝对值)≥0.04mm·s。

（三）双侧心房肥大

双侧心房肥大的心电图特点为：

1. P 波增宽≥0.12s，其振幅≥0.25mV。

2. V_1 导联 P 波高大双向，上下振幅均超过正常范围。

（四）左心室肥大

正常左心室的位置位于心脏的左后方，且左心室壁明显厚于右心室，故正常时心室除极综合向量表现左心室占优势的特征（图 7-14A）。左室肥大时，可使左室优势的情况显得更为突出，引起面向左心室的导联（Ⅰ、aVL、V_5 和 V_6）其 R 波振幅增加，而面向右室的导联（V_1 和 V_2）则出现较深的 S 波（图 7-14B）。左室肥大时，心电图的特征为：

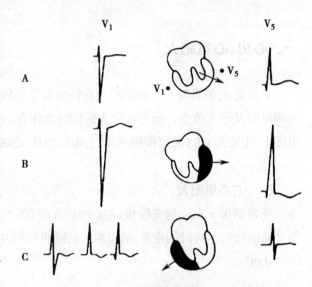

图 7-14　左、右心室肥大的机制及心电图表现
A. 正常　B. 左室肥大　C. 右室肥大
注：箭头分别示正常、左室肥大及右室肥大时的心室除极综合向量

1. QRS 波群振幅增高　R_{V5} 或 R_{V6} 大于 2.5mV；$R_{V5}+S_{V1}$ 大于 4.0mV（男性）或 3.5mV（女性）；R_{aVL} 大于 1.2mV；R_{aVF} 大于 2.0mV；R_I+S_{III} 大于 2.5mV；肢体导联 R_I 大于 1.5mV。

2. 可出现额面心电轴左偏。

3. QRS 时限延长至 0.10~0.11s，但一般小于 0.12s。

4. ST-T 改变　在以 R 波为主的导联，ST 段呈下斜形压低达 0.05mV 以上，同时伴有 T 波低平、双向或倒置。QRS 波群增高伴有 ST-T 改变者，称左心室肥大伴劳损。

（五）右心室肥大

由于右心室壁厚度仅有左心室壁的 1/3，只有当右室壁的厚度达到相当程度时，才会使心电综合向量由左心室优势转为右心室优势，呈现出一系列心电图表现（图 7-14C）。

1. QRS 波群振幅的改变

（1）V_1、V_2、V_3 导联 R/S≥1，V_5 导联 R/S≤1；aVR 导联 R/S 或 R/q≥1。

（2）$R_{V1}>1.0mV$，$R_{V1}+S_{V5}>1.05mV$；$R_{aVR}>0.5mV$。

2. 心电轴右偏≥+90°（重症≥+110°）。

3. 常同时伴有右胸导联 ST 段压低及 T 波倒置，属继发性 ST-T 改变。

（六）双侧心室肥大

与左、右心房肥大不同，双侧心室肥大的心电图表现并不是简单把左、右心室异常表现相加，心电图表现为：

1. **大致正常心电图**　左、右心室均等增大，增加的除极向量方向相反互相抵消。

2. **单侧心室肥大心电图**　若以一侧心室增大明显，表现为该侧心室肥大的心电图。

3. 双侧心室肥大心电图 既表现右心室肥大的心电图特征,又存在左心室肥大的某些征象。

二、心肌缺血

心肌缺血(myocardial ischemia)通常发生在冠状动脉粥样硬化的基础上。当心肌缺血时,心室复极将不能正常进行,从而使缺血区相关导联发生 ST-T 异常改变。心电图改变的类型取决于缺血的严重程度、持续时间和缺血的发生部位。

(一) 心肌缺血的心电图类型

1. 缺血型心电图改变 正常情况下,心外膜处的动作电位时程短于心内膜,心外膜完成复极早于心内膜,因此,心室肌复极过程可以看做是由心外膜向心内膜方向进行。心肌缺血时,复极过程发生改变,心电图上出现 T 波变化。

(1) 心内膜下心肌缺血:心肌复极的方向仍然正常,心内膜缺血区心肌复极较正常推迟,使原来存在的与心外膜复极向量相抗衡的心内膜复极向量减小或消失,导致 T 波向量幅度增加而方向不变,出现与 QRS 主波方向一致的高尖直立的 T 波,亦称冠状 T 波(图 7-15A)。

(2) 心外膜下心肌缺血:当心外膜下心肌缺血时,由于心外膜下心肌的复极迟迟不能进行,导致复极顺序的逆转,从心内膜开始向心外膜扩展。这时在面向缺血区的导联,可记录一个两支对称倒置较深的 T 波,称为"冠状 T 波"(图 7-15B)。

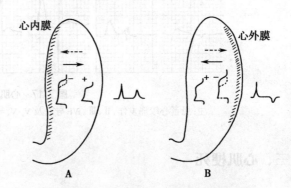

图 7-15 心肌缺血与 T 波变化的关系
A. 心内膜下缺血 B. 心外膜下缺血
注:虚线箭头示复极方向,实线箭头示 T 波向量方向,动作电位中的虚线部分示未发生缺血时的动作电位时程

若心脏对应部位双侧心内膜下心肌缺血,或心内膜和心包脏层下心肌同时缺血时,在心电图上可表现为 T 波低平或双相。

2. 损伤型心电图改变 当心肌持续缺血时,心肌细胞的除极速度也会减慢,出现心肌在除极的同时复极已经开始。心电图可出现缺血性 ST 段的改变,表现为 ST 段的压低及 ST 段抬高两种类型。

心肌损伤时,ST 向量由正常心肌指向损伤心肌。当心内膜下心肌缺血时,表现为 ST 段下降≥0.05mV;心外膜下心肌缺血时,表现为 ST 段抬高大于 0.1mV,以缺血性 ST 段压低最有价值(图 7-16)。

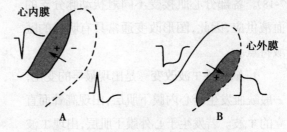

图 7-16 心肌损伤与 ST 段偏移的关系
A. 心内膜下损伤 B. 心外膜下损伤
注:箭头示 ST 向量方向

(二) 临床意义

心肌缺血的心电图可仅表现为 T 波改变或者 ST 段改变,也可同时出现 ST-T 改变。临床

上约一半的冠心病患者未发生心绞痛时,心电图可以正常,而仅于心绞痛发作时才记录到 ST-T 改变。约 10% 的冠心病患者在心绞痛发作时心电图可以正常或仅有轻度 ST-T 改变。

典型的心肌缺血发作时,面向缺血部位的导联呈现缺血型 ST 段压低(水平型、下斜型下移 ≥0.01mV)和(或)T 波倒置(图 7-17)。变异型心绞痛表现为缺血部位导联出现暂时性 ST 段抬高并伴有高耸 T 波和对应部位出现 ST 段压低。后者为严重急性心肌缺血表现,若 ST 段持续抬高,提示将发生心肌梗死。

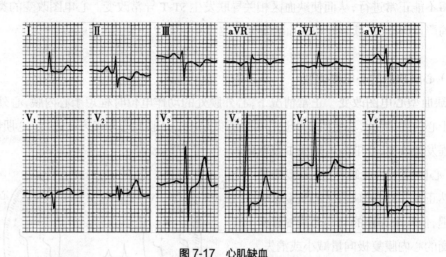

图 7-17 心肌缺血

注:患者心绞痛发作,Ⅱ、Ⅲ、aVF 导联及 V₁~V₆ 导联 ST 段水平或下斜型压低 >0.1mV

三、心肌梗死

心肌梗死(myocardial infarction,MI)属于冠心病的严重类型,除了临床表现外,心电图的特征性改变和演变规律是确诊心肌梗死和判断病情的主要依据。

(一)心肌梗死的基本图形

心肌梗死发生后,随着时间的推移,心电图上可先后出现心肌缺血、心肌损伤和心肌坏死 3 种图形,形成特征性心电图改变(图 7-18)。各部分心肌接受不同冠状动脉分支的血液供应,因此,图形改变通常具有明显的区域特点。

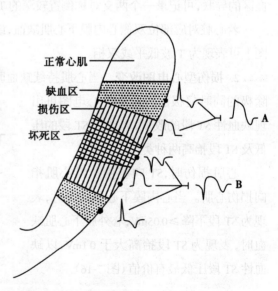

图 7-18 急性心肌梗死后心电图产生的特征性改变

1. **缺血性 T 波改变** 是出现最早的变化,一般缺血发生于心内膜下肌层,出现高耸而直立的 T 波。若发生于心外膜下肌层,出现 T 波倒置。

2. **损伤性 ST 段改变** 随着缺血时间延长,缺血程度进一步加重,可出现损伤性 ST 段改变。表现为 ST 段抬高,逐渐抬高的 ST 段与 T 波融合,形成一条弓背向上的单向曲线。一般来讲,损伤改变不会持久,要么恢复,要么进一步发生心肌坏死。

3. 坏死型 Q 波　若进一步缺血或缺血时间进一步延长可导致心肌细胞坏死。坏死的心肌细胞丧失了电活动,不再产生心电向量,而正常健康心肌仍照常除极,心电图表现为出现异常的 Q 波,其时间≥0.03s、振幅≥1/4R 波,或呈 QS 波。坏死波一般在心肌梗死发生的数十分钟至数小时内出现,常可持续存在。

(二) 心肌梗死的图形演变和分期

急性心肌梗死发生后,其图形除具有特征性改变外,还可随着心肌缺血、损伤和坏死的发展与恢复呈现一定的演变规律,这对心肌梗死的诊断同样具有重要意义。根据心电图的演变过程和演变时间可分为超急性期、急性期、近期(亚急性期)和陈旧期(愈合期)(图 7-19)。

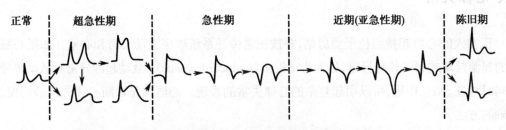

正常　　超急性期　　　　急性期　　　　　近期(亚急性期)　　陈旧期

图 7-19　典型的急性心肌梗死图形演变过程及分期

1. 超急性期　急性心肌梗死发生数分钟后,首先出现短暂的心内膜下心肌缺血,心电图上产生高大的 T 波,以后迅速出现 ST 段呈上斜型或弓背向上型抬高,与 T 波相连。由于急性损伤性阻滞,可见 QRS 振幅增高,并轻度增宽,但尚未出现异常 Q 波。这些表现仅持续数小时,临床上多因持续时间太短而不易记录到。

2. 急性期　开始于梗死后数小时或数日,可持续数周,心电图呈现动态演变过程。ST 段呈弓背向上抬高,抬高显著者可形成单向曲线,继而继续下降;心肌坏死导致面向坏死区导联 R 波振幅降低或丢失,出现异常 Q 波或 QS 波;T 波由直立开始倒置并逐渐加深。坏死型 Q 波、损伤型 ST 段和缺血型 T 波倒置在此期可同时并存。

3. 近期(亚急性期)　出现于梗死后数周至数月。心电图表现为抬高的 ST 段恢复至基线,缺血性 T 波由倒置较深逐渐变浅,坏死性 Q 波由深变浅并持续存在。

4. 陈旧期(愈合期)　出现在心肌梗死数月之后。心电图表现为 ST 段和 T 波恢复正常,T 波也可持续倒置、低平,趋于恒定不变。理论上异常 Q 波将持续存在终生,但随着瘢痕组织的缩小和周围心肌的代偿性肥大,其范围在数年后有可能明显缩小。

近年来,随着医疗水平的提高,对急性心肌梗死患者早期实施有效治疗(溶栓、抗栓或介入性治疗等),已显著缩短整个病程,并可改变急性心肌梗死的心电图表现,可不再呈现上述典型的演变过程。

(三) 心肌梗死的定位诊断

心肌梗死的定位诊断多以坏死性图形(异常 Q 波或 QS 波)出现的导联为依据。发生心肌梗死的部位多与相应的冠状动脉发生闭塞相关,其定位与病理解剖基本一致(表 7-1)。

表 7-1　心电图导联与心室部位及冠状动脉供血区域的关系

导联	心室部位	供血的冠状动脉
Ⅱ、Ⅲ、aVF	下壁	右冠状动脉或左回旋支
Ⅰ、aVL、V_5、V_6	侧壁	左前降支或左回旋支
V_1~V_3	前间壁	左前降支
V_3~V_5	前壁	左前降支
V_1~V_5	广泛前壁	左前降支
V_7~V_9	正后壁	左回旋支或右冠状动脉
V_{3R}~V_{4R}	右心室	右冠状动脉

四、心律失常

正常人的心脏起搏点位于窦房结,并按正常传导系统顺序激动心房和心室。如果心脏激动的起源异常或(和)传导异常,称为心律失常(cardiac arrhythmias)。激动起源异常和激动传导异常同时存在,相互作用,可以引起复杂的心律失常的表现。心电图是诊断心律失常最简便、较精确的方法。

(一)窦性心律和窦性心律失常

1. **窦性心律**(sinus rhythm)　凡起源于窦房结的心律称为窦性心律。正常窦性心律的心电图特征包括:①P 波规律出现,钝圆形,在Ⅰ、Ⅱ、aVF、V_4-V_6 导联直立,aVR 导联倒置;②PR 间期0.12~0.20s;③PP 间距固定,同一导联上 PP 间距之差 <0.12s。

2. **窦性心动过速**(sinus tachycardia)　是指窦房结自律性增高的一种窦性心律失常。传统上规定成人窦性心律的频率 >100 次 / 分,称为窦性心动过速。常见于运动、精神紧张、发热、甲状腺功能亢进、贫血、失血、心肌炎和拟肾上腺素类药物作用等情况。

3. **窦性心动过缓**(sinus bradycardia)　窦性心动过缓因窦房结自律性降低引起。传统上规定成人窦性心律的频率 <60 次 / 分,称为窦性心动过缓。常见于老年人和运动员心率相对过缓等生理情况,也可见于窦房结功能障碍、甲状腺功能低下和服用某些药物 (如 β- 受体阻滞剂)等情况。

4. **窦性心律不齐**(sinus arrhythmia)　是指窦性心律的起源未变,但节律不整。同一导联两个 PP 间距之差 >0.12s。常见于青少年、自主神经功能失调等生理情况(图 7-20)。

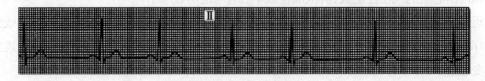

图 7-20　窦性心律不齐

(二)期前收缩

期前收缩是指起源于窦房结以外的异位起搏点提前发出的激动,又称过早搏动,是临床上最常见的心律失常。期前收缩可来自各种不同的异位起搏点,最多的是室性期前收缩,其次是房性期前收缩,交界性期前收缩比较少见。心电图共同特点为:出现代偿间歇,可呈联律期前收缩,即二联律、三联律等。

联律间期(coupling interval):是指异位搏动与其前窦性搏动之间的时距,房性期前收缩的联律间期应从异位 P 波起点测量至其前窦性 P 波起点,而室性期前收缩的联律间期应从异位搏动的 QRS 起点测量至其前窦性 QRS 起点。

代偿间歇(compensatory pause):是指提前出现的异位搏动代替了一个正常窦性搏动,其后出现一个较正常心动周期为长的间歇。房性期前收缩大多为不完全代偿间歇,交界性和室性期前收缩往往表现为完全代偿间歇。

1. **室性期前收缩**(premature ventricular contraction) 室性期前收缩是起源于心室内某一起搏点的期前收缩。心电图特征为:①提前出现的 QRS-T 波前无相关的 P 波;②QRS 波群宽大畸形,时限常 >0.12s,T 波方向多与主波方向相反;③多有完全代偿间歇,即期前收缩前后的两个窦性 P 波间距等于正常 PP 间距的 2 倍(图 7-21)。

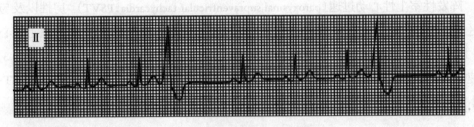

图 7-21 室性期前收缩

2. **房性期前收缩**(premature atrial contraction) 异位节律点起源于心房而产生的期前收缩。心电图特征为①提前出现的异位 P′ 波,其形态与窦性 P 波不同;②P′R 间期 >0.12s;③大多为不完全代偿性间歇,即期前收缩前后两个窦性 P 波之间的间距小于正常窦性 PP 间距的两倍(图 7-22)。部分期前收缩 P′ 波之后无 QRS 波,呈阻滞型,称为房早未下传;如 P′ 之后的 QRS 波群宽大,称为房性早搏伴室内差异性传导。

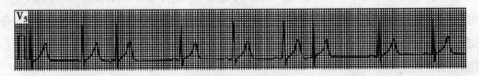

图 7-22 房性期前收缩

3. **房室交界性期前收缩**(premature junctional contraction) 提前的异位激动起源于房室交界区内。心电图特征为:①提早出现的室上型 QRS-T 波,其前无窦性 P 波,QRS-T 形态与窦性基本相同;②其前后可见逆行性 P′ 波(aVR 导联直立,Ⅱ、Ⅲ、aVF 导联倒置),P′ 亦可与 QRS 相重叠;③大多为完全性代偿间歇(图 7-23)。

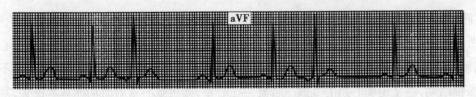

图 7-23 房室交界性期前收缩

问题与思考期前收缩可见于健康人,更多见于器质性心脏病。偶发性期前收缩多无临床意义,频发、多源性、成联律的室性期前收缩多见于病理情况。原有心脏病者出现室性期前收缩常预示将发生更为严重的心律失常。因此,室性期前收缩更为严重和具有重要的临床意义。在临床上,如何区分房性和室性期前收缩?

(三) 异位性心动过速

异位心动过速是指异位节律点兴奋性增高或折返激动引起的快速异位心律(期前收缩连续出现3次或3次以上)。根据异位节律点发生的部位,可分为房性、交界性及室性心动过速,其中房性与交界性心动过速,统称为室上性心动过速。

1. **阵发性室上性心动过速**(paroxysmal supraventricular tachycardia,PSVT) 房性以及与房室交界区相关的心动过速发作时频率过快,P波与T波相重叠不易辨别,故统称为室上性心动过速(室上速)。阵发性室上性心动过速心电图特征为:①以期前收缩形式出现的、连续3个以上快速匀齐的QRS波,形态一般正常;②频率在160~250次/分;③常伴有继发性ST-T改变(图7-24)。

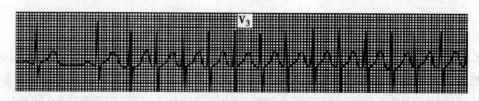

图7-24 阵发性室上性心动过速

2. **阵发性室性心动过速**(paroxysmal ventricular tachycardia,PVT) 心电图特征为:①频率多在140~200次/分,节律可稍不齐;②宽大畸形的QRS波,时限常>0.12s;③如能发现P波,并且P波频率慢于QRS波频率,PR无固定关系(房室分离),则可明确诊断;④偶有P波下传,夺获心室,形成正常化的QRS波,或部分夺获心室,形成室性融合波,这是支持室性心动过速的心电图特征(图7-25)。

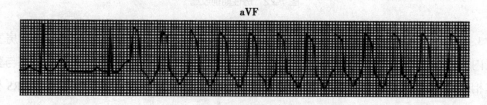

图7-25 阵发性室性心动过速

(四) 扑动与颤动

扑动与颤动是一种频率较心动过速更快的异位快速心律失常。异位激动可起源于心房或心室,所形成的节律分别称为心房扑动与颤动或心室扑动与颤动。表现为一种快速而不协调的低振幅活动,甚至出现心肌的乱颤。若发生在心室,则可致心室射血功能基本丧失,常诱发猝死等严重的后果。

1. **心房扑动**(atrial flutter) 心电图特征包括:①各导联P波及等电位线消失,代之以锯齿状形态相同而连续的扑动波(F波)；②频率多为250~350次/分；③QRS波形态和时限正常；④F波可按一定比例下传，多以2：1、3：1或4：1下传，若传导比例固定，心室律规则；若传导比例不固定，心室律可不规则（图7-26）。

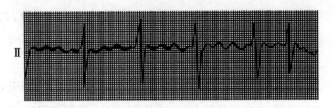

图7-26　心房扑动

2. **心房颤动**（atrial fibrillation）　心房颤动是临床常见的心律失常，可以是阵发性或持续性，大多发生在器质性心脏病基础上，多与心房扩大、心肌受损、心力衰竭等有关。但也有少部分房颤患者无明显器质性心脏病。心电图特征为：①正常P波消失，代以大小不等、形状各异的颤动波（f波）；②心房f波频率为350~600次/分；③QRS波一般不增宽，个别伴有室内差异性传导者QRS综合波加宽；④RR间距绝对不等，心室律绝对不规则（图7-27）。

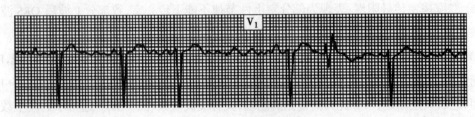

图7-27　心房颤动

3. **心室扑动与颤动**　是最严重的心律失常，其出现一般具备两个条件：一是心肌明显受损、缺氧或代谢失常；二是异位激动落在易颤期。心室扑动（ventricular flutter）心电图特点是无正常QRS-T波，代之以连续快速而相对规则的大振幅波动，频率达200~250次/分，心脏失去排血功能。室扑若不能很快恢复，便会转为室颤而导致死亡。心室颤动（ventricular fibrillation）往往是心脏停跳前的短暂征象，也可以因急性心肌缺血或心电紊乱而发生。心电图上QRS-T波完全消失，出现大小不等、极不匀齐的低小波，频率为200~500次/分。心室扑动和心室颤动均是极严重的致死性心律失常（图7-28）。

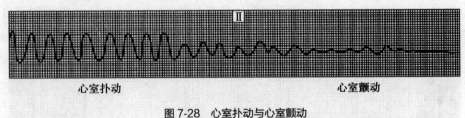

心室扑动　　　　　　　　　　　　　　心室颤动

图7-28　心室扑动与心室颤动

（五）传导异常

心脏传导异常包括病理性传导阻滞、生理性干扰脱节及传导途径异常。传导阻滞多是传导系统的器质性病变，抑或迷走神经张力增高引起的功能性抑制或某些药物性作用。按传导阻滞发生的部位，分为窦房传导阻滞、房内传导阻滞、房室传导阻滞和心室内传导阻滞。其中以房室传导阻滞最常见，其次为心室内传导阻滞。

1. **房室传导阻滞**（atrioventricular block，AVB）　由于房室交界区不应期延长，激动经房室交界区下传时出现传导的延迟或阻断，在心电图上主要表现为P波与QRS波群的关系异常，是最常见的心脏传导阻滞。多数是由器质性心脏病所致,如冠状动脉粥样硬化性心脏病、心肌炎、心肌病、药物中毒(如洋地黄、奎尼丁等)、严重电解质紊乱及传导系统退行性变等,少数可见于迷走神经张力增高的正常人。根据阻滞的程度分为一、二、三度房室传导阻滞。

(1)一度房室传导阻滞:表现为 PR 间期延长,但无 QRS 波群脱落。心电图特征为:①成人 PR 间期 >0.20s(老年人 >0.22s);②对两次检测结果进行比较,心率没有明显改变而 PR 间期延长超过 0.04s。符合以上标准之一,即可诊断(图 7-29)。

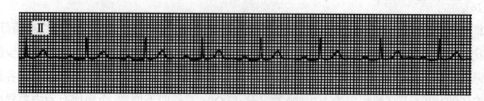

图 7-29　一度房室传导阻滞

(2)二度房室传导阻滞:表现为部分室上性节律不能下传心室,致部分 P 波后 QRS 波群脱落。按脱落的特点分为两种类型:

1)二度 I 型房室传导阻滞:亦称莫氏 I 型(Morbiz I),其心电图特征为 P 波规律出现,PR 间期逐渐延长,直至 1 个 P 波后脱落 1 个 QRS 波群,漏搏后传导阻滞得到一定恢复,第一个 PR 间期最短,之后又逐渐延长,如此周而复始的出现,又称文氏现象(图 7-30)。通常以 P 波个数与下传数的比例来表示房室传导阻滞的程度,如 4 ∶ 3 传导,表示 4 个 P 波中有 3 个下传而只有 1 个不能下传,也可有其他比例传导。

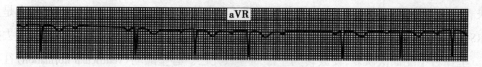

图 7-30　二度 I 型房室传导阻滞

2)二度 II 型房室传导阻滞:亦称莫氏 II 型(Morbiz II),其心电图特征为能够下传的 PR 间期恒定不变(可正常也可延长),但部分 P 波后有 QRS 波群脱漏。房室传导比例为 2 ∶ 1、3 ∶ 1、3 ∶ 2、4 ∶ 3、5 ∶ 4 等,比例可固定或不固定。凡有 2 次或 2 次以上的 QRS 波群脱漏者,称为高度房室传导阻滞,易发展成完全性房室传导阻滞(图 7-31)。

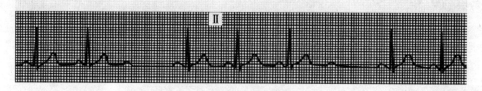

图 7-31　二度 II 型房室传导阻滞

二度 I 型房室传导阻滞较 II 型常见。前者多为功能性或病变位于房室结或希氏束的近端,预后较好。后者多为器质性损害,病变大多位于希氏束远端或束支部位,易发展成三度房室传导阻滞,预后差。

(3)三度房室传导阻滞:又称完全性房室传导阻滞。当来自房室交界区以上的激动完全不能通过阻滞部位时,在阻滞部位以下的潜在起搏点就会发放激动,出现交界性逸搏心律或室性逸搏心律。心电图特征为:P波与QRS波群之间毫无关系,(PR间期不固定),心房率快于心室率。交界性逸搏心律可表现为QRS波群的形态正常,QRS波的频率一般在40~60次/分。室性逸搏心律可表现为QRS波群形态宽大畸形,频率一般为20~40次/分(图7-32)。

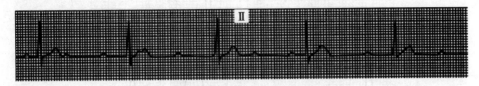

图7-32　三度房室传导阻滞

2. 室内传导阻滞(intra-ventricular block)　是指室上性的激动在心室内传导过程中发生异常,从而导致QRS波群时限延长及形态发生改变。根据阻滞的部位不同可以分为右束支阻滞、左束支阻滞、左束支分支阻滞、室内双束支阻滞和室内三束支阻滞。根据阻滞的程度可以分为完全性阻滞和不完全性阻滞。

(1) 右束支阻滞(right bundle branch block,RBBB):因右束支细长而且不应期长,所以发生阻滞较多见。右束支阻滞时,心室内的激动通过左束支下传,激动室间隔和左心室,最后通过缓慢的心室肌传导激动右心室。因此QRS波群前半部分接近正常,而后半部分QRS时间延迟、形态发生改变。完全性右束支传导阻滞的心电图特征包括:①成人QRS波群时间≥0.12s;②V_1或V_2导联QRS呈rsR'型或M型,此为最具特征性的改变,Ⅰ、V_5、V_6导联S波增宽而有切迹,其时限≥0.04s;aVR导联呈QR型,其R波宽而有切迹;③V_1导联R峰时间>0.05s;④V_1、V_2导联ST段轻度压低,T波倒置;Ⅰ、V_5、V_6导联T波方向与终末S波方向相反,仍为直立(图7-33)。主要见于风湿性心脏病、冠心病、高血压性心脏病、肺心病、先天性心脏病和心肌病等,偶可见于正常人。

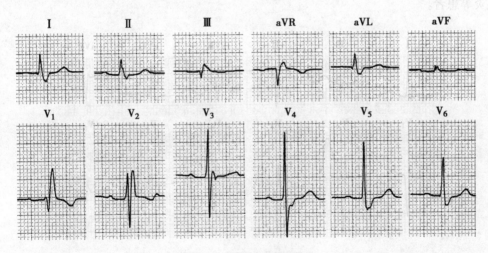

图7-33　完全性右束支阻滞

(2) 左束支阻滞(left bundle branch block,LBBB):左束支阻滞大多为器质性病变所致,激动沿右束支先使室间隔从右向左除极,引起心室的除极顺序从开始就发生改变。心电图特征包括:①成人QRS波群时间≥0.12s;②V_1、V_2导联呈rS波或呈QS波;Ⅰ、aVL、V_5、V_6导联R波增宽、顶峰粗钝或有切迹;③Ⅰ、V_5、V_6导联q波一般消失;④V_5、V_6导联R峰时间>0.06s;⑤ST-T方向通常与QRS波群主波方向相反(图7-34)。

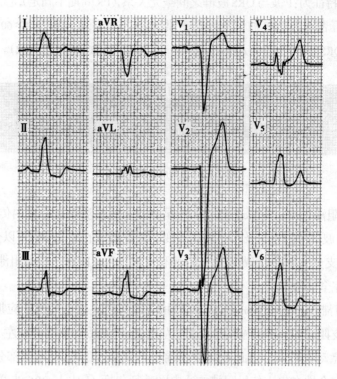

图 7-34　完全性左束支阻滞

(3) 左前分支阻滞(left anterior fascicular block,LAFB):左前分支细长,支配左心室左前上方,主要由左前降支供血,易发生传导障碍。左前分支阻滞的心电图特征包括:①QRS 波群心电轴左偏在 -45°~-90°;②Ⅱ、Ⅲ、aVF 导联 QRS 波呈 rS 型;Ⅰ、aVL 导联呈 qR 型;③aVL 导联 R 峰时间≥45ms;④QRS 时间轻度延长,但 <0.12s(图 7-35)。常见于冠心病、原发性高血压、心肌淀粉样变、心肌炎等患者。

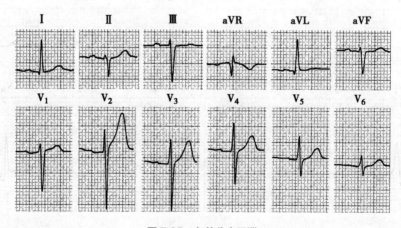

图 7-35　左前分支阻滞

(4) 左后分支阻滞(left posterior fascicular block,LPFB):左后分支粗短,具有双重血液供应,不易受损,故左后分支阻滞比较少见。心电图特征包括:①QRS 波群心电轴右偏在 +90°~+180°;②Ⅰ、aVL 导联 QRS 波呈 rS 型;③Ⅲ、aVF 导联呈 qR 型;④QRS 时间轻度延长,但 <0.12s(图 7-36)。

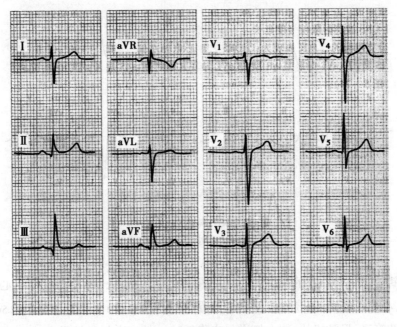

图 7-36　左后分支阻滞

(六) 预激综合征

预激综合征 (preexcitation syndrome) 是指在正常的传导途径之外,沿房室环周围还存在附加的房室传导束(旁路),使室上性激动抢先抵达心室并提前激动一部分心室肌引起的心律失常。

预激综合征有几种类型,其中经典型预激综合征心电图特征为:①PR 间期缩短,时限 <0.12s;②QRS 波增宽,时限≥0.12s;③QRS 波群起始部有预激波(delta 波);④出现继发性 ST-T 变化。

五、电解质紊乱和药物对心电图的影响

(一) 电解质紊乱

血清电解质浓度的增高与降低都会影响心肌的除极与复极过程,并可反映在心电图上。心电图虽然有助于电解质紊乱对心电图影响的诊断,但由于受其他因素的影响,心电图改变与血清中电解质浓度并不完全一致。故应密切结合病史和临床表现进行综合判断。

1. **高血钾**　高血钾引起的心电图变化见图 7-37。细胞外血钾浓度超过 5.5mmol/L,就会导致心电图发生一系列改变,其特征为:①QT 间期缩短,出现 T 波高尖,基底部变窄,呈帐篷状,以胸前导联明显;②随着血钾浓度的增高,QRS 波群增宽,PR 及 QT 间期延长,ST 段压低。③高血钾的最后阶段,宽大的 QRS 波与 T 波融合呈正弦波;④高血钾可引起室性心动过速、心室扑动或颤动,甚至心脏停搏(图 7-38)

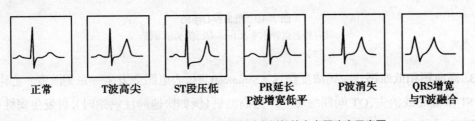

| 正常 | T波高尖 | ST段压低 | PR延长
P波增宽低平 | P波消失 | QRS增宽
与T波融合 |

图 7-37　高血钾:随血钾水平逐渐升高引起的心电图改变示意图

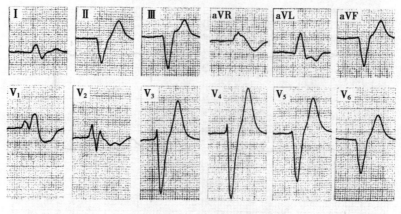

图 7-38　高血钾心电图

注:患者血钾水平:8.5mmol/L

2. 低血钾　低血钾引起的心电图变化见图 7-39。当血钾低于 3.5mmol/L 时,心电图可发生一系列改变,心电图特点为:①T 波低平或倒置,ST 段压低;②u 波增高,血钾 <2.5mmol/L,u 波振幅可与 T 波等高,呈驼峰状;③血钾进一步降低时,u 波完全与 T 波融合;④QT 间期或 QT-u 间期明显延长;⑤明显的低血钾可使 QRS 波群时间延长,P 波振幅增高;⑥可引起房性心动过速、室性异位波动和室性心动过速、室内阻滞、房室阻滞等各种心律失常(图 7-40)。

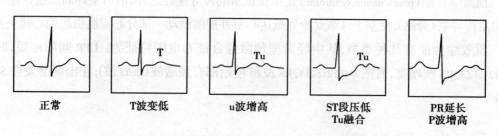

| 正常 | T波变低 | u波增高 | ST段压低 Tu融合 | PR延长 P波增高 |

图 7-39　低血钾:随血钾水平逐渐降低引起的心电图改变示意图

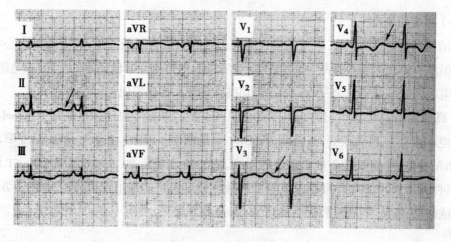

图 7-40　低血钾心电图

注:患者血钾水平:2.1mmol/L,箭头示 u 波

3. 高血钙和低血钙　血钙浓度超过 2.58mmol/L 时,心电图会发生一系列改变。心电图特征为 ST 段缩短或消失,QT 间期缩短。严重高血钙(例如快速静注钙剂时),可发生窦性静止、窦房阻滞、室性期前收缩、阵发性室性心动过速等。血钙浓度低于 2.25mmol/L 时,心电图会发

生一系列改变。心电图特征为 ST 段明显延长,QT 间期延长、直立 T 波变窄、低平或倒置,很少发生心律失常。

(二)药物影响

1. 洋地黄类药物 洋地黄类药物的治疗剂量与中毒剂量十分接近,且个体差异大。洋地黄类药物的治疗剂量所引起的心电图变化为洋地黄效应心电图,中毒剂量所引起的心电图变化为洋地黄中毒或过量心电图。

(1)洋地黄效应(digitalis effect):洋地黄效应的心电图特征为 R 波为主的导联先出现 T 波呈低平、负正双向或倒置,同时伴有 ST 段下垂型压低,然后 ST 段与 T 波融合呈"鱼钩型";QT 间期缩短(图 7-41)。

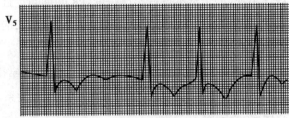

图 7-41　洋地黄效应典型示意图

(2)洋地黄中毒(digitalis toxicity):洋地黄中毒的心电图表现为各种心律失常:①室性期前收缩二联律:如用药前无期前收缩,用药过程中出现室性期前收缩二联律,为洋地黄中毒证据;②窦性静止、窦房阻滞、房室传导阻滞;③严重时可出现室性心动过速(特别是双向性心动过速),甚至室颤。

2. 奎尼丁 治疗剂量时的心电图表现:①QT 间期延长;②T 波低平或倒置;③u 波增高;④P 波稍宽可有切迹,PR 间期稍延长。奎尼丁中毒时的心电图表现:①QT 间期明显延长;②QRS 时限明显延长(用药过程中 QRS 时限不应超过原来的 25%,如达到 50% 应立即停药);③各种程度的房室传导阻滞,以及窦性心动过缓、窦性静止或窦房阻滞;④各种室性心律失常,严重时发生扭转型室性心动过速,甚至室颤引起晕厥和突然死亡。

3. 其他药物 如胺碘酮及索他洛尔等也可使心电图 QT 间期延长。

第四节　心电图的诊断步骤和临床应用

　　心电图在临床诊断中起着非常重要的作用,要充分发挥心电图检查在临床上的诊断作用,单纯地死记硬背某些心电图诊断标准或指标数值是远远不行的,甚至会发生误导。只有熟练掌握心电图分析的方法和技巧,并始终把心电图的各种变化与具体病例的临床情况密切结合起来,才可能对心电图作出正确的诊断和解释。

一、心电图的诊断步骤

(一)心电图的定性分析

　　先将各导联大致浏览一遍,注意 P、QRS、T 各波的有无及其相互之间的关系,平均心电轴的大概方位,波形的大小和有无增宽变形,以及 ST-T 的形态等。通过上述分析,做到对心电图有一个整体印象。然后对可疑部分或不明确的地方有目的地去做必要测量,以获取准确数据。为了不致遗漏,分析心电图至少从以下四个方面考虑:心律、传导、房室肥大和心肌方面的问题。

(二) 心电图的定量分析

1. 找出 P 波,确定主导心律 找出 P 波与 QRS 波的关系,是心律分析的关键。如果 P 波规律出现,形态基本符合窦性特征,PR 间期固定且时限在 0.12~0.20s,可以确定主导心律是窦性心律;如果 P 波不规律,无 P 波或 P 波形态异常,应考虑伴有非窦性搏动的存在,并分析是哪一种异位心律起主导作用。

2. 测量 PP 或 RR 间期计算心率 心房、心室律规则一致者,测 PP 或 RR 间期,按公式计算其心率或查表得出心率。如果 P 波与 QRS 波关系不固定,则应分别测量 PP、RR 间期,计算出心房率、心室率。

3. 测量心电轴 通常用目测法确定,必要时计算 I、III 导联的综合电压查表求出电轴具体度数,并结合临床资料确定其临床意义。

4. 测定 PR 间期及 QT 间期 二者是否正常,要参考心率与年龄并结合临床资料分析。

5. 分析 P 与 QRS 波群

(1) P 波:观察 P 波形态是否圆钝,有无明显切迹。

(2) QRS 波:①形态:查看各波形态,各导联波形变化是否在正常范围,是否有异常波形或异常 Q 波;②时间:选择 QRS 波清晰的导联测量。有心室肥大者,应测量室壁激动时间。有不同心律者,应测量不同的 QRS 波的时间;③振幅:查看各导联的 R 波或 S 波,对过高或过低的波形进行测量,并予具体记录。

(3) P 波与 QRS 波的关系:内容包括 PR 间期是否固定,是否有过长或过短现象。

6. 判断 ST-T 有无改变

(1) ST 段:观察 ST 段有无上抬、下移及形态变化。如有偏移,应具体测量并记录其数值。

(2) T 波:结合 QRS 波主波方向加以综合分析。

(三) 分析心电图的注意事项

1. 重视与临床资料的结合 例如心肌病、脑卒中等心电图都可出现异常 Q 波,又如 V_5 电压增高,在正常青年人仅能提示为高电压现象,而相对于长期高血压或有瓣膜病变的患者就可以作为左心室肥大的诊断依据之一。

2. 了解心电图描记技术是否符合要求 查看图形是否合乎操作规程,有无电信号失真,走纸速度是否正确稳定,毫伏标尺有无误差,心电图形有无干扰和基线飘移。

3. 熟悉心电图正常变异 注意年龄、性别、体位、情绪和饮食等均可引起心电图波形的正常变异,如青年人易见 ST 段斜形轻度抬高;有自主神经功能紊乱者可出现 ST 段压低、T 波低平或倒置,尤其女性;呼吸可导致交替电压现象等。

二、心电图的临床应用

心电图在临床应用十分广泛,主要体现在以下几个方面:

1. 心电图主要反映心脏激动的电学活动,因此对各种心律失常和传导障碍的诊断及分析具有十分肯定的价值,至今尚无其他任何方法能够取代。

2. 查明各种原因引起的心肌病变,尤其对心肌梗死的定性、定位具有确定性的诊断意义。

3. 反映心房、心室肥大情况,对各种心脏疾病的诊断提供有价值的资料,对药物和电解质紊乱有判断参考价值。

4. 心电监测已广泛应用于手术麻醉、航天及各种体育活动的心电监测及危重患者的抢救。另外,动态心电图、药物及运动心电图试验等,扩大了心电图的临床应用,可以针对患者的病情特征选择使用。

第五节　心电监测

一、心电监测的特点

心电监测(ECG monitoring)是监测危重患者各种生命体征的最重要的手段之一,心电监测通过 24 小时对患者心电等项目的监测与分析,准确评估患者的生理状态,可适时观察病情,提供可靠的有价值的心电活动指标,并指导实时处理,因此对于有心电活动异常的患者,如急性心肌梗死,各种心律失常等有重要使用价值。

监测仪可选的参数:心电、呼吸、血压(分无创和有创两种)、血氧饱和度、脉率、体温、呼吸末二氧化碳、呼吸力学、麻醉气体、心排血量(有创和无创)、脑电双频指数等。

随着科学技术的发展,心电监测仪在心脏科病房、老年病房、手术中、手术后、外伤护理、冠心病、危重患者、新生儿、早产儿、高压氧舱、ICU、CCU、急诊室、分娩室等发挥着越来越大的作用。

二、监测设备和监测技术

(一) 心电监测设备

心脏监测系统种类很多,不同的分类方法有不同的种类。监测设备一般均包括传感器、心电示波屏、记录装置、心率报警和心律失常报警等几个部分,可持续监测心率和心律的变化。这一装置可以是单独一台主机,也可多台分机组成网络,设置总监测站,通过导线连接,或通过无线遥测,通过监测系统按预置数值自动将异常情况(如心率 <60 次 / 分、>100 次 / 分和(或)心律失常)报警并记录下来,供专业人员参考分析使用。

1. **心电信号输入**　分有线及无线两种方式。有线信号是通过传输导线将与患者皮肤接触电极的心电信号导入监测仪内。这种方式的优点是受外界干扰较少,心电信号失真度小,较可靠。但缺点是患者必须卧床。无线信号输入是将心电信号通过导线输入一小型携带式无线电心电信号发射盒,再通过无线电波将心电信号传到心电监测仪或中心监测站的接收器,经过解码、放大,还原为心电波。这种电波信号输入方式可观察到患者日常活动情况的心电图改变,接收信号范围宽,不受病房条件和患者情况限制,但这种方式易受外界电波干扰。

2. 显示器 临床采用较多的是存贮显示器。心电图显示呈规则滑动,遇有短暂异常心电图时可以冻结,直接观察患者的实时心电信号,增强捕获异常心电图信号的机会。

3. 记录器 记录器的作用是记录监测仪所检测的各种心电波形,可以手动记录,也可以自动记录,记录方式有实时记录和延时回忆记录。实时记录可记录到患者即刻的心电图;延时记录可记录到心电图前 5~15 秒的心电图图形,能为异常心电活动发生前提供有价值的信息。

4. 报警装置 最初的心电监测报警仅限于心率,心率低于设置的下限频率或高于设置的上限频率,即可触发报警装置,通过声、光信号报警。由于电脑技术的推广应用,目前已能对某些心律失常进行报警,并能自动将心律失常进行分类,将心电图冻结、贮存、记录和打印。

5. 其他附属装置 随着电子技术的快速发展,人们也根据临床的需要扩展了心电监测的功能,包括呼吸频率及呼吸波的监测、血氧饱和度的监测、无创血压监测、有创血流动力学监测、血气及电解质浓度的监测等。

(二) 心电监测技术

1. 导联选择 监测导联可根据监测目的和要求灵活选择,以获得更准确、广泛的心电信息资料。选择的原则是能够进行长期监测,不影响其他抢救、治疗措施,不需要过多限制患者活动。目前常用的为胸前综合导联,该类导联的优点是能清晰显示心电图图形及节律,受肢体活动干扰少,但缺点是所描记的心电图不能按常规心电图的标准去分析 ST-T 改变和 QRS 波形形态。

(1) 综合 I 导联:正极置于左锁骨中点的下缘,负极放在右锁骨中点下缘,接地电极置于右胸大肌下方,所记录的心电图形与标准肢体 I 导联图形类似。该导联的特点是电极不易脱落,但 QRS 波群振幅较小。

(2) 综合 II 导联:正极放于左胸大肌下方,负极在右锁骨中点下缘,接地电极置于右胸大肌下方。该导联的特点是电极容易脱落,心电图波形与 V_5 导联相似,波幅较大。

(3) 综合 III 导联:正极置于左胸大肌下方,负极置于左锁骨中点下方,接地电极置于右胸大肌下方,心电图波形近似于标准肢体 II 导联。

(4) 改良监测胸导联 (MCL$_1$):正极置于胸骨右缘第 4 肋间,负极置于左锁骨下外 1/3 处,接地电极置于右胸大肌下方或右锁骨下方。该导联的特点是电极容易脱落,但 P 波清楚。

2. 电极安置 心电监测多采用一次性贴附电极。该电极由塑料膜或泡沫圆盘涂上黏结剂而成,起固定电极于患者皮肤的作用,圆盘中夹嵌有金属小扣,皮肤面充以导电液,减少电极与皮肤间的阻抗,向外的金属小扣则与电极导联线相扣接。安置电极时,应清洁皮肤,再用酒精涂擦脱脂,直至皮肤发红。尽可能降低皮肤电阻抗,避免 QRS 波振幅过低或干扰变形。

(三) 心电监测指标

1. 心电图 是监测仪器最基本的监测项目之一,通过电极获得心电信号,将心电信号加以分析以获得相关资料。

2. 心率 心率测量是根据心电波形,测定瞬时心率和平均心率。健康成年人在安静状态下心率正常范围为 60~100 次 / 分。监测仪心率报警范围：低限 20~100 次 / 分，高限为 80~240 次 / 分。

3. 呼吸 平静呼吸时，新生儿 60~70 次 / 分，成人 12~18 次 / 分。在监测测量中，呼吸监测通过热敏式或阻抗式检测呼吸速率的变化。

4. 有创血压 是指监测患者的中心静脉压、左房压、心排血量和心脏漂浮导管。中心静脉压是指胸腔大静脉压或右房压，中心静脉压的测量方法是用静脉导管从颈静脉、股静脉插入，经大静脉进入上下腔静脉与右心房交界处测得中心静脉压，正常人的范围为 6.7KPa~10.7KPa，心力衰竭患者可达 22.7KPa。左房压的测量是将心导管插入肺动脉，测定肺动脉压来间接测定左房压，或通过左上肺静脉与左房连接处，将心导管直接插入左心房测定。

5. 无创血压监测 用微型电动机使袖套自动充气，袖套内压高于收缩压，然后自动放气，当第一次动脉搏动的振荡信号传到仪器内的传感器，经放大和微机处理，即可测得收缩压。

6. 心排血量 心排血量的测定是通过某一方式将一定量的指示剂注射到血液中，经过在血液中的扩散，测定指示剂的变化来计算心排血量。

7. 脉搏 光电容积式脉搏测量是监测测量中最普遍的，传感器由光源和光电变换器两部分组成。可以将传感器夹在患者指尖或耳廓上，光源选择对动脉血中氧合血红蛋白有选择性的一定波长，这束光透过人体外周血管，当动脉充血容积变化时，改变了这束光的透光率，由光电变换器接收经组织透射的光，转变为电信号传到放大器放大和输出，由此反映动脉血管的容积变化，光电变换器的信号变化周期就是脉率。

8. 血氧饱和度监测 血氧饱和度（SaO_2）监测法是根据血红蛋白的光吸收特性设计的一种无创性连续监测的血氧饱和度的方法，近年来广泛应用于危重患者及手术麻醉患者的监测。实验研究及临床观察均证明利用血氧饱和度监测仪测得的 SaO_2 能准确地反映患者实际 SaO_2。因此血氧饱和度监测在临床上具有其独特的优越性，其操作简便，开机后将感应器套在患者指、趾或夹在耳垂上，即可直接读取 SaO_2 和脉搏数值。

三、监测目的

监测仪是一种以持续测量和控制患者生理参数，并可与已知设定值进行比较，如果出现超标可发出警报的装置。监测仪必须 24 小时连续监测患者的生理参数，提供医生应急处理和进行治疗的依据，使并发症减到最少，达到缓解病情的目的。监测仪的用途除测量和监测生理参数外，还包括监视和处理用药及手术前后的状况。

1. 急诊 ICU 急诊 ICU 越来越受到广泛重视，急诊 ICU 患者监测的对象包括：①各种原因的休克；②不明原因的急诊昏迷；③脑血管意外；④支气管哮喘急性发作及哮喘持续状态；⑤张力性气胸；⑥原因不明的消化道大出血；⑦急性心功能不全及严重心律失常；⑧急性心肌梗死需紧急溶栓和（或）急诊经皮冠状动脉介入治疗；⑨急性变态反应及过敏性休克；⑩各种药物急性中毒等。

2. 外科 ICU 外科 ICU 的监测对象包括：①外科手术后的监测，特别是全麻术后复苏期的监测；②重症外科的抢救；③器官移植术后的监测；④危重患者或衰竭患者急诊手术前抢救监测；⑤心、肺、脑术后的常规监测。

3. 心脏 ICU 心脏 ICU 的监测对象包括：①急性心肌梗死及可能心肌梗死患者；②严重

心律失常,包括室性心动过速、二度以上房室传导阻滞,严重心动过缓伴阿-斯综合征发作,以及心搏停止、心肺复苏成功者;③新发及不稳定心绞痛患者;④起搏器植入术后患者的监测;⑤急性心力衰竭患者;⑥心源性休克患者;⑦心脏介入术后患者的监测;⑧电复律术后的患者等。

四、心电监测的操作方法

(一) 心电监测仪的使用

1. 护士着装整洁、洗手。

2. 准备心电监测仪 1 台、治疗盘、电极片 3~5 片、75% 乙醇、棉签、纱布、弯盘、治疗卡、快速手消毒剂、医疗垃圾桶、生活垃圾桶等。

3. 环境整洁干净、光线明亮并具有一定的隐私性,无杂物,关闭床帘,检查有无电磁波的干扰。

4. 评估患者,核对医嘱单与治疗卡无误,核对患者床号、姓名、腕带(向患者进行沟通解释,寻求患者理解、配合)。

5. 协助患者取平卧位或半卧位,常规做 12 导联的心电图记录。

6. 先接好地线,再连接心电监测仪电源线,打开主机开关。

7. 选择电极放置位置,准备患者的皮肤,用温水擦拭清洁放置电极的局部皮肤,再用纱布或纸布擦拭干净。

8. 放置电极。

9. 连接并固定导线,确认监测仪电源接通,电极导联线从颈部引出后连接显示器。

10. 依次启动 ECG(心电图)、LEAD(选择导联)、ALARM(报警)等键,调整心电监测基线,开启报警功能、选择报警参数。

11. 根据临床需要选择其他监测模块。

12. 向患者进行宣教,告知患者不要随意移动或取下胸前电极片;不要在监测仪附近使用手机,以免引起电磁波干扰;如果电极片周围出现红肿、痛痒等不适要及时通知医护人员。

13. 整理床单位,拉开床帘,严密观察各参数的变化。

14. 操作完洗手,记录心电监测各项参数及心电监测开始时间。

(二) 心电监测仪的撤离

1. 向患者进行沟通解释,取得患者的合作。

2. 关闭心电监测开关,切断电源。

3. 取下患者胸前电极片,用纱布擦净患者胸前皮肤,为患者整理床单元。

4. 操作完洗手,记录停止心电监测时间。

(三) 用物处理

一次性用物按照医疗垃圾进行处理,心电监测仪用消毒毛巾擦拭消毒,将心电监测仪归回原位。

　　　　　　　心电监测的注意事项

　　1. 根据患者的病情,取合适的体位。

　　2. 放置电极前,去除汗毛和角质层,保证电极与皮肤的良好接触。

　　3. 放置电极片时,应避开伤口、中心静脉插管、起搏器及除颤时电极板放置的部位。

　　4. 密切观察患者各项生理参数变化,及时处理干扰和排除故障,如有异常,及时通知医生处理。

　　5. 每日定时回顾患者24h监测情况,必要时记录。

　　6. 正确设置报警界限,不能关闭报警声音。

　　7. 操作过程中要注意患者保暖,定期观察患者贴电极片部位皮肤,电极应每2~3天更换一次,减少对皮肤的刺激。

　　8. 对躁动的患者,应当固定好电极和导线,避免电极脱落及导线打折缠绕。

五、动态心电图监测

　　动态心电图是采用动态心电图仪进行多导联、同步、连续、长时间记录分析所得到的动态心电活动资料。动态心电图技术首先由美国学者 Norman J. Holter 于 1957 年研制,并于 1961 年投入临床使用,因而又称 Holter 心电图。动态心电图能够对受检者在日常活动和夜间睡眠情况下,以及在身体和精神状况不断变化的条件下进行连续的心电图监测和记录,并提供相应的心电活动信息。动态心电图检查具有常规心电图等其他检查不能替代的作用和价值,因此,已经成为临床上广泛使用的无创性心血管病检查和诊断手段之一。

(一) 仪器的基本结构

动态心电图机主要由记录系统和回放分析系统组成。

1. 记录系统　包括导联线和记录器。导联线用于连接受检者身上的电极和记录器。记录器目前通常采用数字固态式记录器类型,佩戴在受检者身上,可以连续记录和储存 24 小时或更长时间的心电信号。

2. 回放分析系统　主要由计算机系统和心电分析软件组成。回放系统能自动对数字固态记录器记录到的 24 小时心电信号进行分析。分析人员通过人机对话方式对计算机分析的心电图资料进行检查、判定、修改和编辑,打印出异常心电图图例以及有关的数据和图表,做出诊断报告。

(二) 临床应用范围

　　动态心电图可以获得受检者日常生活状态下 24 小时甚至更长时间的心电图资料,因此比普通心电图更容易捕捉到异常心电图改变,还可以结合分析受检者的生活日志,了解患者的症状、活动状态及服用药物等与心电图变化之间的关系。其临床应用范围如下:

　　1. 心悸、气促、头昏、晕厥、胸痛等症状的性质的判断。

2. 心律失常的定性和定量诊断。

3. 心肌缺血的诊断和评价,尤其是发现无症状心肌缺血的重要手段。

4. 心肌缺血及心律失常药物疗效的评价。

5. 心脏病患者预后的评价,通过观察复杂心律失常等指标,判断各种心脏病患者的预后。

6. 选择安装起搏器的适应证,评定起搏器的功能,检测与起搏器有关的心律失常。

7. 医学科学研究和流行病学调查等。

(三) 注意事项

1. 应要求患者在佩戴记录器监测过程中做好日志,按时间记录其活动状态和有关症状,一份完整的生活日志对于正确分析动态心电图资料具有重要参考价值。

2. 动态心电图常受监测过程中患者体位、活动、情绪、睡眠等因素的影响,有时在生理与病理之间难以划出明确的界线。因此,对动态心电图监测到的某些结果,尤其是 ST-T 改变,还应结合病史、症状及其他临床资料综合分析以作出正确的诊断。

(四) 分析报告

分析报告应包括以下主要内容:

1. 监测期间的基本节律、24 小时心搏总数、平均心率、最高与最低心率及发生的时间。

2. 各种心律失常的类型、快速性和(或)缓慢性心律失常、异常心搏总数、发生频率、持续时间、形态特征及心律失常与症状、日常活动和昼夜的关系。

3. 监测导联 ST 段改变的形态、程度、持续时间和频度,ST 段异常改变与心率变化及症状的关系。

4. 应选择和打印有代表性的正常和异常的实时心电图片段,作为动态心电图诊断报告的依据。

5. 对佩戴有起搏器患者,报告中还应包括起搏器功能的评价和分析。

(李 静)

学习小结

1. 心电图是利用心电图机从体表记录心脏电活动变化的曲线图形,反映心脏节律性兴奋的发生、传播和恢复过程中的生物电变化。

2. 心房、心室肥大与心肌缺血均可以引起心电图的改变。右房肥大主要表现为"肺型 P 波";左房肥大主要表现为"二尖瓣型 P 波";心室肥大心电图主要表现为 QRS 波振幅、时间的变化,并常伴有 ST-T 改变,称心室肥大伴劳损;慢性冠状动脉供血不足可表现为 T 波倒置(心包脏层下心肌缺血)、T 波高尖(心内膜下心肌缺血)及 ST 段相应改变;典型的心绞痛发作时可表现为 ST 段压低(水平型或下斜型下移≥0.1mV)和(或)T 波倒置,变异型心绞痛多出现 ST 段抬高,心绞痛缓解后可恢复正常。

3. 心电图对各种心律失常和传导障碍的分析诊断具有肯定价值。房性期前收缩可有提前出现的 P′ 波,P′-R 间期大于 0.12s,大多为不完全性代偿间歇;交界性期前收缩代偿间歇多完全;室性期前收缩可表现为其前无相关的 P 波,QRS 波群宽大畸形,时限常大于 0.12s,T 波方向多与主波方向相反,多有完全代偿间歇。阵发性室上性心动过速频率一般在 160~250 次 / 分,节律快而规则,QRS 形态一般正常;而阵发性室性心动过速则表现为宽大畸形的 QRS 波,偶有心房激动夺获心室或发生室性融合波。扑动与颤动是一种频率较心动过速更快的异位快速心律失常,频率常在 250~600 次 / 分之间,心房扑动特征为 P 波消失,代之以锯齿状 F 波;心房颤动则表现为大小不等、形状各异的颤动波 f 波;心室扑动和心室颤动均是极严重的致死性心律失常,QRS-T 波完全消失,室扑表现为连续、快速而相对规则的大正弦波,可很快转为室颤,表现为大小不等、极不匀齐的低小波。

4. 心电图是确诊心肌梗死和判断病情的最重要依据,可先后出现心肌缺血、损伤和坏死 3 种图形,形成特征性心电图改变。

5. 除了循环系统疾病以外,心电图和心电监护已广泛应用于手术麻醉、药物观察及各种危重患者的抢救监测。

复习参考题

1. 左房、右房肥大的心电图各有哪些特点?

2. 左室、右室肥大的心电图各有哪些特点?

3. 心肌梗死的基本图形有哪些?

4. 心肌梗死的分期及各期的心电图特点?

5. 心房纤颤的心电图特点有哪些?

6. 期前收缩有几种? 心电图各有何特点?

7. 房室传导阻滞如何分度? 心电图特点有哪些?

第八章　影像学检查

8

学习目标	
掌握	各种影像学检查前患者的准备工作。
熟悉	各种影像学检查的方法和临床应用。
了解	各种影像学检查的成像原理和图像特点。

第一节　X 线检查

一、概述

1895 年德国物理学家伦琴发现 X 线以后,X 线就被用于人体检查,对疾病进行诊断,逐步形成了临床 X 线诊断学科,成为影像诊断中的基础和主要内容,为影像学的发展奠定了的基础。了解 X 线的特点、检查方法和过程,熟悉常见病、多发病的 X 线表现,是护理专业人员必须具备的基本条件。

(一) X 线的特性

1. **穿透性**　X 线是一种波长很短的电磁波,具有较强的穿透能力,能穿透可见光不能穿透的物体,故可以对人体组织进行透视或摄影,显示人体内部结构及病灶的特征。穿透性是 X 线成像的基础。

2. **荧光效应**　X 线能激发硫化锌镉、钨酸钙等荧光物质,使波长短的 X 线转换成波长较长的肉眼可见的荧光,这种转换称荧光效应。荧光效应是 X 线透视检查的基础。

3. **感光效应**　涂有溴化银的胶片受到 X 线照射后,使其感光而形成潜影,经显影和定影处理后,产生从黑到白不同灰度的影像。感光效应是 X 线摄片检查的基础。

4. **电离效应**　X 线通过任何物质都可使该物质产生电离,进入人体可导致细胞损伤甚至坏死等生物学方面的改变从而损害组织,损害程度与 X 线的量成正比。电离效应是放射防护学和放射治疗学的基础。

(二) X 线成像的基本原理

X 线能使人体在荧光屏上或胶片上形成影像,主要是由于 X 线具有穿透性、荧光效应和感光效应等特性,同时也因为人体组织结构有密度和厚度的差别。这种差别导致 X 线透过人体不同组织结构时,被吸收的程度不同,密度高、组织厚的部分吸收 X 线多,密度低、组织薄的部分吸收 X 线少,因此到达荧光屏或 X 线胶片上 X 线的量出现差异,从而在荧光屏或 X 线胶片上形成黑白对比不同的影像。

人体组织结构根据其密度的高低,依次分为骨骼、软组织(包括体液)、脂肪和含气组织 3 类(表 8-1)。

表 8-1　人体组织密度与 X 线影像的关系

人体组织	密度	X 线影像	
		透视	摄片
骨、钙化灶	高	暗	白
软骨、肌肉、神经、实质器官、结缔组织、体液等	中	灰	灰
脂肪、呼吸道、胃肠道、鼻窦、乳突气房等	低	亮	黑

人体组织结构自然存在的密度差别,在荧光屏或 X 线胶片上形成黑白或明暗对比影像,称为自然对比。对于缺乏自然对比的组织或器官,人为地引入一定量的密度更高(如硫酸钡、碘

剂等)或更低的物质(如空气等),使之产生人工密度差,形成黑白或明暗对比影像,称为人工对比,也称造影检查。

(三) X 线图像特点

X 线图像是 X 线束穿透人体某部位的不同密度和厚度组织结构的综合投影,是各层投影相互叠加在一起的影像,表现为从黑到白不同灰度的灰阶图像。X 线图像上的影像密度和人体组织结构的密度概念不同,影像密度指在胶片上呈白色的为高密度,黑色的为低密度,灰色的为中等密度。由于 X 线束是从 X 线管向人体作锥形投射,所以被照物体的投影会出现放大或伴影,使影像的清晰度减低。

(四) X 线检查方法

1. 普通检查 包括透视和摄片。

(1) 透视(fluoroscopy):是利用荧光屏显影对人体进行直接观察的 X 线检查方法。透视的优点是简便易行,可转动患者体位从不同方向进行观察,除可观察形态变化外还可了解器官的动态活动,如呼吸和膈肌运动,心脏和大血管的搏动,胃肠蠕动等,并立即得出结论。主要缺点是影像对比度和清晰度较差,难于观察密度差别小的器官及厚度大的部位,不易发现细微病变,且不能留下永久的客观记录,不便于患者的随访与追踪观察等。现多用于胸部检查和胃肠道钡剂造影检查。

(2) X 线摄影(radiography):是利用透过人体被检查部位的 X 线使胶片感光形成影像的检查方法。其临床应用最为广泛,适用于人体任何部位。其优点是弥补透视的不足,缺点是难以动态观察器官活动和从多角度观察病变的形态结构等。

2. 特殊检查 特殊检查是指利用特殊装置进行 X 线摄影。包括荧光摄影、软线摄影、体层摄影和放大摄影等。自 CT 等现代成像技术应用以来,只有软线摄影还在应用。

软线摄影亦称钼靶 X 线摄影,软线是由钼靶 X 线球管发射的波长较长的 X 线,易被软组织吸收,由于 X 线的能量较低故称软线。软线摄影的原理是密度相差不大的脂肪、肌肉和腺体等软组织由于对软线的吸收量的显著差别而在感光胶片上形成了对比良好的影像。软线摄影目前主要用于软组织特别是乳腺的摄影,适用于乳腺癌的普查。

3. 造影检查 造影检查是在器官内或其周围引入造影剂,使之产生人工对比以显示其形态和功能的方法。用作造影的物质称为造影剂或对比剂。

(1) 造影剂分类:按影像密度高低分为高密度造影剂和低密度造影剂两类。

高密度造影剂:临床常用,主要为钡剂和碘剂;低密度造影剂主要为空气、二氧化碳等,临床已很少用。

钡剂:为医用硫酸钡粉末,依检查的部位不同,加水和胶配成浓度不同的钡混悬液。主要用于消化道造影,并可用气钡双重造影,提高疾病诊断正确率。

碘剂:分为有机碘和无机碘制剂两类。有机碘制剂包括:①离子型:如泛影葡胺,具有高渗性,可出现毒副反应。②非离子型:如优维显、欧乃派克等,具有相对低渗性、低黏度和低毒性的特点,减少了毒副反应的出现。主要用于心血管、尿路等造影检查和 CT 增强扫描。无机碘制剂有碘化油等,主要用于支气管造影等,现临床基本不用。

(2) 造影方法:根据造影剂导入的途径不同分为直接引入和间接引入两种方法。①直接导入法：是造影剂通过人体自然腔道、瘘管和体表穿刺等注入体内的方法。包括：口服法，如食管和胃肠道钡餐检查；灌注法，如钡剂灌肠、逆行尿路造影及子宫输卵管造影等；穿刺注入或经导管直接注入气管或组织内，如支气管造影和心血管造影等。②间接导入法（生理排泄法）：经静脉注入或口服的造影剂，选择体内某一器官排泄，从而使之显影，如静脉尿路造影、胆道造影等。

（五）X 线检查前的准备工作

1. 普通检查前准备 检查前向患者说明检查的目的、方法和注意事项，消除其紧张和恐惧心理；指导患者充分暴露检查部位，并采取正确的体位与姿势；协助患者去除身上的金属饰品、敷料、膏药、发卡等影响检查的物品。

2. 胃肠道钡剂造影检查前准备

（1）口服钡餐造影：①检查前三天禁用含有重金属（铋剂、铁剂、钙剂等）和影响胃肠功能的药物；②检查前 1 天进食少渣易消化的食物，需禁食、水 12 小时，胃内有大量滞留液者，应先抽出再行检查；③检查前肌内注射盐酸山莨菪碱（654-2），可松弛平滑肌，降低胃肠张力，但心动过速、青光眼、前列腺增生的患者禁用；④近期有上消化道大出血的患者，在出血停止 10~15 天后方可进行钡剂造影检查；⑤怀疑有胃肠道穿孔、肠梗阻的患者，禁行口服钡剂造影检查，可用泛影葡胺检查。

（2）钡剂灌肠造影：检查前 2 天进无渣饮食；检查前 1 天晚遵医嘱口服硫酸镁或甘露醇等药物清洁肠道。

3. 碘剂造影检查前准备

（1）了解适应证与禁忌证：适用于支气管造影、心血管造影、尿路造影和 CT 增强扫描等，严重心、肾疾病和过敏体质等不宜采用。

（2）询问病史：检查前询问患者既往有无过敏反应和药物过敏史，尤其是含碘药物的过敏史。

（3）心理护理：检查前向患者介绍检查的目的、方法、不良反应和注意事项等，消除其紧张与恐惧。

（4）签署同意书：检查前应签署"碘对比剂使用患者知情同意书"。

（5）建立抢救机制：常规配备抢救物品和药物，并建立相应的抢救应急快速增援机制。

4. 碘剂造影不良反应的观察及处理 任何一种造影剂，都有其毒副反应，使用碘对比剂后，患者需留置观察至少 30 分钟。临床上根据其反应强度可分为：①轻度反应：可出现全身灼热感、面部潮红、胸闷、气短、咳嗽、恶心、呕吐、皮肤瘙痒和荨麻疹等，经吸氧或短时间休息即可好转。②重度反应：可出现周围循环衰竭、心搏骤停、惊厥、喉水肿和哮喘发作等，应立即停止造影检查，进行抗休克、抗过敏和对症治疗。

理论与实践　　　　碘剂过敏试验方法

　　1. 静脉注射　造影前静脉注射 30% 造影剂 1ml，观察 15 分钟。
　　　　若出现结膜红肿、胸闷、气短、咳嗽、恶心、呕吐、皮肤瘙痒和荨麻疹等，
　　　　则为碘剂过敏试验阳性。

　　2. 皮下注射　造影前皮下注射 3% 造影剂 0.1ml，观察 20 分钟。

若局部皮肤出现红肿、硬结，直径达 1 cm 以上为阳性。

3. 口服或口含法 口服 5%~10% 碘化钾 5ml，每日 3 次，连服 3 天或 10% 碘化钾 5ml 口含，5 分钟后观察反应。若有口麻、头晕、心慌、恶心、呕吐、荨麻疹等症状为阳性。

4. 结膜试验 将同一品种造影剂 1~2 滴直接滴入一侧眼内，另眼滴入生理氯化钠溶液作对照，3~4 分钟后观察。若试验侧眼结膜明显充血，甚至血管怒张或曲张和有明显刺激者为阳性反应。

（六）X 线检查的防护

X 线对人体具有电离生物效应，因此在过量照射时，会产生放射损害。所以必须重视工作人员和患者的防护，避免不必要的损害。从技术方面，可以采取屏蔽防护和距离防护原则，通常采用 X 线管壳、滤过板等以及铅玻璃、铅屏等对放射设备进行屏蔽，或增加 X 线源与人体间距离以减少辐射量。患者方面，应选择适当的 X 线检查方法，照射次数不宜过多，暴露时间不宜过长，除病情需要外，不宜在短期内做多次重复检查。放射线工作者方面，应遵照国家有关放射防护卫生标准的规定制定必要的防护措施，正确进行 X 线检查操作，认真执行保健条例，定期监测所接受的剂量，尽量运用距离防护原则，加强自我防护。

（七）X 线成像的新进展

随着计算机和数字化的发展，近年来数字成像已由 CT 与 MRI 等扩展到数字 X 线成像（digital radiography，DR），DR 是指将普通的 X 线装置同电子计算机结合起来，使 X 线成像由模拟图像转换成数字图像的成像技术。在临床应用上，数字化图像与传统 X 线图像都是所摄部位组织结构的重叠图像，普通 X 线能成像的部位都可进行数字成像。数字化图像对骨结构、软组织的显示和胃肠黏膜皱襞的显示均优于传统的 X 线图像；对肺部结节性病变的检出率高于传统的 X 线图像。数字化图像质量优于传统 X 线图像；图像处理系统可调节影像对比，得到最佳的视觉效果；患者接受的 X 线量较少；图像信息可成照片或由光盘存储，可输入图像存储与传输系统（picture archiving and communication system，PACS）。

二、呼吸系统

（一）X 线检查方法

1. 普通检查

（1）胸部透视：透视一般取立位，按一定步骤对肺野、肺门、纵隔、心脏、大血管、横膈等作全面观察，还可以观察膈肌和心脏的搏动状态。由于透视不易发现细微病变，且无永久记录，目前临床部分医院已取消胸部透视检查。

（2）胸部摄片：是胸部疾病最常用的检查方法。常用的摄影体位为后前位及侧位，为了更好的显示病变形态，还可以采取斜位、前弓位，不能站立的患者可以采取仰卧前后位。

2. 造影检查

（1）支气管造影：将高密度碘造影剂注入气管、支气管内，可直接观察支气管内病变如支气管扩张、狭窄及梗阻等，多用于某些因支气管扩张需手术治疗的患者，目前很少使用。

(2) 血管造影:经插入血管内的导管高速注入造影剂连续照像,以获得目标血管的图像。主要有肺动脉及支气管动脉造影,可用于检查肺动脉瘤、肺动静脉瘘、肺动脉发育不良及不明原因的咯血,目前多用于明确咯血的病变血管并进行栓塞治疗。

(二) 正常 X 线表现

正常胸部 X 线影像是胸腔内、外各种组织和器官相互重叠的综合投影。

1. 胸廓　由软组织与骨骼构成,正常情况下,两侧胸廓对称。

(1) 软组织:胸片上能够看到的软组织有胸锁乳突肌及锁骨上皮肤皱褶、胸大肌、女性乳房及乳头等。

(2) 骨骼:骨性胸廓由胸骨、胸椎、肋骨、锁骨及肩胛骨组成。某些骨结构可以投影于肺野而形成与病变混淆的阴影,如胸椎在后前位时横突可与肺门重叠易误判为淋巴结肿大;成人肋软骨钙化后表现为不规则的斑片致密影,不可误认为肺内病变;青春期肩胛骨下角可出现二次骨化中心,不可误认为骨折。肋骨及其间隙在临床常被用作胸部病变的定位标志。

2. 纵隔　位于胸骨之后,胸椎之前,介于两肺之间,上部为胸廓入口,下缘为膈,其中包含心脏、大血管、气管、食管、淋巴组织、胸腺、神经及脂肪等。纵隔经胸膜和肺门与肺相连。气管和支气管由于含气可以分辨,其余结构因缺乏对比,只能观察其外形轮廓。正常纵隔位置居中,在卧位或呼气时短而宽,立位及吸气时窄而长。病变情况下,纵隔可出现移位,或在呼吸时发生纵隔左右摆动。

3. 横膈　由薄层肌腱组织构成,正常呈圆顶状,分左右两叶,右膈通常比左膈高 1~2cm。横膈在外侧及前、后方与胸壁相交形成肋膈角,在内侧与心脏形成心膈角。平静呼吸时横膈活动范围为 1~3cm,深呼吸时可达 3~6cm,横膈运动时两侧大致对称。

4. 胸膜　分为脏层和壁层,正常时不显影,只有在胸膜反折处 X 线与胸膜走行方向平行时,才显示为薄层状或线状致密影,见于肺尖胸膜反褶和叶间裂反褶。

5. 气管、支气管　气管起于环状软骨下缘,在第 5、6 胸椎平面分为左、右主支气管,于分叉部下壁形成隆突。气管、支气管在胸部平片上观察不清楚,在体层摄影和支气管造影可清楚显示。

6. 肺　含有空气的肺在胸片上显示为透明区域,称肺野。肺野的透亮度与肺泡的含气量成正比,两肺透亮度基本相等。为了准确定位病变的部位,每侧肺野被作了分区,即在第 2、4前肋骨端下缘分别划一条水平线把每一侧肺野分为上、中、下三个肺野。另外把每侧肺野纵行三等分,即可分为内、中、外三个带。由肺动静脉、支气管及淋巴组织组成的综合投影称为肺门影,其中以肺动、静脉主支为重要组成部分。肺门影位于两肺中野的内带,大多数人左肺门比右肺门高 1~2cm。病理情况下,肺门可发生增大、缩小或移位等改变。肺纹理由肺动脉、肺静脉组成,主要成分是肺动脉分支,支气管、淋巴管及少量间质组织也参与其形成。肺纹理在胸片上表现为由肺门向肺野呈放射状分布的树枝状阴影,逐渐变细,一般至肺野外围已显示不清(图 8-1)。

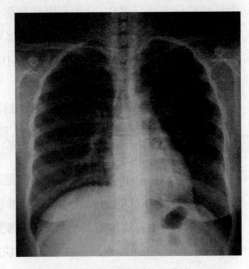

图 8-1　正常胸部正位平片

(三) 基本病变X线表现

1. 支气管阻塞性改变 支气管阻塞由腔内阻塞或外在性压迫所致。

(1) 肺气肿 (emphysema): 由于支气管不完全阻塞, 致肺组织过度充气而膨胀的状态, 分为局限性和弥漫性肺气肿。局限性肺气肿是由于支气管部分性阻塞后产生活瓣作用, 吸气时支气管扩张气体进入, 呼气时气体不能完全呼出, 导致远端肺泡过度充气。局限性肺气肿的X线表现为肺部局限性透明度增加, 其范围大小与阻塞的位置有关。弥漫性肺气肿是终末细支气管由于慢性炎症或狭窄而形成活瓣性呼气性阻塞, 导致终末细支气管远端的肺泡过度充气。弥漫性肺气肿的X线表现为两肺野透亮度增加, 肺纹理稀疏, 常伴有肺大泡, 两侧肋间隙增宽, 纵隔狭长, 两侧横膈的位置低平, 运动幅度减低。

(2) 肺不张 (atelectasis): 可由支气管腔完全阻塞、腔外压迫或肺内瘢痕组织收缩引起, 以支气管阻塞最多见。由于支气管完全阻塞, 造成肺内气体减少, 肺体积缩小。支气管完全阻塞18~24h后肺泡内气体被吸收, 肺组织发生萎陷, 可并发肺炎。一侧肺的肺不张表现为患侧肺野均匀致密影, 肋间隙变窄, 膈肌升高, 纵隔向患侧移位, 健侧可形成代偿性肺气肿。肺叶肺不张时整个肺叶密度增高, 体积缩小, 相邻叶间裂呈向心性移位, 肺门及纵隔不同程度的向患侧移位, 邻近的肺叶可出现代偿性肺气肿。

2. 肺部病变

(1) 渗出 (exudation): 是机体对急性炎症的反应。肺部发生急性炎症后, 肺泡内气体被渗出的液体、细胞和蛋白代替, 形成渗出性实变。由于液体可沿着肺泡孔向邻近肺泡蔓延, 导致病变组织与正常组织之间界限模糊。X线检查呈密度略高、较均匀的云絮状阴影, 边缘模糊, 与正常肺组织无清楚界限。小范围的实变可能进展为大片状实变。若整个肺叶实变则可形成边缘锐利的大叶性阴影。若实变累及到肺门附近, 较大的含气支气管与实变的肺组织常形成对比, 在实变区中可见含气支气管影, 称空气支气管征或支气管气象。多见于各种炎症性浸润、结核病灶周围的炎症或肺水肿等。

(2) 增殖 (proliferation): 为肺内慢性炎症形成的肉芽组织, 病灶一般不大, 多限于腺泡范围内。X线检查表现为结节状影, 密度较高, 边缘较清楚, 可呈梅花瓣样, 无明显融合趋势。多见于肺结核及各种慢性肺炎。

(3) 纤维化 (fibrosis): 肺增殖性病灶中的细胞成分逐渐为纤维组织所代替而形成瘢痕, 称之为纤维性病变或纤维化, 分为局限性和弥漫性两类。局限性纤维化呈条索、结节及块状影, 密度高, 边界清楚。较大的纤维化病变引起周围结构如气管、纵隔及肺门向患侧移位。弥漫性肺间质纤维化呈小结节、网状、线状及蜂窝状影像, 呈弥漫分布, 可伴有肺气肿表现。多见于肺结核或尘肺等疾病。

(4) 钙化 (calcification): 一般发生在退行性变或坏死组织内。X线检查呈高密度影, 边缘锐利, 形状不一, 可为斑点状、块状或球状, 呈局限或弥散分布。见于肺结核、淋巴结结核或错构瘤 "爆米花样" 钙化等。

(5) 肿块 (mass): 肿瘤及肿瘤样病变是以结节或肿块为基本病理形态, 直径小于或等于3cm的称结节, 大于3cm的为肿块。结节与肿块除大小不同外, 其他表现相同。常见的肺内良性肿瘤及肿瘤样病变有错构瘤及结核球, 其病变界限清楚、边缘光滑。周围型肺癌为常见的恶性肿瘤, 肿瘤生长较快且呈现浸润性生长, 肿块或结节有分叶, 边缘模糊、常有短毛刺向周围伸出。

(6) 空洞与空腔: 空洞 (cavity) 为肺内病变坏死的组织经引流支气管排出后, 肺内残留的腔隙,X线表现为实变影内的透明区,见于肺结核干酪样坏死、肺脓肿或肺癌等。空腔(air containing space)是指肺内腔隙的病理性扩大,X线表现为薄壁透亮区,内无液平。见于肺大泡或含气肺囊肿等。

3. 胸膜病变

(1) 胸腔积液:是由多种疾病累及胸膜产生的。少量积液时,液体首先聚积在后肋膈角,液体量在300ml以上时,肋膈角变钝、变平,透视时可看到液体随呼吸及体位移动。中量积液时,胸腔下部呈均匀致密影,肋膈角消失,膈面及心缘被遮盖,致密影上缘呈外高内低的斜形弧线。大量积液时,液体上缘在第二前肋间以上,患侧胸腔均匀致密影,膈肌下降,肋间隙增宽,有时仅肺尖透明,纵隔向健侧移位(图8-2)。

(2) 气胸及液气胸:气胸是脏层或壁层胸膜破裂,空气进入胸腔所引起。X线检查表现为胸腔上部或内侧出现无肺纹理的透亮区,内侧可见被压缩的肺边缘,呈纤细线状致密影,即气胸线。纵隔向健侧移位,膈肌下降,肋间隙变宽(图8-3)。胸腔内液体与气体并存为液气胸。明显的液气胸立位检查时,可见液体平面横贯胸腔,其上方为空气和被压缩的肺。气体及液体较少时,只见小的液平面而不易看到气体。

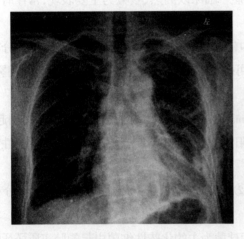 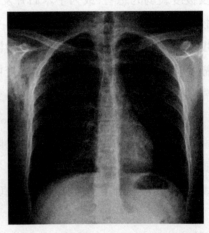

图8-2 胸腔积液　　　　　　　　图8-3 右侧气胸

(3) 胸膜肥厚、粘连和钙化:轻度胸膜增厚表现为肋膈角变浅、变平,膈肌运动轻度受限。广泛胸膜肥厚粘连时,在胸部外侧及后缘沿胸膜下可见带状密度增高影,肋间隙变窄,膈顶变平,膈升高,膈肌运动减弱或消失,纵隔可向患侧移位。

(四) 常见疾病X线表现

1. 慢性支气管炎　慢性支气管炎(chronic bronchitis)是指气管、支气管黏膜及其周围组织的慢性非特异性炎症。临床上以咳嗽、咳痰或伴有反复发作的喘息为特征。

X线表现:早期可无异常。疾病后期因支气管管壁增厚,细支气管、肺泡间质纤维化或炎症细胞浸润,使得两肺纹理增粗、紊乱,出现条索状、网格状或斑点状阴影,以双肺中下野为显著。

2. 肺部炎症

(1) 大叶性肺炎(lobar pneumonia):大叶性肺炎是肺炎中最常见的类型,多由肺炎链球菌感染引起。本病多发于青壮年,临床表现为突然出现高热、寒战,咳嗽、咳铁锈色痰、胸痛等。典型的病理分期为充血期、红色肝变期、灰色肝变期和消散期。

X线表现：在早期（充血期），可无阳性表现，或仅可见局限的肺纹理增强。病变进展至实变期（红色肝变期和灰色肝变期），可见密度均匀的致密影，病变累及肺段表现为片状或三角形致密影（图8-4）。病变累及整个肺叶时，可见以叶间裂为界的大片致密影。由于实变肺组织与含气支气管相衬托，有时在实变区中，可见透明的支气管影，即支气管充气征。消散期表现为实变区的密度逐渐减低，由于病变消散不均匀，多表现为散在、大小不等和分布不规则的斑片状阴影。炎症可完全吸收或只遗留少量条索状影，偶可演变为慢性机化性肺炎。

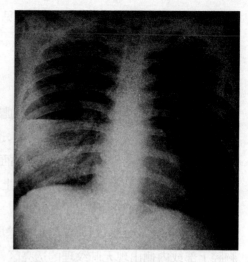

图8-4　右侧大叶性肺炎

（2）支气管肺炎（bronchopneumonia）：支气管肺炎又称为小叶性肺炎，多见于婴幼儿、青少年、老年人及极度衰弱的患者，或为手术后并发症。临床以高热、咳嗽为主要表现，常伴有呼吸困难、发绀及胸痛。

X线表现：病变多在两肺中下野的内、中带，肺纹理增多、增粗和模糊，沿肺纹理分布的斑片状模糊致密影，密度不均。密集的小病变可融合成较大的片状影。患儿可伴有肺门影增大、模糊及局限性肺气肿。

（3）肺炎支原体肺炎（mycoplasmal pneumonia）：亦称非典型性肺炎。由肺炎支原体引起，有时呈流行性发病，患者血清冷凝集试验多数为阳性。发病部位多位于中下肺野，主要炎性病变沿着肺间质扩展。

X线表现：①发病部位多为中下肺野；②密度均匀的片絮状阴影；③沿肺纹理分布呈羽毛状。

（4）肺脓肿（lung abscess）：是以金黄色葡萄球菌为主的化脓性细菌引起的肺实质坏死性炎性病变。临床表现为起病急、高热、咳嗽、咳大量脓臭痰等。

X线表现：肺内炎性浸润呈现大片致密阴影，边缘模糊，密度均匀，病变中心出现空洞形成气液平面。

3. 肺结核（pulmonary tuberculosis）　肺结核是由结核分枝杆菌引起的肺部慢性传染病。常见的临床表现有咳嗽、咯血及胸痛。全身性症状常表现为发热、乏力、食欲减退及消瘦等。临床上将肺结核分为5个类型：①Ⅰ型，原发性肺结核；②Ⅱ型，血行播散型肺结核；③Ⅲ型，继发性肺结核；④Ⅳ型，结核性胸膜炎；⑤Ⅴ型，肺外结核。

（1）原发性肺结核（Ⅰ型）：结核分枝杆菌侵入肺部后，多在中上肺野近胸膜处发生急性渗出性病变，此为原发病灶，其周围可发生不同程度的炎症。结核分枝杆菌可沿病灶周围淋巴管侵入相应的肺门或纵隔淋巴结。X线检查可见原发灶及其周围炎症呈局限性斑片状模糊影，自原发病灶引向肺门的淋巴管炎表现为不规则的条索状阴影，肺门和纵隔肿大的淋巴结表现为肿块影。原发病灶、淋巴管炎和淋巴结炎三者组成的哑铃状阴影称为原发综合征（图8-5）。

原发病灶经治疗后易于吸收，但淋巴结炎常伴不同程度的干酪样坏死，愈合较慢。原发病灶被吸收后,原发性肺结核即表现为胸内淋巴结结核。

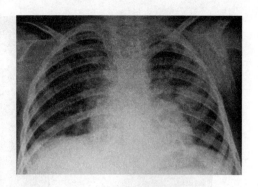

图8-5　肺结核原发综合征

(2) 血行播散型肺结核(Ⅱ型):根据结核分枝杆菌进入血循环的途径、数量以及机体免疫功能状况等因素,可分为急性、亚急性和慢性血行播散型肺结核。

急性粟粒型肺结核:表现为两肺弥漫性粟粒状阴影,粟粒大小为1~2mm,正常肺纹理不能显示。分布均匀、大小均匀和密度均匀是粟粒的影像特点。

亚急性血行播散性肺结核:病灶多见于两肺中上肺野,粟粒状阴影大小不一、密度不均、分布不均。病灶可融合、增殖为硬结或钙化,亦可纤维化呈索条影,甚至可形成空洞。两肺纹理增粗紊乱。

慢性血行播散型肺结核:病变与亚急性血行播散性肺结核表现类似,但大部分病灶呈增殖性改变,病灶边缘较清晰,纤维索条影更加明显,钙化更多,胸膜增厚、粘连显著,两肺纹理增粗紊乱更明显。

(3) 继发性肺结核(Ⅲ型):继发性肺结核是成年结核中最常见的类型。X线表现多种多样。锁骨上、下区可见中心密度较高而边缘模糊的片状影,或小片云絮状影。也可表现为任何肺野的圆形浸润影。病变的发展过程较为复杂,可有渗出、增殖、纤维化和空洞等多种性质的病灶同时存在,可出现结核球和干酪性肺炎(图8-6)。

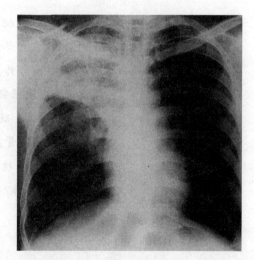

图8-6　干酪性肺炎

(4) 结核性胸膜炎(Ⅳ型):多见于儿童与青少年。病变可单独或与肺结核同时出现。X线表现为胸腔积液或胸膜肥厚的相应征象。

(5) 其他肺外结核(Ⅴ型):按部位和脏器命名,如骨关节结核、肾结核、肠结核等。

4. 原发性支气管肺癌(primary bronchogenic carcinoma of lung)　为一种发源于支气管上皮或支气管黏液腺的癌瘤。影像学上常按其发生的部位分为3型:①中央型:肿瘤发生于肺段及其以上的支气管;②周围型:肿瘤发生于肺段以下的支气管;③弥漫型:肿瘤发生于细支气管或肺泡上皮。

(1) 中央型肺癌:早期局限于支气管黏膜内,可无异常发现。病变发展,可引起肺叶或一侧肺发生阻塞性肺气肿、阻塞性肺炎和肺不张等。癌肿穿透支气管壁向腔外生长并伴有肺门淋巴结转移时,形成肺门肿块,肺门影增深、增大。发生于右上肺的支气管肺癌,肺门部肿块和右肺上叶不张连在一起,下缘可形成典型的反"S"征(图8-7)。

(2) 周围型肺癌:早期表现为肺野内密度较高,边缘模糊的结节状或球形影。病变发展,可形成分叶状肿块。浸润性生长的肿块,边缘毛糙呈短细毛刺状。生长较快的肿块,由于中心坏死可形成壁厚、偏心性不规则的空洞(图8-8)。

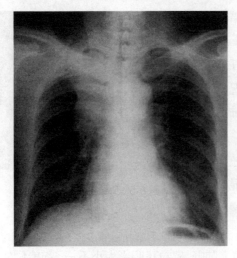
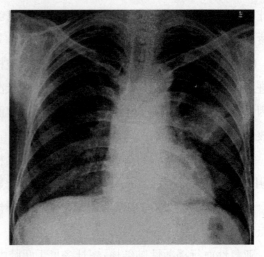

图 8-7　右上肺中央型肺癌反"S"征　　　　　　　　图 8-8　左肺外周型肺癌

（3）弥漫型肺癌：表现为两肺野广泛分布的细小结节，多为不对称分布。病变呈进行性发展，可融合形成肿块致使整个肺叶发生实变，在融合病灶内可出现不规则支气管充气征。

问题与思考　　　　　　患者男性，68 岁，主因"慢性咳嗽、咳痰两年，加重并伴呼吸困难一周"入院。身体评估：T：38.2℃，BP：120/80mmHg，P：78 次 / 分，R：18 次 / 分，神清合作。患者呈强迫体位（端坐呼吸），胸廓呈桶状，双肺呼吸运动和触觉语颤减弱，两肺过清音，双肺底可闻及干、湿啰音。其余检查未见异常。既往有慢支病史 2 年。WBC：11×10^9/L。临床初步诊断为：慢性支气管炎合并两下肺感染；慢性阻塞性肺气肿。

思考：为明确诊断，患者该做何种影像学检查？患者检查前需要做哪些准备工作？

三、循环系统

（一）X 线检查方法

1. **普通检查**　包括透视和摄片，目前临床很少应用。透视可以从不同角度观察心脏、大血管的形态、搏动及其与周围结构的关系。摄片常采用心脏三位片，即后前位、右前斜位、左前斜位。

2. **造影检查**　心血管造影是将造影剂快速注入心腔和大血管内，以显示心和血管腔内的形态和血流动力学的改变，为心脏、大血管疾病的诊断及手术治疗提供重要的资料。目前临床多用数字减影血管造影（digital subtraction angiography，DSA），通过计算机处理数字影像信息，可使血管和病变显示更清楚。

（二）正常 X 线表现

心脏各房室和大血管在 X 线平片的投影相互重叠，需通过不同角度，多种投照位置进行观察，才能了解心脏各个房室及大血管较完整的形态（图 8-9）。

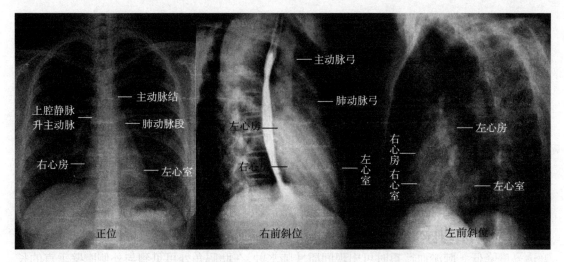

图 8-9　心脏、大血管正常投影

(1) 后前位:心左缘自上而下依次可见三个弓:主动脉弓、肺动脉段(又称心腰部)、左心室。心右缘自上而下可见两个弓:升主动脉(儿童为上腔静脉)及右心房。

(2) 右前斜位:心前缘依次为主动脉弓、肺动脉弓、左心室或右心室。心后缘依次为左心房及右心房。患者吞服硫酸钡后显示食管三个生理性压迹,分别为主动脉弓压迹、左主支气管压迹及左心房压迹。

(3) 左前斜位:心前缘依次为右心房及右心室。心后缘依次为左心房及左心室。在主动脉窗内,左心房上方有左主支气管影。

(三) 基本病变 X 线表现

1. 心脏增大　心脏增大是心血管疾病的重要征象。心脏增大包括心肌肥厚和心腔扩大。

确定心脏增大最简单的方法是心胸比率法。心胸比率是心影最大横径与胸廓最大横径之比,心胸比率 = $(T_1+T_2)/T$。心影最大横径是心影左右缘最突一点至胸廓中线垂直距离之和。胸廓最大横径是在右膈顶平面两侧胸廓肋骨内缘间连线的长度。正常人心胸比率 ≤0.5(图 8-10)。

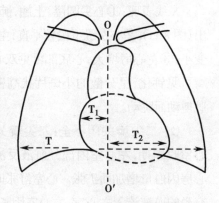

图 8-10　心胸比率测量示意图

2. 心脏形态异常　心脏、大血管疾病致心脏房室增大时,心脏可失去正常形态,后前位观察可分为三种心型:

(1) 二尖瓣型心脏:又称梨形心,心脏呈梨形,主动脉结变小,肺动脉段凸出,右心室增大,心尖部圆钝上翘。常见于二尖瓣狭窄、慢性肺源性心脏病、心间隔缺损(房、室)等。

(2) 主动脉型心脏:形如靴形,主动脉结凸出,肺动脉段凹陷,左心室增大,心尖向左下延伸。常见于主动脉瓣病变和高血压性心脏病。

(3) 普大型心脏:心脏轮廓均匀向两侧增大,肺动脉段平直,主动脉结多正常,常见于心肌炎和全心衰竭。心包积液时心脏可为普大型,但并非心脏本身的增大。

3. 肺循环异常　肺循环由肺动脉、肺毛细血管和肺静脉组成,通过肺循环沟通左右心腔,可反映心脏血流动力学及功能状态,对心血管疾病的诊断具有重要意义。

（1）肺血增多：亦称肺充血，常见于左向右分流的先天性心脏病，如房间隔或室间隔缺损、动脉导管未闭等。X线表现：①肺血管纹理增粗、增多，肺静脉亦呈相应的扩张；②肺动脉段凸出，两肺门动脉扩张，搏动增强；③扩张的血管边缘清楚；④肺野透亮度正常。透视下，可见肺动脉段和两侧血管搏动增强，即"肺门舞蹈"。

（2）肺血减少：亦称肺缺血，由于右心排血受阻引起，主要见于肺动脉狭窄、三尖瓣狭窄等。X线表现：①肺血管纹理变细、稀疏；②肺门动脉正常或缩小；③肺野透亮度增加，有时可见扭曲而紊乱的侧支循环血管形成；④肺动脉段平直或凹陷，肺动脉瓣狭窄后扩张或肺动脉高压时可有凸出。

（3）肺淤血：指肺静脉回流受阻而导致血液淤滞于肺内。X线表现：①后前位见上肺静脉增粗，下肺静脉变细或正常；②两肺门阴影增大模糊；肺血管纹理增多、增粗，边缘模糊；③肺野透亮度降低。肺淤血严重时可出现间质性肺水肿，在肋膈角处可见到与外侧胸壁垂直的长2~3cm、宽1~3mm的水平线状影（克氏B线）。常见于二尖瓣狭窄和左心衰竭等。

（4）肺动脉高压：指肺动脉收缩压 >30mmHg 或平均压 >20mmHg，由肺血流量增加或肺循环阻力增高所致。X线表现：①后前位见肺动脉段明显凸出，右下肺动脉主干增粗 >15mm；②肺门动脉扩张、增粗，搏动增强。

（四）常见疾病X线表现

1. 风湿性心脏病 包括急性或亚急性风湿性心脏炎和慢性风湿性瓣膜病。前者以心肌受累较重，X线表现无特异性。后者是风湿性瓣膜炎的后遗性损害，以二尖瓣损害最常见。

（1）二尖瓣狭窄：二尖瓣狭窄时，左心房排血受阻，压力增高，左心房扩张和肥厚，肺静脉回流受阻，肺动脉压升高，导致左心室肥厚。左心室及主动脉因血流量减少可萎缩。

X线表现：①心尖圆隆、上翘，肺动脉段膨隆突出（图8-11）；②心左缘下段较平直，主动脉结可萎缩变小；③左心房增大，心底部可见双心房影；④二尖瓣可见钙化，呈分散的小斑片状高密度阴影，随心脏搏动而跳动。

（2）二尖瓣关闭不全：二尖瓣关闭不全时，在心室收缩期，左心室内部分血液反流至左心房，左心房因血量增加而扩张。心室舒张时，左心房过度充盈的血液流入左心室，左心室因长期负荷过重而增大。

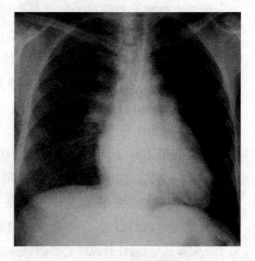

图8-11 二尖瓣狭窄

X线表现：①轻度关闭不全时，心影大小形状无明显改变，或仅见左心房、左心室轻度增大；②中度以上关闭不全时，左心房可明显增大，搏动增强，左心室也增大，主动脉结正常或略小；③重度二尖瓣关闭不全时，右心室亦可增大，甚至可掩盖左心室增大征象。

联合瓣膜损害时，心脏常呈高度增大，当瓣膜受累程度不同时，X线常仅显示受累较重的瓣膜病变的征象（图8-12）。

2. 慢性肺源性心脏病 慢性肺源性心脏病简称肺心病，是由肺及胸部其他组织的慢性病变引起的肺组织结构、功能异常,使肺动脉压升高,造成右心室肥厚扩张或右心功能不全。

X 线表现:①肺部病变:肺部慢性病变的表现,以较明显的肺气肿最多见,其次为慢性支气管炎、广泛肺组织纤维化或肺结核、胸廓畸形及胸膜广泛增厚等;②肺动脉高压:肺动脉段突出,肺门动脉大分支扩张,外围分支细小,右下肺动脉横径超过15mm;③心脏病变:右心房、右心室增大,以右心室增大为主,肺动脉段隆突。心功能不全时,心影可明显增大。

3. **高血压性心脏病** 长期动脉血压过高造成左心室负荷增大,导致左心室肥厚扩张或左心功能不全,称高血压性心脏病。

X 线表现:①早期心影外形无明显改变,或心影轻度增大,心左缘左心室段圆隆;②病变继续发展,左心室增大显著,心尖向左下延伸,心腰凹陷。主动脉结明显突出,主动脉扩张、迂曲延长,使心脏呈主动脉型(图 8-13);③心功能不全时,心影可明显增大。

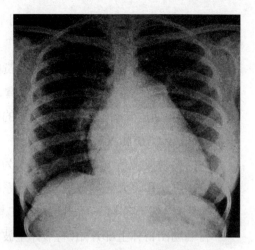

图 8-12 二尖瓣狭窄并关闭不全

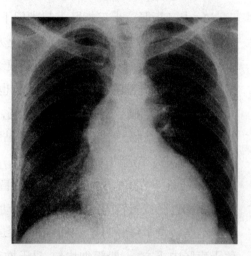

图 8-13 高血压性心脏病

四、消化系统

(一) X 线检查方法

1. **普通检查** 包括透视和摄片两种,主要用于急腹症和不透 X 线的异物检查。

2. **造影检查** 胃肠道与周围器官密度相近,缺乏良好的自然对比,通过造影检查方能观察清楚。造影检查是胃肠道 X 线检查最常用的方法。

(1) 常用的造影剂:为医用硫酸钡,其次为空气和水溶性有机碘化物。

(2) 造影方法:目前多用气钡双重对比造影法,即用高密度的钡液和低密度的气体在胃肠道内形成对比明显的影像,以显示黏膜表面的细微结构和微小异常。

(3) 检查范围:①食管造影:主要检查食管和咽部病变;②上消化道造影:主要检查食管、胃、十二指肠及上段空肠的病变;③小肠造影:主要检查空、回肠及回盲部的病变;④结肠造影:多为钡剂灌肠造影,主要检查直肠、结肠和回盲部的病变。

(二) 正常 X 线表现

1. **食管** 吞钡后食管呈外壁光滑整齐的管状影。右前斜位可见自上而下有 3 个生理性压迹,分别为主动脉弓压迹、左主支气管压迹和左心房压迹,食管在前两个压迹之间相对膨出,勿误认为憩室。食管还有两个生理性狭窄,即食管入口和食管穿过膈裂孔处。食管异物容易在狭窄和压迹处停留。

食管充盈时宽度为 2~3cm,边缘光整,黏膜皱襞 3~6 条,在黏膜上可见纵行而相互平行、纤细的条纹状透亮影,向下通过贲门与胃小弯黏膜皱襞相连。在做吞咽动作或受到食物刺激时,食管出现自上而下的对称性蠕动波。

2. 胃 胃分为胃底、胃体和胃窦。贲门水平线以上称胃底,立位时含气称胃泡。贲门到幽门的胃右缘称胃小弯,其左外缘称胃大弯,胃小弯转角处称胃角切迹。从贲门至角切迹之间一段为胃体;角切迹至幽门处为胃窦。胃的形态与体型、张力和神经功能状态有关,一般分为牛角型、钩型、无力型和瀑布型。

胃的黏膜像呈条纹状阴影,皱襞则为条状透明影。胃轮廓在胃小弯和胃窦大弯侧一般光滑平整。胃底和胃大弯侧常呈锯齿状,系横、斜走行的黏膜皱襞所致。胃底皱襞粗大弯曲,胃窦皱襞黏膜主要与小弯平行,也可斜行。胃黏膜皱襞的可塑性较大,可自行改变其形状。

胃蠕动由胃体上部开始,有节律呈波浪状向幽门推进,蠕动波逐渐加深,一般同时可见到3个蠕动波。胃窦部呈向心性收缩。胃的排空时间受多种因素影响,一般在吞钡后 2~4h 排空。

3. 十二指肠 十二指肠上起幽门下接空肠,呈 C 字型,分为球部、降部、水平部和升部。球部呈锥形,两缘对称,尖端指向右后上方,底部平整,中央为幽门管开口。球部轮廓光滑,黏膜皱襞呈纵行条纹状。降部及升部黏膜皱襞多呈羽毛状。球部蠕动为整体收缩,可一次将钡排入降部。降、升部的蠕动多呈波浪状,也可出现逆蠕动。

4. 空肠与回肠 空肠上接十二指肠,于中腹部逐渐移行于回肠,两者无明显界线。回肠经回盲瓣移行于结肠。空肠蠕动较活跃,黏膜皱襞呈羽毛状或环形条纹。回肠蠕动缓慢,常显示充盈像,可见分节运动,黏膜皱襞稀少。

5. 结肠 结肠位于腹腔四周,分为盲肠、升结肠、横结肠、降结肠、乙状结肠和直肠。肝脾曲结肠和直肠位置较固定,其余部分移动度较大。结肠充钡时呈对称性袋状突出,称结肠袋,右半结肠较左半结肠明显。阑尾在钡餐或钡灌肠检查时可显影或不显影,显影时呈长条状影位于盲肠内下方,一般粗细均匀,易于推动。阑尾可因充盈不均匀或其中有粪石而造成充盈缺损。

(三) 基本病变 X 线表现

胃肠病变的 X 线表现可归纳为形态和功能两个方面,两者关系密切,相互联系。

1. 形态改变

(1) 轮廓:充钡后的胃肠道轮廓平滑而连续,胃肠壁上的病变均可使轮廓发生改变。①龛影:胃肠壁局限性溃疡形成的凹陷,被钡剂充盈后,在切线位表现为向外突出于器官正常轮廓的乳头状、三角形钡影。轴位时,溃疡呈火山口状,钡剂填充后表现为类圆形钡斑;②充盈缺损:胃肠壁局限性肿块向腔内突出,钡剂不易在该处充盈而形成的影像,多见于胃肠道恶性肿瘤和肉芽肿。

(2) 黏膜皱襞:黏膜异常表现对疾病早期病变的发现和鉴别诊断有重要意义。①黏膜破坏:黏膜皱襞消失且形成杂乱不规则的钡影,与正常黏膜皱襞的连续性中断,多由恶性肿瘤引起;②黏膜皱襞平坦:黏膜皱襞的条状影不明显,严重者可完全消失,多为黏膜和黏膜下层水肿或肿瘤浸润所引起;③黏膜皱襞增宽和迂曲:黏膜皱襞的透明条状影增宽,常伴有皱襞迂曲和紊乱,多见于慢性胃炎和胃底静脉曲张;④黏膜皱襞纠集:黏膜皱襞从四周向病变区集中,呈放射状,多由慢性溃疡时瘢痕挛缩所致。

(3) 管腔大小:主要为管腔的狭窄和扩张。①狭窄:肿瘤性狭窄范围局限,管壁僵硬,边缘毛糙;炎症性狭窄范围较广泛或具有分段性,狭窄边缘较光整;外压性狭窄多偏于管腔一侧且伴有移位,管腔压迹光整;痉挛性狭窄形状可变,时轻时重,痉挛解除恢复正常;②扩张:管腔扩张多由梗阻或麻痹引起,均可有积液和积气,梗阻表现为蠕动增强,麻痹表现为蠕动减弱。

（4）位置的改变:胃肠道在腹腔内有相对固定的位置,病变的压迫、推移和粘连可改变胃肠的位置。

2. 功能改变

（1）张力:指胃肠道平滑肌的收缩与舒张程度。张力增高表现为管腔缩窄、蠕动增强;张力减弱表现为管腔扩大、松弛及蠕动减弱。

（2）蠕动:是胃肠道肌肉有节律的收缩,是内容物向前推进的动力。蠕动增强表现为蠕动波增多、加深和运行加快,多见于炎症、溃疡;蠕动减弱表现为蠕动波减少、变浅、速度变慢,见于肿瘤浸润或梗阻晚期张力低下。蠕动方向与正常相反称逆蠕动,多见于梗阻区上方。

（3）分泌:正常空腹时,胃肠道内没有液体积存。分泌功能增加表现为空腹时胃肠道内液体增多,钡剂不能均匀涂在黏膜壁上,呈团状或雪花状散在分布。胃部立位透视可见气液平面,称胃潴留。

（四）常见疾病 X 线表现

1. 食管静脉曲张　是指食管黏膜下层的静脉丛异常迂曲呈瘤样扩张,多由门静脉高压引起。

X 线表现:早期表现为食管下段黏膜皱襞局限性增粗或稍显迂曲,管壁边缘不光整。随着曲张的静脉在程度上和数量上的增加,食管中下段黏膜皱襞明显增粗、迂曲呈串珠状或蚯蚓状充盈缺损,管壁边缘呈锯齿状。晚期静脉严重曲张,可累及食管中上段至全长,黏膜皱襞极度增宽、迂曲,管腔内形成团块状充盈缺损,管腔扩大,蠕动减弱,排空延迟(图 8-14)。食管静脉曲张的管壁柔软而伸缩自如,是与食管癌鉴别的要点之一。

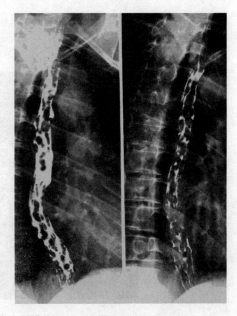

图 8-14　食管全段静脉曲张

2. 食管癌　是原发于食管的恶性肿瘤,进行性吞咽困难为其典型症状。

X 线表现:早期食管癌的征象有:①黏膜皱襞增粗、迂曲、中断、边缘毛糙;②增粗的黏膜面上可见大小不等的龛影和(或)局限性充盈缺损;③管壁局限性僵硬形成钡剂滞留。中晚期时,局部黏膜皱襞中断、破坏、消失,可见腔内龛影及充盈缺损,管壁僵硬及蠕动消失。肿瘤晚期,病变向外生长,管腔内可见梭形软组织肿块影。

3. 胃、十二指肠溃疡　消化道常见疾病,临床主要表现为反复发作的周期性、规律性上腹痛。X 线表现可归纳为两类:直接征象,溃疡本身的改变;间接征象,溃疡导致的功能性和瘢痕性改变。

（1）胃溃疡:

直接征象:龛影,多见于胃小弯,其切线位突出胃轮廓外呈锥状或乳头状影,底部平整,边缘光滑。龛影口部常有一圈因黏膜水肿所形成的透明水肿带,为良性溃疡的特征。

间接征象:①痉挛性改变,小弯侧龛影可在大弯侧相对应部位出现一大而深的切迹,犹如一手指指示龛影;②分泌增加,胃内大量分泌液使钡剂呈絮状不易涂布于胃壁,立位时可见液、钡分层;③胃动力及张力异常;④溃疡愈合,瘢痕收缩使胃轮廓变形,呈"蜗牛胃"或"葫芦胃";⑤幽门管溃疡可致幽门狭窄、梗阻。

(2)十二指肠溃疡:

直接征象:①龛影,表现为圆形或类圆形钡斑,边缘光滑,周围常有一圈透明带,黏膜皱襞向中心纠集(图 8-15);②球部变形,球部呈山字形、三叶形及葫芦形等。

间接征象:①激惹征,钡剂进入球部后不易停留,很快排至降部;②幽门痉挛,钡剂滞留于胃窦区,排空延迟;③胃液分泌增多,可见大量空腹潴留;④球部有固定压痛。

4.胃癌 胃癌是消化道最常见的肿瘤,可以发生在胃的任何部位,但以胃小弯和胃窦部最常见。临床表现为上腹部疼痛,且不易缓解,常伴有消瘦、食欲减退、乏力等,亦可出现呕血、黑便或幽门梗阻症状。

低张气钡双重对比造影对早期胃癌的发现有重要意义,主要 X 线表现有:①胃小区黏膜结构紊乱、消失;②可见不规则小龛影和小的充盈缺损;③胃轮廓局限性凹陷和僵直。

中晚期胃癌 X 线表现:①充盈缺损:缺损边缘不光整,形态不规则或呈分叶状,与正常胃壁界限清楚;②龛影:龛影大而浅,多位于胃轮廓之内。形态不规则,多呈半月形。外缘平直,内缘不规则,呈多个尖角样指向外周。龛影周围绕以宽窄不一的透亮带,称为"环堤征",环堤内常见结节状、指压状充盈缺损,上述征象称为"半月综合征"(图 8-16)(表 8-2);③黏膜改变:胃黏膜皱襞局限性破坏、中断,周围黏膜粗大、僵直;④胃轮廓改变:胃腔变形,边缘不整齐,胃壁僵硬,病变部位蠕动减弱或消失。

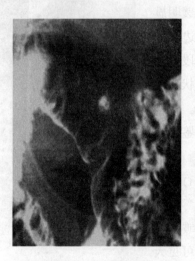 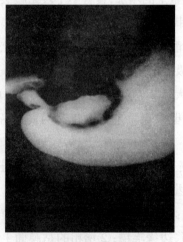

图 8-15 十二指肠溃疡　　　　　　　　图 8-16 胃癌

表 8-2 胃良性溃疡与恶性溃疡 X 线鉴别诊断

	良性溃疡	恶性溃疡
龛影位置	突出于胃轮廓外	位于胃轮廓内
龛影形态	圆形或椭圆形,边缘光滑整齐	不规则、扁平,有多个尖角
龛影周围黏膜皱襞	黏膜皱襞向龛影集中,直达龛口	黏膜皱襞未达龛影即中断消失
龛影口部	黏膜线、项圈征、狭颈征	环堤征、半月征
附近胃壁	柔软,有蠕动波	僵硬、峭直,无蠕动波

5. **结肠癌** 结肠癌是消化道常见的恶性肿瘤,好发于直肠和乙状结肠。临床表现为腹部肿块、便血、腹泻或便秘。

结肠气钡双重对比造影表现为:①向肠腔内凸起的不规则肿块,病变处肠壁僵硬,结肠袋消失。肿瘤较大者,钡剂通过困难;②肠腔偏心性或环行狭窄,轮廓光滑整齐或不规则,肠壁僵硬,病变肠管与正常部分分界明显;③黏膜皱襞破坏、消失和中断;④龛影较大,形状多不规则,边缘有尖角及不规则结节状充盈缺损,肠壁僵硬,结肠袋消失。

6. **急腹症**

(1) 胃肠道穿孔(perforation of gastro-intestinal tract):多为溃疡,其次为伤寒、外伤或肿瘤等所致。穿孔后胃肠道内的气体逸入腹腔内形成气腹。立位摄片或透视时在一侧或两侧膈下呈新月形带状透光区。膈下游离气体是诊断胃肠道穿孔的重要依据。

(2) 肠梗阻(intestinal obstruction):分为机械性肠梗阻及麻痹性肠梗阻。机械性肠梗阻多由肠粘连引起,其他原因还有炎症、肿瘤、异物(如蛔虫)、肠扭转及肠套叠等。

X 线表现:①小肠内气体增多:在梗阻后 1~3 小时,肠管扩大和胀气;②小肠内液体滞留:肠梗阻 3~6 小时后,立位透视或照片可见多数高低不齐、长短不等的阶梯状液平面;③梗阻部位以上的肠腔扩张。

五、泌尿系统

(一) X 线检查方法

1. **普通检查** 腹部平片是泌尿系统的常规检查,能够显示肾脏的轮廓、大小、形状、位置、有无泌尿系统结石和钙化。摄片前应清洁肠道,以免粪便和气体的重叠而影响观察。

2. **造影检查**

(1) 排泄性尿路造影:又称静脉性肾盂造影,是泌尿系最常用的造影方法,即将有机碘溶液注入静脉,通过肾脏排泄而使泌尿系显影。此法不仅可显示肾实质以及肾盏、肾盂、输尿管和膀胱的管腔形态,还可了解两肾功能。常用造影剂为泛影葡胺。碘过敏,严重肝、肾或心脏功能不全和急性肾炎的患者晋级做此检查。造影前除用缓泻剂清洁肠道外,还应限制饮水 6~12h,以免造影剂被稀释而显影不良。

(2) 逆行肾盂造影:用于排泄性尿路造影显影不良者。有急性尿路感染和尿道狭窄者禁用。方法是在膀胱镜的指引下,将导管插入输尿管内,经导管注入造影剂后即刻摄片。

(3) 腹主动脉造影与选择性肾动脉造影:可显示腹主动脉、两侧肾动脉、肾上腺动脉等,用于诊断腹主动脉及肾动脉病变、肾和肾上腺肿瘤等。方法为经皮穿刺股动脉,置导管尖端于肾动脉开口上方,高压注入造影剂,注射同时开始摄片。亦可将导管选择性插入一侧肾动脉内进行造影,可以更加清晰地显示肾血管。

(二) 正常 X 线表现

1. **肾脏** 腹部平片上两肾轮廓清晰。正常肾影位于腰大肌影外缘,呈"八"字状,长度约为 12~13cm,宽度约为 5~6cm。肾影如蚕豆,轮廓光滑,上极略尖,下极圆钝,外缘为凸面,内缘凹陷为肾门。两肾大小、形状大致对称,上缘一般在第 12 胸椎,下缘平第 3 腰椎,左肾稍高于右肾。排泄性尿路造影时,注射造影剂后 1~2min 肾实质显影,2~3min 后肾盏肾盂开始显影,15~30min

显影最浓,以后因造影剂不断流入膀胱而显影渐淡。

2. **输尿管** 输尿管全长约 25cm,上接肾盂,于腹膜后沿腰大肌前缘下行。入盆腔后,在骶髂关节内侧下行,越过骶骨水平后再弯向外,最后斜行进入膀胱。输尿管有三处生理狭窄,即与肾盂连接处、越过骨盆边缘处和进入膀胱处。正常输尿管边缘光滑呈带状影,走行柔和,可有折曲。

3. **膀胱** 膀胱位于耻骨联合上方,其大小形态随充盈程度而不同。充盈时呈卵圆形,边缘光滑,密度均匀。充盈较少时膀胱较扁,其上缘凹陷。膀胱收缩时由于黏膜皱襞增粗而使其边缘不规则,表现为锯齿状。

(三)基本病变 X 线表现

1. **肾脏** 肾脏异常的 X 线表现包括肾区高密度钙化影及肾脏位置、大小和轮廓的改变。①肾脏钙化主要见于肾盂、肾盏结石,也可见于肾结核、肾癌、肾囊肿或肾动脉瘤的钙化,腹部平片显示为不同形态的高密度灶;②单纯肾脏位置、大小和轮廓的改变较少见,主要由肾脏的先天性发育异常所致。肾轮廓改变常伴有肾影大小改变,常见于肾肿瘤、肾囊肿所致的局部肾轮廓外突,慢性肾盂肾炎所致的波浪状改变,而肾周脓肿或血肿可致肾轮廓消失。

2. **输尿管** 主要为高密度钙化影,多为结石所致,易见于生理性狭窄处。偶为输尿管结核钙化,呈条状或双轨状高密度影。

3. **膀胱** 常表现为高密度钙化影。结石所致者常呈椭圆形致密影,横置于耻骨联合之上。肿瘤性钙化则呈细点状、絮状或线状致密影。

4. **肾血管** 腹主动脉造影与选择性肾动脉造影检查可清楚发现肾血管异常,主要是肾动脉狭窄,见于大动脉炎、动脉粥样硬化等病变。不同病因引起肾动脉狭窄的部位、程度、形态和范围也不同。此外,造影检查还可发现肾动脉细小和肾动脉瘤等。

(四)常见疾病 X 线表现

1. **泌尿系统结石** 泌尿系统结石是泌尿系统最常见的疾病,主要发生于肾和膀胱。结石由草酸钙、磷酸钙、尿酸盐和胱氨酸盐等多种成分构成。约 90% 结石可由 X 线平片显示,称为阳性结石。少数如尿酸盐结石在 X 线平片上难以显示,称为阴性结石。

(1)肾结石:X 线平片可见单发或多发结石位于肾窦区,表现为圆形、卵圆形、桑葚状或鹿角状高密度影,可均匀一致,也可分层或浓淡不均(图 8-17)。侧位片见肾结石与脊柱影重叠,可与胆囊结石、淋巴结钙化等鉴别。

(2)输尿管结石:多由肾结石下移而来,易停留在生理狭窄处。X 线平片表现为输尿管走行区内米粒大小的致密影。排泄性尿路造影可确定结石是否在输尿管内,结石上方输尿管和肾盂肾盏有不同程度的扩张积水。逆行肾盂造影时导管及造影剂常受阻于结石所在的输尿管部位。

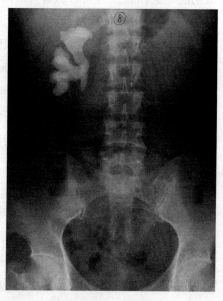

图 8-17 右肾结石

(3)膀胱结石:多为阳性结石,表现为耻骨联合上方圆形或椭圆形致密影,大小不一,密度均匀或呈分层状,边缘光滑或毛糙。结石可随体位变换而改变位置。膀胱造影可发现憩室内结石、阴性结石等。

2. 泌尿系统结核 泌尿系统结核多继发于身体其他部位的结核病变,主要侵犯肾,然后蔓延到输尿管及膀胱,多为单侧性。

(1)肾结核:早期X线平片可无异常发现,形成脓肾时肾影增大,纤维化后缩小。有时显示肾区内云絮状钙化,甚至全肾钙化。早期病变局限在肾实质内,排泄性尿路造影检查表现正常,当结核性溃疡累及肾小盏,表现为肾小盏杯口边缘不规则虫蚀状。当肾实质空洞与肾小盏相通时,显示肾小盏外侧有一团造影剂与之相连。病变进展,造成肾盏、肾盂广泛破坏或形成肾盂积脓时,排泄性尿路造影常不显影,逆行性尿路造影显示肾盂、肾盏共同形成一大而不规则的空腔。

(2)输尿管结核:X线平片检查多无价值,偶可发现输尿管钙化。尿路造影检查表现为输尿管不规则狭窄与扩张,呈串珠状。晚期输尿管僵硬、短缩,如笔杆状,有时可见管壁条索状钙化。

(3)膀胱结核:X线平片诊断价值有限。尿路造影早期可显示膀胱局部不规则及变形,有时可见充盈缺损。晚期发生膀胱挛缩,体积变小,边缘呈锯齿状改变。

3. 泌尿系统肿瘤

(1)肾癌:肾脏肿瘤中以肾癌最常见。腹部平片可见肾影局部呈分叶状突出,肿块较大者可占据上腹部,偶可见细点状或弧线状肿瘤钙化影。尿路造影,由于肿瘤压迫,肾盏伸长、狭窄变形或发生闭塞。肿瘤较大而累及多个肾盏者,各肾盏聚集或分离;当肿瘤侵犯肾盏或肾盂时,可出现边缘不整或充盈缺损。肾动脉造影检查,肿瘤使邻近血管发生移位,病变区出现网状和不规则杂乱的肿瘤血管影,并有池状充盈区。

(2)膀胱癌:多为乳头状癌,常单发,也可多发。膀胱造影检查表现为自膀胱突向腔内的结节状或菜花状充盈缺损,表面凹凸不平;浸润生长者则显示局部膀胱壁僵硬、不规则。

六、骨、关节系统

(一) X线检查方法

1. 普通检查

(1)透视:主要用于不透X线的异物的定位与摘除,以及明显骨折和关节脱位及其复位情况的观察。

(2)X线摄片:是骨与关节的主要检查方法。目前,由于数字化成像技术(DR)的广泛应用,改善了X线照片的质量,有效提高了骨关节疾病诊断的准确性。一般摄正、侧位片,某些部位还需拍摄斜位、切线位和轴位片等。

2. 造影检查 目前多被关节镜、CT或MRI检查取代。

(二) 正常X线表现

1. 骨 骨质按其结构分为密质骨和松质骨两种。密质骨X线表现为均匀高密度影,松质骨由多数骨小梁组成,X线表现为密度低于密质骨的网状致密影。软骨未钙化时,X线不显影。

骨骼在人的不同生长发育阶段有不同的X线表现。

长骨由骨膜、骨皮质、骨髓腔和骨端构成。①骨膜:位于骨干表面,正常时不显影;②骨皮质:表现为密度均匀的致密影,完整且连续;③骨髓腔:位于骨干中央呈管状,表现为骨干包绕的无结构的半透明区;④骨端:骨两端膨大的部分称骨端。未成年人长骨两端可见半透明的骨骺线,成年后骨骺线闭合。

2. 四肢关节　由骨端、关节软骨、关节腔和关节囊构成。①关节面:X线片所见为骨性关节面,表现为边缘锐利光滑的线样致密影;②关节间隙:为两个骨端的骨性关节面之间的透亮间隙,是关节软骨和关节腔这些软组织密度结构的投影。新生儿关节间隙较宽,以后随年龄增长而逐渐变窄,成年后关节间隙宽度固定。

3. 脊柱　由脊椎和其间的椎间盘所组成。除第1颈椎外,每个脊椎分椎体和椎弓两部分。椎体呈长方形,由上而下逐渐增大,主要由松质骨构成,四周为一层致密的骨皮质,轮廓光滑。椎弓由两侧椎弓根和椎板围成。椎板在正后方联合成棘突。椎弓根在正位投影呈椭圆形,两侧对称。椎弓每侧各有一横突和上下关节突。椎体后缘和椎弓围成椎管,脊髓位于其中。椎间孔居于相邻椎弓、椎体、关节突及椎间隙之间,呈半透明影,颈椎斜位、胸腰椎侧位显示清楚,呈类圆形。椎体之间有椎间盘相隔,X线表现为宽度均匀的半透明间隙,称椎间隙。

(三) 基本病变X线表现

1. 骨骼的基本病变

(1) 骨质疏松:指单位体积内骨组织含量减少,即骨组织的有机成分和钙盐都减少。X线表现为骨密度降低,骨小梁变细、数量减少,骨髓腔和骨小梁间隙增宽,骨皮质出现变薄和分层现象。椎体内结构呈纵行条纹,周围骨皮质变薄,椎体变扁,上下缘内凹,椎间隙增宽。广泛性骨质疏松主要见于老年人、绝经期后妇女、营养不良者、代谢或内分泌障碍者。局限性骨质疏松主要见于感染、骨折后、恶性骨肿瘤以及局部活动受限等。

(2) 骨质软化:指单位体积内骨组织的有机成分正常,钙盐沉着减少。X线表现为骨密度降低,骨小梁变细、模糊,骨皮质变薄,承重骨骼变形。主要见于佝偻病和骨软化症。

(3) 骨质破坏:指局部骨质被病理组织所代替而造成的骨组织消失。X线表现为局部骨密度降低,骨小梁消失或局部骨质缺损。常见于炎症、肉芽肿、肿瘤或瘤样病变。

(4) 骨质增生硬化:指单位体积内骨组织含量增多。X线表现为骨密度增高,骨小梁增粗、增多、密集,骨皮质增厚、致密,骨髓腔变窄或消失。局限性骨质增生硬化常见于慢性炎症、外伤和某些原发性骨肿瘤等。

(5) 骨膜增生:又称骨膜反应,指骨膜受到刺激后,骨膜内层成骨细胞活动增加而引起的骨质增生。早期X线表现为长短不定、与骨皮质平行的一段细线样致密影,它同骨皮质之间有一条很窄的透明间隙。以后骨膜的新生骨逐渐增厚,由于新生骨小梁排列的形式不同而表现各异。常见的有与骨皮质表面平行的线状、层状或葱皮样骨膜反应。骨膜增生多见于炎症、肿瘤、外伤、骨膜下出血等。单纯依据骨膜增生的形态不能确定病变的性质,需结合其他表现才能做出诊断。

(6) 骨内与软骨内钙化:指骨内或软骨内出现异常钙盐沉着。X线表现为颗粒状、小环或半环状的高密度影。可见于软骨类肿瘤、骨梗死等。

(7) 骨质坏死:指骨组织局部血液供应中断,骨组织局部代谢停止、细胞成分死亡。坏死的骨质称为死骨。早期 X 线表现无异常。典型的 X 线表现是骨质局限性密度增高。骨质坏死多见于化脓性骨髓炎、骨结核、骨缺血坏死和外伤骨折后。

(8) 矿物质沉积：铅、磷、铋等进入体内后，大部分沉积于骨内，在生长期主要沉积于生长较快的干骺部。X 线表现为多条平行于骺线的致密带，厚薄不一，成年后不易显示。

(9) 骨骼变形：常与骨骼大小改变并存，可累及一骨、多骨或全身骨骼。骨肿瘤可使骨局部膨大、变形。骨软化和成骨不全使全身骨骼变形。脑垂体功能亢进使全身骨骼增大。

(10) 周围软组织病变：外伤、炎症时 X 线检查表现为皮下脂肪层和肌间隙层次模糊、消失。外伤后可发生骨化性肌炎，软组织内可见钙化、骨化影。软组织肿瘤和恶性骨肿瘤侵犯软组织后，可见软组织肿块影。开放性创伤和厌氧菌感染时，软组织内可见气体影。

2. 关节的基本病变

(1) 关节肿胀：多由于关节腔积液或关节囊及其周围组织充血、水肿、出血和炎症所致。X 线表现为关节周围组织软组织影增厚，密度增高，层次模糊，大量关节积液可见关节间隙增宽。

(2) 关节破坏：是指关节软骨及其下方的骨性关节面骨质为病理组织所侵犯、代替所致。X 线表现为关节面局部骨质缺损，骨小梁消失。早期仅关节软骨破坏时，可无异常或关节间隙稍窄。严重时可引起关节半脱位和变形。

(3) 关节退行性变：早期改变开始于软骨，为缓慢发生的软骨变性、坏死和溶解。继而造成骨性关节面骨质增生硬化，并于边缘形成骨赘。早期 X 线主要表现为骨性关节面模糊、中断和消失。中晚期表现为关节间隙狭窄、软骨下骨质囊变和骨性关节面边缘骨赘形成，不发生明显骨质破坏，一般无骨质疏松。这种变化多见于老年人，以承受体重的脊柱和髋、膝关节最为明显，为组织衰退的表现。

(4) 关节强直：分为骨性和纤维性强直。骨性强直是关节明显破坏后，关节骨端通过骨组织连接，X 线表现为关节间隙明显变窄或消失，有骨小梁贯穿，多见于急性化脓性关节炎愈合后。纤维性强直是关节破坏后被纤维组织连接，关节活动功能消失，X 线表现为关节间隙狭窄，无骨小梁贯穿，常见于关节结核。

(5) 关节脱位：是组成关节骨骼的脱离、错位。分完全脱位和半脱位两种。可由外伤、炎症、肿瘤等引起。

(四) 常见疾病 X 线表现

1. 骨、关节外伤

(1) 骨折：是骨的连续性中断，以长骨骨折和脊椎骨折常见。

X 线表现：①长骨骨折：骨折的断裂面多为不整齐的断面，X 线表现呈不规则的透明线，即骨折线 (图 8-18)，于骨皮质显示清楚整齐，在骨松质表现为骨小梁中断、扭曲和错位。当中心 X 线通过骨折断面时，骨折线可清楚显示，否则显示不清或难以发现。严重骨折常见骨骼弯曲变形。嵌入性或压缩性骨折，骨小梁紊乱，甚至局部骨密度增高，而看不到骨折线。儿童骨骼由于柔韧性较大，可出现青枝骨折，即仅表现为局部骨皮质和骨小梁的扭曲，而看不见骨折线或只引起

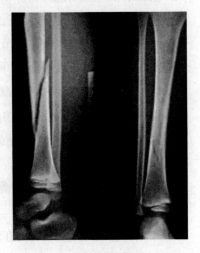

图 8-18　胫骨骨折

骨皮质发生皱褶、凹陷或隆起;②脊椎骨折:系脊柱受到突然的纵轴性暴力冲击,弯曲过度,使受到应力的脊椎发生骨折,常见于活动范围较大的5、6颈椎,11、12胸椎,1、2腰椎等部位。患者多有自高处跌下,以足部或臀部着地,或被重物落下冲击头肩部的外伤史。X线表现为椎体压缩呈楔形,前缘骨皮质嵌压,由于断端嵌入,可见横形不规则线状致密带,骨折线难以显示。有时,椎体前上方有分离的骨碎片。其上下的椎间隙一般保持正常。严重时常并发脊椎后突成角、侧移,甚至发生椎体错位,压迫脊髓而引起截瘫。

(2) 关节脱位:关节外伤性脱位大都发生于活动范围大、关节囊和周围韧带松弛、结构不稳定的关节,在四肢以肩和肘关节常见。

X线表现:①肩关节脱位:肩关节囊前壁薄弱,以前脱位多见。肱骨头前脱位时,常同时向下移位,位于肩胛盂下方。肩关节脱位常并发肱骨大结节或肱骨颈骨折;②肘关节脱位:多因肘关节过伸引起,常为后脱位。肘关节后脱位时,尺骨与桡骨同时向肱骨后方脱位,尺骨鹰嘴半月切迹脱离肱骨滑车。

(3) 椎间盘突出:可发生于颈椎、胸椎或腰椎,以下段腰椎常见。由于椎间盘为软组织结构,X线平片一般不能明确诊断,主要依靠临床表现、CT 和 MRI 检查进行诊断。X线主要通过椎间隙和椎体骨质的表现间接反映椎间盘的状态:①椎间隙均匀或不对称性狭窄,特别是后宽前窄;②椎体边缘,尤其在后缘出现骨赘。

2. 骨、关节化脓性感染

(1) 急性化脓性骨髓炎:多由金黄色葡萄球菌进入骨髓所致,好发于儿童和少年,以男性居多。临床表现为急性起病、高热和明显中毒症状,局部红肿、压痛明显,可有患肢活动障碍。X线表现有不同范围的骨质破坏,不同程度的骨膜增生和死骨。其中以骨质破坏为主,因出现骨质增生与修复,在骨质破坏的周围有骨密度增高现象。

(2) 慢性化脓性骨髓炎:是急性化脓性骨髓炎未得到及时、充分治疗的结果。临床可见排脓瘘管经久不愈或时愈时发。X线可见骨皮质增厚和骨干增粗,轮廓不整,骨髓腔狭窄或消失。骨膜增生呈分层状,其外缘呈花边状。骨质增生、修复明显,但如未痊愈,仍可见骨质破坏和死骨。由于有明显的骨质增生硬化,常需过度曝光摄片才能显示。

(3) 化脓性关节炎:常由金黄色葡萄球菌经血行感染到关节滑膜而发病,也可因骨髓炎侵犯关节或关节开放性损伤所致。多见于髋和膝关节。临床多急性发病,可有寒战、高热,局部关节有红肿热痛及功能障碍。早期X线可出现关节囊肿胀、关节间隙增宽,骨端破坏先出现于关节的承重面,破坏区比较广泛,晚期可出现关节骨性强直。

3. 骨、关节结核　骨与关节结核是以骨质破坏和骨质稀疏为主的继发性结核病,多见于儿童和青年。病情进展缓慢,常见全身结核中毒症状,局部可有肿、痛和功能障碍。

(1) 长骨结核:骨骺和干骺端是长骨结核的好发部位。干骺端结核病灶内干酪样坏死物可形成脓肿。X线片可见骨松质中出现一局限性类圆形、边缘较清楚的骨质破坏区,邻近无明显的骨质增生现象,骨膜增生少见或有轻微增生。有时在骨质破坏区可见"泥沙"样死骨。骨干结核少见。

(2) 关节结核:分为骨型和滑膜型,前者多继发于骨骺、干骺端结核,后者由结核菌经血行传播感染滑膜。

X线表现:①骨型:表现为在骨骺和干骺端受累的基础上,有关节周围软组织肿胀、关节间隙不对称性狭窄或关节骨质破坏等;②滑膜型:早期X线表现为关节囊和关节软组织肿胀膨隆,密度增高,关节间隙正常或稍增宽及骨质疏松,但无特点,诊断较困难。病变发展侵及软骨和关节面时,首先在关节非承重面,即骨端的边缘部分出现虫蚀状骨质破坏,边缘模糊,且关节上下边缘多对称受累。当关节软骨破坏较多时,可出现关节间隙非对称性狭窄,亦可发生关节半脱位。病变愈合可发生纤维性关节强直。

(3) 脊椎结核:脊椎结核在骨关节结核中发病率最高,多数发生在腰椎。

X线表现:①骨质破坏:多发生于椎体的松质骨,骨破坏可开始于椎体中央或边缘。由于脊柱承重,破坏了的椎体常塌陷变扁或呈楔形,并常导致局部后突畸形;②椎间隙变窄或消失:病变累及椎体上下缘并侵及软骨板,引起软骨和椎间盘破坏,椎间隙狭窄或消失,椎间盘被完全破坏后,相邻的椎体可互相融合在一起;③冷性脓肿:为病椎周围软组织的干酪性脓肿。腰椎结核形成腰大肌脓肿,表现为一侧或两侧腰大肌轮廓不清或呈弧形突出。时间较长的冷性脓肿可有不规则钙化。

4. 骨肿瘤 X线检查可准确显示骨肿瘤的部位、大小、邻近骨骼和软组织的改变。还可对大多数骨肿瘤作出定性诊断,这对制定治疗方案和判断预后有参考意义。

(1) 骨巨细胞瘤:又称破骨细胞瘤,好发于四肢长骨的骨端。主要临床表现为局部疼痛、肿胀和压痛。

病变多起源于干骺部愈合后的骨端,早期多为偏心性溶骨性破坏,逐渐向周围膨胀,骨皮质变薄或破坏。如无并发病理骨折一般无骨膜反应。膨胀的骨破坏区内可见纤细的骨嵴,将肿瘤分隔成大小不等的小房,称为"分房征",为该肿瘤的特征之一。骨破坏区与正常骨分界清楚。若破坏区骨性包壳不完整,周围软组织中出现肿块者表示肿瘤生长活跃。如肿瘤边缘呈筛状孔,骨嵴残缺紊乱,侵犯软组织出现明确肿块者,多为恶性骨巨细胞瘤。

(2) 骨肉瘤:是起源于骨间叶组织的最常见的原发性恶性肿瘤。多发于青少年,男性较多。以股骨下端、胫骨上端和肱骨上端多见,干骺部为好发部位。临床主要表现有局部进行性疼痛、肿胀和关节活动受限,局部皮温稍高,表面静脉怒张等。

X线表现主要为骨髓腔内不规则的骨破坏和骨增生,骨皮质的破坏,层状或放射状的骨膜增生,骨膜新生骨的再破坏,软组织肿块和其中的肿瘤骨形成等(图 8-19)。肿瘤骨多表现为针状、斑块状和云絮状的致密影,是诊断骨肉瘤的重要依据。

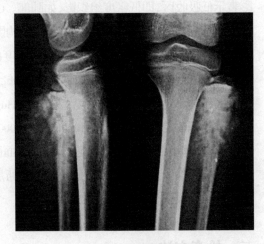

图 8-19 左腓骨骨肉瘤

第二节 CT 检查

计算机体层成像(computer tomography,CT)由 Hounsfield 于 1969 年设计,1972 年问世。CT

不同于普通X线成像,它是用X线束对人体选定层面进行扫描,经计算机处理而获得的重建图像,显示的是断面解剖图像,密度分辨率高,可以显示X线成像无法显示的解剖结构和病变,提高了病变检出率和诊断的准确率。

一、基本原理

(一) 成像原理

CT是通过X线束对人体某部位一定厚度的层面进行扫描,由对侧的侦探器接收透过该层面的X线,将其转变为可见光后,由光电转换器转变为电信号,再经模拟/数字转换器转为数字,输入计算机处理。计算机系统按照设计好的图像重建方法,对数字信号加以处理,得出人体断层层面上组织密度值的分布。图像处理时将选定层面分为若干个体积相同的立方体,称之为体素。扫描所得数据经计算获得每个体素的X线衰减系数或吸收系数,排列成数字矩阵,再经模拟/数字转换器把每个数字转换为由黑到白不同灰度的小方块,即像素,并按原有矩阵顺序排列,构成CT图像,可由荧光屏显示或拍成照片保存,也可录入光盘保存。所以CT图像是由一定像素组成的计算机重建的数字断层图像。

(二) 图像特点

CT图像由像素矩阵排列所构成,像素反映的是相应体素的X线吸收系数。在一定视野范围内,像素越小,其数目越多,图像分辨率越高,构成的图像越精致。CT图像的不同灰度,反映器官和组织对X线的吸收程度。与X线图像一样,白影表示高吸收区,即高密度组织影,如骨骼;黑影表示低吸收区,即低密度组织影,如肺部。CT的密度分辨率高,如人体软组织之间的密度差别虽小,也能形成对比,显示出良好的解剖结构图像及软组织内病变的图像,这是CT突出的优点。

CT图像可以用不同灰度显示组织密度的高低,还可以将组织对X线吸收系数换算成CT值,用CT值来体现密度高低。CT值的单位为Hu,水的CT值定为0Hu,人体中密度最高的骨皮质X线吸收系数最高,CT值定为+1000Hu,气体密度最低,定为-1000Hu。人体中密度不同的各种组织的CT值分布于-1000Hu到+1000Hu的2000个分度之间。

CT图像为某一部位多帧连续的横断面图像,通过图像重组程序,可重组成冠状面和矢状面的断层图像。螺旋CT可作任意方位的断层图像重建和三维立体图像重建,可以更直观地显示正常结构及病变的立体方位。

二、检查方法

(一) 平扫检查

平扫检查指不用造影增强的普通扫描,是以组织器官或病变自然存在的密度差别的扫描方法,一般检查先行平扫。患者去除检查部位穿戴的金属物体后卧于检查床上,摆好体位,选好层面厚度与扫描范围,将扫描部位伸入扫描架的孔内,即可进行扫描。

(二) 增强扫描

增强扫描指经静脉注入水溶性有机碘造影剂后再行扫描的方法,较常应用。能显示平扫上未被显示或显示不清的病变,通过病变有无强化和强化类型,对病变组织类型做出判断。血管内注入高密度的碘造影剂后,血供丰富的器官与病变组织的密度增高,血供少的组织密度较低,从而形成密度差,可以使病变显影更清楚。

除颅脑外伤、脑血管意外及行椎间盘、胸部检查的患者外,一般需要在平扫后作增强扫描。增强扫描前 15min 必须做碘过敏试验。常用的造影剂注射方法为团注法,即在二十几秒内将全部造影剂迅速注入静脉,总量 80~100ml。目前多使用高压注射器注射造影剂,可根据需要选择其剂量和速度。

(三) 造影扫描

先做器官和结构的造影,然后再进行扫描的方法,可更好地显示某一器官或结构,从而发现病变。常用的如脑池造影 CT、脊髓造影 CT、胆囊造影 CT 等,但临床应用较少。

(四) CT 灌注成像

CT 灌注成像是经静脉团注有机水溶性碘造影剂后,对特定器官(例如脑或心脏),在固定的层面行连续扫描,获得灌注参数图,通过分析这些参数与参数图来了解特定区毛细血管血流动力学的特点,即血流灌注状态,是一种功能成像。目前主要用于急性或超急性脑局部缺血的诊断以及脑瘤新生血管的观察,以便区别脑胶质细胞瘤的恶性程度,也应用于急性心肌缺血的研究,其结果已接近 MR 灌注成像。

三、检查前患者的准备

(一) CT 平扫检查前患者的准备

1. **心理准备**　检查前向患者解释检查的目的、方法,以消除其紧张和恐惧心理。

2. **去除异物**　协助患者去除检查部位的金属物品。

3. **制动镇静**　在进行胸、腹部 CT 扫描时,指导患者进行吸气与屏气训练;不能配合 CT 检查者,可采用镇静措施后再行检查。

4. **腹部扫描**　腹部 CT 检查前,1 周内不能进行消化道钡剂造影检查;检查前禁食 4~8 小时;上腹部检查前 30 分钟口服碘造影剂 300~600ml 时,检查时再追加 200ml,使造影剂充盈胃、十二指肠及近端小肠;中腹部和盆腔检查提前 90 分钟口服 2% 泛影葡胺 500~800ml。

5. **盆腔检查**　检查前嘱患者膀胱充盈时再行检查。女性盆腔扫描前,阴道内放置阴道塞或纱布填塞,以标记阴道的位置。

(二) 造影增强扫描检查前患者的准备

除协助患者做好检查前准备外,还应注意做好碘造影剂检查的物品准备与处理。检查前须经患者和家属签字后行碘过敏试验,呈阴性者方可进行检查。行肾脏检查的患者要提前 1 日完成或当日平扫后才进行碘过敏试验,以免小的肾结石与过敏试验时分泌的造影剂相混淆。

四、临床应用

（一）中枢神经系统疾病

CT 检查诊断价值较高，应用普遍。对外伤性颅内血肿、颅内肿瘤、脓肿与肉芽肿、寄生虫病、脑损伤、脑梗死、脑出血及椎管内肿瘤等病变的诊断较为可靠（图 8-20）。螺旋 CT 三维血管重建，即 CT 血管造影（CT angiography，CTA），可以获得比较清晰和精细的血管图像。

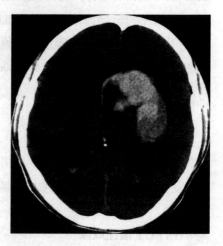

图 8-20　急性脑出血

（二）头颈部疾病

CT 检查对眼眶内占位性病变、鼻窦早期瘤、中耳小的胆脂瘤、听骨破坏与脱位、内耳骨迷路的轻微破坏、耳先天发育异常以及鼻咽癌的早期发现均有一定诊断价值。对病变明显，X 线平片可确诊者，CT 具有显示病变细节的优势。

（三）胸部疾病

对肺癌和纵隔肿瘤等的诊断很有帮助，对 X 线平片难以显示的病变，如心、大血管重叠病变的显示更具优越性。对胸膜、膈、胸壁的病变，也可清楚显示。高分辨 CT 能更清楚地显示肺组织结构的细节，提高了 CT 对肺弥漫性病变及某些灶性病变的诊断和鉴别诊断的价值。

（四）心脏与大血管疾病

CT 检查主要用于诊断心包疾病，观察冠状动脉、心瓣膜钙化、大血管壁是否有钙化及动脉瘤改变情况等。多层螺旋 CT 或 EBCT（电子束 CT）对心脏病的诊断价值较高。

（五）腹部及盆部疾病

CT 检查主要用于肝、胆、胰、脾，腹膜腔及腹膜后间隙以及泌尿和生殖系统的疾病诊断，尤其是肿瘤性、炎症性和外伤性病变。CT 模拟仿真内镜技术可以用于整个胃肠道内部结构的观察，在病变部位可以立即获得与相应节段胃肠道垂直显示的影像，以同时观察管腔内、外的结构。对胃肠病变向腔外侵犯和（或）远处转移等，CT 检查也有价值。

（六）骨与关节疾病

CT 检查对椎间盘突出和椎管狭窄等疾病有较高诊断价值。螺旋 CT 三维表面重建（SSD）可以形成与骨骼标本外观极为相似的三维 CT 图像，可以从多方向观察肿瘤侵犯骨质情况即判断骨质破坏程度，对复杂部位的骨折可准确显示骨折部位的解剖结构关系，有利于发现骨骼、椎体的畸形以及矫形、植骨手术计划的制定。

第三节　磁共振成像

磁共振成像（magnetic resonance imaging，MRI）是利用原子核在磁场内所产生的信号，经重建成像的一种影像技术。1946 年 Bloch 和 Purcell 发现了物质的磁共振现象，1973 年 Lauterbur 等人首先将磁共振应用于临床医学领域。

一、基本原理

（一）成像原理

人体各器官、组织的磁共振信号强度不同，正常组织与病变产生的磁共振信号强度也不同，这种信号强度上的差别是 MRI 成像的基础。为此，对人体产生的磁共振信号进行采集、空间编码和图像重建处理，可获得 MRI 图像。人体内氢核丰富，用它进行 MRI 的成像效果最好，因此，当前 MRI 都用氢核成像。

将人体置于强外磁场中，施加特定频率的射频脉冲，将发生一系列的物理学现象，并产生磁共振信号。磁共振信号有纵向弛豫时间（T_1）、横向弛豫时间（T_2）和质子密度等参数，并由这些参数构成 MRI 的图像。主要以 T_1 参数构成的图像为 T_1 加权图像（T_1 weighted imaging，T_1WI），主要以 T_2 参数构成的图像为 T_2 加权图像（T_2 weighted imaging，T_2WI），主要由组织内质子密度构成的图像为质子密度加权像（proton density weighted imaging，PDWI）。人体不同器官的正常组织与病理组织的 T_1、T_2 和质子密度是相对固定的，而且它们之间有一定的差别，MRI 就是利用这种差别来鉴别组织器官和诊断疾病。

（二）图像特点

MRI 图像是模拟灰度的黑白影像，反映的是 MR 信号强度的不同或弛豫时间 T_1 与 T_2 的长短，这与 CT 图像中以灰度来反映组织密度不同。在描述 MRI 图像时，高信号表达白影，中等信号表达灰影，低信号表达黑影。不同组织反映出不同的信号强度变化，这就构成组织器官之间、正常组织和病理组织之间图像明暗的对比。

在 MRI 成像技术中，采用不同的扫描序列和成像参数。在 T_1WI 上，脂肪的 MR 信号强，图像亮；脑和肌肉信号居中，图像灰；脑脊液、骨与空气信号弱，图像黑（图 8-21）。在 T_2WI 上，则与 T_1WI 不同，如脑脊液 MR 信号强，图像呈白影（图 8-22）。主要反映组织间 T_1 的差别，为 T_1 加权像（T_1WI）。如主要反映组织间特征参数时，则为 T_2 加权像（T_2WI）。故一个层面可有两种扫描成像方法。分别获得 T_1WI 与 T_2WI 有助于显示正常组织与病变组织。T_1WI 有助于观察解剖结构，而 T_2WI 则对显示病变组织较好。

MRI 可获得人体横断面、冠状面、矢状面和任何方向断面的图像，有利于病变的三维定位。心血管内的血液流动迅速，当血管内被激发的质子流离开受检层面后，受检层面的信号才被采集、接收，使得受检层面的血管内血液信号缺失，这一现象称为流空现象。血液的流空现象使心血管腔不使用造影剂即可显影。流空的血管腔呈无信号的黑影。

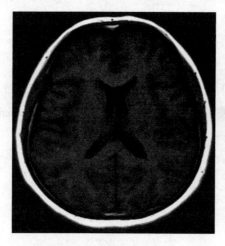

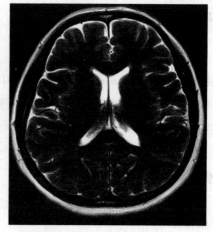

图 8-21　正常头颅 T$_1$WI　　　　图 8-22　正常头颅 T$_2$WI

二、检查方法

（一）序列技术

MRI 成像的高敏感性基于正常组织与病理组织弛豫时间 T$_1$ 及 T$_2$ 的不同,并受质子密度、脉冲序列的影响,自旋回波(spin echo,SE)序列是最基本、最常用的成像序列。在 SE 序列中,高信号为白色,低信号为黑色。如含气器官及骨皮质由于氢质子少而呈黑色。由于 SE 序列成像时间长,成像时要求患者制动。

（二）对比增强检查技术

采用适当的脉冲序列和成像参数、人为地改变组织的 MRI 特征性参数以及使用 MRI 对比剂,如钆 - 二乙三胺五乙酸(Gadolinium-DTPA,Gd-DTPA),它能改变组织和病变的弛豫时间,从而提高 MRI 影像对比度的方法。

（三）血管造影技术

磁共振血管成像(magnetic resonance angiography,MRA)是利用流空效应使血管内腔成像的技术,无需使用造影剂,安全、无创。流动的血液常呈低信号,使其与相邻组织间形成显著对比,有助于对动脉瘤、血管狭窄的诊断,对胸腹部和四肢血管的显示有特殊的优越性。

（四）水成像技术

MR 水成像(MR hydrography)是利用静态液体具有长 T$_2$ 弛豫时间的特点,在重 T$_2$ 加权成像技术时,胆汁、胰液、尿液、脑脊液、内耳淋巴液、唾液、泪水等流动缓慢或相对静止的液体均呈高信号,获得犹如造影效果的图像,而 T$_2$ 较短的实质器官及流动血液则表现为低信号,从而使含液体的器官显影。MR 水成像技术包括 MR 胰胆管成像(MRCP)、MR 泌尿系成像(MRU)、MR 椎管成像(MRM)等。为一种安全、无需对比剂、无创伤性的影像学检查手段。

（五）脑功能成像

MR 功能成像(functional MR imaging,fMRI)是以组织结构的生理功能为基础,以图像形式显示其状态的成像技术。可提供脑部的功能信息,它包括扩散成像(diffusion imaging,DI)、灌注成像(perfusion imaging,PI)和脑活动功能成像。

三、检查前患者的准备

(一) 心理准备

检查前向患者解释检查的目的、意义、检查过程和时间,以消除其紧张和恐惧,并配合检查。

(二) 去除异物

协助患者去除影响检查的各种金属和磁性物品。

(三) 体位制动

在医生的指导下保持体位制动,以免影响图像质量;患儿及不能合作者可在镇静后再做检查。

(四) 禁忌证

幽闭恐惧症、早期妊娠、需要使用生命支持系统的危重患者、癫痫患者等不能进行检查;体内有金属或磁性物植入的患者(如心脏起搏器、金属人工瓣膜、胰岛素泵等)不能进行检查。

(五) 腹部检查

禁食、禁饮4小时;胰胆管成像(MRCP)检查前禁饮6小时以上;盆腔检查膀胱须充盈尿液;宫内金属节育器者,必要时将其取出后再行检查。

(六) 增强检查

应询问患者是否有钆对比剂的过敏史;告知对比剂注射部位可出现短暂温热和疼痛,注射过程中也可能出现渗漏血管外现象;严重肾功能不全、肾移植及孕妇慎用钆对比剂;检查前签署《钆对比剂使用病人知情同意书》。

四、临床应用

1. **中枢神经系统疾病** MRI 的多方位、多参数、多轴倾斜切层对中枢神经系统病变的定位定性诊断极其优越。除对颅骨骨折及颅内急性出血不敏感外,其他如对脑部肿瘤、颅内感染、脑血管病变、脑白质病变等的诊断均优于 CT(图 8-23)。由于 MRI 不产生骨伪影,对后颅凹及颅颈交界区病变的诊断也具有优势。

2. **纵隔、肺部疾病** 在 MRI 上,脂肪与血管形成良好对比,易于观察纵隔肿瘤及其与血管间的解剖关系。对肺癌的诊断与肺门淋巴结的观察,诊断价值也较大。

3. **心脏、大血管疾病** 在 MRI 上可显示其内腔,故心脏大血管的形态学与动力学的研究可在无创的检查中完成。对先天性心脏病、冠心病急性缺血期、心肌梗死后心腔扩大或室壁瘤

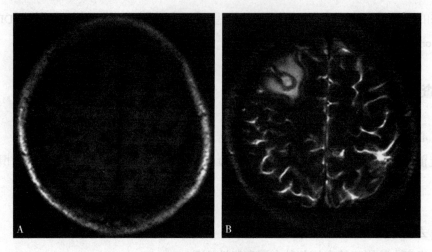

图 8-23　右额叶脑脓肿
A.(T_1WI)显示病灶呈低信号　B.(T_2WI)显示病灶中心呈不均匀高信号

的形成、心脏瓣膜病变及心肌病均显示较好,还可以显示血流改变;对主动脉瘤和主动脉夹层有较高的诊断价值。

4. 腹部疾病　对肝硬化、肝海绵状血管瘤、肝细胞癌、先天性胆管囊状扩张、胆系结石、急性胰腺炎等疾病有较好的显示;MR 胰胆管造影(MRCP)对胰胆管病变的显示有独特优势;对胃肠道肿瘤病变的范围、与周围组织的关系、分期和术后复发的诊断有一定的价值。

5. 泌尿系统疾病　对肾脏和膀胱恶性肿瘤病变的定位、范围、邻近脏器侵犯及转移灶的观察及诊断有很大优势;MR 尿路造影(MRU)对输尿管狭窄与梗阻诊断价值较大。

6. 生殖系统疾病　对前列腺增生、前列腺癌、子宫肌瘤等疾病均有良好的显示;对子宫内膜癌、子宫颈癌的诊断和分期具有较高的价值。

7. 骨、关节疾病　对椎间盘突出症具有较大的诊断价值,对四肢骨骨髓炎和软组织内肿瘤及血管畸形显示较好,对关节软骨损伤、韧带损伤、关节积液等病变具有很高的诊断价值;在关节软骨的变性与坏死诊断中,也具有较高的诊断价值。

8. 消化系统疾病　MRI 在胃肠道方面也有应用。

相关链接　　　　　　刘翔,在 2004 年雅典奥运会上以 12.91 秒拿到跨栏冠军并一举成名,成为世界著名的奥运会冠军。然而,2008 年在我国举行的奥运会上受伤退赛,与奖牌无缘,经 MRI 检查诊断为跟腱断裂。

MRI 检查对软组织的分辨力高,可以清晰显示肌腱结构。正常时肌腱在 T_1WI 和 T_2WI 图像上均为低信号,与周围组织对比清晰可见,当肌腱断裂时在 T_2WI 图像上出现高信号,因此诊断肌腱断裂。

(佟玉荣)

查金教内乞睯鴟　　　章八策

学习小结

1. 本章介绍了 X 线检查、CT 和 MRI 检查这三种在临床上应用非常广泛的影像学检查方法。

2. 要充分认识到各种影像学检查的成像特点必须先了解每种检查的成像原理。

3. 人体各系统、各器官的正常影像表现是分析、诊断疾病的前提。在此基础上掌握人体各系统基本病变的 X 线表现、常见疾病的CT 或 MRI 表现，才能对疾病做出正确诊断。

4. 要充分了解患者行 X 线、CT 和 MRI 检查前患者需要做的准备工作,这样才能指导患者顺利完成相关检查。

复习参考题

1. X 线的基本特性有哪些?

2. 胃肠道钡剂造影检查前患者需要做哪些准备?

3. 如何观察碘剂造影的不良反应? 该如何处理?

4. X 线如何鉴别胃良性溃疡与恶性溃疡?

5. CT 检查前患者要做哪些准备?

6. MRI 检查前患者要做哪些准备?

第九章　超声与内镜检查

9

第一节　超声检查

问题与思考　患者女性,63 岁,农民。三天前食入两个油桃后,出现腹部疼痛,呈持续性隐痛,自服消炎药物后疼痛不见缓解,病后食欲缺乏,睡眠差,大小便正常。

既往体健,个人史、家族史无特殊。

身体评估:T:38.4℃,P:72 次 / 分,R:20 次 / 分、BP:142/63mmHg。发育正常,营养良好,神志清楚,痛苦貌,腹部疼痛逐渐转移到右下腹,余未见异常。初步考虑为阑尾炎,拟行 B 超检查。

思考:如何指导患者进行检查前的准备?

超声(ultrasound)是指振动频率在 20 000 次 / 秒(Hz,赫兹)以上,超过人耳听觉阈值上限的声波。超声检查是利用超声波的物理特性和人体器官组织声学特性相互作用后产生的信息,并将其接收、放大和信息处理后形成图形、曲线或其他数据,借此进行疾病诊断的一种非创伤性的检查方法。目前超声诊断已成为一门成熟的学科,不仅能观察形态,而且能检测人体脏器功能和血流状态,操作简便、无创伤、无痛苦、可多次重复检查、能及时获得结果,在临床诊断与治疗决策上发挥着重要作用,在现代医学影像诊断中占有重要地位。

一、基本原理

(一) 超声的物理特性

1. 束射性或指向性　超声波与一般声波不同,由于频率极高,而波长很短,在介质中呈直线传播,具有良好的束射性或指向性。这是超声对人体器官进行定向探测的基础。

2. 反射、折射和散射　超声在介质中传播与介质的声阻抗密切相关。声阻抗(Z)为声波传递介质中某点的声压和该点速度的比值,它等于密度(ρ)与声速(C)的乘积,$Z = \rho \times C$。两种不同声阻抗物体的接触面称界面。超声束在具有同一声阻抗均匀的介质 1 中呈直线传播,遇到大于波长且具有不同声阻抗的界面时,部分声束发生折射进入介质 2,部分声束发生反射,声阻抗差越大,反射越

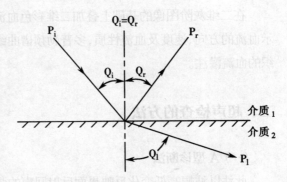

图 9-1　超声波的入射、反射和折射

多。反射声束的方向与入射声束和界面间的夹角(即入射角)有关,其入射角(θ_i)等于反射角(θ_r)(图 9-1)。

　　如超声束遇到远小于其波长且声阻抗不同的界面(如红细胞)时则发生散射,即发生声波向许多方向的不规则反射、折射或绕射。

3. 吸收与衰减 超声波在介质中传播,声能随传播距离的增加而减少的现象,称超声衰减。影响介质吸收的因素包括声束的扩散,界面的反射和散射以及介质的黏滞性、导热性和弛豫性。不同生物组织对入射超声的衰减程度差异很大,主要与组织中蛋白质和水的含量有关。

4. 多普勒效应 超声束遇到运动的反射界面时,其反射波的频率将发生改变,即超声波的多普勒效应。这一物理特性已广泛应用于心脏血管等活动脏器的检测。

(二) 超声波的产生

超声波由物体机械振动产生。目前医学诊断用超声波仪器多根据压电效应原理制造,通常采用压电晶体作为换能器。压电晶体具有两种可逆的能量转变效应。将压电晶体两侧所施压力的变化转为两端正负电位的变化,从而将机械能转化为电能,称正压电效应;相反,压电晶体在交变电场中厚度交替改变而产生振动,即由电能转变为机械能,称逆压电效应。在逆压电效应中,压电晶体成为超声发生器,而在正压电效应中,压电晶体成为回声接收器。

(三) 成像原理

一般超声仪器均含有换能器、信号处理系统和显示器。含有压电晶体的换能器发射一定频率的超声波,穿透人体多层界面组织进行传播,在每一层界面上均可发生不同程度的反射或(和)散射,这些反射和散射声波含有超声波传播途中所经过的不同组织的声学信息,被换能器接收并经过信号处理系统的一系列处理,在显示器上以不同的形式显示为波形或图像。

(四) 图像特点

超声图像是根据探头所扫查部位的近似断层图像,改变探头位置可获得任意方位的超声图像。它是以解剖形态学为基础,依据各种组织结构间的声阻抗差的大小用明(白)暗(黑)之间不同的灰度来反映回声信号的有无和强弱,从而分辨解剖结构的层次,显示脏器和病变的形态、轮廓和大小以及部分物理特性。液性结构为无回声暗区。实质性结构为强弱不等的各种回声。均质性实质结构为均匀的低回声或等回声。非均质性结构为混合性回声。钙化或含气性结构则呈极强回声并伴后方声影。此外,由于成像速度快,属实时显示,可观察活动器官的运动情况。

在二维灰阶图像的基础上叠加二维彩色血流图的彩色多普勒血流显像,可形象、直观地显示血流的方向、速度及血流性质,多普勒频谱曲线可检测有关血流动力学参数以及反映器官组织的血流灌注。

二、超声检查的方法

(一) A 型诊断法

此法以波幅高低变化反映界面反射回声的强弱,亦称为幅度调制型。由于过分粗糙,目前已基本淘汰。

(二) B 型诊断法

此法在显示器上以辉度不同的明暗光点反映界面反射回声强弱,亦称为辉度调制型。是目前临床应用最广泛的一种超声诊断法,广泛用于妇产科、泌尿科、消化科和心血管科等各类疾病的诊断。

（三）M 型诊断法

此法以单声束取样获得活动界面发射波，再以慢扫描方式将某一取样线上的活动界面展开获得"距离 - 时间"曲线，实际上属于辉度调制型。主要用于诊断心脏疾病。

（四）D 型诊断法

此法利用多普勒效应对心脏血管内血流方向、速度和状态进行显示，从而进行疾病的诊断。根据其仪器性能及显示方式，大致可分为两类：①频谱型多普勒：血流的信息以波形（频谱）的形式显示，频谱图的横轴和纵轴分别代表时间和频移的大小；②彩色多普勒血流显像：对血流多点多普勒信号进行彩色编码，血流方向朝向探头的用红色表示，血流方向背离探头的用蓝色表示，湍流方向复杂，以绿色或多彩表示。本法不仅能清楚显示心脏及大血管的形态结构与活动情况，而且能直观和形象地显示心内血流的方向、速度、范围、有无血流紊乱及异常通道等。

三、检查前患者的准备

（一）腹部检查

腹部检查一般应空腹 8 小时。检查前 2 日不食豆制品、牛奶、糖类等易产气食品，避免进行胃肠道造影和胆道造影，以免干扰检查。必要时可饮水 400~500ml，充盈胃腔作为声窗，进行胃后方的胰腺及腹内深部病变的检查。胆囊检查需要评价胆囊收缩或了解胆管有无梗阻时，应备用脂肪餐。胃检查前需饮水及服用造影剂，以显示胃黏膜和胃腔。

（二）早孕、妇科、膀胱及前列腺检查

患者于检查前 2 小时饮水 400~500ml，以适度充盈膀胱，避免气体的干扰。经阴道妇产科超声检查前患者应排空尿液，经直肠超声检查前需进行清洁灌肠。

（三）心脏、大血管、外周血管及颅脑检查

一般无需特殊准备，检查前适当休息 10~15 分钟，忌服影响心肌收缩力的药物。

（四）穿刺或介入性超声检查

应常规做凝血功能检查及相应的心、肝、肾功能测定。术前需征得患者或家属的同意。

（五）婴幼儿或检查不合作者

可用水合氯醛灌肠，待患者安静或入睡后再行检查。

四、临床应用

（一）肝脏声像图

1. 正常声像图 肝脏切面轮廓规则，被膜呈线状，光滑完整。肝上界多位于第 5、6 肋间，

肝下界在右肋缘下平静呼吸时探测不到。肝左叶剑突下不超过 5cm，右叶最大斜径约 10~14cm。肝实质呈均匀细小的点状中低水平回声。肝血管管壁回声较强，血管腔无回声。门静脉及肝静脉及其分支均可显示，门静脉管壁较厚，回声较强，肝静脉壁较薄，回声较低(图 9-2)。

2. 原发性肝癌声像图 肝实质内多发或单发的圆形或类圆形肿块，多呈膨胀性生长，局部肝表面隆起。肿块内部可显示均匀或不均匀的弱回声、强回声和混杂回声。肿瘤周围可见完整或不完整的低回声包膜，在侧后方形成声影。形成静脉或胆管内癌栓时，可在扩张的血管或胆管内见到高回声的转移灶。

3. 肝硬化声像图 主要表现为：①肝脏形态失常，体积缩小，肝表面高低不平，呈锯齿状；②肝实质回声不均匀增强；③肝静脉变细或粗细不均，迂曲，走向不清；④门脉高压征象：门静脉主干、脾静脉及肠系膜上静脉扩张，侧支循环开放、脐静脉再通、脾肿大；⑤胆囊壁增厚呈双边影。

(二) 胆道声像图

1. 正常声像图 空腹状态下正常胆囊切面呈圆形、椭圆形或长圆形，轮廓清晰，长径不超过 9cm，前后径不超过 3cm。壁薄光滑，囊壁厚度不超 0.3cm。囊腔内为均匀的无回声液性暗区，后方回声增强。肝外胆管可分为上、下两段，管壁为强回声，光滑整齐，管内为无回声暗区。上段位于门静脉前方，与门静脉形成双管结构，下段因受肠道气体的干扰，不易显示。

2. 胆石症与胆囊炎声像图 胆石症的典型表现有：①胆囊或胆管内形态稳定的新月形强回声团；②强回声团后方伴声影；③强回声团随体位改变而移动；合并急性胆囊炎时胆囊可增大，慢性胆囊炎胆囊多缩小，胆囊壁增厚，边缘毛糙，回声增强(图 9-3)。

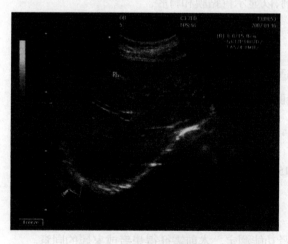

图 9-2　肝脏正常声像图

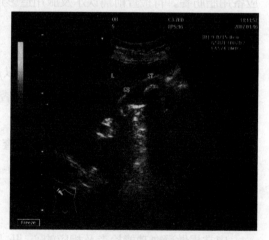

图 9-3　胆囊结石声像图

(三) 肾、膀胱声像图

1. 正常声像图 正常肾脏随扫查方向不同可呈圆形、卵圆形或豆形，被膜为强回声线影，清晰、光滑，长 10~12cm，宽 5~6cm，厚 3~5cm。外周的肾皮质呈均匀弱回声；内部的肾锥体为三角形或圆形低回声；肾窦呈不规则形强回声。正常输尿管由于肠气干扰而不能显示。正常充盈的膀胱腔内为均匀液性无回声区，膀胱壁为明亮回声带，肌层为中等回声带，浆膜层为强回声带。

2. 肾结石 多表现为肾窦区点状或团状强回声，直径大于 0.3cm 的结石后方可伴有声影。

结石嵌顿可致肾积水。

3. 膀胱结石 膀胱无回声区内出现点状或团块状强光团,后方伴声影,并随体位改变而移动。

4. 肾癌 肾表面常有隆起,并可见边缘不整齐的肿块,呈强弱不等回声或混合性回声,可有坏死、囊性变所致的局灶性无回声区。发生淋巴结转移时,于肾动脉和主动脉周围可见低回声结节;血管内有癌栓时,腔内可见散在或稀疏回声团块。

(四)乳腺声像图

1. 正常声像图 正常乳腺结构声像图特征:正常乳房:皮肤浅筋膜呈强回声亮线。脂肪相对低回声。韧带条索样强回声牵拉乳腺小叶,穿过脂肪与皮下浅筋膜相连;乳腺表面呈波浪型,实质由导管系统与间质组成,导管呈低回声管腔,边界为相邻间质无管壁。间质含乳腺小叶、少量脂肪和结缔组织,呈不均匀的相对强回声。乳管横切与间质交叉呈强弱不等蜂窝状回声。

2. 乳腺良性疾病 超声造影多表现为形态规则的梭形,病灶边缘光整或存在包膜;病灶内部呈现中低回声,且相对均匀;肿瘤的纵横比通常在 1 以下,且无后方衰减;彩色多普勒超声血流信号较少,阻力指数值较低。

3. 乳腺恶性病变 恶性肿瘤的超声造影声像图表现不规则、病灶边缘存在毛刺征;病灶内部大多为低回声,常伴随有微小钙化病灶,钙化病灶检出率跟乳腺癌病灶面积之间无明显关系。彩色多普勒超声血流信号丰富,阻力指数值较高。如果出现周围病灶提示乳腺内转移,出现同侧腋窝、锁骨上区等位置淋巴结低回声、中心髓质回声区消失提示发生淋巴结转移。

相关链接　　　　超声检查在产科应用中的安全性

　　　　妇女怀孕期间,通常需要进行 3 次以上的超声检查。在超声检查中,超声波产生的热效应、机械效应及空化效应等生物学效应会对胎儿的发育造成影响。大剂量、高强度的超声会对人体组织造成损伤,而小剂量、低强度的超声,如果持续时间过长,也会对人体组织造成不利的影响。因此,产科应用超声检查时,应当对超声剂量、超声强度及超声时间等进行有效控制。

第二节　内镜检查

一、概述

内镜为经体表插入器械,窥视有关脏器的变化。早期用于诊断,目前已成为介入治疗不可缺少的工具之一。从最初的硬式内镜至纤维内镜、电子内镜、胶囊内镜已有 120 多年历史。自 1795 年德国学者 Bozzini 用金导管制成直肠镜以来,内镜发展经历了硬式内镜、软式内镜、胃内照相机、纤维内镜及电子内镜等不同阶段,胶囊内镜及超声内镜是近十年来新发展起来的特殊内镜。目前广泛运用的电子内镜包括胃镜、结肠镜、小肠镜、十二指肠镜、气管镜、胆道镜、膀胱镜、腹腔镜、胸腔镜等,不仅可对消化系统如胃、小肠及大肠等部位进行检查治疗,尚可延伸到对呼吸系统、泌尿系统、生殖系统、胸腹腔病变进行诊断治疗,成为现代疾病诊断、治疗中不可缺少的工具,已成为一个崭新的诊治领域,称为内镜学。

电子内镜通过其前端精细的微型电子耦合元件组成图像传感器,相当于微型真空摄像管,进入胃肠腔后,可清晰摄录腔内图像,通过电缆传递至图像处理中心,最后显示在电视荧光屏上,可供多人同时观看,图像清晰细致,形象逼真。电子内镜图像内不会出现黑点或亮度损失,其前端 CCD 的像素较纤维镜的光导纤维束多 2~3 倍,使图像分辨率明显提高。电子内镜配套的送水、送气和吸引装置,保证了插镜的效率和视野的清晰度。加上固定画面、摄影、录像的配合,有利于记录及会诊。与计算机及图文处理系统的有机结合,更有利于资料的储存、图像的收集、分析与交流。内镜技术不断发展,活检钳、细胞刷等的应用使内镜可以直接进行病理检查,显著提高诊断准确率;摄影、录像等技术的应用可以记录各种病变,供会诊、教学使用;各种治疗附件的应用还可以进行镜下止血、切除息肉、异物取出、支架放置、圈套结扎等内镜治疗,形成了新兴的治疗内镜领域,达到内镜技术发展的全新境界。

二、胃镜检查

胃镜检查包括食管、胃、十二指肠检查。

(一) 适应证

随着内镜器械不断更新进步以及检查技术的提高,胃镜检查已广泛地运用。一般说来,考虑食管、胃、十二指肠疾病的患者,均可进行此项检查。主要适应证如下。

1. 有上腹部不适、腹痛、腹胀、烧灼、消化不良、胸骨后疼痛、吞咽困难、恶心、呕吐等上消化道症状,及体重明显减轻原因不明者。

2. 急性上消化道出血的患者,急诊胃镜检查不仅可获早期病因诊断,还可同时进行镜下止血;慢性不明原因贫血者。

3. 经 X 线钡餐检查诊断仍不能确定或不能解释的上消化道病变,或疑有肿瘤需要取组织检查者。

4. 需要随访观察的上消化道病变,如反流性食管炎、Barrett 食管、溃疡病、萎缩性胃炎、术后残胃等。

5. 需经内镜治疗的患者,如镜下止血、切除息肉或肿物、异物取出、食管狭窄的扩张和支架植入等。

(二) 禁忌证

1. 严重心、肺、肝、肾等器质性疾病伴功能不全或全身状况极度衰竭不能耐受检查者,如心肌梗死急性期、心力衰竭、严重心律失常、休克、严重呼吸衰竭、支气管哮喘急性发作期及严重凝血功能障碍。

2. 内镜插入困难或容易导致严重并发症者,如腐蚀性食管、胃急性损伤的急性期、胃、十二指肠穿孔急性期、严重颈胸段脊柱畸形及主动脉瘤等。

3. 神志不清、精神失常，不能合作者。

4. 传染性疾病如开放性肺结核，急性传染性肝炎或胃肠道传染病一般暂缓检查；慢性乙、丙型肝炎或病原携带者、AIDS 患者必须检查者，可使用专用内镜并严格地消毒。

5. 消化道出血患者，血压不稳定或血红蛋白低于 50g/L。

(三) 检查前准备

1. **禁食** 患者检查前禁食至少 6~8h；有胃排空延缓者，须禁食更长时间；有幽门梗阻者则应禁食更长时间，必要时洗胃后再检查。

2. **签署知情同意书** 阅读胃镜申请单及简要询问病史，了解检查目的、有无特殊要求，了解内镜检查有无禁忌及危险性。做好解释工作，消除患者恐惧心理，以取得患者的合作，签署内镜检查知情同意书。

3. **咽部麻醉及去泡剂** 4% 利多卡因糊 5~10ml 仰头含 5~10min，麻醉时间不足者，术前再追加口喷利多卡因；检查前 10 分钟口服去泡剂如二甲硅油等可去除黏膜表面泡沫，使视野更加清晰。

4. **镇静剂** 一般无需使用镇静剂，如做镜下治疗时，为减少胃蠕动，可术前 10min 用山莨菪碱 10mg 或阿托品 0.5mg；过分紧张者可用地西泮 5~10mg 肌注或静注。

5. **检查胃镜及配件** 检查胃镜的线路、电源开关及监视器屏幕影像，注意光源、送水、送气阀及吸引装置，操纵部旋钮控制的角度等。此外，还需检查内镜室监护设施、氧气及急救用品等。

(四) 并发症

胃镜检查相对安全，一般并发症有喉头痉挛、咽喉部黏膜损伤与感染、下颌关节脱位、食管贲门黏膜撕裂、颈部皮下及腮腺气肿等；严重并发症有吸入性肺炎、呼吸抑制、心搏骤停、心肌梗死、心绞痛、食管、胃肠穿孔、检查中与检查后出血等，严重并发症少见，但危害严重，应注意防范。

(五) 胃镜检查临床应用

自从使用内镜以来上消化道疾病诊断率明显提高，尤其是对浅表性黏膜病变，早期肿瘤和上消化道出血的病因诊断和治疗，胃镜检查特别有帮助。内镜下常见的疾病有炎症、溃疡和肿瘤，其次还有息肉、食管胃底静脉曲张、食管贲门黏膜撕裂、憩室、异物、寄生虫等。

1. **急性胃炎** 急性炎症时，少有进行内镜检查，镜下可见胃黏膜充血、水肿、出血斑及表面附有脓性分泌物；急性糜烂出血性胃炎的胃镜检查强调在出血后 24~48 小时内进行。

2. **慢性浅表性胃炎** 最为常见的一种胃炎，内镜下可见黏膜充血水肿、斑片状发红、黏膜下出血及片状糜烂；或呈多发隆起，表面糜烂，周围有红晕。

3. **慢性萎缩性胃炎** 与胃癌有较密切的关系，内镜下表现为黏膜苍白或花斑状（以白为主）、黏膜萎缩变薄、皱襞变浅甚至消失或黏膜下血管透见；局灶增生和肠腺化生者表现为黏膜呈小结节状或粗糙颗粒状改变，黏膜表面缺少光泽，分泌物少。

4. **溃疡** 可位于食管、胃、十二指肠等部位，以十二指肠球部及胃窦部溃疡多见，内镜下见相对规则的圆形或椭圆形凹陷,直径多在 0.5~1.5cm 之间,底部覆以白苔、血痂或血凝块,周围黏膜尚光滑但多有充血、水肿及黏膜集中,分别可见于溃疡活动、愈合及瘢痕化过程。

5. 肿瘤 我国上消化道肿瘤如胃癌、食管癌多见,胃镜是最佳检查方法,日本等西方国家借助于以胃镜检查为主的上消化道肿瘤筛查方法,使早期胃癌检出率达到 50%,从而使患者得到早期治疗。胃癌可根据癌组织在胃壁的浸润深度分为进展期胃癌和早期胃癌两类。进展期胃癌分四型,即鲍曼Ⅰ型:肿块型或隆起型;鲍曼Ⅱ型:溃疡型;鲍曼Ⅲ型:浸润溃疡型;鲍曼Ⅳ型:弥漫浸润型。

三、结肠镜检查

结肠镜检查是经肛门将肠镜插入直肠,经乙状结肠、降结肠、横结肠、升结肠至回盲部甚至回肠末端,了解部分小肠和全结肠病变的检查方法,是目前发现肠道肿瘤及癌前病变最简便、最安全、最有效的方法,但结肠镜检查是一种侵入性检查方式,有一定的不适和并发症。

(一)适应证

1. 便血、大便习惯改变,或有腹痛、腹块、消瘦、贫血等症状、体征,原因不明者。
2. 钡剂灌肠发现病变不能确诊,需进一步确诊者。
3. 转移性腺癌、CEA、CA199 升高,需寻找原发病灶者。
4. 肠道炎症性肠病的诊断与随诊。
5. 结肠癌术前确诊,术后随访,息肉摘除术后随访。
6. 需行镜下止血及结肠息肉摘除等治疗。
7. 原因不明的低位肠梗阻。

(二)禁忌证

1. 肛门、直肠严重狭窄。
2. 急性重度结肠炎,如急性重度溃疡性结肠炎、重症痢疾及憩室炎等。
3. 急性弥漫性腹膜炎、腹腔脏器穿孔、多次腹腔手术、腹内广泛粘连等。
4. 妊娠期妇女。
5. 严重心肺功能不全、精神失常及昏迷患者。

(三)检查前准备

肠道的清洁度是肠镜检查成功的关键因素。如果检查时肠道仍有较多粪便残留会影响进镜和观察,甚至不能完成结肠镜检查。结肠镜检查前准备包括术前饮食、清洁肠道及用药等。

1. 饮食准备 检查前 3 天进少渣易消化饮食,需做高频电切手术者勿食乳制品。检查当日早餐禁食,对明显饥饿者,可饮用糖水或输液。

2. 清洁肠道 肠道清洁有多种方法,可于检查前 3~4h 嘱患者饮主要含氯化钠的平衡电解质液 3000~4000ml,或主要含磷酸缓冲液的清肠液,可达到同样清肠效果。其他方法如口服甘露醇、番泻叶和全肠道灌洗等都可选用,但如需行电凝切除等治疗时不宜选用甘露醇,因甘露醇可在大肠内被细菌分解产生可燃气体"氢",高频电凝术时有引起爆炸的危险。

3. **签署知情同意书**　阅读结肠镜申请单及简要询问病史及体检,了解检查目的、有无特殊要求,了解有无结肠镜检查禁忌及危险性。做好解释工作,消除患者恐惧心理,以取得患者的配合,签署结肠镜检查知情同意书。

4. **检查结肠镜及配件**　检查胃镜的线路、电源开关及监视器屏幕影像,注意光源、送水、送气阀及吸引装置,操纵部旋钮控制的角度等。此外,检查内镜室监护设施、氧气及急救用品等,以备不时之需。

5. **术前用药**　一般情况下术前无需用药,如患者情绪紧张可肌注地西泮 5~10mg 或哌替啶 50mg,但上述药品可使痛阈增高,降低结肠穿孔反应信号,需特别警惕。

(四)并发症

结肠镜检查相对安全,其并发症主要有肠道穿孔、肠道出血、肠系膜、浆膜撕裂及心脑血管意外等,主要是因为适应证选择不当,术前准备不充分,术者缺乏经验、操作不熟练和(或)术者在进镜困难时急躁、缺乏耐心而粗暴进镜等所致。

(五)结肠镜检查临床应用

结肠镜检查是诊断结肠疾病最准确可靠的方法,不仅可以直接观察全结肠以及回肠末端,还可以取组织行病理检查来协助诊断。结肠疾病的基本病变,如炎症、溃疡及肿瘤与上消化道疾病有相似之处,掌握了上消化道内镜检查之后,对结肠疾病的辨认不难。肠道炎症性疾病分为特异性和非特异性两类,如结核、寄生虫、阿米巴、菌痢及假膜性肠炎为特异性炎症,非特异性炎症主要是指溃疡性结肠炎和克罗恩病,这类疾病近年来发病呈上升趋势。总之,结肠黏膜炎症由多种原因引起,形态改变必须结合病原学、病因学及临床表现才能做出正确的诊断。良性肿瘤以结肠腺瘤型息肉多见,属癌前病变,息肉大小、形态、有无蒂对判断类型及预后很重要。结肠恶性肿瘤主要是结肠癌,近年来发病率呈上升趋势,其病理类型与胃癌相似,好发于直肠、乙状结肠,以息肉型或肿块型多见,多为腺瘤型息肉恶变所致,结肠镜检查是诊断和随访结肠癌的主要手段。

四、胶囊内镜检查

胶囊内镜(capsule endoscopy,CE)全称为"智能胶囊消化道内镜系统",又名无线胶囊内镜。受检者通过口服内置摄像与信号传输装置的智能胶囊,借助消化道蠕动使之在消化道内运动并拍摄图像,医生利用体外的图像记录仪和影像工作站,了解受检者的整个消化道情况,从而对其病情做出诊断。自 2000 年应用于临床后已成为各种胃肠道疾病的重要检查方式,对全小肠检查,CE 具有检查方便、无创伤、无导线、无痛苦、无交叉感染、不影响患者正常生活等优点,扩展消化道检查视野,克服传统插入式内镜耐受性差、不适用于年老体弱和病情危重患者等缺陷,成为小肠的常用甚至首选检查方式。

(一)适应证

1. 不明原因的消化道出血,尤其是胃镜和肠镜检查不到出血病因的疾病。
2. 慢性腹痛或腹泻怀疑为小肠器质性疾病所致。

3. 了解克罗恩病和乳糜性腹泻累及的范围,观察手术吻合口情况。

4. 监控小肠息肉病的发展。

5. 其他检查提示或怀疑小肠影像学异常。

(二) 禁忌证

1. 凡能妨碍胶囊正常通过消化道的疾病,如胃肠道狭窄、梗阻、瘘管等。

2. 患者体内有心脏起搏器或植入有其他电子医学仪器。

3. 有吞咽困难者。

4. 孕产妇。

5. 患者身体条件无法承受或不愿进行手术治疗者。

6. 其他可能造成不良后果的病症。

(三) 检查准备

1. 检查前签署知情同意书 阅读胶囊内镜申请单及简要询问病史及体检,了解检查目的、有无特殊要求,了解有无胶囊内镜检查禁忌及危险性。做好解释工作,消除患者恐惧心理,以取得患者的配合,签署胶囊内镜检查患者知情同意书。

2. 检查前患者的准备 前一天开始进清淡易消化饮食,并严格执行肠道准备要求(口服 20% 甘露醇 500ml(电解质或福净清),另外再饮水 1500ml 至 3000ml),否则会影响拍摄图像质量;检查前禁食 6~8h,4h 禁饮水,检查前 2h 内不能服任何药物;术前半小时服用适量祛泡剂,以减少泡沫对视野的影响。

3. 检查中注意事项 操作人员将接收记录仪系好在患者腹部后,检查患者的吞咽情况,确保无异常,嘱患者用少量温开水吞服 M2A 胶囊;服用后可自由活动,期间不要随意移动背包、电线、记录仪开关等;在检查期间,指导患者每 15 分钟确认一下记录仪上部的绿 / 蓝灯是否闪烁,如果它停止闪烁,记录当时的时间并通知医生;吞入胶囊内镜后至少 2 小时内不要进食和饮水,2 小时后可适量进水,4 小时后可进少量流质饮食,检查全部结束后,即可正常饮食;检查过程中要远离较强的磁场,电场环境;另外,若出现腹痛、恶心、呕吐等症状应立即告知医护人员。

4. 检查结束后注意事项 胶囊内镜吞入 8 小时后可以结束检查,告诉患者应返回内镜室拆卸记录装置并交给医师进行数据处理;密切观察大便,检查胶囊是否排出,通常 8~72 小时排出。

(四) 并发症

胶囊内镜的主要并发症是胶囊嵌顿,它可嵌顿于狭窄处、憩室内,或进入术后胃的输入袢不能排出,其发生率大约为 1%;胶囊随着肠道的蠕动自然排出体外,极少数病例可能由于自身消化道疾病或其他原因产生胶囊肠道梗阻或滞留等致胶囊无法自然排出而需依靠药物或借助普通内镜技术或外科手术取出胶囊内镜;另外,部分病例有胶囊包壳材料过敏发生。

(五) 胶囊内镜检查临床应用

胶囊内镜的临床应用是内镜技术的有效补充,对肠腔内的糜烂、溃疡、黏膜下隆起等能清楚显示,对整个消化道疾病的诊断明显优于普通的内镜检查,尤其对小肠部位的病变,应用于急性、复发性及隐性小肠出血,尤其是胃镜及结肠镜检查无异常的患者。胶囊内镜能缩短诊断时间、减少检查次数及输血量,为早期治疗提供依据;75% 的克罗恩病(crohn disease,CD)有小肠受累,30%~35% 仅累及小肠,胶囊内镜可发现 CD 小肠黏膜期病变,进行早期诊断和治疗、最终降低手术率,应作为怀疑 CD 的首选检查;胶囊内镜的应用发现小肠肿瘤的阳性率比先前的报道高得多、早期诊断小肠肿瘤改善患者预后;胶囊内镜检查可反应消化道运动功能。

患者进行胶囊内镜检查费用较高,但阳性检出率高于一般检查,阳性病变易于发现。胶囊内镜也存在一些不足,如不能活检、不能进行内镜下治疗。胶囊内镜作为一项新技术,还有待于不断总结经验,优化检查程序和完善护理措施,以取得更好的检查效果。

理论与实践　　　　　　　女,32 岁,无溃疡病史,因关节酸痛,常服水杨酸制剂,5 小时前突然大量呕血,血压 90/50mmHg,心率 124 次 / 分,为明确出血原因应选用什么检查方法? 检查前应做好哪些准备?

五、纤维支气管镜检查

1905 年,Jackson 创用金属硬质支气管镜检查气管和支气管疾病。20 世纪 60 年代 Shigeto Ikeda 研制成了可曲式光导纤维支气管镜(简称纤支镜),纤支镜因管径细(<6mm),可弯曲,易插入段支气管和亚段支气管,很快在临床广泛使用,成为呼吸系统疾病诊疗的重要方法之一。科技的发展给纤支镜带来了众多辅助治疗技术,包括激光、支架、电凝切、冷冻等。现在,纤支镜已成为支气管、肺疾病诊断、治疗和抢救的一项重要手段。

(一) 适应证

1. 原因不明的咯血,需明确出血部位和咯血原因者。

2. 性质不明的弥漫性肺病变、肺内孤立性结节或肿块,需做活检者。

3. 难以解释的干咳或局限性喘鸣,原因不明的肺不张或胸腔积液。

4. 吸收缓慢或在同一段、叶反复发作性肺炎。

5. 原因不明的喉返神经麻痹和膈神经麻痹者。

6. X 线片示块状影、肺不张、阻塞性肺炎,怀疑肺癌者。

7. X 线片无异常,但痰细胞学阳性的"隐性肺癌"者。

8. 为避免口腔污染,需用双套管吸取或刷取肺深部细支气管的分泌物作病原学培养。

9. 钳取支气管异物、肺脓肿吸痰及局部用药,对气道狭窄患者在纤支镜下行球囊扩张或放置支架等介入治疗。

(二) 禁忌证

1. 对麻醉药过敏或不能配合检查的患者。

2. 有严重心肺功能不全、严重心律失常、频发心绞痛、新近发生心肌梗死者。

3. 全身状况极度衰弱不能耐受检查者。

4. 有难以控制的出血倾向者。

5. 主动脉瘤有破裂危险者。

6. 新近有上呼吸道感染、高热、哮喘发作、大咯血者暂缓检查。

（三）检查前准备

1. 向患者说明检查目的、大致过程和配合的方法，取得患者良好合作。术前禁食 4h，术前半小时肌内注射阿托品 0.5mg 和地西泮 10mg。

2. 患者需有近期胸片（包括正侧位片、必要时有断层片或胸部 CT 片），以确定病变位置。对有出血倾向者，必要时作凝血时间和血小板计数等检查。对年老体弱、心肺功能不佳者作心电图和肺功能检查。

3. 局部麻醉常用 2% 利多卡因溶液，可在镜管插入气管后滴入或经环甲膜穿刺注入。

（四）并发症

纤维支气管镜检查已经广泛应用于临床，并发症的发生率与病例选择、操作者的技术水平有关。可能出现的主要并发症有：低氧血症、出血、气胸、发热、喉及支气管痉挛、麻醉药过量或对麻醉药过敏而出现的呼吸抑制反应，甚至心搏骤停。为降低并发症的发生，要掌握好适应证，术前准备充分，操作熟练小心。出现并发症时，要及时作相应的处理。

（五）纤维支气管镜检查临床应用

1. **协助疾病诊断**

(1) 肺癌的诊断：纤支镜检查可显著提高肺癌的确诊率，尤其是对于管内增殖型及管壁浸润型。为提高诊断阳性率，可采用过针吸、钳检、刷检和冲洗等多种采样方法。

(2) 肺不张的诊断：纤支镜的检查对于肺不张病因的鉴别有重要意义。肺不张常见的原因包括肿瘤、炎症和结核以及某些特殊病因（如血块、异物、外伤和术后等）。临床工作中，不少胸部 CT 诊断为"肿瘤"的患者，经纤支镜检查确诊为异物（骨头）。

(3) 对胸片正常的咯血患者的诊断：通过纤支镜检查可明确有无肺癌、出血的部位，同时可以清除血块、局部止血。但是对于大咯血患者的纤支镜检查时机问题存在争议，多认为在少量咯血时进行纤支镜检的效果最好。

(4) 肺部感染的诊断：通过对纤支镜冲洗液进行细菌培养，可为肺部感染性疾病提供病原学诊断，尤其是支气管内膜结核和不典型肺结核的诊断。

(5) 弥漫性肺部间质性疾病的诊断：可通过经纤支镜肺活检或肺泡灌洗液来进行诊断。

(6) 胸膜疾病的诊断：胸腔积液细胞学检查和胸膜活检的结果对诊断胸膜疾病的效果不佳。对于伴有咯血或肺部病变者，行纤支镜检查对诊断的价值优于胸膜活检。

2. **协助疾病的治疗**

(1) 呼吸衰竭的救治：各种原因所致的呼吸衰竭，可因分泌物黏稠阻塞气道，利用纤支镜进行床边吸痰，常可取得良好效果。

(2) 胸外伤或胸腹手术后并发症的治疗：胸外伤、胸腹手术后，患者的咳嗽动作受到限制，使血液或痰液滞留引起肺不张或肺部感染等并发症。通过纤支镜吸引可避免或减少并发症的发生。

（3）摘取异物：由于纤支镜摘取异物视野大、患者痛苦小，已广泛应用于临床。但在异物留置时间长、异物周围被肉芽组织包绕时，摘取异物时要慎重，尤其避免出血。

（4）肺部感染的治疗：对于有大量分泌物的肺脓肿、支气管扩张等肺部感染性疾病，可通过纤支镜吸引分泌物以及局部给药进行治疗。

（5）介入治疗：用于大气道狭窄的介入治疗。

（战同霞）

学习小结

本章超声检查部分重点介绍了超声检查的原理、方法、检查前的患者准备和常见的临床应用。内镜检查重点介绍了各种内镜检查的适应证、禁忌证、检查前的患者准备、并发症及内镜检查的临床应用。学生通过本部分学习能指导、帮助患者在做检查前做好充分的准备，同时对检查过程中出现的意外情况能熟练处理。

复习参考题

1. 行早孕、妇科、膀胱检查前患者需要做哪些准备？

2. 胃镜检查的适应证有哪些？

3. 结肠镜检查的禁忌证有哪些？

第十章　护理诊断与思维

10

第一节 护理诊断概述

一、护理诊断的定义

护理诊断(nursing diagnosis)是护士针对个体、家庭、社区现存的或潜在的健康问题或生命过程的反应所作出的临床判断。护理诊断为护士选择合理的护理措施提供了依据,以达到预期的目标。

护理诊断一词最早出现 20 世纪 50 年代,由美国护士弗吉尼亚·福莱(Virginia Fry)于 1953 年提出。20 世纪 60 年代随着护理程序的产生和发展,护理诊断越来越受到重视。1973 年美国护士协会(American Nursing Association,ANA)正式将护理诊断纳入护理程序。1995 年我国原卫生部护理中心召开全国第一次护理诊断研讨会,建议在我国医院中使用被北美护理诊断协会(North American Nursing Diagnoses Association,NANDA)认可的护理诊断名称。

相关链接　　　　　　　1973 年在美国召开了第一届全美护理诊断分类会议,成立"全美护理诊断分类小组",1982 年召开第五次会议将全美护理诊断分类小组更名为北美护理诊断协会(North American Nursing Diagnoses Association,NANDA)。此后 NANDA 每 2 年召开一次会议,对原有的护理诊断进行修订,同时增补新的护理诊断项目。

二、护理诊断与医疗诊断的区别

医疗诊断与护理诊断是临床医疗和护理的重要前提,虽各有所侧重,但总目标是一致的。医疗诊断是医生使用的名词,用于说明一种疾病或病理状态,重点在于对疾病的本质作出判断,即对疾病作出病因诊断、病理解剖诊断和病理生理诊断。护理诊断则是护士使用的名词,用于说明个体或人群对健康问题现存的或潜在的反应,重点在于对患者现存的或潜在的健康问题或疾病的反应作出判断。如急性心肌梗死是医疗诊断,医生关心的是急性心肌梗死的进一步治疗,而护士关心的是患者患急性心肌梗死后的反应,相应的护理诊断则可能是"疼痛"、"活动无耐力"、"有便秘的危险"、"潜在并发症:心律失常或心力衰竭"。再如,患者出现呼吸困难,这时医生的工作着重在于寻找引起呼吸困难的原因,作出相应的医疗诊断,而护士则是根据患者出现呼吸困难得出"清理呼吸道无效"这一护理诊断。此外,医疗诊断在医疗职责范围内进行,数目较少,在疾病发展过程中相对稳定,保持不变,护理诊断在护理职责范围内进行,数目较多,可随患者症状不同而发生变化。

三、护理诊断的分类

(一)字母顺序分类

1973 年第一次全美护理诊断分类会议上,确定按英文字母顺序排列的护理诊断,主要用于护理诊断的索引。字母系统分类法一直延续到 1986 年 NANDA 分类法 I 被认可后才更改。

（二）人类反应型态分类

1986 年在 NANDA 第 7 次会议上，与会者一致通过 NANDA 护理诊断分类法，又称"NANDA 护理诊断分类 I"。共包括 9 种人类反应型态如下：

1. **交换** 相互给予和接受，包括物质的交换、机体的代谢、正常的生理功能和结构功能的维持。

2. **沟通** 思想、情感和信息的传递。

3. **关系** 建立相互联系，包括人际关系、家庭关系、社会关系。

4. **价值** 相关的价值赋予。

5. **选择** 面对应激源或多个方案做出可行方法的选择。

6. **移动** 改变身体部分姿势或位置，保持活动的进行、停止及动作。

7. **感知** 接受信息，包括个体的感觉、对自我的看法。

8. **认知** 对信息的理解。

9. **感觉** 对信息的主观认知。

按人类反应型态分类的护理诊断，前面都标以编码，以便于护理诊断的计算机化。

（三）功能性健康型态分类

1987 年由美国学者 Majory Gordon 提出，主要涉及人类生理健康、身体功能、心理健康和社会适应等 11 种功能性健康型态如下：

1. **健康感知与健康管理型态** 主要涉及个体对健康水平的认知及维持健康的行为和能力水平。

2. **营养与代谢型态** 主要涉及机体的新陈代谢和营养过程，包括营养、体液平衡、组织完整性和体温调节。

3. **排泄型态** 主要指排便和排尿的功能和形式。

4. **活动与运动型态** 主要指个体日常生活活动及进行这些活动所需的能力、耐力和身体的调适反应。

5. **睡眠与休息型态** 主要为个体睡眠、休息和放松的形式。

6. **认知与感知型态** 主要包括感觉器官的功能和认知功能。

7. **自我感知与自我概念型态** 主要指个体对自我的态度，涉及其身份、身体形象和对自身的认识和评价。

8. **角色与关系型态** 主要指个体在生活中的角色行为及与他人关系的性质。

9. **性与生殖型态** 主要包括性别认同、性角色行为、性心理功能和生育功能。

10. **压力与压力应对型态** 主要指个体对压力的感知及其处理方式。

11. **价值与信念型态** 有关个体的价值观和信仰，包括人生中被视为是重要的东西，以及其他与健康有关的价值、信仰或期望方面的冲突。

功能性健康型态的优点在于易于理解，被广泛用于指导护士系统的收集、分类和组织资料。

（四）多轴系健康型态分类

2000 年 4 月 NANDA 第 14 次会议通过的护理诊断分类系统,又称为"NANDA 护理诊断分类 II"。该分类系统是基于 Majory Gordon 的功能性健康型态分类的改进与发展,包括领域、类别、诊断性概念和护理诊断 4 级结构。第一级为领域,相当于原来的型态,第 2 级为类别,每一领域包含两个及以上的类别;第 3 级为诊断性概念,每个诊断性概念属下包含一个或若干个护理诊断;第 4 级为护理诊断。分类系统 II 目前共有 13 个领域、47 个类别和 234 个护理诊断。13 个领域、47 个类别如下:

1. **健康促进**　包括健康意识、健康管理 2 个类别。

2. **营养**　包括摄入、消化、吸收、代谢、水化 5 个类别。

3. **排泄**　包括泌尿功能、胃肠功能、皮肤功能、呼吸功能 4 个类别。

4. **活动 / 休息**　包括睡眠 / 休息、活动 / 运动、能量平衡、心血管 / 肺部反应、自我照顾 5 个类别。

5. **感知 / 认知**　包括注意力、定向力、感觉 / 知觉、认知、沟通 5 个类别。

6. **自我感知**　包括自我概念、自尊、自我形象 3 个类别。

7. **角色关系**　包括照顾者角色、家庭关系、角色表现 3 个类别。

8. **性**　包括性别认同、性功能、生殖 3 个类别。

9. **应对 / 应激耐受性**　包括创伤后反应、应对反应、神经行为压力 3 个类别。

10. **生命准则**　包括价值观、信念、价值 / 信念 / 行为一致 3 个类别。

11. **安全 / 防护**　包括感染、身体伤害、暴力、环境危害、防御过程、体温调节 6 个类别。

12. **舒适**　包括身体舒适、环境舒适、社交舒适 3 个类别。

13. **生长 / 发育**　包括生长、发育 2 个类别。

NANDA 护理诊断分类系统 II 较 NANDA 护理诊断分类系统 I 更明确、清晰和具有可操作性。

四、护理诊断的组成

NANDA 将护理诊断分为现存的护理诊断、有危险的护理诊断、健康的护理诊断、可能的护理诊断和综合的护理诊断 5 种类型。不同类型的护理诊断,其组成亦不同。本节重点介绍现存的护理诊断和有危险的护理诊断的组成。

（一）现存的护理诊断

现存的护理诊断是对患者已出现的对健康状况或生命过程的反应所作出的临床判断。是由名称、定义、诊断依据及相关因素四部分组成。

1. **名称**　是对患者的健康状况或疾病反应的概括性的描述。如"体温过高"、"气体交换受损"和"焦虑"等。

2. **定义**　是对护理诊断名称清晰、准确地描述,并以此与其他护理诊断相区别。如"体温过高"这一护理诊断名称的定义为:"体温超过了正常值"。

3. **诊断依据**　是作出护理诊断的临床判断标准,经健康评估后所获得的有关患者健康状况的主观和客观资料。在现存的护理诊断中,诊断依据是指一组可表明护理诊断的症状和体征。诊断依据可分为主要依据和次要依据 2 种类型：

(1) 主要依据：为作出某一护理诊断必须具备的依据。如"自诉疲乏或软弱无力"是"活动无耐力"这一护理诊断的必备依据。

(2) 次要依据：为作出某一护理诊断有支持作用，但不一定每次作出该诊断时都必须的依据。如"表情痛苦、呻吟"对于"疼痛"这一护理诊断是起支持作用，但不是不可缺少的依据。

4. 相关因素 指促成护理诊断成立和维持的原因或情境。确定相关因素有利于制定科学的护理措施。相关因素包括以下几方面：

(1) 病理生理学因素：如"体液过多"的相关因素可能是肾脏功能损害。

(2) 心理因素：如"睡眠型态紊乱"可因患者心理反应过度所致。

(3) 与治疗有关的因素：如年轻患者接受肾上腺皮质激素治疗后出现库欣综合征，可使患者出现"自我形象紊乱"的问题。

(4) 情境因素：涉及环境、有关人员、生活经历、生活习惯、角色等方面的因素。如"睡眠型态紊乱"的相关因素可以是环境改变、工作压力大或者是焦虑等。

(5) 成熟发展因素：指与年龄相关的各方面，包括认知、生理、心理、社会、情感的发展状况，比单纯年龄因素所包含的内容更广。如"躯体移动障碍"的相关成熟因素可以是老化所致的活动和运动减退。

一个护理诊断涉及多个相关因素，如"清理呼吸道无效"这一护理诊断，既可能来自身体方面的原因如呼吸道炎症，咳嗽无力或无效，无法排出呼吸道分泌物引起；又可能来自手术后伤口疼痛不敢咳嗽引起。

(二) 有危险的护理诊断

有危险的护理诊断是对一些易感的个体、家庭或社区对健康状况或生命过程可能出现的反应所作出的临床判断。该护理诊断目前虽然没有发生，但如果不采取必要的护理措施很有可能出现问题。因此，有危险的护理诊断要求护士具有预见性，当患者有导致易感性增加的危险因素时，要能够预测到可能会出现的问题，如长期卧床患者，存在"有皮肤完整性受损的危险"，大咯血的患者，存在"有窒息的危险"。有危险的护理诊断由名称、定义和危险因素 3 部分组成。

1. 名称 是对患者的健康状态或疾病可能出现的反应做出的描述，冠以"有……危险"，如"有感染的危险"是对有危险的护理诊断名称的表述形式。

2. 定义 与现存的护理诊断相同，在有危险的护理诊断中应清楚、准确地表明某一诊断的意义。

3. 危险因素 可能使个体、家庭或社区健康状况发生改变的因素，是确认有危险的护理诊断的依据。

(三) 健康的护理诊断

健康的护理诊断是护士对个体、家庭或社区从某一特定的健康水平向更高的健康水平转变所作出的临床判断。是护士在为健康人群提供护理时可以采用的护理诊断。如"潜在的社区应对增强"、"潜在的婴儿行为调节增强"、"母乳喂养有效"等。

五、护理诊断的陈述

问题与思考　患者女性，74岁。慢性支气管炎、肺气肿病史20余年，近1周因受凉，出现咳嗽，咳大量黄色脓痰伴气促。查体：T37.8℃，P92次/分，R26次/分，BP135/90mmHg。神志清楚，呼吸急促，口唇发绀，听诊双肺布满湿啰音，桶状胸。

　　思考：

　　1. 该患者首优护理诊断？

　　2. 试用 PES 公式陈述该项护理诊断的内容？

　　护理诊断的陈述是对个体或群体健康状态的反应及其相关因素/危险因素的描述，可分为三部分陈述、两部分陈述和一部分陈述3种形式。

（一）三部分陈述

　　问题（problem）为陈述的第一部分，原因（etiology）为陈述的第二部分，症状和体征（signs and symptoms）为陈述的第三部分。常用这三部分英文首字母 P、E 和 S 代表，被称为 PES 公式。例如，气体交换受损：发绀、呼吸困难与肺部感染所致呼吸道阻塞有关，其中气体交换受损为 P；发绀、呼吸困难为 S；肺部感染所致呼吸道阻塞为 E。三部分陈述多用于现存的护理诊断，熟练应用时可省略 S。

（二）两部分陈述

　　即 PE 公式，只包含诊断名称和相关因素。常用于有危险的护理诊断和可能的护理诊断。两个部分之间常用"与……有关"进行联结。例如，有皮肤完整性受损的危险：与骨盆骨折不能翻身有关。

（三）一部分陈述

　　这种陈述用于健康的护理诊断和综合征护理诊断，由北美护理诊断协会的诊断名称构成。例如，强暴创伤综合征，防卫性应对。这些诊断名称本身就对护理干预进行了提示，因此，没有必要再去罗列原因。

六、合作性问题

　　合作性问题是需要护士通过观察和监测，及时发现某些疾病过程中的并发症。护士可以通过护理措施进行预防和处理的并发症为护理诊断。例如，因肢体活动障碍引起的"有皮肤完整性受损的危险"。只有护士不能预防和独立处理的并发症才属于合作性问题。例如，急性心肌梗死患者出现严重的心律失常，护士无法通过护理措施预防心律失常并发症的发生，则应提出"潜在并发症：心律失常"这一护理诊断，护士的主要作用是通过心电监测及时发现严重心律失常的发生。

所有合作性问题的陈述方式均以"潜在并发症"开始,其后为潜在并发症的名称。如"潜在并发症:高钾血症,潜在并发症:出血"。

如被护士诊断为潜在并发症,就意味着患者可能发生或正在发生某种并发症,无论是哪一种情况,护士应重点监测病情,以便及时发现并发症,并与医生合作,共同处理。

第二节　护理诊断的步骤与思维方法

一、护理诊断的步骤

护理诊断过程一般需要经过收集资料、整理资料、分析资料、确定护理诊断及护理诊断排序等步骤。

(一)收集资料

健康资料的收集不仅是评估和形成护理诊断的基础,也是制定和实施护理计划及其评价的依据。资料的收集重点在于确认患者目前和既往的健康状况、脏器的功能状况,对治疗和护理的反应,潜在健康问题的危险因素及对更高健康水平的希望。收集资料是一个连续的过程,并贯穿于护理的全过程。资料可来源于患者本人、患者的亲属或与之关系亲密者、目击者、其他卫生保健人员,既往病历记录及各种辅助检查等。

护理诊断是否全面、正确,还要不断地通过收集资料进行验证,只有这样,才有可能使患者得到连续的、系统的和整体的护理。

(二)整理资料

1. **资料的类型**　健康评估所收集的资料可以是患者的主观描述,也可以是护士通过体格检查、实验室或器械检查的客观结果。为更好地分析和利用资料,可根据其不同特点加以分类,其中最常用的分类是根据收集资料的方法不同,将其分为主观资料和客观资料。

(1)主观资料:是护士与患者或其亲属通过交谈,即问诊所获得的健康资料,是患者对于健康状态的主观感觉和情绪体验。包括患者的主诉、亲属的代诉及经提问而获得的有关患者对其目前和既往身心健康状况、社会关系的感受或看法的描述,其中患者患病后对机体生理功能异常的自身体验和感受,称为症状,如疼痛、恶心等。

(2)客观资料:是护士通过对患者进行身体评估、实验室或器械检查等所获得的资料,其中患者患病后机体的体表或内部结构发生了可察觉的改变,称为体征,如黄疸、肝大、心脏杂音等。

健康评估过程中,主观资料的获得可指导客观资料的收集,而客观资料则可进一步证实或补充所获得的主观资料。对于完整、全面的健康评估来说,主观资料和客观资料同等重要,两者都是形成护理诊断的重要依据。无论按照何种分类方法,护士必须自始至终采用同一框架来完成收集、组织、核实和记录资料的过程,并对收集到的资料进行判断、解释和作出初步推论。

2. 资料的核实   将资料进行分类的同时寻找可能被遗漏的资料,利用会谈、观察和体格检查的方法将资料进行补充。发现收集到的资料出现自相矛盾问题时,应首先分析可能出现资料相互矛盾的原因,再澄清事实。

(三)分析资料

1. 找出异常   护士利用所学的基础医学知识、护理学知识以及人文学科知识等,根据不同年龄、不同家庭、社会、文化背景等,将收集到的资料与统计学标准做全面比较,发现异常所在。

2. 找出相关因素 / 危险因素   护士发现患者出现异常后,应进一步寻找引起异常的相关因素。危险因素指患者目前虽处于正常范围内,但存在促使其向异常转化的因素。找出相关因素和危险因素可指导护士制定相应的护理措施。

(四)确定护理诊断

经过反复分析、综合、推理、判断,对所提出的可能护理诊断进行评价和筛选,最后确定护理诊断。

(五)护理诊断的排序

确定护理诊断后,若同时存在多个护理诊断和合作性问题时,需要对这些护理诊断或合作性问题进行排序。一般将威胁最大的排在首位,其他依次排列。护士可根据问题的轻、重、缓、急合理的安排护理工作,做到有条不紊。一般可按下列顺序排列:

1. 首优护理诊断   指与呼吸、循环问题或生命体征异常有关的,需要立即采取措施,否则将会威胁患者生命的护理诊断。如:清理呼吸道无效、有暴力行为的危险、体液严重不足等。在紧急情况下,可同时存在几个首优护理诊断。

2. 次优护理诊断   指与意识障碍、急性疼痛、急性排尿障碍、高血钾、有感染和受伤危险等有关的,虽未直接威胁患者生命,但需要护士及早采取措施,以避免病情进一步恶化的护理诊断。如:活动无耐力、身体移动障碍、皮肤完整性受损、有感染的危险等。

3. 其他护理诊断   指在护理安排中可以放在后面考虑,其他护理诊断并非不重要,而是通过患者学习和自身努力,或通过护士较少的帮助就能解决这些问题。如:营养失调,知识缺乏等。

护理诊断是否全面、准确,与资料的收集、整理和分析过程有关。因此,要认真对待护理诊断过程中每个步骤。其中对资料的分析与整理过程是一个复杂的发现问题、分析问题和解决问题的临床思维过程,需要护士在实践过程中不断培养和提高,才能熟练掌握和运用。

理论与实践 　　　　患者男性,76 岁,吸烟史 40 年,5 年前因上呼吸道感染后,咳嗽、咳痰,经抗炎对症治疗好转。近 3 年持续性咳嗽、咳痰,进行性呼吸困难,冬春季节加重。2 天前因上呼吸道感染,咳脓痰,收入院。身体评

估:T:38.5℃,P:110 次 / 分,R:24 次 / 分,BP:130/80mmHg;神志恍惚,昼睡夜醒;气促,不能平卧,痰液黏稠,不易咳出;胸廓呈桶状,呼吸音弱,听诊过清音,双肺底可闻及散在干、湿啰音,动脉血气分析结果示:$PaO_2 55mmHg$,$PaCO_2 75mmHg$,pH7.30。

该案例的主要护理诊断:

1. 气体交换受损 与气道阻塞、通气不足、呼吸肌疲劳有关。

2. 清理呼吸道无效 与呼吸道分泌物增多、黏稠有关。

3. 活动无耐力 与疲劳、呼吸困难、氧供与氧耗失衡有关。

二、护理诊断的思维方法

思维方法是人脑借助信息符号,对感性认识材料进行加工处理的方式和途径。其中常用的思维方法有比较与类比、分析与综合、归纳与演绎等。

(一) 比较与类比思维

1. **比较** 确定事物异同关系的思维过程与方法。比较的目的是区别事物之间的相同与异同之处,包括相同点、不同点的比较及综合比较。临床诊断过程中常用比较法对患者的健康资料进行分类处理,以确定正常与异常征象。

2. **类比** 根据两个对象在某些属性上相同或相似,从而推出它们在其他属性上也相同或相似的思维过程和方法。临床诊断过程中常用类比法分析和解释正常或异常表现的可能原因,预测可能潜在的健康问题或健康问题的反应,核实资料的真实性或澄清资料。

(二) 分析与综合思维

1. **分析** 将事物整体分解为各个部分,然后分别加以研究的思维过程和方法。

2. **综合** 将事物各个部分根据其内在联系,统一为一个整体加以考察的思维过程和方法。

在护理诊断过程中,对资料的分类、解释以及确立和修订护理诊断的整个过程都贯穿了分析 - 综合 - 再分析 - 再综合的思维过程和方法。

(三) 归纳与演绎思维

归纳是从个别性事实概括出一般性结论的思维过程和方法。演绎则是从一般性知识过渡到特殊知识的思维过程和方法。作为演绎思维前提的一般原理或原则是来自于归纳思维的概括和总结。而归纳过程中所利用的概念、范畴等只能借助于先前积累的一般性理论知识的指导,其中便渗透着演绎思维过程。在一定条件下两者可相互转化。临床诊断过程中常用于确定和修订护理诊断,预测患者潜在的健康问题或对健康问题的反应。

(周艳丽)

学习小结

学生通过对本章内容的学习,能区分医疗诊断与护理诊断的不同之处;明确护理诊断的概念;功能性健康型态的分类方法;护理诊断的组成及陈述方式;护理诊断步骤与思维方法。并能在临床工作中,结合患者的病史、症状、体征及实验室化验结果,正确提出护理诊断,制定相应护理措施。护士在临床护理实践中能熟练掌握和正确应用护理诊断是提高护理质量的基础。

复习参考题

1. 何谓护理诊断? 现存护理诊断包括哪些组成部分?

2. 护理诊断的陈述方式有哪些?

3. 护理诊断的步骤有哪些? 每个步骤具体内容是什么?

第十一章　护理病历书写

11

护理病历是对患者的健康状况、护理问题 / 护理诊断、护理措施及其效果评价等全过程的系统记录。是住院病历的重要组成部分。其目的在于对患者的健康状况进行动态的观察和比较,是临床护士为患者提供护理的重要依据,也是涉及医疗保险、医疗纠纷及法律诉讼的重要资料。

相关链接　　　　中华人民共和国国务院令(第351号)——医疗事故处理条例,第十条　患者有权复印或者复制其门诊病历、住院志、体温单、医嘱单、化验单(检验报告)、医学影像检查资料、特殊检查同意书、手术同意书、手术及麻醉记录单、病理资料、护理记录以及国务院卫生行政部门规定的其他病历资料。

第一节　书写护理病历的基本要求

1. **内容客观真实**　护理病历必须真实、客观地反映患者的健康状况及所采取的护理措施。护士要认真仔细、全面系统地收集患者的有关资料,绝不能以主观臆断代替真实而客观的评估。

2. **描述简明扼要**　护理病历书写要使用规范的医学词汇、术语、适当的外文缩写。内容描述简明、重点突出,条理清楚。

3. **记录及时准确**　必须及时书写护理病历,不得拖延或提前,更不能漏记,保证记录的时效性。一般新入院患者,记录应在24小时内书写完成。以便随时反映患者健康状况的变化并进行比较分析。因抢救急危重症患者,未能及时书写护理病历时,责任护士应在抢救结束6小时内据实补记,并加以注明。

4. **书写工整清晰**　书写护理病历时,字迹要工整、清晰、不得随意修改或粘贴,如确实需要改错,可在原错字(词、句)上画双线,并签全名和注明时间,保持原记录清晰可辨。

第二节　护理病历的格式与内容

为切实减轻临床护士书写护理文书的负担,使护士有更多的时间和精力为患者提供直接护理服务,密切护患关系,提高护理质量,护理病历书写内容逐渐简化。随着电子技术的发展及医院管理现代化的需求,电子病历作为医院网络化管理的必然产物,正在被逐步推广和应用。各医疗单位尚无统一的护理病历书写格式,但书写内容基本一致,主要包括护理病历首页、护理计划单、一般护理记录和健康教育计划。通常采用表格式,书写较简便、省时,内容科学、系统和完整。

一、护理病历首页

护理病历首页是患者入院后首次进行的系统健康评估记录。一般要求在患者入院后24小时内完成。

护理病历首页多以护理理论为指导而设计。目前多以戈登（Gordon）的功能性健康型态模式作为收集和组织资料的理论框架，以及生理 - 心理 - 社会模式、奥瑞姆（Orem）的自护理论模式、马斯洛（Maslow）的人类基本需要层次论、人类健康反应型态等。书写方式为填写式、表格式及混合式3种，其中最常用是混合式。目前临床使用的护理病历首页多为混合式，且随着医院信息化建设的快速发展，电子版护理病历首页已日益普及，见表11-1。

表 11-1　护理病历首页单

科别：_____　病室：_____　床号：_____　住院号：_____
一般资料
姓名：_____　性别：_____　年龄：_____　民族：_____　职业：_____
文化程度：_____（小学，初中，高中，中专，职高，大学本科，大学专科，硕士，博士，博士后，未受教育）
婚姻状况：_____（已婚，未婚，离异，丧偶，其他）
入院日期：_____　记录时间：_____
入院诊断：_____
入院方式：_____（步行，扶行，抱入，轮椅，平车）
主诉：_____
生命体征：T：_____℃　P：_____次 / 分　R：_____次 / 分　BP：_____mmHg
神志：(神清，其他描述)_____
既往史：(无，高血压，糖尿病，其他描述)_____
过敏史：(无，过敏史，其他描述)_____
皮肤：(正常，疖肿，皮疹，黄染，水肿，其他描述)_____
生活习惯：(无特殊，其他)_____
心理状态：(自如，淡漠，焦虑，忧郁，恐惧，痛苦，绝望，其他描述)_____
饮食类别：(普食，软食，半流食，流食，禁食水，糖尿病饮食，其他描述)_____
护理级别：(一级，二级，三级，特级)
入院宣教：_____
其他情况：_____
护士签名：　　　　　　护士长签名：
出院护理记录
记录时间：_____
手术日期：_____
出院时间：_____
出院指导：_____
护士签名：　　　　　　护士长签名：

二、护理计划单

护理计划单是为患者在住院期间所制定的护理计划及效果评价，全面、系统的记录。内容包括护理诊断、护理目标、护理措施、效果评价等。通过护理计划单可了解患者在整个住院期间存在的所有护理问题、实施的护理措施及效果，提示已解决的护理问题、出院时仍存在的护理问题和出院后需进一步采取的护理措施。护理计划单可根据患者的情况随时修订。临床上常采用表格式的护理计划单，见表11-2。

表 11-2　护理计划单

科别:_____	床号:_____	姓名:_____	住院号:_____	诊断:_____			
日期	时间	护理诊断	护理目标	护理措施	效果评价	签名	

三、护理记录

问题与思考　　　　患者张某,男,70岁。活动后胸闷、气短10年,曾多次住院治疗。10小时前因与家人发生口角,情绪激动出现心前区闷痛,含服硝酸甘油不缓解。急诊以冠心病,急性下壁心肌梗死收入 CCU 病房,20床,住院治疗。吸烟史20余年,高血压病史5年,否认结核史,药物过敏史。查体:T36.5℃,P72次/分,R16次/分,BP150/95mmHg。神志清楚,问答合理,心电图示:窦性心律,Ⅱ、Ⅲ、aVF 导联出现异常 Q 波。

思考:

1. 分析患者资料,列出 2~3 个主要护理诊断。

2. 书写一份该患者护理记录单。

　　护理记录指患者在整个住院期间健康状况和护理过程的全面记录内容,包括患者的主观感受、身体评估、病情变化、各项实验室检查及其他辅助检查的结果、主要护理诊断、实施的治疗和护理措施及其效果等。记录内容要真实、全面、重点突出,对患者的病情变化及护理过程,前后记录要连贯。记录前应注明日期和时间,记录后签名。记录一般要求一级护理的患者至少每日一次,二级护理患者至少每周两次,三级护理患者至少每周一次,若患者病情变化则应随时记录,见表 11-3。

表 11-3　护理记录单

科别:_____	床号:_____	姓名:_____	住院号:_____	诊断:_____									
		液体出入量					病情记录						
日期	时间	给液量	滴数/分	实入量名称	实入量	出量		体温℃	脉搏/心率次/分	呼吸次/分	血压mmHg	瞳孔左右mm	翻身	其他情况	签名
						名称	量								

四、健康教育计划

理论与实践　　　　　患者女性,67 岁,30 年来反复于劳累或受凉后出现胸闷、心悸、气急,休息后缓解。曾多次在当地医院诊治,诊断为"风湿性心脏瓣膜病,二尖瓣狭窄伴关闭不全",今日患者于睡眠中突然出现严重呼吸困难,呈端坐呼吸,呼吸频率 34 次 / 分,频繁咳嗽,咳粉红色泡沫样痰,有窒息感,面色灰白,口唇发绀,大汗,皮肤湿冷。听诊双肺布满湿啰音。急诊收住院。经一周治疗患者病情平稳,医生医嘱预约明日出院。

为该患者书写一份健康教育计划。

　　住院患者的健康教育是临床护理工作的重要内容,也是一种有效、易行的非药物治疗手段。责任护士通过向患者及家属提供相关的疾病知识与护理技能指导,不仅能增强患者自我保健意识,提高其自我护理能力,还能有效发挥家庭等支持系统作用,共同促进患者早日康复。而且还有利于增进护患沟通、理解合作,是密切护患关系,减少护患纠纷的重要纽带。

　　健康教育的内容包括:

　　(1) 入院教育主要包括科室环境和设施介绍,住院期间安全教育,主管医师和责任护士介绍,标本留取方法等。

　　(2) 住院期间教育主要包括疾病指导、药物指导、检查指导、术前指导、术后康复指导。

　　(3) 出院教育主要包括营养和饮食指导、药物指导、功能锻炼方法指导、预防疾病复发和复诊指导等。

　　在实际工作中,为简化程序、便于操作、保证健康教育效果,国内很多医院,根据各科患者诊治、护理特点的不同,以患者为中心,针对各种常见病、多发病分别设计健康教育计划。健康教育的方式应根据患者的文化层次、认知能力、以及对相关知识和技能的了解程度、现有条件等具体情况而定。可采取讲解、示范、模拟、提供书面或视听材料以及同患者之间的经验交流等方式进行健康教育。护士可参照标准健康教育计划为患者实施健康教育,见表 11-4、表 11-5。

表 11-4　内科健康教育计划单

科别:_____　床号:_____　姓名:_____　住院号:_____　诊断:_____

教育内容		指导日期	签名	评价		
				了解	不了解	签名
入院教育	主管医生、责任护士等					
	病区环境、设施					
	病区管理要求及规则(作息、探视、陪护物品保管等)					
	在院期间安全教育					
	留取化验标本的方法					
	其他:					

		教育内容	指导日期	签名	评价		
					了解	不了解	签名
住院教育	疾病指导	本疾病的常见诱发因素和病因					
		本疾病的临床症状和特点					
		预防本疾病发展的相关防治措施					
		心理康复指导					
		饮食指导					
		活动与功能锻炼					
		其他：					
	药物指导	本疾病的主要治疗方案					
		服用药物的名称及方法					
		服用药物时的注意事项					
		静脉用药的说明					
		特殊用药的方法及其注意事项					
		其他：					
	检查指导	本疾病常规检查目的及其注意事项					
		本疾病特殊检查目的及其注意事项					
		其他：					
出院教育		预防疾病的自我保健知识及措施					
		饮食种类及其注意事项					
		进行功能锻炼的注意事项					
		形成良好的行为习惯					
		随诊与复查的时间					
		其他：					

表 11-5　外科健康教育计划单

科别：_____　床号：_____　姓名：_____　住院号：_____　诊断：_____

		教育内容	指导日期	签名	评价		
					了解	不了解	签名
入院教育		主管医生、责任护士等					
		病区环境、设施					
		病区管理要求及规则（作息、探视、陪护物品保管等）					
		在院期间安全教育					
		留取化验标本的方法					
		其他：					
术前指导		有利于疾病康复的心理指导					
		术前各项准备的配合					
		术前特殊检查的目的及其注意事项					
		术前训练：咳嗽、咳痰、床上排便的方法					
		其他：					

	教育内容	指导日期	签名	评价		签名
				了解	不了解	
术后指导	术后进食的种类及时间					
	卧位选择的目的及其配合方法					
	床上活动的目的及其方法					
	下床活动的目的、时间及注意事项					
	特殊功能锻炼的方法					
	伤口管理的方法					
	特殊治疗的目的及其注意事项					
	其他:					
出院教育	预防疾病的自我保健知识及措施					
	饮食种类及注意事项					
	戴管出院的注意事项					
	进行功能锻炼的注意事项					
	形成良好的健康习惯					
	随诊与复查的时间					
	其他:					

（周艳丽）

学习小结

本章从书写护理病历的基本要求、护理病历的格式与内容方面阐述了如何书写护理病历首页、护理计划单、护理记录及健康教育计划。学生通过对本章内容的学习，结合临床病例，根据评估所收集的主客观资料能书写一份完整的护理病历。

复习参考题

1. 护理病历书写的基本要求?

2. 护理健康教育计划主要包括哪些内容?

第十二章　常用穿刺技术

12

学习目标	
掌握	常用穿刺技术的术前准备、术中操作配合步骤及注意事项;常用穿刺技术并发症的预防及护理措施;常用穿刺技术操作中体位及穿刺点的选择。
熟悉	常用穿刺技术的适应证、禁忌证。
了解	常用穿刺技术的相关基础知识。

第一节　动脉穿刺术

一、适应证

1. 严重休克需急救的患者,经静脉快速输血后情况未改善,须经动脉提高冠状动脉灌注量及有效血容量。
2. 麻醉或手术期及病情危重的患者,无创血压监测困难,须持续监测动脉压或调控血压。
3. 施行特殊检查或治疗,如血气分析、选择性血管造影和治疗、心导管置入、血液透析等。

二、禁忌证

1. 既往有该部位的手术史(如静脉切开或股动脉手术)。
2. 穿刺部位的皮肤感染或其他皮肤的损伤(如烧伤)。
3. 侧支循环减少、严重出血倾向、严重的动脉粥样硬化、严重的肢体损伤、雷诺综合征、血栓闭塞性脉管炎等。

三、体位和穿刺点

1. **桡动脉穿刺**　患者可取任意体位,以患者舒适,穿刺安全方便为宜。患者穿刺侧前臂取外展位,腕部伸直,掌心向上,手腕固定在轻度背屈位,腕下放置垫枕,穿刺点为桡动脉与腕部近端第二腕横纹交界处,选择应因人而异,应选择在腕横纹上 1~2cm 动脉搏动明显处(或桡骨茎突 1cm 处)(图 12-1)。
2. **肱动脉穿刺**　患者取坐位或平卧位,上肢伸直稍外展,掌心向上,肘下垫一软枕,穿刺点可选择在肱二头肌内侧沟,肘横纹上方肱动脉搏动明显处。
3. **股动脉穿刺**　患者限仰卧位,下肢伸直略外展外旋,穿刺点位于腹股沟韧带(髂前上棘与耻骨结节体表联线处)中点下方 1~2cm 股动脉搏动最强处。(图 12-2)

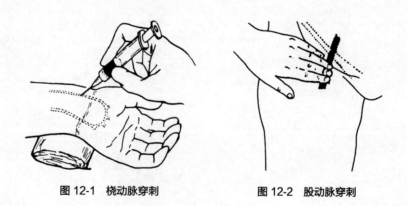

图 12-1　桡动脉穿刺　　　　　　　　图 12-2　股动脉穿刺

四、术前准备

1. **物品准备**　2ml 注射器或动脉血气针、肝素钠 1 支(可用 4% 的枸橼酸钠生理盐水替代)、无菌橡皮塞、无菌手套、消毒物品、小垫枕、无菌洞巾、无菌纱布垫、干棉签、2% 利多卡因、0.1% 肾上腺素、小沙袋、检验单等。检查各物品的消毒状态及有效日期。

2. 患者准备

(1) 患者了解动脉穿刺的目的、方法、临床意义、注意事项及配合要点。

(2) 取舒适体位,暴露穿刺部位。

3. 操作人员准备

(1) 修剪指甲,洗手,戴好帽子口罩。

(2) 了解动脉穿刺的并发症以及预防与处理措施。

4. 环境准备

清洁、安静、光线适宜,必要时用屏风或围帘遮挡患者。

五、操作步骤

1. 自我介绍,核对患者信息,向患者及家属解释操作目的、操作过程、可能存在的风险以及操作过程应注意的问题(保持穿刺肢体不动),取得患者合作并签署知情同意书。如果部位需要,可先行局部备皮。如选择桡动脉穿刺(通常选用左手),应先进行 Allen 试验。

相关链接　　　　　　　　　Allen 试验:目的:检查手部的血液供应情况。操作方法:①术者用双手同时按压桡动脉和尺动脉;②嘱患者反复用力握拳和张开手指 5~7 次直至手掌变白;③松开对尺动脉的压迫,继续保持压迫桡动脉,观察手掌颜色变化。结果判定:若手掌颜色 10 秒之内迅速变红或恢复正常,提示尺动脉和桡动脉间存在良好的侧支循环,可以经桡动脉进行穿刺;相反,若 10~15 秒手掌颜色仍为苍白,提示手掌侧支循环不良,应避免选用该侧桡动脉进行穿刺。

2. 选择穿刺针,若不是专门的动脉血气针,应先将针筒肝素化。

肝素化的方法:用准备好的注射器抽取 1ml 左右肝素,旋转针筒,使肝素能均匀到达针筒内的各部分和针头,而后排净针筒内多余肝素和空气。

3. 选择穿刺部位,安置舒适体位,触摸动脉搏动最明显处,用碘伏棉签消毒穿刺部位三遍,直径 5~10cm。

4. 打开穿刺包,戴无菌手套,铺洞巾。

5. 用左手示指和拇指固定动脉,右手持注射器垂直(桡动脉也可以选择与动脉走向呈 45°角逆血流方向)进针,穿刺成功则血液自动流入注射器针筒内,颜色鲜红,采血 1~2ml 即可。

6. 采血毕,左手准备棉签或无菌纱布垫置于穿刺点,右手拔出针头(边拔针边按压),请他人按压至少 5 分钟(凝血功能障碍患者拔针后适当延长按压时间),力度以摸不到动脉搏动为准。

7. 针头拔出后立即将针筒直立,快速排尽空气,将针尖刺入无菌橡皮塞密封针尖,揉搓针筒混合肝素和血液,贴标签,注明患者体温、血红蛋白浓度、吸氧浓度等,尽量低温运输送检。

8. 穿刺点压迫 5~10 分钟后贴敷贴,嘱患者不要揉搓穿刺部位,若局部出现出血、疼痛、麻木或刺痛时要及时报告医护人员。

9. 整理用物,洗手,书写操作记录。

六、注意事项

1. 严格执行查对制度和无菌操作原则,以防感染。

2. 取动脉血液必须与空气隔绝,立即送检。

3. 如抽出暗黑色血液表示误入静脉,应立即拔出,压迫穿刺点 3~5 分钟。

4. 穿刺时动作轻柔,穿刺不成功时,应触摸并确定穿刺部位后方可再次穿刺。切勿粗暴地反复穿刺,以防损伤血管。

5. 穿刺过程中出现动脉痉挛时,可造成穿刺及采血困难,且有形成血栓的风险,若针头已在动脉腔内,应稍等片刻后再行穿刺,如穿刺失败,应热敷待痉挛缓解后再行穿刺。

6. 穿刺后局部用无菌纱布或砂袋加压止血,防止局部出血或形成血肿。

7. 最好使用玻璃注射器或专用采血针,勿使用塑料注射器。因为玻璃注射器有利于观察血液进入注射器的方式,同时塑料注射器易在管壁形成气泡,且不易排出,干扰血气分析结果。

第二节 中心静脉穿刺术

一、适应证

1. 严重创伤、休克及急性循环功能衰竭等需大量快速输血、补液的危重患者。

2. 需进行大手术,估计术中可能发生大量液体丧失或失血者。

3. 需接受大量快速输血、补液的患者,利用监测中心静脉压,可指导临床液体的输入量和速度。

4. 需长期补液或输注高渗性、刺激性药物者,如全胃肠外营养治疗、化疗等。

5. 经导管安置心脏临时起搏器。

二、禁忌证

1. 一般禁忌证包括穿刺静脉局部感染或血栓形成。

2. 相对禁忌证为凝血功能障碍。

三、体位及穿刺部位

1. **颈内静脉** 患者取仰卧,头低位使颈部充分伸展,肩下垫薄枕,右肩部垫起,上肢尽量伸向同侧膝盖并略外展。穿刺部位常选右颈内静脉,穿刺点位于锁骨与胸锁乳突肌的锁骨头和胸骨头所形成的三角区的顶点,距锁骨上缘3~5cm。(图12-3)

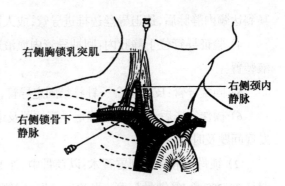

图12-3　右颈内静脉及右锁骨下静脉穿刺

2. **锁骨下静脉**　患者取去枕仰卧,头低足高位,头低15~20°,在两肩胛骨之间直放一小枕,使双肩下垂,锁骨中段抬高,头偏向穿刺的对侧,使颈部伸展。穿刺点位于锁骨中、外1/3交点下约1cm处。(图12-3)

3. **股静脉**　患者取仰卧位,膝关节微屈,臀部稍垫高,髋关节伸直并稍外展外旋。

四、术前准备

1. **物品准备**　中心静脉穿刺包、无菌手套、消毒用品、5ml注射器、2%利多卡因、敷贴、生理盐水、肝素盐水、三通、静脉输液装置等。

2. **患者准备**

(1) 患者了解中心静脉穿刺的目的、方法、临床意义、注意事项及配合要点。

(2) 取舒适体位,暴露穿刺部位。

3. **操作人员准备**

(1) 修剪指甲,洗手,戴好帽子口罩。

(2) 了解中心静脉穿刺的并发症以及预防与处理措施。

4. **环境准备**　清洁、安静、光线适宜,必要时用屏风或围帘遮挡患者。

五、操作步骤

1. 自我介绍,核对患者信息,向患者及家属解释操作目的、操作过程、可能存在的风险以及操作过程应注意的问题(保持穿刺肢体不动),取得患者合作并签署知情同意书。

2. 选择穿刺部位,为患者安置合适体位。

3. 打开穿刺包,戴无菌手套,常规消毒皮肤,铺无菌孔巾,局部麻醉。

4. 穿刺置管

(1) 颈内静脉穿刺置管术

1) 穿刺针穿刺:以同侧胸锁乳突肌胸骨头、锁骨头及锁骨为底边构成的三角的顶角为穿刺点,用手指触扪颈总动脉,将其推向内侧,局麻下穿刺针头接注射器与皮肤呈30~45°角,保持负压回抽状态,沿胸锁乳突肌锁骨头内缘朝同侧乳头方向或锁骨中、内1/3交界处穿刺,抽得静脉血即表示刺中颈内静脉。

2) 置入导引导丝:固定穿刺针的位置,嘱患者屏气(防止空气进入),迅速放入导引钢丝约30cm(其中穿刺针及注射器总长度约20cm,导引钢丝进入血管约10cm),固定导丝拔除针头及注射器,用无菌纱布压迫穿刺点。

3) 引入导管:尖刀片扩皮后,用扩张器扩张皮下,在导引导丝的导引下送入静脉导管,待其到达颈内静脉后,边退导丝边推进导管,成人置管深度为 12~15cm,拔除导引钢丝。

4)验证导管位于静脉内:回抽导管内血液通畅,使用生理盐水冲洗,盖上肝素帽或连接输液装置。

5)固定导管:皮肤缝合一针打结固定导管,局部消毒,用贴膜覆盖,并注明置管时间。

6)操作完毕后,摄 X 线片确定导管位置及走向,及时发现逆行置管及有无血、气胸等发生,发现问题及时处理。

(2)锁骨下静脉穿刺置管术:以锁骨中、外 1/3 交点下约 1cm 为穿刺点,局麻下穿刺针与胸壁呈 20-30° 角,经锁骨与第一肋之间,朝向同侧胸锁关节外侧,边进针边回抽注射器,穿刺成功后其他步骤与颈内静脉穿刺置管术相同。

(3)股静脉穿刺置管术:以腹股沟韧带中、内 1/3 交界,股动脉搏动内侧 0.5cm 处为穿刺点,局麻后右手持穿刺针,针尖朝脐侧,斜面向上,针体与皮肤成 30~45° 角(肥胖患者角度宜偏大),沿股动脉走行进针,一般进针深度 2~5cm,持续负压回吸,见到回血后再作微调(宜再稍进或退一点),同时下压针柄 10~20° 角,以确保导丝顺利进入,置管深度约 40cm。

5. 整理用物,洗手,书写操作记录。嘱患者保持局部清洁干燥,不可自行拔管,如有不适及时与医务人员联系。

六、注意事项

1. 严格无菌技术操作。

2. 应掌握多种穿刺技术,不可在同一部位反复多次穿刺,以免造成局部的严重创伤和血肿。

3. 锁骨下静脉穿刺不当,会发生血胸、气胸、血栓、血肿等并发症,故操作者应熟悉静脉周围解剖及相关并发症的急救处理技术。

4. 穿刺抽出鲜红色动脉血或疑有动脉损伤时,应立即退出穿刺针,局部至少压迫 5 分钟以上,近期同侧不亦再穿刺。

5. 操作过程或导管接头脱落易造成空气栓塞和肺梗死,应注意预防。

6. 穿刺成功后应立即缓慢推注生理盐水,以防血液凝固堵塞血管。

7. 置管一般不宜超过 1 周,发现局部炎症或全身感染征象时,应立即拔除导管,并留置导管尖端作细菌培养。拔管时,应用注射器抽吸,以防尖端有附着的血栓脱落形成栓塞。

第三节　胸腔穿刺术

一、适应证

1. **诊断**　原因未明的胸腔积液,可作诊断性穿刺,作胸腔积液涂片、细菌培养及药敏试验、细胞学和生化学检查以明确病因。

2. **治疗**　胸腔大量积液时，可抽液减压，改善呼吸或循环障碍；急性脓胸或恶性肿瘤侵袭胸膜引起积液，可抽液或注入药物（抗生素、抗肿瘤药物等）。

问题与思考　　　患者男性，37岁，6小时前从货车上跌下，伤后即有呼吸困难，并逐渐加重。入院查体：脉搏120次/分，血压98/60mmHg，呼吸22次/分，颜面发绀，吸气性呼吸困难，颈上胸部有皮下气肿，气管向左移位，右侧呼吸音消失，初步诊断为张力性气胸。请分析在气胸治疗时，应首选胸腔穿刺术还是胸腔闭式引流术？

二、禁忌证

1. 出凝血机制障碍，有出血倾向或进行抗凝治疗者。

2. 大咯血、严重肺结核及肺气肿等。

3. 剧烈咳嗽或严重肺部疾病等不能配合的患者也相对禁忌，必要时可给予镇静剂或行基础麻醉后进行胸膜腔穿刺。

4. 穿刺部位皮肤感染；胸腔积液量少者，胸腔穿刺应慎重。

三、穿刺体位和部位

1. 胸膜腔穿刺抽气体的患者取仰卧高坡位或半坐位，穿刺点应选择叩诊为鼓音或听诊呼吸音降低最明显的部位，多取锁骨中线第2肋间。

2. 胸膜腔穿刺抽液体的患者取坐位，反向骑跨坐于靠背椅上，上肢屈肘交叉置于椅背上，前额伏于前臂上。病情不允许久坐者，可取仰卧高坡位，患侧稍向前，患侧前臂上举抱于枕部，显露胸部后外侧。穿刺点应根据胸部叩诊选择实音最明显部位进行，胸液多时一般选择肩胛线或腋后线7肋间，必要时也可选腋中线第6肋间或腋前线第5肋间。(图12-4)

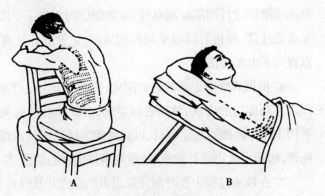

图12-4　胸腔穿刺患者体位
A. 患者骑跨坐在靠背椅上　B. 患者取仰卧高坡位

3. 对于包裹性积液和局限性积气，须结合X线或B超定位穿刺点。

四、术前准备

1. **物品准备**　胸腔穿刺包、无菌手套、消毒液（碘伏）、无菌棉球、麻醉药品（2%利多卡因）、注射器、血管钳、无菌纱布、胶布、弯盘、污物桶、血压计、听诊器、抢救药品（0.1%肾上腺素）以及胸内给药的药物、盐水等。同时核对物品的消毒状态、有效期及完好性。

2. 患者准备

(1) 患者了解胸腔穿刺的目的、方法、临床意义、注意事项及配合要点。签署胸穿知情同意书。

(2) 取合适体位，暴露穿刺部位。

3. 操作人员准备

(1) 修剪指甲，洗手，戴好帽子口罩。

(2) 了解胸腔穿刺术并发症的预防与处理措施。

(3) 监测血压、脉搏等生命体征，明确生命体征平稳。为患者进行胸部查体，了解病情及穿刺目的等。

4. 环境准备 清洁、安静、光线适宜，必要时用屏风或围帘遮挡患者。

五、操作步骤

1. 自我介绍，核对患者信息，向患者及家属解释操作目的、操作过程、可能存在的风险，取得患者合作并签署知情同意书。告知患者需要配合的事项，如操作过程中避免咳嗽，保持操作体位，如有头晕、心悸、气促等及时报告。

2. 选择穿刺部位，为患者安置合适体位，明确并标记穿刺点。

3. 打开胸腔穿刺包，戴无菌手套、逐项检查穿刺包内的用品处于完好状态，并将穿刺针后的胶皮管用止血钳夹住。

4. 手持消毒钳取浸泡碘伏消毒液的无菌棉球，以定位点为中心呈螺旋式由内向外常规消毒皮肤，消毒三遍，消毒范围直径至少 15~20cm。每一遍要比上一遍小 0.5cm 左右，且要待消毒液干后再进行下一次消毒。以定位点为中心铺无菌孔巾，并固定好。

5. 术者与助手核对并抽取麻醉药物(2% 利多卡因)3~5ml，在下一肋骨上缘的穿刺点自皮肤至胸膜壁层进行局部浸润麻醉(穿刺部位局部打一个皮丘，然后垂直进针，边进针边回吸，回吸无血后注药，待进针回吸见胸腔积液后，记录进针长度后拔出麻醉针，并用无菌纱布按压进针点直到不出血为止)。

6. 根据麻醉时记录的进针深度，在胸穿针上估计穿刺进针的深度，术者以左手拇指与示指固定穿刺部位的皮肤，然后进行穿刺，当针锋抵抗感突然消失时(大约是麻醉针的长度)，嘱助手用止血钳协助固定穿刺针，以防针刺入过深或针头摆动损伤肺组织，术者再用注射器连接胶皮管，松开止血钳进行抽液(注意观察抽出液的颜色、性质和量等)，并根据需要进行送检。

7. 在抽液过程中要时刻注意患者的反应并及时进行处理。

8. 根据需要抽液完毕后可注入药物。

9. 抽液毕在呼气末嘱患者屏气，拔出穿刺针，局部消毒后覆盖无菌纱布，稍用力压迫穿刺部位片刻，用胶布固定后嘱患者静卧。

10. 再次测量血压脉搏等生命体征。

11. 整理用物，无菌、有菌物品分开处理，洗手，书写操作记录。

六、注意事项

1. 操作前应向患者说明穿刺目的，消除顾虑；对精神紧张者，可于术前半小时给地西泮

10mg,或可待因 0.03g 以镇静止痛。

2. 操作中应密切观察患者的反应,如有头晕、面色苍白、出汗、心悸、胸部压迫感或剧痛、晕厥等胸膜过敏反应;或出现连续性咳嗽、气短、咳泡沫痰等现象时,立即停止抽液,并皮下注射 0.1% 肾上腺素 0.3~0.5ml,或进行其他对症处理。

理论与实践　　　　　17 岁的张同学,自发性气胸,在行气胸穿刺时突然出现头晕、面色苍白、出汗、心悸等症状,请问患者为什么会出现这些反应,应如何预防与处理?

患者出现了胸膜反应。是由于患者紧张、痛觉过敏,迷走神经兴奋引起血压下降、出汗、面色苍白。预防:术前可适当给予镇静药物,痛觉敏感患者应做好局部麻醉,同时放液、放气不能过多、过快。处理:立即停止操作,吸氧,予 0.1% 肾上腺素 0.3~0.5ml 皮下注射。

3. 一次抽液不宜过多、过快,诊断性抽液 50~100ml 即可;减压抽液,首次不超过 600ml,以后每次不超过 1000ml;如为脓胸,每次尽量抽尽;疑为化脓性感染时,助手用无菌试管留取标本,行涂片革兰染色镜检、细菌培养及药敏试验;做细胞学检查至少需 100ml,并应立即送检,以免细胞自溶。

4. 严格无菌操作,操作过程中防止空气进入胸腔,始终保持胸腔负压。

5. 应避免在第 9 肋间以下穿刺,以免穿透膈肌损伤腹腔脏器。

6. 恶性胸腔积液,可在胸腔内注射抗肿瘤药或硬化剂诱发化学性胸膜炎,促进脏层与壁层胸膜粘连,闭合胸膜腔。

7. 术后严密观察有无气胸、血胸、肺水肿及胸腔感染等并发症,并做好相应处理。

第四节　经皮肺穿刺术

一、适应证

1. 不能确诊的肺部结节病变、空洞病变、纵隔及肺门占位病变。

2. 伴有胸腔积液、胸膜肥厚性病变的肺内实变的定性诊断。

3. 肺部多发病灶的鉴别诊断。

4. 原因不明的紧贴胸壁的病变。

5. 需获取肺部感染的细菌学标本。

6. 肺内原发或转移性肿瘤不能手术切除者行介入治疗。

二、禁忌证

1. 肺功能较差、严重肺气肿等肺部疾患,心功能不全或心肌梗死、严重心律失常以及全身极度衰竭者。

2. 肺内血管病变,如动静脉畸形、动脉瘤等。

3. 凝血机制障碍者。

4. 有肺大泡、肺囊肿而穿刺路径又必须经过者。

5. 患者不能合作或有控制不住的剧烈咳嗽。

6. 穿刺点皮肤有化脓性感染者。

三、穿刺体位和部位

通过详细的询问病史、体格检查,并在 CT 或超声检查引导下,采用仰卧、俯卧或坐位确定进针部位、方向和深度,选择下一肋骨上缘为穿刺进针点。

四、术前准备

1. **物品准备** 肺脏穿刺包(肺穿针、活检枪、镊子、洞巾、试管、载玻片、无菌纱布等)、无菌手套、碘伏消毒液、甲紫、无菌棉球、2% 利多卡因、无菌注射器、血管钳、无菌纱布、胶布、弯盘、污物桶、血压计、听诊器、抢救药品(0.1% 肾上腺素)等。同时核对物品的消毒状态、有效期及完好性。

2. **患者准备**

(1) 患者了解肺穿刺的目的、方法、临床意义、注意事项及配合要点。签署肺穿刺知情同意书。

(2) 取合适体位,暴露穿刺部位。

3. **操作人员准备**

(1) 修剪指甲,洗手,戴好帽子口罩。

(2) 了解肺穿刺术并发症的预防与处理措施。

(3) 为患者行心电图、血常规、出凝血时间、肝功能等项目检查,监测血压脉搏等生命体征,明确生命体征平稳。

(4) 术前为患者服用地西泮 10mg 或可待因 30mg。

4. **环境准备** 清洁、安静、光线适宜,必要时用屏风或围帘遮挡患者。

五、操作步骤

1. 自我介绍,核对患者信息,向患者及家属解释操作目的、操作过程、可能存在的风险以及操作过程应注意的问题,取得患者合作并签署知情同意书。

2. 为患者安置合适体位,明确穿刺点、进针方向、角度及深度,标记穿刺点,根据病灶位置选定穿刺针的型号和长度。

3. 打开穿刺包,戴无菌手套,检查包内用品完好,常规消毒皮肤,铺洞巾。用 2% 利多卡因在下一位肋骨的上缘行局部麻醉至胸膜。

4. 标本采集

(1) 病理学检查:选择 16~20G 肺穿刺针,并配合自动或半自动活检枪采集标本。术者以左手示指和中指固定穿刺部位皮肤,根据设定的穿刺计划,在患者屏气时快速进针至病灶后再次对病灶扫描,以确定针尖在病灶内的位置,当穿刺针尖达到预定位置后嘱患者屏气切割取材,并立即放入 4% 甲醛固定液内,且把针上残余组织均匀薄涂于玻片,放入同样固定液内送病理检查。若需继续取样可重复上述过程。

(2) 细胞学检查:采用 19G,10~15cm 长肺穿刺针采集标本行细胞学检查。术者以左手示指和中指固定穿刺部位皮肤,根据设定的穿刺计划,右手用带针芯的穿刺针进行穿刺,待到达预定位置后嘱患者屏气,移去针芯,接 20ml 注射器保持负压抽吸,并做扇状抽动针头(辅导 0.5~1.0cm),反复移动 3~5 次,然后缓慢放空负压,迅速拔出针头,即刻将抽吸针头内的吸引物均匀涂于载玻片上(3 张以上)送检。

5. 拔出穿刺针后,局部按压片刻,消毒后包扎固定。

6. 进行全肺扫描,了解有无并发症。嘱患者卧床休息,保持局部清洁干燥,严密观察患者有无面色苍白、冷汗、脉搏细弱、肢冷、心悸等大咯血和内出血发生,避免剧烈运动及咳嗽,病情较重或有并发症者留观,给予止血、抗炎、吸氧等对症处理,所有患者 24h 后复查正侧位胸片。

7. 整理用物,洗手,书写操作记录。

六、注意事项

1. 严格掌握适应证和禁忌证,严格无菌技术操作。
2. 穿刺过程中术者要尽量做到稳、准、快,应避免不必要的重复穿刺,以减少并发症的发生。
3. 术后严密观察有无并发症,如气胸、出血、继发感染。

第五节　心包穿刺术

一、适应证

1. 心包积液患者,抽取积液检验,以明确积液的性质,协助诊断。
2. 心包大量积液有心包填塞时,穿刺抽液以减轻症状。
3. 化脓性心包炎时穿刺排脓、注入药物。
4. 心包腔内注射化疗药物,治疗肿瘤。

二、禁忌证

1. 频繁顽固剧咳的患者。

2. 年龄幼小或体质较弱不能配合的患者。

3. 以心脏扩大为主而积液少者不宜进行。

三、穿刺体位和部位

1. 患者取坐位或半卧位,穿刺点为心尖部内侧(左侧第 5 肋间或第 6 肋间心浊音界内 2.0cm)或剑突与左肋缘夹角处(图 12-5)。

2. 心尖部进针时,应使针自下而上,向脊柱方向缓慢刺入;剑突下进针时,应使针体与腹壁呈 30~40° 角,向上、向后并稍向左侧(指向左肩部),刺入心包腔后下部。

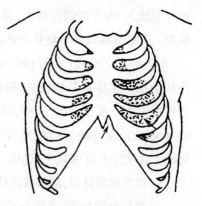

图 12-5　心包穿刺

四、术前准备

1. **物品准备**　穿刺包、无菌手套、消毒物品、5ml 和 50ml 注射器、7 号针头、血管钳、洞巾、纱布、2% 利多卡因、试管、量杯、血压计等;备用心电图机,抢救药品,心脏除颤器和人工呼吸器。检查物品的灭菌日期及有效性。

2. **患者准备**

(1) 患者了解心包穿刺的目的、方法、临床意义、注意事项及配合要点。签署知情同意书。

(2) 取合适体位,暴露穿刺部位。

3. **操作人员准备**

(1) 修剪指甲,洗手,戴好帽子口罩。

(2) 了解心包穿刺术并发症的预防与处理措施。

(3) 仔细询问病史、体格检查、心电图、放射线及超声波检查,确认有心包积液,用超声波确定穿刺部位并标记。

(4) 术前 30 分钟为患者服用地西泮 10mg 或可待因 30mg。

4. **环境准备**

清洁、安静、光线适宜,必要时用屏风或围帘遮挡患者。

五、操作步骤

1. 自我介绍,核对患者信息,向患者及家属解释操作目的、操作过程、可能存在的风险以及操作过程应注意的问题,取得患者合作并签署知情同意书。

2. 帮助患者取坐位或半卧位,仔细叩出心浊音界,选好穿刺点。

3. 打开穿刺包,常规消毒皮肤,术者及助手均戴无菌手套,铺洞巾。根据选择的穿刺点和穿刺方向,自皮肤至心包壁层以 2% 利多卡因作逐层局部麻醉。

4. 穿刺前检查器械是否正常完好,针头、空针及乳胶管是否通畅,用调节阀或止血钳夹毕乳胶管,左手固定穿刺点周围皮肤,根据穿刺计划,右手持穿刺针缓慢刺入,待针尖抵抗感突然消失时,提示穿刺针已穿过心包壁层,如针尖感到心脏搏动,此时应退针少许,以免划伤心脏。

助手用血管钳固定针体,术者接注射器与橡皮管,松开乳胶管上的调节阀或止血钳,缓慢抽吸,记录抽液量并留取标本送检。

5. 抽液完毕,若需注入药物,将事先准备好的药物注入后拔出穿刺针,局部消毒后覆盖纱布,按压片刻后用胶布固定。

6. 嘱患者注意休息,术后两小时内每30分钟监测生命体征一次,以后每小时监测一次至术后24小时。

7. 整理用物,洗手,书写操作记录。

六、注意事项

1. 严格掌握适应证　因为操作有一定危险性,应由有经验医生操作或指导,并应在心电监护下进行穿刺,较为安全。

2. 术前须进行心脏超声检查,确定液平段大小、穿刺部位、穿刺方向和进针距离,选液平段最大、距体表最近点为穿刺点,最好能在超声显像指导下进行穿刺抽液。

3. 术前向患者作好解释,消除顾虑,并嘱其在穿刺过程中切勿咳嗽或深呼吸。

4. 麻醉要完善,以免因疼痛引起神经源性休克。

5. 抽液量第一次不宜超过100~200ml,反复抽液可渐增到300~500ml。抽液速度要慢,如过快、过多可使大量血液回心导致肺水肿。

6. 如抽出鲜血,立即停止抽吸,并严密观察有无心包填塞症状出现。

7. 抽液过程中及取下穿刺针前应注意随时夹闭胶管,以免空气进入心包腔。

8. 术中、术后均需密切观察呼吸、血压、脉搏等的变化。

第六节　腹腔穿刺术

一、适应证

1. 腹部闭合性损伤、腹膜炎、腹腔积液时,行腹腔穿刺明确腹腔积液的性质,协助诊断。

2. 对大量腹水引起严重胸闷、气促、少尿等症状,使患者难以忍受时,可适当抽放腹水以缓解症状。

3. 经腹腔穿刺向腹腔内注入药物,如抗生素、抗肿瘤药等,以协助治疗疾病。

4. 进行诊断或治疗性腹腔灌洗,如重症胰腺炎的辅助治疗。

5. 行人工气腹作为诊断和治疗手段。

二、禁忌证

1. 严重腹腔胀气,肠梗阻肠管扩张显著者。

2. 中晚期妊娠者、卵巢巨大囊肿者。

3. 躁动而不能合作者

4. 既往手术或炎症引起腹腔广泛粘连者。

5. 肝性脑病先兆。

6. 棘球蚴病。

三、穿刺体位和部位

1. 患者可取半卧位、平卧位或稍左侧卧位。

2. 选择适宜的穿刺点

(1) 左下腹脐与髂前上棘连线中、外 1/3 处,此处不易损伤腹壁动脉,肠管较游离不易损伤,最为常用。

(2) 脐与耻骨联合连线中点上方 1.0cm、偏左或偏右 1.5cm 处,此处无重要器官且易愈合。

(3) 侧卧位,在脐水平线与腋前线或腋中线之延长线相交处,此处常用于诊断性穿刺。

(4) 少量积液,尤其有包裹性分隔时,须在 B 超指导下定位穿刺。

四、术前准备

1. **物品准备** 腹腔穿刺包、消毒物品、无菌手套、麻醉药物、胶布、皮尺、血压计、听诊器、污物盒、一次性 5ml 注射器、一次性 20ml 注射器、无菌试管等。同时注意检查各物品的消毒状态、有效日期及完好性。

2. **患者准备**

(1) 患者了解腹腔穿刺的目的、方法、临床意义、注意事项及配合要点。签署知情同意书。

(2) 术前排空膀胱,取合适体位,暴露穿刺部位。

3. **操作人员准备**

(1) 修剪指甲,洗手,戴好帽子口罩。

(2) 了解腹腔穿刺术并发症的预防与处理措施。

(3) 嘱患者排空膀胱,测量腹围,测脉搏、血压和腹部体征,叩诊移动性浊音阳性。

4. **环境准备**

清洁、安静、光线适宜,必要时用屏风或围帘遮挡患者。

五、操作步骤

1. 自我介绍,核对患者信息,向患者及家属解释操作目的、操作过程、可能存在的风险以及操作过程应注意的问题,取得患者合作并签署知情同意书。

2. 选择穿刺部位,为患者安置合适体位,明确并标记穿刺点。穿刺点周围常规皮肤消毒(范围至少 15~20cm),两把消毒镊交替传递棉球,具体方法同胸腔穿刺。

3. 打开腹腔穿刺包,戴无菌手套、逐项检查穿刺包内的物品及通畅度,选择穿刺针(诊断性穿刺宜选 7 号针,放腹水宜选择 8、9 号针),用血管钳或调节阀夹毕穿刺针后端的橡皮管。

4. 以定位点为中心铺无菌孔巾,并固定。

5. 术者与助手核对并抽取麻药(2% 利多卡因)3~5ml,自皮肤(先局部打一皮丘)至腹膜逐层作局部麻醉,注入麻药时先回抽判断是否进入血管,无回血后给药,直至有突破感,回吸见腹水后拔出麻醉针,不可先完全进针后边退针边推注。

6. 术者左手固定穿刺部皮肤,右手持穿刺针经麻醉处垂直刺入腹壁(进针方式为先垂直,再斜行,再垂直),有突破感后,回抽腹水证实进入腹腔。

7. 穿刺过程中注意患者情况,注意与患者适当交流。

8. 固定穿刺针,抽吸腹水,注意观察腹水的颜色、性质和量。

(1) 诊断性腹腔穿刺者:用注射器抽吸腹水 50~100ml,送检培养、常规、生化、涂片或脱落细胞学检查。

(2) 治疗性腹腔穿刺者:速度宜慢,初次放腹水不宜超过 3000ml,以后每次可放 3000~6000ml。

9. 穿刺结束后,拔出穿刺针,消毒针孔部位,并按住针孔 3 分钟,防止腹水渗漏,无菌纱布覆盖,胶布固定。大量放液者需用多头腹带加压包扎,以防腹压骤降致内脏血管扩张引起休克。

10. 嘱患者平卧 1~2 小时,必要时穿刺侧向上侧卧;监测生命体征,测腹围。

11. 整理用物,洗手,书写操作记录。

六、注意事项

1. 术中应密切观察患者,如发现头晕、恶心、心悸、气促、脉搏增快、面色苍白应立即停止操作,并做适当处理。

2. 腹腔放液不宜过快、过多。肝硬化患者一般放腹水小于 3000ml,但在补充大量白蛋白的基础上,一般每 1000ml 腹水补充白蛋白 6~8g,也可以大量放液。

3. 在放腹水时若流出不畅,可将穿刺针稍做移动或变换体位。

4. 大量腹水患者,为防止腹腔穿刺后腹水渗漏,在穿刺时注意勿使皮肤至腹膜壁层位于一条直线上,方法是当针尖通过皮肤到达皮下后,即在另一助手协助下稍向周围移动一下穿刺针尖,然后再向腹腔刺入。

5. 血性腹水,仅留取标本送检,不宜放液。

6. 注意无菌操作,以防止腹腔感染。

7. 术后应严密观察有无出血和继发感染的并发症。

8. 应避免在手术瘢痕附近或肠袢明显处穿刺。

第七节　肝脏穿刺术

一、适应证

凡肝脏疾患通过临床、实验或其他辅助检查无法明确诊断者,包括:

1. 原因不明的肝脏肿大、门脉高压或黄疸。

2. 原因不明的肝功能异常。

3. 肝脏实质性占位的鉴别。

4. 代谢性肝病如脂肪肝、淀粉样变性、血色病等疾病的诊断。

5. 原因不明的发热怀疑为恶性组织细胞病者。

二、禁忌证

1. 有出血倾向的患者,如血友病、凝血时间延长、血小板减少、凝血酶原活动度降低等。

2. 大量腹水、重度黄疸、严重贫血、一般情况差、不能合作或昏迷、穿刺处局部感染及严重心、肺、肾疾病或其功能衰竭的患者。

3. 右侧脓胸、膈下脓肿、胸腔积液或疑为肝棘球蚴病或肝血管瘤患者。

4. 肝缩小或肝浊音界叩不清者。

三、穿刺体位和部位

1. 患者取仰卧位,其右侧应尽量靠近床沿,左背部垫一薄枕,右臂上举置脑后。

2. 通常选右侧腋前线第 8 肋间或腋中线第 9 肋间肝实音处为穿刺点,疑为肝癌患者,宜选较突出的结节处并在超声定位下进行穿刺。

四、术前准备

1. **用物准备** 肝穿刺包(治疗碗、弯盘、血管钳 2 把、洞巾、肝活检穿刺针、皮肤穿刺锥等)、消毒物品、无菌手套、注射器、2% 利多卡因、生理盐水、腹带、砂袋、标本瓶、血压计等。并检查物品的灭菌日期及状态。

2. **患者准备**

(1) 患者了解穿刺的目的、方法、临床意义、注意事项及配合要点。签署知情同意书。

(2) 术前 3 天,每日需注射或口服维生素 K、钙剂和维生素 C。

3. **操作人员准备**

(1) 修剪指甲,洗手,戴好帽子口罩。

(2) 了解肝脏穿刺术并发症的预防与处理措施。

(3) 术前检查出凝血时间、血小板计数、凝血酶原时间,如有异常需暂缓执行,待纠正后再行穿刺,必要时测血型并备血待用。

(4) 仔细询问病史、体格检查、放射线及超声波检查。

(5) 术前 30 分钟为患者服用地西泮 10mg 或可待因 30mg。

(6) 术前训练患者屏气呼吸动作,操作前监测患者的血压、脉搏等生命体征平稳。

4. **环境准备** 清洁、安静、光线适宜,必要时用屏风或围帘遮挡患者。

五、操作步骤

1. 自我介绍,核对患者信息,向患者及家属解释操作目的、操作过程、可能存在的风险以及操作过程应注意的问题,取得患者合作并签署知情同意书。

2. 为患者安置合适的体位,确定穿刺部位、穿刺方向及深度,并标记穿刺部位。

3. 打开穿刺包,戴无菌手套,检查并确认穿刺针及相关物品的完好性。皮肤常规消毒,铺无菌洞巾。

4. 术者与助手核对并抽取麻药(2% 利多卡因)3~5ml,在穿刺点的肋骨上缘皮肤至肝包膜进行局部浸润麻醉。

5. 备好肝脏快速穿刺针(12~16G),连接 10ml 注射器,吸入生理盐水 3~5ml。

6. 术者用左手固定穿刺部位皮肤,右手持穿刺锥在穿刺点皮肤上刺孔,再持穿刺针由此孔沿肋骨上缘与胸壁垂直方向刺入 0.5~1.0cm,然后将注射器内生理盐水推出 0.5~1.0ml,以冲出针内存留的皮肤与皮下组织,防止针头堵塞。

7. 抽吸针栓至注射器 5~6ml 刻度处,造成并保持针内负压,嘱患者深吸气后在呼气末屏气片刻,患者屏气同时,术者双手持针按超声定位方向和深度将穿刺针迅速刺入肝脏组织,并立即拔出(深度不超过 6.0cm),此动作一般在 1 秒左右完成。

8. 拔针后以无菌纱布覆盖,嘱助手按压穿刺部位 5~10 分钟,待无出血后消毒,覆盖敷贴,并置小砂袋压迫,缚紧腹带。

9. 推动注射器,用生理盐水从针头内冲出肝组织条,并置于 4% 甲醛标本瓶内固定后送病理检查。

10. 穿刺后绝对卧床休息 24 小时,术后 4 小时内,每 15~30 分钟测血压、脉搏、呼吸一次,然后,每 1~2 小时监测血压、脉搏、呼吸一次,观察 4 小时,卧床休息 24 小时。

11. 整理用物,洗手,书写操作记录。

六、注意事项

1. 术前应向患者作好解释,嘱穿刺过程中切勿咳嗽,并训练深呼气末屏气的动作。进行穿刺或拔针时,一定要在患者屏气的情况下进行,以免针尖将肝表面划破致大出血。

2. 穿刺后密切观察有无内出血、胆汁渗漏、气胸、损伤其他脏器或感染征象,若发生应立即处理。

第八节　肾脏穿刺术

一、适应证

1. 原发性肾脏疾病

(1) 急性肾炎综合征肾功能急剧下降,疑急进性肾炎或治疗后病情未好转。

(2) 原发性肾病综合征。

(3) 无症状性血尿或无症状性蛋白尿(蛋白尿持续 >1g/d)。

2. 继发性肾脏病　临床怀疑但无法确诊时,临床已确诊,但为明确肾脏病理诊断、指导治疗或判断预后有重要意义时应做肾穿刺。如狼疮肾炎、糖尿病肾病、肾淀粉样病变等。

3. 遗传性肾脏病(Alport 综合征、薄基底膜病等)、缓慢进展的肾小管、肾间质疾病。

4. 急性肾功能衰竭　病因不明或肾功能恢复迟缓时应及早行肾活检,用于指导治疗。

5. 移植肾疾病

(1) 移植肾肾功能下降。

(2) 移植肾引起的排斥反应。

(3) 原发病再次引起移植肾发病。

(4) 环孢素等抗排斥反应药物引起的肾毒性损害。

二、禁忌证

1. **绝对禁忌证**

(1) 有明显出血倾向者。

(2) 重度高血压无法控制者。

(3) 精神病不配合者。

(4) 孤立肾。

(5) 固缩肾。

2. **相对禁忌证**

(1) 泌尿系感染:肾盂肾炎、肾结核、肾盂积脓,肾周围脓肿等。

(2) 肾脏恶性肿瘤或肾动脉瘤。

(3) 多囊肾或肾脏多发性囊肿。

(4) 肾脏位置不佳或游离肾。

(5) 慢性肾功能衰竭。

(6) 过度肥胖、重度腹水、妊娠等不宜穿刺。

(7) 严重心衰、贫血、休克、低血容量及年迈者不宜穿刺。

三、穿刺体位和部位

1. 患者取俯卧位,腹部肾区相应位置垫以厚枕,以固定肾脏,防止向腹面移动。

2. 目前大多采用 B 型超声引导下进行定位与穿刺,穿刺部位选择在肾下极稍偏外侧,约相当于第 1 腰椎水平,第 12 肋缘下 0.5~2.0cm,距脊柱中线 6~8cm 为穿刺点。

四、术前准备

1. **物品准备**　肾脏穿刺包(肾脏穿刺针、腰椎穿刺针、尖头手术刀、洞巾、纱布等)、2% 利多卡因、无菌手套、注射器、无菌棉签、腹带、小砂袋、标本瓶、生理盐水、甲紫溶液等。检查物品的有效期及灭菌状态。

2. 患者准备

(1) 操作者自我介绍并核对患者基本信息,说明此次操作的目的、方法和注意事项,取得患者合作,签署知情同意书。

(2) 术前应检查出凝血时间、血小板计数、凝血酶原时间、测定血红蛋白、如有异常需暂缓执行,待纠正后再行穿刺。

(3) 测定血型,配血,必要时输血。测血压,24h 尿蛋白定量和肌酐清除率。检查尿常规、中段尿细菌培养排除上尿路感染。

(4) 仔细询问病史、体格检查、静脉肾盂造影及超声波检查,了解肾脏的位置、轮廓、功能及距离皮肤的深度,确定穿刺点并标记。

(5) 术前 30 分钟为患者服用地西泮 10mg 或可待因 30mg。

(6) 术前训练患者屏气呼吸动作,嘱患者排空膀胱,监测患者的血压、脉搏等生命体征平稳。

3. 手术人员准备

(1) 修剪指甲,洗手,戴帽子口罩。

(2) 操作者熟练掌握肾脏穿刺操作技术及相关知识,能够及时发现和处理相关并发症。

五、操作步骤

1. 超声探头提前用甲醛熏蒸消毒。

2. 再次核对患者,为其取合适体位。

3. 打开穿刺包,戴无菌手套,检查并确认穿刺针及相关物品的完好性。

4. 皮肤常规消毒,以穿刺点为中心铺无菌洞巾。

5. 术者与助手核对并抽取麻药(2% 利多卡因)3~5ml,选择好穿刺点后,在 B 超监视下沿穿刺针进针方向进行局部浸润麻醉皮肤及皮下组织。

6. 将 20ml 注射器与肾脏穿刺针上的胶管衔接好,并抽入无菌生理盐水 10ml,在穿刺点用尖刀在皮肤上作一小切口将穿刺针刺入,在 B 超监控下缓慢进针,当针尖部分快接触到肾被膜时,嘱患者屏气(同时助手抽吸注射器活塞造成负压),迅速将针刺入肾实质 3cm 左右取组织并拔出,嘱患者正常呼吸。

7. 拔出穿刺针后,助手用无菌敷料加压压迫穿刺点 5 分钟以上,局部消毒后覆盖敷贴,压上小砂袋,并以多头腹带包扎。

8. 按不同的肾脏病理检查要求进行标本的分割与处理。

9. 整理用物,洗手,书写操作记录。

相关链接　　　　　　　　肾脏病理标本的分割与处理:应包括光镜、免疫荧光和电镜检查,对标本分割和保存有不同要求。①电镜:切割至 2mm 大小,用 2%~4% 戊二醛固定,4℃保存;②免疫荧光:切割至 4mm 大小,用生理盐水 -20℃保存;③光镜:剩余部分标本放入 4% 甲醛标本瓶内。

六、注意事项

1. 严格执行无菌操作,防止感染。

2. 在穿刺结束后,患者可保持俯卧位用平车送回病房,然后平卧24小时,嘱患者不要用力活动。

3. 密切观察病情,每15~30分钟测量脉搏、血压1次,2小时后,每1~2小时监测1次,至术后24小时。

4. 术后6小时无尿者,应进行静脉输液,观察尿量、尿色、留取尿液标本送化验。

5. 有肉眼血尿者应延长卧床时间,鼓励患者多饮水,一般在24~72小时内可以消失;持续严重肉眼血尿或尿中有大量血块时,严防患者出现失血性休克,应用止血药物、输血等处理,如仍出血不止,可用动脉造影发现出血部位,选择性栓塞治疗,或采用外科手术方法止血。

6. 注意观察术后并发症,如血尿、肾周血肿、感染、损伤其他脏器、肾撕裂伤、动静脉瘘形成、肾绞痛、失血性休克等,如发现上述情况应立即处理。

第九节 腰椎穿刺术

一、适应证

1. 检查脑脊液的性质成分,对诊断颅内感染、脑血管病变、颅内肿瘤、寄生虫病等神经系统疾病有重要意义。

2. 测量颅内压或动力学试验以明确颅内压高低,了解蛛网膜下腔是否堵塞。

3. 动态观察脑脊液变化以助判断病情、预后及指导治疗。

4. 注入放射性核素行神经影像学检查。

5. 注入液体或放出脑脊液以维持、调整颅内压平衡,或注入药物(抗生素或抗肿瘤药物)治疗相应疾病。

二、禁忌证

1. 疑有颅内压升高者必须先做眼底检查,如有明显视乳头水肿或有脑疝先兆者,禁忌穿刺。

2. 穿刺局部感染、腰椎畸形、脊柱结核或开放性损伤者。

3. 明显出血倾向或病情危重、休克及躁动不能合作者。

4. 颅后窝有占位性病变者。

三、穿刺体位和部位

1. 体位 患者侧卧于硬板床上,背部与床面垂直,头向前胸屈曲,两手抱膝紧贴腹部,使躯干呈弓形,使脊柱尽量后凸以增宽椎间隙,便于进针(图12-6)。特殊情况下亦可取坐位进行穿刺,患者向前弯,双臂交叉置于椅背上,使脊柱突出。

2. 穿刺点 以双侧髂嵴最高点连线与后正中线的交会处为穿刺点,此处相当于第3~4腰椎棘突间隙,有时也可在上一或下一腰椎间隙进行。婴儿脊髓相对较长,穿刺部位可选择第4~5腰椎棘突间隙。

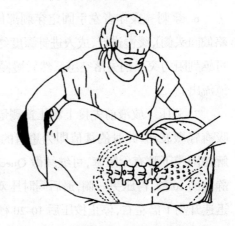

图12-6 腰椎穿刺体位及第4腰椎棘突定位

相关链接　　　　腰椎穿刺的解剖知识:成人脊髓多终止于L_1~L_2椎间隙水平,儿童脊髓多终止于L_2~L_3椎间隙水平。腰穿最常用的穿刺点为L_3~L_4椎间隙,即双侧髂嵴上缘连线与后正中线相交处。腰穿时依次通过皮肤、棘上韧带、棘间韧带、黄韧带、硬膜外腔、硬脊膜、硬膜下间隙、蛛网膜、蛛网膜下腔。

四、术前准备

1. 物品准备 腰穿包、消毒物品、无菌手套、口罩、帽子、麻醉药品(2%利多卡因)、胶布、血压计、听诊器、污物盒、凳子。注意检查各物品的消毒状态、有效日期及完好性。

2. 患者准备

(1) 自我介绍,核对患者信息,解释操作目的、方法及注意事项,取得患者合作并签署知情同意书。

(2) 检查患者眼底,判断是否存在眼底水肿,查看头颅CT及MRI影像资料。

(3) 嘱患者排空膀胱,测脉搏、血压等生命体征。

3. 手术人员准备

(1) 修剪指甲,洗手,戴帽子口罩。

(2) 操作者熟练掌握穿刺技术及相关知识,做好并发症的预防及处理准备。

五、操作步骤

1. 安置合适体位,明确并标记穿刺点。

2. 以穿刺点为中心往外同心圆消毒,消毒的范围最少覆盖两个椎间隙(直径在20cm以上),消毒3次,两遍消毒之间要待干并逐步缩小消毒范围,不要回消及留白。

3. 打开穿刺包,戴无菌手套,检查穿刺包内物品是否完好、穿刺针的型号及与针芯是否匹配。

4. 以穿刺点为中心铺洞巾,并做好固定。

5. 术者与助手核对并抽取麻药(2% 利多卡因)3~5ml,从皮肤到椎间韧带做逐层局部麻醉。

6. 穿刺　操作者左手固定穿刺部位皮肤,右手持穿针(穿刺针针尖斜面向上)垂直刺入(可略偏向头侧),缓慢进针,成人进针深度约 4~6cm,儿童约 2~4cm。当针头穿过黄韧带和硬脊膜时,可感到阻力突然消失落空感。然后慢慢抽出针芯(防止脑脊液迅速流出,造成脑疝),可有脑脊液流出。

7. 测压　放液前先接上测压管测量压力,脑脊液在玻管内上升到一定水平出现液面随呼吸有轻微波动,此时的读值即为患者的脑脊液压力数值,正常压力为 70~180mmH$_2$O。若要了解蛛网膜下腔有无阻塞,可继续做 Queckenstedt 试验。即在测完初压后,让助手先压迫一侧颈静脉约 10 秒,再压另一侧,最后同时压双侧颈静脉。正常时表现为按压颈静脉后,脑脊液压力迅速升高 1 倍左右,停止按压后 10~20 秒,迅速恢复至原来水平,提示蛛网膜下腔通畅,为梗阻试验阴性;若压迫颈静脉后,脑脊液压力没有升高,提示蛛网膜下腔完全阻塞,为梗阻试验阳性;若按压后压力缓慢上升,放松后又缓慢下降,提示不完全阻塞。颅内压增高者,禁止做此项试验。

8. 撤去测压管,收集脑脊液 2~5ml 送检(顺序为培养、生化、常规、细胞学)。

9. 术毕,插回针芯后拔出穿刺针,消毒针孔部位,并按住针孔,防止穿刺部位皮肤出血,覆盖消毒纱布,取下无菌孔巾,用胶布固定纱布。

10. 术后嘱患者去枕平卧 4~6 小时,以免引起低颅压头痛。多饮水,必要时可静脉补液,监测生命体征。

11. 整理用物,洗手,书写操作记录。

六、注意事项

1. 如果患者颅内压很高又必须进行腰穿时可用 250ml 甘露醇静滴降颅压后再行腰穿。穿刺测压时发现患者颅内压高,应立即滴注甘露醇降颅压。

2. 穿刺时患者如出现呼吸、脉搏、面色异常等症状时,立即停止操作,并作相应处理。

3. 当腰穿发现脑脊液为血性时,应鉴别是损伤所致还是非损伤性出血。可采用三管法,以及观察红细胞形态,上清液颜色以及红白细胞比例等方法鉴别。

4. 鞘内注射药物时要反复抽吸稀释后注射,不可以一次注入。

5. 腰穿的并发症包括:腰穿后头痛、出血、感染、神经根损伤、脑疝。

6. 腰穿后头痛是因颅压减低,牵拉三叉神经感觉支支配的脑膜及血管组织所致,多于穿刺后 2 小时出现,可持续 5~8 天,头痛以前额和后枕部为著,跳痛或胀痛多见,咳嗽、喷嚏时加重,可伴颈后和后背痛、恶心、呕吐、耳鸣,平卧位头痛可减轻。应鼓励患者大量饮水,必要时静脉输入生理盐水。

相关链接　　　　腰椎穿刺损伤的鉴别方法:当腰椎穿刺发现脑脊液有血时,应鉴别是损伤所致还是非损伤性出血。其方法有:①损伤性出血多有穿刺不顺利;②自行凝固者为损伤性出血,而非损伤性蛛网膜下腔出血,由

于脑脊液搏动有去血中纤维素的作用和大量脑脊液稀释的缘故,通常不自凝;③三管法:用 3 支试管取脑脊液,若三管颜色由深变浅或转为无色,为损伤性出血。而三管颜色均匀一致则为非损伤性出血;④离心试验:将血性脑脊液离心后,其上层若无色透明、红细胞形态正常为损伤性出血,而非损伤性出血者红细胞皱缩;⑤血性脑脊液经离心沉淀后,其上清液溶血试验阴性者为损伤性出血,阳性者为非损伤性出血(因出血后 2 小时红细胞即溶解,放出氧合血红蛋白);⑥脑脊液红细胞计数鉴别:损伤性血性脑脊液中红细胞比例与周围血相称,红细胞与白细胞比约 700∶1。

第十节　骨髓穿刺术

一、适应证

1. 血液病的诊断,分期和疗效的评估。
2. 了解非血液系统肿瘤有无骨髓侵犯。
3. 协助诊治疑有隐匿的造血淋巴系统疾病,感染性疾病或发热待查,病原生物学培养。
4. 造血干细胞培养、免疫分型,细胞遗传学分析。
5. 协助诊断某些代谢性疾病,如戈谢病(gaucher disease),在骨髓中找到 Gaucher 细胞,可协助诊断该病。

二、禁忌证

血友病;凝血功能障碍;局部皮肤感染;躁动不合作;生命体征不平稳。

相关链接　　　　骨髓穿刺与骨髓活检区别:骨髓穿刺是抽吸骨髓液,涂片做细胞形态学检查。而骨髓活检是取骨髓组织,做组织病理学检查。骨髓活检取出的材料保持了完整的骨髓组织结构,可以较全面的了解骨髓的组织形态,此点优于骨髓穿刺涂片,但在单个细胞形态的分析方面,则不及骨髓穿刺涂片。

三、体位和穿刺点

1. **髂后上棘穿刺点**　位于腰 5 和骶 1 水平旁开 3cm,臀部上方突出的部位(图 12-7);患者取侧卧位或俯卧位。此处穿刺容易成功且安全,患者也看不到,为常用穿刺点,也是骨髓移植的首选穿刺点。

2. **髂前上棘穿刺点** 位于髂前上棘后 1~2cm (图 12-8),该部骨面较平,易于固定,操作方便,无危险性;患者取仰卧位。

3. **胸骨穿刺点** 胸骨柄或胸骨体相当于第 2 肋水平的位置;患者取仰卧位,肩下可置软枕,使胸部略为突出。

4. **腰椎棘突穿刺点** 位于腰椎棘突突出处,一般选择第 11~12 胸椎或第 1、2、3 腰椎棘突为穿刺点;患者取坐位或侧卧位,前者患者反坐于靠背椅上、双臂向前伏势式,使腰椎明显暴露;侧卧位时体位同腰穿。

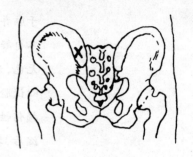

图 12-7 髂后上棘穿刺点

5. **胫骨穿刺点(1 岁以内患者使用)** 在膝关节下胫骨粗隆下 1cm 平坦处(图 12-9)。患者取仰卧位,腘窝下垫软垫。

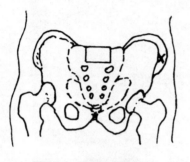

图 12-8 髂前上棘穿刺点

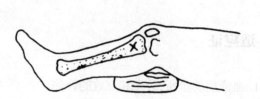

图 12-9 胫骨穿刺点

四、术前准备

1. **物品准备** 骨髓穿刺包、消毒物品、无菌手套、麻醉药物、胶布、玻片、血压计、听诊器等。同时检查各物品的消毒状态及有效日期。

2. **患者准备** 自我介绍,核对患者信息,解释操作目的、方法和可能出现的问题,取得合作并签署知情同意书。

3. **手术人员准备**

(1) 修剪指甲,洗手,戴好帽子口罩。

(2) 操作者熟练掌握操作程序及知识,做好相关问题的处理准备工作。

五、操作步骤

1. 安置合适体位,明确并标记穿刺点。

2. 常规皮肤消毒,打开骨穿包,戴无菌手套,检查骨穿针与针芯是否匹配,密闭性是否良好,注射器是否通畅。铺无菌洞巾并固定。术者与助手核对并抽取 2% 利多卡因约 3~5ml,先在皮肤表面注射一皮丘,做局部皮肤、皮下和骨膜麻醉。

3. **固定穿刺针长度** 将穿刺针的固定器固定在适当的长度上。髂骨穿刺约 1.5cm,胸骨穿刺约 1cm。

4. **穿刺** 左手拇指和示指固定穿刺部位,右手持骨穿针垂直骨面刺入,如为胸骨穿刺应与骨面呈 30~40° 角，朝向头侧刺入(图 12-10)。当穿刺针针尖接触骨质后，注意沿针长轴左右旋转进针，并向前推进，缓慢刺入骨质。当感到阻力消失有疏松感且穿刺针已固定在骨内时，表明针已进入骨髓腔。成人进针深度约为针尖达骨膜后再刺入 0.5~1.0cm 左右。小儿胫骨穿刺时，当穿刺针到达骨膜后针尖向下(朝向足侧)与股骨长径呈 60° 角再进针。 如穿刺针尚未固定，应继续刺入少许以达到固定为主。

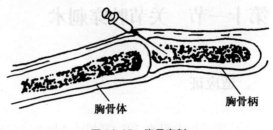

胸骨体　　　　胸骨柄

图 12-10　胸骨穿刺

5. 穿刺过程中注意观察患者情况，嘱患者在操作时不能动，如要剧烈咳嗽应先示意医生。

6. 待穿刺成功后，拔出针芯，接上无菌干燥注射器(注射器内预留少许空隙)，适当用力抽取骨髓 0.2ml，将骨髓液滴在载玻片上，立即做有核细胞计数和涂片送检，注意涂膜厚薄适宜。同时外周血涂片。如需做骨髓液细菌培养，应再抽取 1~2ml。

7. 骨髓液抽取完毕，插入针芯，左手将无菌纱布置于穿刺部位，右手拔出骨穿针，并将无菌纱布覆盖穿刺部位，用手按压 1~2 分钟，不出血为止，穿刺部位再次消毒，无菌纱布覆盖，并用胶布固定。

8. 临床观察术后患者有无不良反应，嘱患者静卧 2~4 小时，保持穿刺部位清洁干燥至少三天。

9. 整理用物，洗手，书写操作记录。

相关链接　　　　　儿科简易骨髓穿刺法：儿科目前临床常用简易穿刺法。穿刺部位、
体位、皮肤消毒均同上述，穿刺时采用头皮针或 5ml 注射器，无需麻醉，
直接穿刺进针至骨髓腔后抽吸，采取标本后迅速拔针，无菌纱布压迫
后并固定。

六、注意事项

1. 骨髓穿刺前应检查出血凝血时间，有出血倾向者应特别注意，血友病患者禁止骨髓穿刺检查。

2. 骨髓穿刺针和注射器必须干燥，以免发生溶血。

3. 穿刺针针头进入骨质后要避免过大摆动，以免折断穿刺针。胸骨穿刺时不可用力过猛和穿刺过深，以防穿透内侧骨板而发生意外。

4. 穿刺过程中，如果感到骨质坚硬，难以进入骨髓腔时，不可强行进针，以免断针。应考虑为大理石骨病的可能，及时行骨骼 X 线检查，以明确诊断。

5. 做骨髓细胞形态学检查时，抽取的骨髓液不可过多，以免影响骨髓增生程度的判断、细胞计数和分类结果。

6. 由于骨髓液中含有大量的幼稚细胞，极易发生凝固。因此，穿刺抽取骨髓液后立即涂片。

7. 送检骨髓液涂片时，应同时送 2~3 张血涂片。

第十一节　关节腔穿刺术

一、适应证

1. 关节腔内积液,须行穿刺抽液检查或引流,或腔内注射药物等治疗。
2. 关节腔内注入空气或造影剂,行关节造影术,以了解关节软骨或骨端的变化。
3. 关节外伤或手术后,关节腔内有较多积血,抽出积血减少关节粘连。

二、禁忌证

穿刺部位局部皮肤有破溃、严重皮疹或感染;严重凝血机制障碍,如血友病等。

三、体位及穿刺部位

1. **肩关节穿刺术**　前方穿刺时,患者取坐位,肩关节轻度外展外旋,从肱骨小粗隆前面和肩胛骨喙突间刺入关节;后方穿刺点在肩峰之下外方,呈水平方向(与肩峰呈直角)刺入关节;侧方穿刺时,患者取健侧侧卧位,穿刺点为肩峰与肱骨头的最突起部分之间刺入,经三角肌向下斜入关节腔。

2. **肘关节穿刺术**　患者舒适体位,肘关节屈曲 90°,在桡骨小头近侧,于其后外方向前下进针,关节囊内如有积液膨起时,则经尺骨鹰嘴上方,肱三头肌腱向前下方刺入关节腔。

3. **腕关节穿刺术**　在拇长伸肌肌腱的尺侧,桡骨下缘的凹陷处垂直刺入。

4. **膝关节穿刺术**　平卧伸直双腿,在髌骨的内侧或外侧缘的中点为穿刺点,针尖从髌骨的下面滑入关节。

四、术前准备

1. **物品准备**　穿刺针及注射器、无菌手套、消毒巾、无菌试管、局部麻醉药、无菌敷料、胶布等。检查物品的完好性及灭菌日期等。

2. **患者准备**　操作者自我介绍并核对患者信息,解释操作目的及注意事项,取得患者合作并签署知情同意书。评估穿刺部位皮肤情况。

3. **手术人员准备**　修剪指甲,洗手,戴帽子、口罩。

五、操作步骤

1. 为患者安置合适体位,选择并标记穿刺点。
2. 局部严格消毒,术者戴无菌手套,铺无菌巾,进行局部浸润麻醉,根据病情和需要,选用12~18号针头。
3. 术者右手持注射器,左手固定穿刺点,负压穿刺(边进针边回吸)。针头完全刺入关节腔内,有落空感,左手固定针头及注射器,右手抽动注射器进行抽液,如关节内液体量较少,为了尽量吸出积液,可由助手按压关节周围,使积液集中于针头处。

4. 积液吸出后,根据需要注入药物,拔出针头,局部消毒后覆盖敷贴。

5. 指导患者注意休息、保持穿刺点清洁干燥。用品无害化处理,洗手,书写操作记录。

六、注意事项

1. 严格无菌操作,否则可致关节腔感染。

2. 穿刺时如遇骨性阻挡宜略退针少许并稍改换穿刺方向,边抽吸边进针,若吸出新鲜血液,说明刺入血管,应将穿刺针退出少许,改变方向再继续进针。另外,当抽得液体后,再稍稍将穿刺针刺入少许,尽量抽尽关节腔内的积液,但不可刺入过深,以免损伤关节软骨。

3. 避免将麻药注入关节腔。

4. 避免药物注入髌下脂肪垫而造成疼痛和影响药物功效。

5. 反复在关节内注射类固醇,可造成关节损伤,因此,任何关节内注射类固醇,不应超过3次。

6. 对抽出的液体除需做镜下检查、细菌培养和抗生素敏感试验外,还要做认真的肉眼观察,初步判定其性状,给予及时治疗。如正常滑液为草黄色,清而透明;若为暗红色陈旧性血液,往往为外伤性;抽出的血液内含有脂肪滴,则可能为关节内骨折,混浊的液体多提示有感染;若为脓液,则可诊断感染。

7. 关节腔内有明显积液者,穿刺后应加压包扎,适当固定。根据积液的多少确定再穿刺的时间,一般每周2次即可。

第十二节 淋巴结穿刺术

一、适应证

1. 用于淋巴结肿大的病因诊断与鉴别诊断,如感染、结核病、造血系统肿瘤、转移癌等。

2. 肿大淋巴结抽脓及治疗。

二、禁忌证

1. 高度怀疑或已确诊的原发性恶性肿瘤。

2. 靠近大动脉或神经的相对较小的淋巴结。

三、体位及穿刺部位

1. 选择肿大明显可疑性较大的淋巴结作为穿刺目标。

2. 采取舒适且利于术者操作的体位。

四、术前准备

1. **物品准备** 消毒用物、棉签、穿刺针及注射器、无菌玻片、敷贴等。检查物品的完好性及灭菌日期等。

2. **患者准备** 操作者自我介绍并核对患者信息,解释操作目的、方法及注意事项,取得患者合作并签署知情同意书。评估穿刺部位皮肤情况。

3. **手术人员准备** 修剪指甲,洗手,戴帽子口罩。

五、操作步骤

1. 患者常规局部皮肤消毒,操作者左手示指和拇指消毒。

2. 左手示指和拇指固定肿大淋巴结,右手持 10ml 干燥注射器(针头为 18~19 号),沿淋巴结长轴将针刺入淋巴结中心(刺入深度以淋巴结的大小而定),用左手固定注射器,边拔针边用力抽吸,利用负压吸出淋巴结内的液体和细胞成分。

3. 左手用纱布按压针眼,在保持针管负压状态下将注射器连同针头迅速拔出,将注射器取下充气后,再将针头内的抽吸物推注到载玻片上,并及时制备涂片。

4. 如系淋巴结抽脓给药,要在淋巴结上方高位进针,如系淋巴结结核液化抽脓,则从上方高位的健康皮肤处进针。

5. 术后穿刺部位用无菌纱布覆盖,并以胶布固定。

六、注意事项

1. 最好在饭前穿刺,以免抽出液中含脂质过多,影响检查结果。

2. 若未能获得抽出液,可将针头再由原穿刺点刺入,并可在不同方向连续穿刺,抽吸数次,直到取得抽出液为止(但要注意不能发生出血)。

3. 选择易于固定,不宜过小,远离大血管的淋巴结。

4. 在做涂片之前要注意抽出液的外观性状。一般炎症抽出液为淡黄色,结核病变可见干酪样物,结核性脓液呈黄绿色或灰色黏稠液体。

(李 琛 申华平)

学习小结

本章介绍了常用穿刺技术的适应证、禁忌证、术前准备、操作步骤及注意事项等内容。通过学习，学生能够正确运用所学知识协助医生为患者实施各种穿刺技术，做好术前准备、术中配合和术后护理，熟悉相关并发症的预防与处理。

复习参考题

1. 胸腔穿刺操作过程中，如何避免损伤肺脏？

2. 诊断性腹腔穿刺时，抽出全血样液体，如何辨别是腹腔内出血还是穿刺本身所造成的出血？

3. 肝脏穿刺时，如何避免针尖损伤肝脏？

4. 引起腰椎穿刺后头痛的原因是什么？应如何处理？

5. 肾脏穿刺术后应注意观察哪些病情？

参考文献

<<<<<< 1 孙玉梅,张立力.健康评估.第4版.北京:人民卫生
出版社,2017.

<<<<<< 2 桂庆军,尹凯.临床基本技能学.北京:科学出版社,
2017.

<<<<<< 3 王瑞莉,文红艳.健康评估.第3版.北京:中国中医
药出版社,2016.

<<<<<< 4 吴光煜,孙玉梅,张立力.健康评估.第2版.北京:北
京大学医学出版社,2016.

<<<<<< 5 孙玉梅,吕伟波.健康评估.北京:北京大学医学出版
社,2015.

<<<<<< 6 尹志勤,王瑞莉.健康评估.第2版.北京:人民卫生
出版社,2015.

<<<<<< 7 刘成玉.健康评估.第3版.北京:人民卫生出版
社,2014.

<<<<<< 8 万学红,卢雪峰.诊断学.第8版.北京:人民卫生出
版社,2013.

<<<<<< 9 桂庆军.健康评估.第2版.北京:人民卫生出版社,
2013.

<<<<<< 10 谢幸,苟文丽.妇产科学.人民卫生出版社,2013.

<<<<<< 11 马骁.健康教育学.第2版.北京:人民卫生出版社,
2012.

<<<<<< 12 姚树桥,杨彦春.医学心理学.第6版.北京:人民卫
生出版社,2012.

<<<<<< 13 杨艳杰.护理心理学.北京:人民卫生出版社,2012.

<<<<<< 14 吕探云,孙玉梅.健康评估.第3版.北京:人民卫生
出版社,2012.

<<<<<< 15 王红宇.临床监护心电图学.北京:中国医药科技出版

社,2011.

<<<<<< 16 王绍锋.健康评估.北京:科学出版社,2010.

<<<<<< 17 徐新娟,杨大明.诊断学(案例版).北京:科学出版社,
2008.

<<<<<< 18 宁志杰,孙磊.现代骨科临床检查诊断学.北京:人民
卫生出版社,2007.

<<<<<< 19 朱京慈,王春梅.现代护理实践技能.北京:人民军医
出版社,2004.

索 引

53检